DEUTSCHE DEMOKRATISCHE REPUBLIK
DEUTSCHE AKADEMIE DER LANDWIRTSCHAFTSWISSENSCHAFTEN ZU BERLIN
INSTITUT FÜR LANDWIRTSCHAFTLICHE INFORMATION UND DOKUMENTATION

Landwirtschaftliches Zentralblatt

ABTEILUNG IV

VETERINÄRMEDIZIN

9. JAHRGANG
1964

AKADEMIE-VERLAG · BERLIN

LZ. IV VETERINÄRMEDIZIN · JG. 1964 · NR. 10 · SEITE 1993—2236 · BERLIN · OKTOBER 1964

LANDWIRTSCHAFTLICHES ZENTRALBLATT

ABTEILUNG VETERINÄRMEDIZIN

INHALTSVERZEICHNIS

Bibliographische Angaben von Büchern und Dissertationen am Schluß eines jeden Kapitels

NAMENVERZEICHNIS

4—64/10—0001 bis 0750

Ab Jahrgang 1964 beziehen sich die hinter dem Autorennamen angegebenen Zahlen auf die Signatur des Dokumentationsmaterials

Signatur in [Klammern] bedeutet Bibliographie, mit Stern * bedeutet Buchbesprechung

LANDWIRTSCHAFTLICHES ZENTRALBLATT
ABTEILUNG VETERINÄRMEDIZIN

1964 NR. 10 OKTOBER

I. ALLGEMEINES

4-64/10-0001 Kampelmacher, E. H. und Guinee, P. A. M. Enkele gedachten over de toekomst van ons beroep. **(Einige Gedanken über die Zukunft unseres Berufes.)** Tijdschr. Diergeneeskunde **89** (1964) Nr. 5. S. 280-285. – Zus. in Engl., Franz., Span., Dtsch.
Das holländische Tierärzte-Jahrbuch für 1963 weist aus, daß von den 1155 tätigen Tierärzten nur 710 (= 61%) in der Praxis sind. Bis zum Ende des 2. Weltkrieges wurde aber der Beruf eines Tierarztes ergriffen, um später in der kurativen Praxis tätig zu sein. Die Fleischbeschau, mit Ausnahme an den großen Schlachthöfen, wurde gewissermaßen nebenberuflich ausgeübt. Den Angaben des Tierärzte-Jahrbuches ist zu entnehmen, daß in den vergangenen 20 Jahren ein Wandel in der Berufsausübung eingetreten ist. Tatsächlich arbeiten heute Tierärzte z. B. in den Blutbanken, radiobiologischen Laboratorien, Versuchstierhaltungen, in der Futtermittelindustrie usw. Keineswegs haben diese Tierärzte einen anderen Beruf gewählt, sie haben sich vielmehr auf Grund ihrer fachlichen Kenntnisse notwendigerweise den Spezialgebieten ausschließlich gewidmet. Die Spezialisierung im Tierarzt-Beruf ist ein Erfordernis der heutigen Zeit. Die gesamte Ausbildung muß dieser Tatsache Rechnung tragen. Um den angehenden Tierärzten ein klares Bild über die sie erwartenden Aufgaben zu verschaffen, sollten an der Ausbildungsstätte u. a. Vorträge über die Bedeutung der Tiergesundheitsdienste, des milchhygienischen Dienstes etc. gehalten werden, wobei erfahrene Vertreter dieser Einrichtungen zu Worte kommen sollten. W. Kuhlmann. 100.

4-64/10-0002 Wilson, S. G.; Utrecht, State Univ., Veterin. Fac., Inst. of Trop. and Protozoan Diseases. Future opportunities for veterinarians in the tropics. **(Zukunftsaussichten für Tierärzte in den Tropen.)** Tijdschr. Diergeneeskunde **88** (1963) Nr. 23. S. 1548-1552. – Zus. in Franz., Niederl., Dtsch.
In vielen Entwicklungsländern werden in der Zukunft europäische Tierärzte benötigt. Obwohl bereits jetzt in Afrika, Asien und Europa zahlreiche Stellen offen sind, ist es schwierig, junge Menschen für diese Arbeit zu gewinnen. Vorzügliche Arbeitsangebote in Europa und die mitunter politische Unsicherheit in tropischen Ländern spielen als Begründung hierfür eine nicht unwesentliche Rolle. Schon heute ist die Nachfrage nach europäischen Tierärzten im Steigen begriffen, aber die Zahl der sich anbietenden Tierärzte ist ständig rückläufig. Die Zahl der veterinärmedizinischen Fakultäten in den Entwicklungsländern ist außerordentlich gering. Für diese Länder ist aber die Steigerung der tierischen Produktion nicht nur dringend, um den allgemeinen Wohlstand zu heben, sondern vor allem auch, um den Fleischbedarf der Bevölkerung zu decken. Europäische Tierärzte können sowohl im Außendienst als auch in den Laboratorien verwendet werden.
E. Wiesner. 100.

4-64/10-0003 Ebedes, H. Some aspects of the veterinarian on duty at the zoo. **(Einige Gesichtspunkte über die tierärztliche Arbeit im Zoo.)** J. South African veterin. med. Assoc. **34** (1963) Nr. 4. S. 657-661. – 2 Lit.

Obwohl sich zwischen Haus- und Wildtier physiologische und morphologische Parallelen ziehen lassen, erfordert die Untersuchung und Behandlung erkrankter Zootiere besondere Kenntnisse über Verhaltensweise und Physiologie des Individuums. Besondere Aufmerksamkeit muß der Zootierarzt einer zweckentsprechenden Fütterung widmen, damit Vitamin- und Mineralmängeln von vornherein vorgebeugt wird. Anschließend berichtet Vf. anhand von Krankengeschichten über eine Botulismusschutzimpfung beim Zoowassergeflügel, eine Coxarthritis beim Kamel und über Ketosis bei Antilopen.

A. Kuntze. 100.

4-64/10-0004 Dobbelaar, M. J. und Gulden, W. J.I. van der; Nijmegen, Katholieke Univ., Med. Fac. De dierenarts en het dierexperiment. I. **(Der Tierarzt und der Tierversuch. 1. Mitt.)** Tijdschr. Diergeneeskunde **89** (1964) Nr. 3. S. 129-135. — 11 Lit. Zus. in Engl., Franz., Span., Dtsch.

Für bestimmte wissenschaftliche Arbeiten ist der Tierversuch unentbehrlich. In Holland werden neuerdings Tierärzte zu den Tierexperimenten, die von anderen ausgeführt werden, als Berater hinzugezogen. Auf Grund seiner Ausbildung und der auf dem Gebiet der Versuchstierhaltung und -pflege erworbenen Kenntnisse ist der Tierarzt berufen, anderen Personen, die Tierversuche vornehmen müssen, wertvolle Hinweise und Ratschläge für die Eignung der Versuchstiere, deren zweckentsprechende Haltung und Pflege (einschließlich Quarantäne) etc. zu geben. Der Tierarzt kann dem Experimentator jedoch nicht die Verantwortung für die Untersuchungsmethode und damit die Notwendigkeit eines Tierversuches abnehmen. Vff. halten gesetzliche Bestimmungen für erforderlich, die nicht nur die Verantwortung des Untersuchers festlegen, sondern auch Richtlinien für die Anschaffung sowie die Haltung und Pflege der Versuchstiere geben. Durch eine gleichmäßige Versorgung und Behandlung der Versuchstiere soll erreicht werden, daß in jedem Fall wissenschaftlich wertvolle Resultate erhalten werden.

W. Kuhlmann. 100.

4-64/10-0005 Gulden, W. J. I. van der und Dobbelaar, M. J.; Nijmegen, Katholieke Univ., Med. Fac. De dierenarts en het dierexperiment. II. **(Der Tierarzt und der Tierversuch. 2. Mitt.)** Tijdschr. Diergeneeskunde **89** (1964) Nr. 4. S. 205-211. — 6 Lit. Zus. in Engl., Franz., Span., Dtsch. 1. Mitt. vgl. vorst. Ref.

Tierversuche können nur dann gutgeheißen werden, wenn sie dem Wohle der Menschheit dienen und dieses Ziel nicht auf anderem Wege für den betreffenden Fall erreicht werden kann. Unter dieser Voraussetzung ist es ohne Belang, ob die Tierversuche aus medizinisch-biologischen oder technisch-wirtschaftlichen Erwägungen durchgeführt werden. Durch seine Mitarbeit kann der Tierarzt u. a. dazu beitragen, daß die Tierversuche auf eine Mindestzahl beschränkt und den Tieren möglichst wenig Schmerzen zugefügt werden. Ferner ist er in der Lage, die geeignetsten Tiere für den jeweiligen Versuch auszuwählen und dadurch die Dauer des Experiments gegebenenfalls zu verkürzen, was wiederum eine Kosteneinsparung zur Folge hat.

W. Kuhlmann. 100.

4-64/10-0006 Dobbelaar, M. J. und Gulden, W. J. I. van der; Nijmegen, Katholieke Univ., Med. Fac. De dierenarts en het dierexperiment. III. **(Der Tierarzt und der Tierversuch. 3. Mitt.)** Tijdschr. Diergeneeskunde **89** (1964) Nr. 5. S. 269-279. — 21 Lit. Zus. in Engl., Franz., Span., Dtsch. 2. Mitt. vgl. vorst. Ref.

Verschiedene Momente können ursächlich die Brauchbarkeit der Versuchstiere beeinflussen. Bei der Verwendung von Inzuchtstämmen liegt es im Interesse des Versuchsanstellers, wenn diese Tiere nur von einigen, wenigen Tierzuchten bezogen werden können, da dann von diesen Stellen alle erforderlichen Daten zu erhalten sind. Es ist auch notwendig, die Bestände laufend klinisch zu überwachen und alle Todesfälle zu klären sowie sorgfältig zu registrieren. Nur so wird es möglich sein, eine Beeinträchtigung der Tierversuche durch zufällige Ereignisse weitgehend zu vermeiden. Durch die tierärztlichen Beratungen wird es ferner möglich sein, optimale hygienische Verhältnisse in den Versuchstierhaltungen zu schaffen. Zweifelsohne spielt bei der Versuchstierhaltung und bei der Durchführung von Tierversuchen die Wirtschaftlichkeit eine bedeutende Rolle. Da der Bedarf an keimfreien Versuchstieren (germ free oder GF-Tieren) und an solchen mit einer bestimmten Mikroflora (specific pathogen free oder SPF-Tieren) steigt, sind vordringlich die mit der Züchtung und Haltung dieser Tiere im Zusammenhang stehenden wirtschaftlichen und technischen Probleme zu bearbeiten. W. Kuhlmann. 100.

4-64/10-0007 Gulden, W. J. I. van der und Dobbelaar, M. J.; Nijmegen, Katholieke Univ., Med. Fac. De dierenarts en het dierexperiment. IV. **(Der Tierarzt und der Tierversuch. 4. Mitt.)** Tijdschr. Diergeneeskunde **89** (1964) Nr. 6. S. 353-363. — 18 Lit. Zus. in Engl., Franz., Span., Dtsch. 3. Mitt. vgl. vorst. Ref.

Zu den Umweltfaktoren, die den Verlauf eines Tierversuches beeinflussen können, zählen die Fütterung und Haltung. Wichtig ist, die Nahrungsansprüche der verschiedenen Versuchstiere genau zu kennen. Die Mischfutterherstellung bereitet einige Schwierigkeiten, da nicht nur pathogene Keime fernzuhalten sind, sondern auch die Zusammensetzung möglichst konstant sein muß. Da aber der Nährstoffgehalt der einzelnen Futtermittelkomponenten natürlicherweise Schwankungen unterliegt, sind die Herstellung und der Einsatz synthetischer Futtermittel anzustreben. Die Haltung der Versuchstiere ist so zu gestalten, daß die Tiere ausreichend Bewegung haben und ihnen ein optimales Raumklima geboten wird. Keineswegs dürfen sich negative Einflüsse durch die im Versuch stehenden Tiere auf die anderen und die betreuenden Personen (oder umgekehrt) geltend machen, indem bauliche oder andere Unzulänglichkeiten geduldet werden. Die in den letzten Jahren vom Handel angebotenen „self sanitizing products" mindern nicht nur die Ansteckungsgefahr in den Versuchstierabteilungen, sondern halten auch die Ammoniakbildung aus dem Urin hintan. Um die Versuchstierhaltung nicht zu kostspielig werden zu lassen, sind alle Vorkehrungen für eine Einsparung an Arbeitskräften und -zeit zu treffen. W. Kuhlmann. 100.

4-64/10-0008 Köhler, W.; Berlin, Charité, I. Med. Univ.-Klin. und -Poliklin. **Über einige Wege medizinischer Befunddokumentation.** Dtsch. Gesundheitswes. **19** (1964) Nr. 12. S. 527-535. — 7 Abb., 9 Lit. Zus. in Russ.

Vf. gibt eine Übersicht über die im Augenblick gebräuchlichsten Lochkartenverfahren zur medizinischen Befunddokumentation. Neben einem geschichtlichen Überblick wird auf die verschiedensten Möglichkeiten der maschinellen und manuellen Auswertung eingegangen, wobei die Vor- und Nachteile der einzelnen Verfahren berücksichtigt werden. Bei den manuellen Möglichkeiten werden die Kerb-, die Schlitz- und die Sichtlochkarte erläutert. Einen breiten Raum nehmen auch die Diskussionen über die verschiedenen Möglichkeiten der Verschlüsselung ein, wobei an Hand von Abbildungen die Verschlüsselungsgrundlagen der Kerb- und Sichtlochkarte anschaulich demonstriert werden.
W. Richter/Kleinmachnow. 140.

4-64/10-0009 Knabe, H. und Schmidt, W.; Greifswald, Ernst-Moritz-Arndt-Univ., Hyg.-Inst. **Die Zusammenarbeit zwischen Schularzt, Betriebsarzt, Veterinärmediziner und Pädagogen beim Unterrichtstag in der landwirtschaftlichen Produktion.** Z. ges. Hyg. Grenzgebiete **10** (1964) Nr. 3. S. 187-193.

Beim berufsvorbereitenden Unterricht der Schuljugend in der Landwirtschaft müssen neben klimatologischen Problemen auch epidemiologische Probleme in Erwägung gezogen werden. Eine Gefahr für die Schüler stellen tbc-verseuchte Rinderbestände dar; daher sollte Unterricht nur in tbc-freien Beständen abgehalten werden. Dabei muß gesichert sein, daß es nicht durch menschliche Ausscheider zu Neuinfektionen der Tiere kommt. Weitere Zoonosen, die die Gesundheit der Schüler gefährden können, sind die Brucellose, die Ornithose und die Trichophytie. Vff. machen Vorschläge zur Vermeidung der Übertragung von Tierseuchen auf die Schüler. Weiterhin wird zu Schutzmaßnahmen in der Landwirtschaft Stellung genommen, u. a. bei der Düngung, bei Umgang mit Tieren und landwirtschaftlichen Maschinen sowie Transport. Bei schwerer physischer Arbeit ist auf den Entwicklungsstand der Jugendlichen Rücksicht zu nehmen. L. Stoll. 140.

II. ANATOMIE, HISTOLOGIE, EMBRYOLOGIE

4-64/10-0010 Ubertalle, Antonio, Canale, Andrea und Turi, Rosa Maria; Torino, Univ., Ist. di Zootecn. Gen.; Sassari, Univ., Ist. di Zootecn. Gen. Il contenuto in ceneri di alcune ossa lunghe di agnelli trattati nel periodo dell'allattamento con estratto timico. **(Der Gehalt an Asche bei einigen langen Knochen von Lämmern, die während der Säugeperiode mit Thymusextrakt behandelt wurden.)** Ann. Fac. Med. Veterin. Torino **12** (1962) S. 137-141. 385.

4-64/10-0011 Hess, Klaus Jürgen; Berlin-Dahlem, Univ., Inst. für Veterin.-Anatomie. **Der Truncus corporis penis des Hundes.** Anatom. Anz. **114** (1964) Nr. 1. S. 62-78. — 7 Abb., 9 Lit.
Es gelangten 37 Penes verschiedener Hunderassen zur Untersuchung. Der Hundepenis gehört eindeutig zum fibrösen Typus. Er weist eine verhältnismäßig geringe Erektionsverlängerung auf (übersteigt nicht 10% der Ausgangsmaße). Das Corpus penis beginnt mit 2 kurzen Crura, die sich bald zur Radix corporis penis vereinen. Diese Radix ist der Beginn des beim Hunde verhältnismäßig kurzen Truncus corporis penis, der bei Schäferhunden 7-12 cm lang ist. Die anschließende Apex corporis penis ist dagegen verhältnismäßig lang. Sie entspricht dem Os penis einschließlich dessen kurzer apikaler faserknorpeliger bzw. fibröser Fortsetzung und mißt bei Schäferhunden 11-16 cm. An der Tunica albuginea werden ein Arcus dorsalis, 2 Arcus laterales und ein ventraler Arcus urethralis unterschieden. Beim Hunde liegen in der Tunica albuginea deutlich 2 Schichten vor, von denen die innere, schwächere Schicht als Ringschicht ähnliche Reifenspiralen wie die Innenschicht des Pferdes besitzt, während die äußere Schicht als Längsschicht der Außenschicht des Rindes vergleichbar ist. Die Septumtrabekel der Tunica albuginea bilden 2 paramediane Columnen eng aneinanderstehender Trabekel.
R. Berg. 458.

3-64/10-0012 Ivanov, S. und Dimitrov, K. Vŭrchu variabiliteta na V. azygos pri domašnite bozajnici. III. Izsledvanija pri konja. **(Die Variabilitäten der V. azygos bei den Haussäugetieren. 3. Mitt. Untersuchungen beim Pferd.)** Naučni trudove. Visš veterinarnomedicinski institut „Prof. d-r G. Pavlov", Sofija **11** (1963) S. 15-21. — 10 Abb., 4 Tab.
Untersuchungen haben ergeben, daß beim Pferd bedeutend weniger Variationsformen der V. azygos festgestellt werden, als bei Rindern und Schweinen. Am häufigsten ist eine gut entwickelte rechte V. azygos anzutreffen (Typ VII in 55,50% aller Fälle) sowie eine rechte V. azygos mit einer Abzweigung, einem erhalten gebliebenen Rest der linken V. azygos (Typ IX in 42,50% aller Fälle).
NRB/ZSNTI. 510.

4-64/10-0013 Michel, G.; Leipzig, Karl-Marx-Univ., Veterin.-Anatom. Inst. **Zur Ausbildung der Spinalnerven des syrischen Goldhamsters.** Z. Versuchstierkunde **3** (1963) Nr. 3/4. S. 91-104. — 4 Abb., 10 Lit. Zus. in Engl.
An 30 syrischen Goldhamstern wurden die Spinalnerven makroskopisch-anatomisch untersucht. Es lassen sich 8 Hals-, 13 Brust-, 6 Lenden-, 3 Kreuz-

und 2 bzw. 3 Schwanznerven unterscheiden. Jeder Spinalnerv gibt zunächst einen makroskopisch nicht feststellbaren R. meningicus ab. Nach Austritt aus dem Wirbelkanal teilt sich der N. spinalis in einen Dorsal- und Ventralast. Die Dorsaläste sind sehr fein und zeigen die bei den Sgt. übliche Aufzweigung. Die Ventraläste sind dagegen bedeutend stärker (Ausnahme C1). Sie verbinden sich untereinander und bilden die Plexus. Im Hinblick auf die Körpergröße des syrischen Goldhamsters erscheinen die Nn. spinales relativ kräftig ausgebildet. R. Berg. 565.

4-64/10-0014 Blank, M., Both, F. und Schuchardt, E.; Göttingen, Univ., Inst. für Histol. und Exp. Neuroanatomie. **Die Verwendung von Halbleiter-Kühlelementen beim Gefrierschneiden in der mikroskopischen Technik.** Naturwissenschaften **50** (1963) Nr. 23. S. 717-718.

Eine Verbesserung der Gefriermikrotomie liegt in der Möglichkeit einer kontinuierlichen Schneiddauer zur Anfertigung von Serienschnitten. Die Bedingungen für einen konstant zu haltenden Temperaturbereich des Objektes erfordern in entsprechenden Temperaturbereichen einstellbare, temperaturkonstante Kühlvorrichtungen für das Objekt und das Messer. Die technische Möglichkeit ist durch thermoelektrische Kühlblöcke gegeben, deren Kühlelemente nach dem Peltier-Effekt arbeiten. In der Erprobung des thermoelektrischen Gefrierverfahrens wurden die Halbleiter-Kühlblöcke „Sirigor" (Siemens, Erlangen) verwandt und die Versuche unter thermoelektrischer Temperaturkontrolle ausgeführt. Fixiertes Material (Leber) konnte bei einer Objekttemperatur von $-6{,}5$ °C und einer Messertemperatur von 0 °C bis zu Schnittdicken von 5-2 μ in Serie geschnitten werden. Nativmaterial (Niere, Leber, Gehirn) erlaubte bei einer Messertemperatur von $-8{,}5$ °C und einer Blocktemperatur von -15 °C ebenfalls 2 μ dicke Serienschnitte.
R. Berg. 710.

4-64/10-0015 Graham, A. F. und Rake, A. V.; Philadelphia, Pa., Wistar Inst. of Anatomy and Biol. RNA synthesis and turnover in mammalian cells propagated in vitro. **(Die Synthese sowie der Austausch von RNS in Säugetierzellen, welcher in vitro erfolgt.)** Annu. Rev. Microbiol. **17** (1963) S. 139 bis 166. — 1 Abb., 183 Lit.

Die Autoren stellen in ihrem Übersichtsreferat die neuesten, besonders durch Anwendung von Isotopen und der Autoradiographie gewonnenen Erkenntnisse über den Stoffwechsel der RNS dar. Zunächst werden unter Zugrundelegung einer vereinfachten hypothetischen Stoffwechselsituation die möglichen Austauschvorgänge zwischen den verschiedenen, im Verlaufe der Biosynthese der RNS auftretenden Zwischenprodukt-Pools erläutert. Sodann wird eine Darstellung der bei der RNS-Synthese ablaufenden Vorgänge und eine Übersicht über die cellulären Fraktionen der RNS sowie den zwischen ihnen erfolgenden Austauschvorgängen gegeben. Abschließend werden die in die RNS-Synthese eingehenden Vorstufen erläutert und ihre Bedeutung für den Ablauf der RNS-Biosynthese diskutiert. E. Grün. 730.

4-64/10-0016 Brack, W. J., Jasper, A. und Lindner, J.; Hamburg, Univ., Pathol. Inst. **Reaktionsformen von Kollagenfasern. 3. Mitt. Zur Frage der Reversibilität der Quellung.** Acta histochem. [Jena] **15** (1963) Nr. 1/4. S. 6-15. — 5 Abb., 11 Lit. Zus. in Russ., Engl., Franz.

Es wurden die Schwanzsehnen von Ratten gleichen Alters und Gewichtes präpariert. Das Ausmaß der Quellung kollagener Fasern ist von dem Quellungs-Agens abhängig. Die Quellung kollagener Fasern in Säuren und Laugen bestimmter Konzentration ist durch einfache Trocknung scheinbar reversibel. Bei den Versuchen zur Entquellung spielen osmotische Vorgänge eine wichtige Rolle. Es bleibt die Frage offen, ob die bei der Säurequellung vermehrte Wasseraufnahme nur von den osmotischen Druckverhältnissen abhängt.

Wenn das der Fall wäre, dann müßte man erwarten, daß durch die nachfolgende Entquellung mit NaCl der gleiche Endzustand erreicht wird, wie durch die gleichzeitige Zugabe von NaCl bei der Säurequellung. Das ist aber nicht der Fall. R. Berg. 765.

4-64/10-0017 Bosch, Ricardo A. und Angulo, Eusebia; La Plata, Fac. des Sci. Vétérin. Caractéristiques cytologiques et cytochimiques de l'épithélium de „magnum" de l'oviducte chez la poule domestique. **(Cytologische und cytochemische Eigenschaften des „Magnum"-Epithels des Eileiters vom Haushuhn.)** Recueil Méd. vétérin. **89** (1963) Nr. 11. S. 927-932. – 3 Abb., 12 Lit. Zus. in Engl., Ital.

In der Zone „magnum" des Eileiters wird das sog. Weißei oder Albumin gebildet. Dieser Teil unterscheidet sich anatomisch und histochemisch erheblich vom anderen Teil des Oviducts. Eileiterteile von weißen Leghorn werden fixiert und in Paraffin eingebettet. Die Serienschnitte werden mit Mallory-Azan, Hämatoxylin-Eosin, Alcianblau und Toluidinblau gefärbt. Bei der histologischen Untersuchung unterscheiden die Vff. Zellen vom Typ A und B. Im Vordergrund stehen die Zellen vom Typ A, die ein neutrales Mucopolysaccharid bilden. Die B-Zellen sind azocarminophil. Beide Typen erweisen sich als PAS-positiv und Maltase-resistent. E. Tempel. 870.

4-64/10-0018 Alexander, A. F. und Jensen, Rue; Fort Collins, Colorado State Univ., Coll of Veterin. Med. Normal structure of bovine pulmonary vasculature. **(Normale Struktur der Lungengefäße bei Rindern.)** Amer. J. veterin. Res. **24** (1963) Nr. 103. S. 1083-1093.

Die Lungengefäße von 50 normalen 18 Mon. alten Herefordrindern wurden histologisch untersucht, und bei 6 Tieren wurden die Gefäße mit verschiedenfarbigem Latex gefüllt. Die Lungenvenen laufen dicht neben den Bronchen. Die Arterien haben einen Durchmesser von 150-300 μ. Bis zu einem Durchmesser von 200 μ besitzen die Arterien eine Media. Die von Hecht und Mitarb. beschriebenen Lungenarterien mit spiralförmig gelagerter Media sind nach Ansicht der Autoren Venen. Die Media der kleinen Venen ist dicker als die der entsprechenden Arterien und bricht oftmals abrupt ab. G. Pose. 970.

4-64/10-0019 Knoll, Michael. **Rückenmark der Katze. Bemerkungen zu einer Mikroaufnahme.** Mikrokosmos **53** (1964) Nr. 2. S. 41-42. – 1 Abb.

Es wird kurz die Herstellung eines Mikrofotos des Rückenmarkes (nach Cajal versilbert) durch Nahaufnahme mit einem Balgengerät beschrieben. Benutzt wurde dazu ein Novoflex-Balgengerät, das bei vollausgezogenem Balgen mit einem Normalobjektiv von 50 mm Brennweite eine Negativvergrößerung von 2,5:1 ergibt. Das Präparat wurde mit einer 200 Watt-Lampe von unten durchleuchtet. Die Belichtungszeit wurde mit einem Spezialbelichtungsmesser ermittelt, zur Steigerung des Kontrastes wurde der Adox-Kb-14-Negativfilm gehörig überbelichtet ($^1/_5$ Sek.). Da die Tiefenschärfe des Objektives bei Nahaufnahmen nur wenige mm beträgt, wurde auf Blende 16 abgeblendet. Der Negativfilm wurde in Rodinal 1:75 20 Min. lang entwickelt, die Vergrößerung auf extra hartem Papier hergestellt. Durch die doppelte Kontraststeigerung wurde eine außerordentliche Klarheit der grauen Substanz erreicht. G. Michel. 1010.

4-64/10-0020 Wechsler, Wolfgang und Meller, Karl; Köln-Merheim, Max-Planck-Inst. für Hirnforsch. **Zur Feinstruktur des primären Cortex von Hühnerembryonen.** Naturwissenschaften **50** (1963) Nr. 22. S. 694 bis 695. – 2 Abb., 7 Lit.

Vff. geben nähere Aufschlüsse über die feinere Organisation dieser ersten Anlage des Gehirncortex. Es wurden 6½, 7 und 9 Tage alte Hühnerembryonen vergleichend licht- und elektronenmikroskopisch untersucht. Die in verschiedenen Stadien und an verschiedenen Stellen des Hirnmantels erhobenen

Befunde haben keine wesentlichen Unterschiede ergeben. Es konnte festgestellt werden, daß die Zellen radiär ausgerichtet sind und isoliert oder in kleinen Gruppen dicht zusammenliegen. Der große ovale oder runde Kern zeigt ein locker verteiltes Chromatinmaterial, meist einen großen Nucleolus und viele Kernporen. Der Zelleib ist nur an den Seiten schmal. In der Längsachse sind große Fortsätze noch über eine gewisse Strecke zu verfolgen. Die elektronenmikroskopischen Befunde im Bereich des primären Cortex des Palliums von Hühnerembryonen zeigen, daß die wohl in ihrer überwiegenden Zahl als Nervenzellen anzusprechenden Elemente noch ein wenig differenziertes Cytoplasma im Bereich des Perikaryons und der perikarynahen Fortsätze besitzen. R. Berg. 1010.

4-64/10-0021 Girov, C. Nervi i receptori v tvŭrdoto nebce u govedoto. **(Nerven und Receptoren des harten Gaumens beim Rind.)** Naučni trudove. Visš veterinarnomedicinski institut „Prof. d-r G. Pavlov", Sofija **11** (1963) S. 31-37. – 9 Abb., 8 Lit.

Im Epithel des harten Gaumens der Rinder wurden zahlreiche mittel- und kleinkalibrige Myelin- und Amyelinnervenfasern festgestellt. Seltener und vorwiegend in der Nähe des Epithels wurden auch großkalibrige Nervenfasern entdeckt. Im Proprium werden verkapselte Receptoren als veränderte Krausesche Endkolben-Timofejewapparat- und Meissnersche Körperchen angetroffen. Im Epithel hat man nichtverkapselte baumartige und kolbenförmige Receptoren festgestellt. In den Oberschichten des Epithels fand man Intraepithelnervenfasern, die zwischen den Zellen der Mittelschichten enden. NRB/ZSNTI. 1030.

4-64/10-0022 Girov, C. Kŭm vŭprosa za inervacijata na ligavicata na ustnite ibuzite u buzite govedoto. **(Über die Innervation der Lippen- und Backenschleimhaut bei Rindern.)** Naučni trudove. Visš veterinarno-medicinski institut „Prof. d-r G. Pavlov", Sofija **11** (1963) S. 23-30. – 9 Abb., 16 Lit.

Es werden die Ergebnisse einer Untersuchung von Form, Struktur und Lokalisation der Nervenelemente und Receptoren der Lippen- und Backenschleimhäute bei Kühen und Bullen mitgeteilt. Das Material wurde zuvor in einer 12%igen Formalinlösung fixiert und anschließend nach der Silbermethode von Belschowski, und zwar nach der Pyridinmodifikation, behandelt. Man stellte fest, daß die Lippen- und Backenschleimhaut mit Mittel- und kleinkalibrigen Myelin- und Amyelinnervenfasern versehen ist. Ein großer Teil von ihnen wird durch freie Nervenenden, Enden in Form von Kölbchen, rundlichen Bildungen, baum- und strauchartigen Receptoren und verkapselten Körperchen vom Typ der Krauseschen Endkolben gekennzeichnet. Im Lippenepithel wurden freie Rezeptoren festgestellt, baum-, strauch- und kolbenartige Formen, subepitheliale Verflechtungen und vereinzelte Endungen; im Epithel der Backen fand man kleine kolben- und strauchartige Receptoren und einzelne Endungen. Die Zahl der Nervenfasern ist im Lippenepithel höher als im Backenepithel. NRB/ZSNTI. 1030.

4-64/10-0023 Schwarz, R. und Kolbe, H.; Hannover, Tierärztl. Hochschule, Anatom. Inst. **Licht- und elektronenmikroskopische Untersuchungen der Pigmentzellen des japanischen Seidenhuhnes.** Dtsch. tierärztl. Wschr. **70** (1963) Nr. 20. S. 563-568. – 4 Abb., 84 Lit.

Anhand der Literatur wird zunächst die Herkunft der Pigmentzellen und die Genese der Pigmentgranula erörtert. Danach wurden licht- und elektronenmikroskopisch die in verschiedenen Organen des japanischen Seidenhuhnes in großer Anzahl vorkommenden Pigmentzellen erneut untersucht. Diese liegen frei zwischen den das Bindegewebe bildenden Bestandteilen. Die Pigmentgranula sind annähernd gleichmäßig im Cytoplasma der Zellen verteilt. Die Größe und Form der Pigmentgranula ist unregelmäßig. Die Befunde der elektronenmikroskopischen Untersuchungen führen zu einer Modellvorstellung vom Aufbau des Pigmentgranulum. Danach besitzt das von einer einheitlichen Membran umschlossene Granulum in seinem Zentrum ein homogenes Gebilde, welches von unterschiedlich großen kugeligen Körnchen, den Mikro-Pigmentgranula bzw. Primärgranula, umgeben ist. Auf der Schnittfläche entstehen so je nach Schnittebene verschiedene Bilder der angeschnittenen Granula. G. Michel. 1080.

4-64/10-0024 Krŭstev, Ch. und Conev, P. Chistologični izsledvanija na vimeto pri rodopskoto govedo. **(Histologische Untersuchungen des Euters beim Rhodopenrind.)** Naučni trudove. Visš veterinarnomedicinski institut „Prof. d-r G. Pavlov", Sofija **11** (1963) S. 51-58. — 7 Abb., 1 Tab., 4 Lit.
Es wurde festgestellt, daß das Parenchym im Mittel 85,85% der Milchdrüse ausmacht; der Anteil an interstitiellem Bindegewebe beträgt 11,25%. Der durchschnittliche Durchmesser des Milchalveolen beträgt 125 Mikron. Die Unterlagen über die Mikrostruktur der Milchdrüse lassen die Autoren zu dem Schluß kommen, daß die Rhodopenkuh zwar zur primitiven Rinderrasse gehört, aber dennoch zu den Rassen mit wertvollen Milcheigenschaften gerechnet werden kann. NRB/ZSNTI. 1090.

4-64/10-0025 Wetzig, Hans und Bruchmüller, Werner; Halle/S., Martin-Luther-Univ., Halle-Wittenberg, Anatom. Inst. **Vergleichend-histologische und -histochemische Untersuchungen über die Orbitaldrüsen beim Kaninchen (Oryctolagus cuniculus L.).** Acta histochem. [Jena] **17** (1964) Nr. 1/4. S. 100-117. — 8 Abb., 3 Tab., 35 Lit. Zus. in Russ., Engl., Franz.
Die Untersuchungen wurden an der Gl. harderiana, Nickhautdrüse, der Gl. lacrimalis und der Gl. infraorbitalis durchgeführt. Die Hardersche Drüse zeigt sowohl im kleinen weißen Oberlappen als auch im großen roten Unterlappen das Bild einer zusammengesetzten, verzweigten, alveolotubulären Drüse. Die Gl. lacrimalis gleicht in ihrem Aufbau der Nickhautdrüse. Auch die Gl. infraorbitalis ist eine Drüse vom zusammengesetzten, verzweigttubuloalveolären Typ, wenn auch im Gegensatz zur Gl. harderiana und Gl. lacrimalis die tubulösen Endstücke überwiegen. Die Nachweismethoden für die Gesamtproteine ergeben im wesentlichen immer das gleiche histochemische Bild: Das Protoplasma der Drüsenzellen zeigt ein positives Netzwerk. Mit der PAS-Reaktion konnten an den apikalen Zellpolen der Ausführungsgänge im roten Anteil der Harderschen Drüse, in der Nickhautdrüse, der Tränendrüse und der Gl. infraorbitalis positive Körnchen dargestellt werden. Neutralfette wurden in diffuser Verteilung in den Drüsenzellen der Nickhautdrüse und in Form von Fettvacuolen in den Drüsenzellen des roten Anteils der Harderschen Drüse nachgewiesen. R. Berg. 1110.

4-64/10-0026 Williams, G., Gordon, I. und Edwards, J.; Welshpool, Montgomerysh., Cattle Breeding Centre. Observations on the frequency of fused foetal circulations in twin-bearing cattle. **(Beobachtungen über die Häufigkeit der Vereinigung der fetalen Gefäßsysteme bei Zwillingen des Rindes.)** Brit. veterin. J. **119** (1963) Nr. 10. S. 467-472.
Einleitend gehen Vff. in einer Literaturstudie auf das Auftreten, die Entstehung sowie die diagnostischen Möglichkeiten der Zwickenbildung beim Rind ein. Insbesondere wird auf die Möglichkeit der Diagnostik durch Blutgruppen der Zwicken verwiesen. In den Untersuchungen wurden Blutproben von 21 Zwillingspaaren — gleich- und verschiedengeschlechtlich — ausgewertet. Die Untersuchung erfolgte vom ersten bis zum dreizehnten Lebensmonat. Gleichzeitig wurden auch Blutproben von den Muttertieren entnommen. Zur Unterscheidung von Zwillingspaaren, welche aus Einhorn- und Zweihörnerträchtigkeiten stammten, wurden die Muttertiere 6-7 Wochen nach dem Decken rektal untersucht. In 8 von neun Zwillingspaaren aus einer Einhornträchtigkeit wurde ein Blutgruppenmosaik auf Grund der Vereinigung der

beiden fetalen Gefäßsysteme gefunden. Bei dem restlichen Zwillingspaar konnte Mosaikbildung zwar nicht festgestellt werden, jedoch stimmte bei beiden Tieren die Blutgruppe überein. Von 12 Zwillingspaaren, welche aus Zweihörnerträchtigkeiten stammten, wurden bei 8 Anzeichen der Vereinigung der fetalen Gefäßsysteme gefunden. Bei den anderen 4 Paaren stimmten die Blutgruppen nicht überein. Von den ersten 8 Zwillingspaaren wurde nur in 6 Fällen das Mosaikphänomen ermittelt. Insgesamt konnte bei 17 von 21 untersuchten Zwillingspaaren auf Grund der verschiedensten Anzeichen eine Vereinigung der fetalen Gefäßsysteme beobachtet werden, die bei den Einhornträchtigkeiten vermehrt in Erscheinung trat. H.-J. Kuller. 1150.

III. PHYSIOLOGIE, PHYSIOLOGISCHE CHEMIE

4-64/10-0027 Spaendonck, R. van und Vanschoubroek; Merelbeke, Rijksuniv.; Gent, Proefcentrum „Kasteelhof“. Een vergelijking van de ultrasonische bepaling van de dikte van de onderhuidse vetlaag bij levende varkers door „fotografische“ en „op zicht“ aflezing. **(Ein Vergleich der Ultraschall-Messung der Fettschichtdicke unter der Haut lebender Schweine durch fotografische und direkte Ablesungen.)** Vlaams diergeneeskund. Tijdschr. **32** (1963) Nr. 11. S. 293-299. 1220.

4-64/10-0028 Müller, Gerhard; Mainz, Johannes-Gutenberg-Univ., Anatom. Inst. **Kolloidchemische Untersuchungen zur Eisenhydroxydsolreaktion.** Acta histochem. [Jena] **17** (1964) Nr. 1/4. S. 61-72. — 13 Abb., 13 Lit. Zus. in Russ., Engl., Franz.
Das kolloidchemische Verhalten des Eisenhydroxydsols (nach Krecke) wurde im Hinblick auf die Anwendung in der Eisenhydroxydsolreaktion zum Nachweis „saurer“ Mucopolysaccharide geprüft. Dabei ergaben sich folgende wichtige Hinweise für die Durchführung der Reaktion: Eine Prüfung der Reinheit des Sols kann mit Hilfe von Filterpapierstreifen vorgenommen werden (das Sol muß sich infolge seiner positiv geladenen Teilchen vom Wasser trennen). Die Sollösung reagiert infolge ihres HCl-Gehaltes stark sauer (pH 1,3); ihre Stabilität ist dabei vom Cl-Gehalt abhängig. Durch Dialyse oder Zusatz von Säuren (HCl, Eisessig) bzw. Veronal-Acetat-Puffer kann ein bestimmter pH-Wert der Sollösung im sauren Bereich eingestellt werden. Mehrwertige Anionen haben auf das Sol einen starken Koagulierungseffekt. Bei histologischen Schnitten sind dafür vor allem Säurereste der Sauerstoffsäuren verantwortlich (Elektrolyt-Kolloid-Reaktion). Diese Koagulation verläuft stufenweise. Deshalb muß durch verschieden langes Einstellen der Präparate in die Reaktionslösung geprüft werden, wann die maximale Bindung des kolloidalen Eisens erzielt ist. Das kolloidale Eisen ist nur im sauren Milieu beständig. Deshalb kann eine Zwischenspülung mit Aqua dest. zur Ausfällung führen und eine positive Reaktion vortäuschen. Bei der Berliner-Blau-Reaktion muß die Bildung löslichen Berliner Blaus durch Verwendung einer Kaliumferrocyanidlösung geringerer Konzentration als die des Eisenhydroxydsols (0,03 molar) vermieden werden. Daher wird eine 0,5%ige (0,012 molare) Kaliumferrocyanidlösung in 1%iger HCl empfohlen.
E. Grün. 1220.

4-64/10-0029 Schulze, W., Schröder, I. und Arbeiter, K.; Hannover, Tierärztl. Hochschule, Klin. für Kleine Klauentiere und Forens. Med., Ambulator. Klin. **Die Atemfrequenz beim Schwein.** Dtsch. tierärztl. Wschr. **70** (1963) Nr. 22. S. 620-624. — 5 Tab. Zus. in Engl.
Einführend werden die Werte der normalen Atemfrequenz bei Schweinen, ermittelt von verschiedenen Autoren, angegeben. Die verschiedenartigsten Faktoren, die die Atemfrequenz beeinflussen, werden genannt. An 1. Stelle jedoch wird die Atemfrequenz durch die Umgebungstemperatur beeinflußt. An 371 Schweinen wurden 3339 Untersuchungen zur Feststellung der Atem-

frequenz durchgeführt. Die Tiere wurden in Altersgruppen geteilt. Durch die Messung der inneren Körpertemperatur, der Stalluftfeuchtigkeit und der Stalltemperatur erhielt man Werte, die über den Einfluß auf die Atemfrequenz Aussagen zuließen. Aus einer angegebenen Tabelle können die Durchschnittswerte der Atemfrequenz klinisch gesunder Schweine in verschiedenen Altersgruppen entnommen werden. Aus den Ergebnissen kann geschlußfolgert werden, daß bei den Ferkeln sowohl Atemfrequenz als auch die Streuungen am größten sind. Atemfrequenz und Streuung nehmen mit zunehmendem Alter ab. W. Richter/Kleinmachnow. 1270.

4-64/10-0030 Wiemer, Wolfgang, Ott, Norbert und Winterstein, Hans; München, Univ., Physiol. Inst. **Reflektorische und zentrale Anteile der O_2-Mangel- und CO_2-Hyperpnoe des Kaninchens.** Z. Biol. **114** (1963) Nr. 2/3. S. 230-264. — 13 Abb., 1 Tab., 55 Lit. Zus. in Engl.

An Kaninchen wurde der Anteil chemoreceptorischer und zentraler Faktoren an der Atmungssteigerung mittels Hyperkapnie und Hypoxie untersucht. Die Atmung wurde durch O_2 vermindert, vermehrt dagegen durch 5,4% CO_2 in O_2, von 6,7% CO_2 und 20,7% O_2 in N_2. Dieses vermehrte Atemminuten-Volumen wurde mit der Luftatmung verglichen. Die chemoreceptorische Potentialaktivität wurde durch Wechsel des Atemgases von O_2 zu 5,4% CO_2 in O_2 nicht nachweislich verändert. Eine geringfügige Erhöhung folgte durch den Wechsel von Luft zu 6,7% CO_2 und 20,7% O_2 in N_2. Aus den Ergebnissen wurde die Schlußfolgerung gezogen, daß ein Teil des Atmenvolumens bei der Luftatmung reflektorisch von Chemoreceptorenerregungen unterhalten wird. Eine Atmungssteigerung bei reiner Hypoxie wird ausschließlich durch Vermehrung der chemoreceptorischen, bei reiner Hyperkapnie durch zentrale Faktoren bedingt. W. Richter/Kleinmachnow. 1280.

4-64/10-0031 Romijn, C. und Lokhorst, W.; Utrecht, Rijksuniv., Fac. der Diergeneeskunde. Enkele aspecten van de stofwisseling bij pluimvee. **(Einige Gesichtspunkte beim Stoffwechsel beim Geflügel.)** Tijdschr. Diergeneeskunde 88 (1963) Nr. 23. S. 1521-1547. — 10 Tab., 13 Lit. Zus. in Engl., Franz., Dtsch.

Der respiratorische Stoffwechsel bei Hühnern (Nordholländische Blaue und Nordholländische Weiße) und Enten (Peking und Kaapse) wurde unter den Bedingungen einer normalen Fütterung sowie des Hungerns bestimmt. Bei täglichen Schwankungen des respiratorischen Quotienten (R. Q). ist bei Futteraufnahme eine Steigerung des Stoffwechsels um mindestens 50% zu beobachten. Bei Hungertieren hingegen sind die täglichen Veränderungen des Stoffwechsels gering und der R. Q. weist den ziemlich konstanten Wert von 0,58 auf, kann jedoch gelegentlich auf 0,52 absinken. Nach Ansicht der Vff. ist die Neubildung von Zucker bzw. Glykogen aus Fett als wahrscheinliche Ursache für den niedrigen Wert des R. Q. zu betrachten. In weiteren Untersuchungen über den Glykogengehalt mehrerer Organe soll diese Annahme bestätigt werden. E. Wiesner. 1290.

4-64/10-0032 Conrad, Horst; Hannover, Tierärztl. Hochschule, Physiol. Inst. **Die Messung der alveolären CO_2-Konzentration bei Pferden, Rindern, Schweinen und Ziegen und der Einfluß des Ructus auf die alveoläre CO_2-Konzentration bei der Ziege.** Diss. Hannover **1963** 79 S. — 15 Abb., 8 Tab., 164 Lit.

Mit dem Ultrarotabsorptionsschreiber URAS-M werden bei Pferden, Rindern, Schweinen und Ziegen Untersuchungen über den CO_2-Gehalt der Exspirationsluft und dessen Beeinflussung durch den Ructus unternommen. Von insgesamt 23 Pferden wird eine exspiratorische CO_2-Konzentration von 5,65 $\pm$ 0,39 Vol% bei einer Atemfrequenz von 17,5 $\pm$ 7,34 Aemzügen/min angegeben. Die ensprechenden Werte werden von insgesamt 12 Rindern mit

5,53 ± 0,35 Vol%, Atemfrequenz 29,4 ± 6,54/min; von insgesamt 9 Schweinen mit 5,90 ± 0,48 Vol%, Atemfrequenz 27,6 ± 4,19/min; von insgesamt 14 Ziegen mit 5,57 ± 0,49 Vol.%, Atemfequenz 21,5 ± 4,42/min angegeben. Zwischen dem CO_2-Gehalt des Luftgemisches aus der Trachea und der Mundhöhle bestehen keine signifikanten Unterschiede. Das CO_2 der Ructusgase geht infolge einer mit dem Ructus gekoppelten verlängerten Inspiration mit in den CO_2-Gehalt der Exspirationsluft über und verändert diesen charakteristisch. Statistisch gesicherte Unterschiede im exspiratorischen CO_2-Gehalt werden bei Pferden von Tier zu Tier, bei Ziegen zwischen zwei Familien und bei laktierenden Ziegen vor und nach dem Melken beobachtet.
H.-A. Ketz. 1290.

4-64/10-0034 Krayenbühl, H. P., Kako, K. und Lüthy, E.; Zürich, Univ., Med. Poliklin. **Beziehung zwischen mechanischer Systolendauer und Frequenz beim narkotisierten Kaninchen, unter besonderer Berücksichtigung verschiedener Bradykardien.** Pflügers Arch. ges. Physiol. Menschen Tiere **279** (1964) Nr. 1. S. 60-66. 1315.

4-64/10-0035 Bauereisen, E.; Würzburg, Univ., Physiol. Inst. **Zur Frage der Spezifität mesenterialer Kreislaufreflexe.** Z. Biol. **114** (1963) Nr. 2/3. S. 81-88. — 4 Abb., 9 Lit. Zus. in Engl.
In vorliegender Arbeit wurde die Frage der Spezifität mesenterialer Kreislaufreflexe zu klären versucht, wozu die Splanchnicusafferenzen und weiterhin die Reflexantworten bei adäquaten und inadäquaten Reizen geprüft wurden. Die Versuche wurden an Katzen in Chloralose-Urethan-Narkose durchgeführt. Aus den Ergebnissen sind 3 Hauptpunkte herausgearbeitet worden: 1. Es gibt einen adäquaten Reiz für die arteriellen mesenterialen Kreislaufreceptoren, der in einer Druckerhöhung in der A. mesenterica superior im physiologischen Bereich besteht. 2. Die unspezifische, über den Splanchnicus auslösbare pressorische Reaktion ist durch einen Anstieg des Systemblutdruckes charakteristisch. 3. Das Gebiet des Reflexerfolges ist nicht generalisiert, sondern steht in Beziehung zum Gebiet der Gefäßreceptoren. Die mesenterialen Receptoren lösen vorwiegend Antworten an den Widerstands-, die venösen Rezeptoren an den Kapazitätsgefäßen aus.
W. Richter/Kleinmachnow. 1352.

4-64/10-0036 Höfinghoff, Eckart; Berlin, Humboldt-Univ., Veterinärmed. Fak., Inst. für Veterin.-Physiol. **Über den Einfluß des Alters auf einige Leistungen des Rindes, unter besonderer Berücksichtigung der Atmung des Lebergewebes.** Diss. Berlin **1964** 66 S. — 3 Abb., 101 Lit.
Wenn man bedenkt, daß eine Kuh durchschnittlich 2-3 Laktationen benötigt, um mit ihrer Milchleistung zunächst die eigenen Aufzuchtkosten abzudecken und daß sie ihre höchste Laktation erst etwa mit dem 5.-7. Kalb erbringt, so ist es volkswirtschaftlich begründet, eine Erhöhung des Lebens- und damit Nutzungsalters unserer Rinder zu fordern. Ganz ohne Zweifel kommt dem Leberstoffwechsel eine große Bedeutung bei der Einschätzung der Leistungsmöglichkeiten und der Lebenserwartung unserer Tiere zu. Untersuchungen, die nach derartigen Korrelationen suchen, sind daher recht reizvoll. Vf. kommt in seinen eigenen Untersuchungen zu dem Ergebnis, daß die Kuh bei mit steigendem Alter nachlassender Lebergewebsaktivität zu hohen Leistungen bis zum 10. Lebensjahr befähigt sein müßte. E. Wiesner. 1366.

4-64/10-0037 Forenbacher, S. und Srebočan, V.; Zagreb, Veterin. Fak. Sveučilišta, Inst. za Patol. i Terapiju. O ulozi jetre u prijetvoru trikarbonskih kiselina, posebno pirogroždane, alfa-ketoglutarne i mliječne kiseline kod ketoze krava muzara. **(Zur Rolle der Leber im Metabolismus der Tricarbonsäuren, insbesondere der Brenztraubensäure, α-Ketoglutarsäure und Milch-**

säure, bei der Ketose der Milchkühe.) Veterin. Arh. [Zagreb] **33** (1963) Nr. 1/2. S. 1-15. – 7 Abb., 50 Lit. Zus. in Engl., Franz.
Der Metabolismus der Brenztraubensäure, α-Ketoglutarsäure und Milchsäure ist von dem Funktionszustand der Leber abhängig. Bei an Ketose erkrankten Tieren mit erhaltener Funktionstüchtigkeit der Leber ist die Konzentration der Tricarbonsäuren verringert. Bei gleichzeitigem Vorliegen einer Leberschädigung steigt die Konzentration der Tricarbonsäuren, wobei der Gehalt an Brenztraubensäure besonders regelmäßig erhöht ist. Die Hyperpyruvinämie ist ein sicheres Zeichen der Leberschädigung und ein diagnostisch sowie prognostisch verwertbares Symptom. P. Schmidt. 1366.

4-64/10-0038 Ibrišimov, N. Izpitvane na vŭglechidratnata funkcija na černija drob pri zdravi i bolni kravi črez galaktoza i glikoza. **(Untersuchung der Kohlenhydratfunktion der Leber bei gesunden und kranken Kühen mit Hilfe von Galaktose und Glukose.)** Naučni trudove. Visš veterinarnomedicinski institut „Prof. d-r G. Pavlov", Sofija **11** (1963) S. 199-206. – **4** Abb., 19 Lit.
Zur Untersuchung des Kohlenhydratumsatzes der Leber wurden Kühen 0,25 g Galaktose pro kg Kgw. in Form einer 40%igen Lösung bzw. 0,5 g Glukose pro kg Kgw. ebenfalls in 40%iger Lösung injiziert. Man stellte fest, daß die maximale Erhöhung des Zuckerspiegels im Blut spätestens in der 5. Minute post inj. eintritt. Sowohl der Zuckerspiegel im Blut als auch der Hyperglykämiekoeffizient sind nach Injektion einer Glukoselösung höher. Bei klinisch gesunden Kühen normalisiert sich die Zuckermenge im Blut spätestens zwei Stunden post inj. Bei Kühen mit diffusen entzündlichen Prozessen und dystrophischen Veränderungen in der Leber sind die Galaktose- und die Glukoseproben positiv. NRB/ZSNTI. 1366.

4-64/10-0039 Izumi, Kunihiko, Sato, Mitsuharu, Hayashi, Kei, Tamura, Masanori und Yamashina, Ikuo; Kanazawa, Univ., Fac. of Sci. Isolation and analysis of polysaccharides from calf liver. **(Isolierung und Analyse von Polysacchariden aus Kalbsleber.)** J. Biochemistry [Tokyo] **54** (1963) Nr. 6. S. 530-535. – Orig.: engl.
Aus einem Kalbsleberhomogenat wird ein Gemisch von Heteropolysacchariden mit Aminosäure- und Peptidgehalt isoliert, wobei Glykogen durch Extraktion mit Trichloressigsäure, Lipide durch Chloroform-Methanol-Extraktion und Proteine und Nucleinsäuren durch enzymatische und Alkalibehandlung entfernt werden. Der Reinigungsprozeß wird durch Aminozuckerbestimmungen verfolgt. Das erhaltene Polysaccharidgemisch läßt sich durch Säulenchromatographie an Dowexharz in 4 Fraktionen zerlegen. Die erste Fraktion besteht hauptsächlich aus Glukan. In der zweiten und dritten Fraktion finden sich Polysaccharide vom Glykoproteintyp. Papierelektrophoretisch erscheint die zweite Fraktion heterogen. Die dritte Fraktion ist sowohl papierelektrophoretisch als auch in der Chromatographie an Ecteola-Cellulose einheitlich. Die vierte Fraktion stellt ein Gemisch von Mucopolysacchariden dar, das sich durch seinen Sulfatgehalt auszeichnet. Aus der Zusammensetzung der Polysaccharide wird geschlossen, daß ein großer Teil der Aminozucker der Leber als Komponente von Glukoprotein vorliegt oder von Makromolekülen, die Glykoproteine als Bestandteil enthalten.
J. Müller. 1366.

4-64/10-0040 Ivanov, V. Vŭrchu promenite v aktivnostta na sukcindechidrogenazata i citochromoksidazata v černija drob na eksperimentalno zarazeni s Bact. rhusiopathiae suis. beli miški. **(Die Veränderungen der Aktivität der Succinodehydrogenase und Cytochromoxydase in der Leber von weißen Mäusen, die experimentell mit Rotlaufbakterien [Bact. rhusiopathiae suis.] infiziert wurden.)** Naučni trudove. Visš veterinarnomedicinski institut „Prof. d-r G. Pavlov", Sofija **11** (1963) S. 101-106. – **3** Abb., 1 Tab., **14** Lit.

Mit Hilfe eines Warburgapparates wurden die Veränderungen der Aktivität der Succinodehydrogenase (SD) und der Cytochromoxydase (CO) sowie die Veränderungen des Succinoxydasesystems (SO) in der Leber weißer Mäuse, die experimentell mit Rotlaufbakterien infiziert wurden, untersucht. Nach Inoculation der Rotlaufbakterien verringert sich die Aktivität der Enzyme: bei SD um 29,4-50,0%, bei CO um 10,0-34,4% und bei SO um 16-55,4% in Abhängigkeit von der Virulenz der Bakterienkultur. Die Bakterienlysate beeinflussen die Aktivität der Enzyme nicht, woraus man schließen kann, daß die Verminderung der Aktivität eine indirekte Funktion der immunogenen Umgestaltung des Organismus der Versuchstiere ist, die durch die Rotlaufbakterien hervorgerufen wurde. NRB/ZSNTI. 1366.

4-64/10-0041 Davenport, Horace W.; Rochester, Minn., Mayo Clin. Sodium and potassium in canine gastric mucosa and smooth muscle. **(Der Natrium- und Kaliumgehalt in der Magenschleimhaut und in der glatten Muskulatur des Kaninchens.)** Amer. J. Physiol. **205** (1963) Nr. 3. S. 413-416. — 2 Abb., 3 Tab., 14 Lit.
An Kaninchen wurde mit Hilfe der Isotopentechnik der Natrium- und Kaliumgehalt in der glatten Muskulatur und der Mucosa des Magens bestimmt. Der Natriumgehalt in der Mucosa betrug 71 ± 1 m Eq und in der glatten Muskulatur 73 ± 1 m Eq/kg Frischgewicht. Der Kaliumgehalt schwankte je nach Ort und Gewebe von 58-72 m Eq/kg. Weiterhin wurden die Werte analysiert nach der Behandlung der Kaninchen mit Histamin und Metacholin. Das extracelluläre Natrium und Kalium wurde ebenfalls bestimmt.
W. Richter/Kleinmachnow. 1372.

4-64/10-0042 Silver, Ann; Babraham, Cambridge, A.R.C. Inst. of Animal Physiol. A histochemical investigation of cholinesterases at neuromuscular junctions in mammalian and avian muscle. **(Histochemische Bestimmung der Cholinesterase in den neuromuskulären Verbindungsstellen von Säuger- und Vogelmuskeln.)** J. Physiol. [London] **169** (1963) Nr. 2. S. 386-393. — 3 Abb., 17 Lit.
Im M. tensor fasciae latae der Ziege und des Meerschweinchens, im M. gastrocnemius des Kaninchens, im M. gastrocnemius und M. soleus des Rhesusaffen, im M. latissimus dorsi des Huhnes und im M. rectus bulbi sup. aller dieser Tierarten wurde histochemisch das Vorkommen der Cholinesterase (ChE) in den neuromuskulären Verbindungsstellen untersucht. In der Säugermuskulatur waren sowohl Acetyl-ChE als auch Bytyryl-ChE in den einzelnen Endplatten als auch in den feinen Enden der Fasern mit mehr als einer Endung nachweisbar. Beim Haushuhn konnte die Acetyl-ChE in allen untersuchten Nervenendungen festgestellt werden. Butyryl-ChE konnte zwar in den Nervenenden im M. rectus bulbi sup., nicht aber des M. lat. dorsi ermittelt werden. In allen untersuchten Muskeln von Ziege, Meerschweinchen, Kaninchen und Huhn konnte ebenfalls eine Hydrolyse des Propionylthiocholins an den Nervenenden festgestellt werden. Die Untersuchungen haben bestätigt, daß Acetyl- und Butyryl-ChE an den meisten Nervenendungen nachzuweisen sind, und die Ansicht widerlegt, daß in einem morphologischen Typ der Nervenendungen nur ein Enzym und in einem zweiten nur das andere wirksam sei. E. Grün. 1372.

4-64/10-0043 Shimizu, Hirotoshi, Kakimoto, Yasuo und Sano, Isamu; Osaka, Japan, Univ., Med. School. The determination and distribution of polyamines in mammalian nervous system. **(Die Bestimmung von Polyaminen sowie deren Verteilung im Nervensystem von Säugetieren.)** J. Pharmacol. exp. Therapeut. **143** (1964) Nr. 2. S. 199-204. — 1 Abb., 6 Tab., 10 Lit.
Es wird eine Methode zur Bestimmung von Spermidin und Spermin im Nervengewebe beschrieben. Sie besteht in einer Abtrennung der Polyamine von anderen basischen Substanzen an einer Ionenaustauschersäule, gefolgt von

einer Isolierung der Polyamine durch Ionenaustauschchromatographie und der quantitativen Bestimmung derselben mit Hilfe der Reaktion mit 1,2-Dinitrofluorbenzol. Die Spezifität der Methode wurde durch Papierchromatographie, Elektrophorese und Isolierung von Spermin bzw. Spermidin bestätigt. Das Vorkommen dieser Polyamine wurde in verschiedenen Teilen des Zentralnervensystems und im N. ischiadicus des Kaninchens sowie im Gehirn von Mensch und Meerschweinchen untersucht. Dabei wurde festgestellt, daß die Konzentration an Spermin in der grauen Substanz, die an Spermidin aber in der weißen Substanz des Gehirns und im peripheren Nerven überwiegt. E. Grün. 1376.

4-64/10-0044 Colov, V. Aminokiselinen sŭstav na karunkuli ot kravi sŭs spontanno otdeljane i sŭs zadŭržane na poslедŭka. **(Die Aminosäurenzusammensetzung der Karunkel von Kühen bei spontanem Abstoßen bzw. Zurückhalten der Nachgeburt.)** Naučni trudove. Visš veterinarnomedicinski institut „Prof. d-r G. Pavlov", Sofija **11** (1963) S. 83-86. — 3 Abb., 9 Lit.
In Hydrolysaten aus Karunkeln wurden bei normalem Abkalben der Kühe mit spontanem Abstoßen der Placenta und bei Zurückhaltung der Nachgeburt infolge einer Verzögerung der distrophischen Prozesse an der Stelle der Placentabindung 16 Aminosäuren festgestellt. Die Farbintensität der Flecken variiert in fast der gleichen Reihenfolge, woraus der Autor seine Behauptung ableitet, daß die Verzögerung der distrophischen Prozesse an der Stelle der Placentabindung nicht zu irgendwelchen starken Veränderungen der Zahl der Aminosäuren führt. NRB/ZSNTI. 1378.

4-64/10-0045 Szöke, Katalin; Budapest, Inst. für Ernährungswiss. **Studie über den Gehalt an gebundener Ascorbinsäure in tierischen Geweben.** Int. Z. Vitaminforsch. [Bern] **34** (1964) Nr. 1. S. 14-21. — 1 Abb., 4 Tab., 14 Lit. Zus. in Engl., Franz.
Mit Hilfe einer modifizierten Methode nach Roe (Abtrennung der Ketoverbindungen als Osazone, Auflösung in Aethylacetat, papierchromatographische Trennung der Osazone) wurde der Ascorbinsäuregehalt in der Leber von Ratten und Meerschweinchen unter unterschiedlichen Ernährungsverhältnissen untersucht und dabei die gebundene Form der Ascorbinsäure besonders berücksichtigt. In Vorversuchen konnte Leberextrakten zugesetzte Ascorbinsäure innerhalb einer Fehlergrenze von $\pm 5\%$ wiedergefunden werden. Bei Extraktion mit Trichloressigsäure betrug die Ascorbinsäurekonzentration in der Rattenleber 9,4 mg%, bei eiweißfreier Diät 2,9 mg% (freie Ascorbinsäure); die gebundene Form wies im ersteren Falle eine Konzentration von 0,06 mg%, im letzteren von 0,005 mg% auf. In der Leber von Meerschweinchen betrug der Gehalt an freier Ascorbinsäure bei Normalernährung $14{,}9 \pm 0{,}7$ mg% (gebundene Form: $0{,}13 + 0{,}02$), bei skorbuterzeugender Diät hingegen $7{,}0 \pm 0{,}3$ (gebundene Form: $0{,}06 \pm 0{,}01$ mg%). Bezogen auf den Gesamtascorbinsäuregehalt liegt der Anteil der „gebundenen" Ascorbinsäure unter 1%, ohne daß dieser Anteil durch diätetische Faktoren beeinflußt wird. Es wird angenommen, daß die „gebundene" Ascorbinsäure durch unvollständige Lösung freier Ascorbinsäure zustande kommt und keine echte chemische Bindung im Gewebe vorliegt. E. Kolb. 1378.

4-64/10-0046 Schöberl, A. und Gräfje, H.; Hannover, Tierärztl. Hochschule, Chem. Inst. **Über die biochemische Bildung von Cystin und Methionin in Bäckerhefe.** Dtsch. tierärztl. Wschr. **70** (1963) Nr. 21. S. 601-604. — 3 Tab., 15 Lit. Zus. in Engl.
Mit Hilfe markierten Natriumsulfats ($Na_2{}^{35}SO_4$) wurde auf synthetischen Nährböden die Synthese S-haltiger Aminosäuren durch Bäckerhefe untersucht. Durch Zulagen von Serin zum Nährboden konnte eine beträchtliche Erhöhung der Cystin- und Methioninbildung nachgewiesen werden. Glycin

bewirkte eine schwache, aber deutliche Erhöhung der Methioninbildung, die über die „aktivierte Ameisensäure" erfolgen dürfte. Natriumpyruvat zeigte weder bei Cystin noch bei Methionin einen positiven Effekt. Eine Zulage von Asparaginsäure begünstigte in geringem Umfange die Methioninbildung, da offenbar aus Asparaginsäure Homoserin gebildet werden kann. Durch Zugaben von Threonin wurde eine weitgehende Hemmung der Cystein- und Methioninbildung beobachtet. Gleichfalls hemmend wirkte die Malonsäure, die bekanntlich die Bildung der Fumarsäure aus Bernsteinsäure hemmt. Die Hemmung kann durch gleichzeitige Zugabe von Asparaginsäure weitgehend zurückgedrängt werden. E. Kolb. 1378.

4-64/10-0047 Bois, C. H. W. de; Utrecht, Rijksuniv., Fac. der Diergeneeskunde, Klin. voor Veterin. Verloskunde en Gynaecol. Enkele aspecten van de fysiologie en pathofysiologie van de geslachtscyclus bij het rund. **(Einige Gesichtspunkte der Physiologie und Pathophysiologie des Geschlechtszyklus beim Rind.)** Tijdschr. Diergeneeskunde **88** (1963) Nr. 23. S. 1604-1623. — 2 Tab., 43 Lit. Zus. in Engl., Franz., Dtsch.

Die Arbeit gibt eine Übersicht über die wichtigsten Erkenntnisse des Schrifttums der Gegenwart, und versucht zu klären, weshalb bei bestimmten Störungen im Geschlechtsgeschehen des Rindes, beispielsweise bei Anaphrodisie, die Hormonbehandlung so oft versagt. Bis zum heutigen Tage sind unsere Kenntnisse über die Regulation des Zyklus unvollständig geblieben, so daß wir noch nicht einmal wissen, welche Hormonmengen für den Normalablauf des Geschlechtsgeschehens benötigt werden. Eine infolge Unkenntnis der Zyklusverhältnisse falsche Diagnose dürfte eine weitere Ursache für enttäuschende Hormonbehandlungen sein. Schließlich spielt auch die Umwelt der Tiere eine nicht zu unterschätzende Rolle, wobei ungünstige Haltungsverhältnisse in ihrer Auswirkung auf das Geschlechtsgeschehen auch durch eine sachgemäße Hormontherapie nicht ausgeglichen werden können.

E. Wiesner. 1450.

4-64/10-0048 Ilijaš, B. und Dumanovsky, F.; Zagreb, Veterin. Fak., Inst. za Patol. i Terapiju; Inst. za Zootehn. i Hig. Prilog poznavanju kretanja jajeta u oviduktu i mehanizma nesenja u kokoši. **(Beitrag zur Kenntnis der Bewegung des Eies im Eileiter und des Legemechanismus bei der Henne.)** Veterin. Arh. [Zagreb] **33** (1963) Nr. 1/2. S. 27-31. — 12 Lit. Zus. in Engl., Dtsch.

Durch Röntgenuntersuchungen an 40 Hühnern verschiedener Rassen wurde festgestellt: in 71,8% der Fälle lag das Ei mit dem spitzen Pol kloakenwärts; in 34,6% der Fälle rotierte das Ei ein- bis mehrere Male, wobei beim Verlassen des Eileiters der spitze Pol in der Regel wieder kloakenwärts zeigte und die Rotation meistens kurz vor Austritt aus dem Eileiter erfolgte; da die Mehrzahl der Eier den Oviduct ohne Rotation passierten, kann die Rotation nicht als Bedingung für die normale Eiablage angesehen werden. P. Schmidt. 1450.

4-64/10-0049 Doran, Bernardine M. und Gregory, Margaret E.; Shinfield, Reading, Nat. Inst. for Res. in Dairying. The influence of ovarian activity or treatment with oestradiol dipropionate on the vitamin B_{12} content of cells and plasma of the blood of the domestic fowl. **(Der Einfluß der Aktivität des Ovars bzw. der Behandlung mit Oestradioldipropionat auf den Vitamin-B_{12}-Gehalt der Zellen und des Plasmas des Blutes beim Huhn.)** Brit. J. Nutrit. **17** (1963) Nr. 4. S. 583-590. — 4 Tab., 9 Lit.

Mit dem Einsetzen der Legetätigkeit wurde beim Geflügel ein Ansteigen des Gehaltes an Riboflavin, an Carotinoiden und an Biotin festgestellt. In vorliegenden Untersuchungen wurde der Einfluß der Oestrogene auf den Vit.-B_{12}-Gehalt untersucht. Eine maximale Ausbeute an Vit.-B_{12} unter Verwendung von *Lb. leichmannii* wurde durch Hitzebehandlung des Blutes vor der Verdauung mit Papain erreicht. Bei Junghühnern im Alter von 14 Wochen betrug der B_{12}-Gehalt (in mμg/ml) im Plasma 1,5, in den Blutzellen 1,1 und im

Gesamtblut 1,3; bei Vorbehandlung mit 25 mg Oestradiolpropionat über einen Zeitraum von 2 Wochen betrugen die Werte im Plasma durchschnittlich 2,0, in den Zellen 1,2 und im Blut 1,8; bei Legehennen wurde ein Gehalt von 4,0 im Plasma, von 1,8 in den Zellen und von 3,4 im Blut ermittelt. Bei Hähnchen im Alter von 14 Wochen betrug der Vit.-B_{12}-Gehalt im Plasma 1,0, in den Zellen 1,3 und im Vollblut 1,1. Nach Vorbehandlung mit Oestradioldipropionat (25 mg in 2 Wochen) betrugen die Werte im Plasma 2,1 (signifikant erhöht), in den Zellen 1,2 und im Gesamtblut 1,8. Bei erwachsenen Hühnern lagen durchschnittlich 86% des Gesamt-Vit.-B_{12}-Gehaltes des Blutes im Plasma vor, demgegenüber bei Hähnen nur 43%. E. Kolb. 1450.

4-64/10-0050 Mielke, Heinz. **Laktationsphysiologische Untersuchungen zur Milchsekretion, Milchspeicherung und Milchleistung beim Rind.** Leipzig, Veterin.-Physiol. Inst. Karl-Marx-Univ. Leipzig Plan-Nr.: 2154 3-05/1. Abschlußber. (3/4. 1964).

Es wurden Untersuchungen über die Milchspeicherung in der Rindermilchdrüse und über den Oxytocinwirkungsmechanismus bei der maschinellen Milchgewinnung durchgeführt. Besondere Berücksichtigung fand dabei die Problematik der fraktionierten Oxytocinausschüttung. Neue Vorstellungen konnten zur Frage der Ursachen des unterschiedlichen Fettgehaltes einzelner Portionen eines Gemelkes gewonnen und dabei die Bedeutung der Cisternenmilch und Alveolarmilch als 2 voneinander streng abzugrenzende Funktionskomplexe aufgezeigt werden. Spezielle Untersuchungen befaßten sich mit der Einflußnahme der Saug- und Melkreize auf die Prozesse der Milchsekretion, wobei besonders ihre Rolle für die Aufrechterhaltung der Milchsekretion geklärt wurde. 1470.

4-64/10-0051 Johke, Tetsu; Chiba, Nat. Inst. of Animal Ind.; Tokyo, Univ., Fac. of Med. Acid-soluble nucleotides of colostrum, milk, and mammary gland. **(Säurelösliche Nucleotide im Colostrum, in der Milch und in der Milchdrüse.)** J. Biochemistry [Tokyo] **54** (1963) Nr. 5. S. 388-397. — 10 Abb., 3 Tab., **33** Lit. Orig.: engl.

Der Gehalt an säurelöslichen Nucleotiden in der Milch ist nach Tierart verschieden und von der Laktationsphase abhängig. Jede Tierart weist dabei eine spezifische Nucleotidzusammensetzung auf. Der höchste Gehalt an Nucleotiden liegt im Colostrum von Ziegen vor, der niedrigste in der Milch des Menschen. Beim Rind nimmt im Verlaufe der Laktation der Gehalt an Uridindiphosphat-Nucleotiden ab, während der Gehalt an Orotsäure ansteigt. Die Konzentration an Orotsäure betrug am 1. Tag 8,9 und am 105. Tag der Laktation 73 μMol pro 100 ml. Im Gegensatz zum Rind war die Nucleotidzusammensetzung während der Laktationsperiode bei der Ziege konstanter. Die Hauptkomponenten an Nucleotiden in der Ziegenmilch sind: UDPAG, UDPAGal, UDPG und UDPGal. Der Anteil der Orotsäure betrug 6,8-17 μMol pro 100 ml. Die säurelöslichen Nucleotide der Milchdrüse der Ziege unterschieden sich in ihrer Zusammensetzung von der der Milch. — In der Milchdrüse herrschten Adenosinnucleotide (Anteil 60%) vor, in der Milch hingegen Uridinnucleotide (60-70%). In der Milchdrüse waren ATP, GTP und UTP nachzuweisen, die in der Milch fehlten. Die Stutenmilch weist gleichfalls einen relativ hohen Gehalt an Nucleotiden auf, mit einem beträchtlichen Anteil von Uridinnucleotiden (79-87%), während der Purinnucleotidanteil weniger als 14% betrug. Der Nucleotidgehalt der Milch des Menschen lag ziemlich niedrig, wobei sich CMP als Hauptkomponente erwies. E. Kolb. 1470.

4-64/10-0052 Comberg, G. und Meyer, H.; Hannover, Tierärztl. Hochschule, Inst. für Tierzucht und Vererbungsforsch. **Der Mineralstoffgehalt von Kuhmilch zu Beginn der Laktation.** Züchtungskunde **35** (1963) Nr. 8. S. 363 bis 375. — 6 Abb., 3 Tab., 10 Lit. Zus. in Russ., Engl., Franz.

12 Kühe (Deutsche Schwarzbunte) wurden zwecks Prüfung des Mineralstoffgehaltes in der 1. Laktationsperiode untersucht. Diese Untersuchungen wurden 22 Tage lang durchgeführt. Von sämtlichen Tieren wurde der Mineralstoffgehalt der Colostralmilch in der 2. Laktation bestimmt, von 10 Tieren auch in der 3. Es wurde festgestellt, daß sich die Konzentrationen der einzelnen Mineralien (Ca, P, Mg, Na und K) in den ersten Tagen wesentlich unterschieden. Während der Mg- und der Ca-Gehalt zu Beginn erheblich, später langsamer abfiel, konnte bei P und Na eine langsamere Abnahme beobachtet werden. K erreichte nach kurzer, geringfügiger Erniedrigung bald seine normale Höhe. Es wurde daraus geschlossen, daß ein hoher Anteil der Variationen im Mineralstoffgehalt des Colostrums in den ersten Tagen p. p. durch individuelle Faktoren bedingt ist. Bei der Untersuchung der Korrelationen zwischen den einzelnen Mineralien wurde gefunden, daß zwischen Ca, P, Mg und K hohe positive Korrelationen bestehen, während Na allein in negativer Beziehung stand. Die Werte für den Mineralstoffgehalt der Milch und die Mineralstoffausgaben mit der Milch sind tabellarisch festgehalten.

W. Richter/Kleinmachnow. 1470.

4-64/10-0053 Virtanen, Artturi I.; Helsinki, Biochem. Forsch.-Inst. **Kuhmilch bei proteinfreier Fütterung. Erstmaliger Nachweis einer erheblichen Milchproduktion mit Harnstoff und Ammoniumstickstoff als einzige Stickstoffnahrung.** Umschau Wiss. Techn. **63** (1963) Nr. 24. S. 770-774. – 4 Abb., 2 Tab., 6 Lit.

Bei einer jährlichen Milchleistung pro Kuh von 3000 kg enthält diese Milchmenge etwa 100 kg Eiweiß. Das für diese Milcherzeugung notwendige Futter muß beinahe das Doppelte an Protein enthalten, so daß die Kuh nur pflanzliches Eiweiß in tierisches umwandelt. Unter Berücksichtigung der Fähigkeit der Pansenmikrobien, mit Hilfe einfachster N-Verbindungen in der Nahrung Proteine aufzubauen, wurde vom Vf. im Fütterungsversuch angestrebt, Milch durch Verfütterung möglichst reiner Nährstoffe zu erzeugen. Die Versuchsdiät bestand aus gereinigter Stärke, möglichst reiner Cellulose und Saccharose. Als N-Nahrung kamen Harnstoff, Ammoniumsulfat und Ammoniumphosphat zur Anwendung (keine exakten Angaben über die täglich verabreichten Mengen), und als Fett wurden 4-45 g Maisöl wegen der Zufuhr der Linolsäure und später eine Mischung von Maisöl und Leinöl verabreicht. An Vitaminen wurden die Vitamine A und D zugeführt. Das gefütterte Mineralstoffgemisch bestand aus 16 Elementen. Die Rohfaserversorgung bereitete Schwierigkeiten. Anfangs wurden 1-3 kg Roggen- oder Weizenstroh zugefüttert, bis man das Stroh durch Cellulosestreifen, die in Natriumsilikat und dann in verdünnte Propionsäurelösung getaucht wurden, ersetzte. Der Wiederkauakt dauerte beim letzteren Verfahren täglich 2 Std., bei Verabreichung von 2 kg Stroh 5-6 Std. und bei normaler Fütterung 10-12 Std. Im Verlaufe einer 377-tägigen Laktation erbrachte eine Ayrshirekuh 2141 kg Milch mit 6,14%-131 kg Fett und 3,7% Gesamtprotein. Die Zusammensetzung der Milch entsprach auch bezüglich des Gehaltes an fettfreier Trockensubstanz, Milchzucker, Gesamt-N und Casein der normaler Milch. Der Anteil der einzelnen Aminosäuren am Casein und am Gesamtprotein der Milch wies gegenüber den Werten der Milch bei normaler Fütterung keine gesicherten Unterschiede auf. Die Harnstoffumsetzungen im Pansen wurden mittels Verfütterung radioaktiven ^{15}N-Harnstoffes 6,3 und 44 Std. danach an der Markierung der Aminosäuren der Milch überprüft. Histidin war nach 6,3 Std. am schwächsten markiert. Ihm folgte das Threonin. Während die Synthese der meisten essentiellen Aminosäuren bei dieser Fütterung kräftig erhöht ist, wird die verlangsamte Histidinsynthese und die Herstellung einiger anderer Aminosäuren hierbei den Engpaß darstellen. Der Riboflavin-, Pantothensäure- und Nicotinsäuregehalt der Milch war kräftig erhöht. Geruch und Geschmack waren dem normaler Milch auffallend ähnlich. Das Fett der Milch war sehr hart, die Jodzahl lag bei 20, während sie sonst normalerweise bei 30-37, auch bei Winterfütterung nie unter 25 liegt. Der Linol- und Linolensäuregehalt war ebenfalls niedrig und wurde erst bei Verabreichung von 25 g Maisöl und 25 g Leinöl täglich erhöht. H. Busse. 1470.

4-64/10-0054 Tomov, T. Vlijanie na somatotropnija chormon vŭrchu sekrecijata na mljako u laktirašti kozi i kravi. **(Der Einfluß des somatotropen Hormons auf die Milchabsonderung bei laktierenden Ziegen und Kühen.)** Naučni trudove. Visš veterinarnomedicinski institut „Prof. d-r G. Pavlov", Sofija **11** (1963) S. 71-81. — 7 Abb., 2 Tab., 14 Lit.

Es wird festgestellt, daß das in den Körper laktierender Ziegen und Kühe mehrmals eingeführte somatotrope Hormon (Wachstumshormon), zur Steigerung der Milchleistung beiträgt und gleichzeitig auch die Milchfettmenge erhöht. Außerdem unterstützt dieses Hormon die Fermentierungsprozesse im Pansen, steigert die Kraft der Pansenbewegungen und erhöht den Spiegel der flüchtigen Fettsäuren im Blut. Eine Thiopentalnatrium-Narkose der Versuchstiere, sowie eine beiderseitige Novocainblokade des Halsabschnittes des vagosympathischen Stranges hemmen die positive Wirkung des somatotropen Hormons auf die Milchsekretion. NRB/ZSNTI. 1470.

4-64/10-0055 Richter, H. und Schröder, M.; Leipzig, Karl-Marx-Univ., Veterin.-Physiol.-Chem. Inst. **Über den Mangangehalt in Rinderhaaren.** Mh. Veterinärmed. **19** (1964) Nr. 5. S. 180-183. — 2 Tab., 18 Lit.

In vorliegender Arbeit wird an Hand von Untersuchungen in 2 benachbarten Betrieben durch Analyse des Haar-Mangananteiles bei Rindern festzustellen versucht, ob hier eine Ursache für Fortpflanzungsstörungen zu finden ist, die in beiden Betrieben vorhanden sind. In beiden Betrieben ergaben sich vollkommen unterschiedliche Werte bei der Untersuchung des Haar-Mangans. Gleichfalls wurden Untersuchungen der Bodenreaktion im Hinblick auf den Mn-Gehalt der Futterpflanzen angestellt. Aus den Ergebnissen ist jedoch zu schließen, daß kein eindeutiger Zusammenhang zwischen dem Mn-Gehalt des Haares und den Befruchtungsergebnissen besteht.
W. Richter/Kleinmachnow. 1490.

4-64/10-0056 Frens, A. M.; Utrecht, Rijksuniv., Fac. der Diergeneeskunde. Nieuwe gegevens over de voederopname en de voederverwerking bij het rund. **(Unsere gegenwärtigen Kenntnisse über die Aufnahme und Verarbeitung des Futters durch das Rind.)** Tijdschr. Diergeneeskunde 88 (1963) Nr. 23. S. 1478-1487. — Zus. in Engl., Franz. ,Dtsch.

Mehr als bei anderen Tierarten treten beim Wiederkäuer die physikalischen Eigenschaften des Futters in den Vordergrund. So hängt beispielsweise die maximal aufzunehmende Rauhfuttermenge einmal vom Pansentonus ab, zum anderen jedoch auch von der Möglichkeit, die dieses Rauhfutter hat, um durch Resorption der fermentativ aufgelösten Bestandteile oder durch Weitertransport in den Blätter- und Labmagen wieder aus dem Pansen zu verschwinden. Aus diesem Grunde können von leicht verdaulichem Futter größere Mengen aufgenommen werden. Auch der Füllungszustand von Blätter- und Labmagen hat darauf Einfluß, wie schnell die Futtermassen wieder aus dem Pansen verschwinden können. Neben diesen mechanischen Einflüssen besteht auch beim Rind eine chemostatische Regulation der Futteraufnahme durch aus dem Futter resorbierte Stoffe, die bei einer bestimmten Konzentration im intermediären Stoffwechsel eine weitere Futteraufnahme hemmen. Hierzu gehören beispielsweise Essigsäure und Ammoniak. Schließlich muß noch auf eine gewisse thermostatische Regulation der Futteraufnahme hingewiesen werden. Unter bestimmten Umständen kann das Rind die Futteraufnahme einschränken, um eine Hyperthermie zu verhüten.
E. Wiesner. 1510.

4-64/10-0057 Kolb, E.; Leipzig, Karl-Marx-Univ., Veterin.-Phys.-Chem. Inst. **Die Verdauungsvorgänge in den Vormägen und deren Bedeutung für die Wiederkäuer.** Prakt. Tierarzt **44** (1963) Nr. 12. S. 515-517.; **45** (1964) Nr. 1. S. 6-8. – 4 Lit.
Im Übersichtsreferat werden die biochemischen Umsetzungen in den Vormägen der Wiederkäuer abgehandelt sowie die sich daraus ergebenden Stoffwechselbesonderheiten. Ausgehend von Angaben zur mikrobiellen Besiedlung der Vormägen wird im einzelnen der Abbau der Kohlenhydrate, der Eiweißstoffe und der Fette besprochen, und es werden einige Hinweise für die Zusammenstellung von Futterrationen gegeben. Weiterhin wird auf die Synthese von Vitaminen im Pansen sowie die Gasbildung eingegangen. Von großer Bedeutung sind die dank der Umsetzungen in den Vormägen beim Wiederkäuer zu beobachtenden Besonderheiten hinsichtlich des Bedarfs an essentiellen Nahrungsfaktoren. Es wird weiterhin auf die Funktion der Leber bei der Glukoneogenese und Harnstoffbildung sowie auf Beziehungen zwischen der Pansenfunktion und der Milchbildung, der Speicheldrüsentätigkeit und dem Gesamtstoffwechsel hingewiesen. H. Gürtler. 1510.

4-64/10-0058 Kato, S.; Kiel, Bundesforsch.-Anst. für Milchwirtsch., Inst. für Milcherzeug. **Untersuchungen an Zwillingskühen über Verdauungsvorgänge im Pansen.** Kieler milchwirtsch. Forsch.-Ber. **15** (1963) Nr. 6. S. 557 bis 578. – 3 Abb., 14 Tab.
An Zwillingskühen wurden Untersuchungen über den Ablauf der Vormagenverdauung bei unterschiedlicher Ernährung unter dem Aspekt der Feststellung individueller Unterschiede durchgeführt. Dabei wurde ermittelt, daß die Unterschiede in den Verdauungsvorgängen durch Variation der Ernährungsgewohnheiten bedingt sind. Bei einer Fütterung von 7 kg Heu, 3 kg Schnitzel, 1 kg Palmkernexpeller, 1 kg Kokosschrot und 1 kg Haferschrot wurde von einem Zwillingstier Heu nur zu 81% und Palmkernexpeller nur zu 50% der Menge des anderen Tiers aufgenommen, was eine Reduzierung der Aufnahme an Stärkeeinheiten auf 86,6% und von verdaulichem Eiweiß auf 79,6% bedingte. Bei dem Tier mit höherer Futteraufnahme lag der pH-Wert niedriger (bei 6,09), die NH_3-Konzentration höher (5,85 mMol/l), die Essigsäurekonzentration höher (0,7%) und die Buttersäurekonzentration gleichfalls höher (0,31%, alle Werte 3 Std. nach der Futteraufnahme bestimmt). Die größere Futteraufnahme hatte eine höhere Bakterienzahl ($2{,}03 \times 10^{10}$ pro ml) zur Folge. Die molare Proportion der einzelnen Fettsäuren erwies sich dabei unverändert (Durchschnitt: Essigsäure 64,3%, Propionsäure 19,5%, Buttersäure 16,2%). Bei einer Futterration von 8 kg Heu, 3,5 kg Trockenschnitzel, 1 kg Palmkernexpeller und 2,5 kg Kokosschrot bestanden erhebliche Unterschiede in der Aufnahmegeschwindigkeit des Heus und der Kraftfutterkomponente, die gewisse Unterschiede im Ablauf der Verdauungsvorgänge zur Folge hatten. Das Verhalten des pH-Wertes, der NH_3-, der Essigsäure- und der Buttersäurekonzentration wurde hier in Abständen von 3 Std. registriert. Unterschiede in der molaren Proportion der flüchtigen Fettsäuren bestanden auch hier nicht, die Bakterienzahlen bewegten sich im Bereich von $1\text{-}1{,}2 \times 10^{10}$ pro ml. Die Schwankung der Meßwerte in den einzelnen Fütterungsperioden ist an Hand der Variationskoeffizienten tabellarisch dargestellt. E. Kolb. 1510.

4-64/10-0059 Ganovski, Ch. Izučavane fiziologijata na chranosmilatelnite procesi pri bivoli. **(Untersuchung der Physiologie der Verdauungsprozesse bei Büffeln.)** Naučni trudove. Visš veterinarnomedicinski institut „Prof. d-r G. Pavlov", Sofija **11** (1963) S. 337-342. – 3 Tab., 3 Lit.
Durch Anlegen von doppelten Fistelanastomosen (duodenale und iliocoecale) war es möglich, die Physiologie der Verdauungsprozesse bei Büffelkühen zu untersuchen. Man untersuchte die Entleerung des Chymus, die Zusam-

mensetzung des Chymus in den verschiedenen Abteilungen des Verdauungsapparates, die Verdaulichkeit und Assimilation der Nährstoffe, den Gasaustausch und sein Zusammenhang mit den Verdauungsprozessen.
NRB/ZSNTI. 1510.

4-64/10-0060 Ganovski, Ch. Sravnitelni danni otnosno fiziologijata na chranosmilatelnite procesi pri junici i malakini. **(Vergleichende Untersuchungen über die Physiologie der Verdauungsprozesse bei Rinder- und Büffelfärsen.)** Naučni trudove. Visš veterinarnomedicinski institut „Prof. d-r G. Pavlov", Sofija **11** (1963) S. 343-356. – 7 Tab., 2 Lit.
Untersuchungen haben ergeben, daß im Duodenalchymus von Büffelfärsen nur halb so viel Trockensubstanz und mehr Mineralstoffe enthalten sind als bei Rinderfärsen. Der Chymus von Rinderfärsen enthält mehr Protein. Die chemische Zusammensetzung sowohl des Duodenal- als auch des Iliocoecalchymus ist bei diesen Tieren unterschiedlich. Die täglichen Chymusmengen unterscheiden sich ebenfalls. Die Verdaulichkeits- und Assimilationskoeffizienten sind bei den Büffelfärsen höher als bei den Rinderfärsen. Die Unterlagen über den Gasaustausch und die Gasanalyse haben ergeben, daß Büffelfärsen langsamer atmen und in der Zeiteinheit weniger Luft ausatmen. Die Exspirationszahl pro Minute ist bei ihnen geringer und der Austausch pro Exspiration ist größer als bei den Rinderfärsen. Einige Unterschiede wurden auch hinsichtlich des prozentualen Gehaltes an CO_2 und O_2 in der ausgeatmeten Luft festgestellt. NRB/ZSNTI. 1510.

4-64/10-0061 Negi, S. S. und Dehar, N. D.; Izatnagar, Uttar Pradesh, Indian Veterin. Res. Inst. Digestibility of carbohydrates in terms of the conventional vis à vis the newer fractions in untreated and treated paddy straw rations. **(Verdaulichkeit von Kohlenhydraten unter herkömmlichen Bedingungen gegenüber den neueren Bestandteilen in unbehandelten und behandelten Reisstrohrationen.)** Indian veterin. J. **40** (1963) Nr. 11. S. 718-724.
1510.

4-64/10-0062 Tomov, T. Vlijanie na N. vagus vŭrchu rezorbcijata na letlivite mastni kiselini v predstomašijata na preživnite životni. **(Der Einfluß des N. vagus auf die Resorption flüchtiger Fettsäuren in den Vormägen der Wiederkäuer.)** Naučni trudove. Visš veterinarnomedicinski institut „Prof. d-r G. Pavlov", Sofija **11** (1963) S. 65-70. – 3 Abb., 11 Lit.
Durch Untersuchungen wurde festgestellt, daß bei einer Reizung des peripherischen Endes des durchschnittenen linken Halsvagus mit Induktionsstrom die Pansenbewegungen bei Ziegen und Schafen stärker werden und eine Hyperämie der Pansenwandgefäße eintritt. Außerdem werden durch die Erregung des Vagus mehr flüchtige Fettsäuren in den Vormägen aufgesaugt und ihr Gehalt im Blute erhöht. Es wird gefolgert, daß das Aufsaugen von flüchtigen Fettsäuren in den Vormägen von Wiederkäuern ein physiologischer Prozeß ist, der unter dem Einfluß des Nervensystems steht und von diesem reguliert wird. NRB/ZSNTI. 1510.

4-64/10-0063 Care, A. D. und Klooster, A. Th. van't; Babraham, Cambridge, A. R. C. Inst. of Animal Physiol. The absorption of magnesium from the small intestine of the conscious sheep. **(Die Resorption von Magnesium aus dem Dünndarm beim unbetäubten Schaf.)** Biochem. J. **90** (1964) Nr. 1. S. 16P-17P.
Mit Hilfe von Thiry-Vella-Fisteln und von Doppel-Rücklauffisteln wurde beim Schaf die Resorption von Magnesium aus dem Dünndarm untersucht. Die Elektrolytkonzentration entsprach jeweils den üblichen Verhältnissen; ein Zusatz von Glukose diente zur Wiederherstellung der Osmolarität. Die Netto-Veränderungen im Volumen der Lösung wurden mit Hilfe von Polyaethylenglycol registriert. Die absolute Resorption des Magnesiums wurde

mit Hilfe von ^{28}Mg ermittelt. Die Resorption des Magnesiums war am Anfangs- und Endteil des Dünndarms minimal. Die Netto-Resorption war von der Konzentration des Magnesiums abhängig. Bei Magnesiumkonzentrationen unter 4 mäquiv/l war sogar eine Netto-Sekretion an Mg infolge der Darmsaftbildung nachweisbar. Mit steigenden Mg-Konzentrationen nahm die Resorption bis zum Erreichen einer oberen maximalen Resorptionskapazität zu. Ein 24-stündiges Hungernlassen, eine allgemeine Narkose und eine lokale Betäubung waren auf die Resorption des Mg ohne Einfluß. Bei diesen Untersuchungen wurde auch die Zusammensetzung des Darmsaftes und dessen Menge unter unterschiedlichen Fütterungsverhältnissen gemessen. Ferner wurde die Resorption von anderen Kationen untersucht: Kalium wurde aus einer Lösung mit 18 mäquiv/l und Calcium aus einer Lösung mit 25 mäquiv/l resorbiert. E. Kolb. 1510.

4-64/10-0064 Heath, T. J. und Morris, Bede; Canberra, Australian Nat. Univ., John Curtin School of Med. Res. The role of bile and pancreatic juice in the absorption of fat in ewes and lambs. **(Die Bedeutung der Galle und des Pankreassaftes für die Fettresorption bei Schafen und Lämmern.)** Brit. J. Nutrit. **17** (1963) Nr. 4. S. 465-474. — 4 Abb., 3 Tab., 14 Lit.
Bei Wiederkäuern erfahren die Fette in den Vormägen Veränderungen in Form der Hydrolyse und der Hydrogenierung, wobei die Fettverdauung relativ langsam verläuft. In den ersten Lebenswochen entspricht die Fettverdauung der von monogastrischen Tieren. In vorliegenden Untersuchungen wurde die Bedeutung der Galle und des Pankreassaftes für die Fettverdauung untersucht. In verschiedenen Experimenten wurde dabei Maisöl, Milch oder markiertes Tripalmitin in den Labmagen bzw. in den Dünndarm eingebracht. Nach Anlegung einer Gallengangsfistel bei Schafen fiel die Konzentration an Fettstoffen in der Darmlymphe rasch ab, im Verlaufe von 10 Std. auf Werte, die niedriger als im Plasma lagen. Bei Ausfall der Galle fiel der Lipidgehalt in der Darmlymphe von Lämmern gleichfalls ab; er blieb jedoch höher als im Plasma. Nach Ausfall des Pankreassaftes war ebenfalls eine Abnahme des Lipidgehaltes in der Darmlymphe vorhanden. Mit Hilfe markierten Tripalmitins wurde nachgewiesen, daß bei Ausfall der Galle keine markierte Fettsäure zur Resorption gelangt. Untersuchungen in vitro ergaben für Triglyceride ein pH-Optimum der Pankreaslipase von 7,8. Unter den pH-Bedingungen des Dünndarms vom Schaf war in allen Fällen eine beträchtliche Fetthydrolyse nachweisbar. Durch Calciumionen und durch Galle wurde die Triglyceridspaltung durch Pankreassaft erheblich angeregt. E. Kolb. 1510.

4-64/10-0065 Lindsay, D. B. und Ford, E. J. H.; Babraham, Cambridge, A. R. C. Inst. of Animal Physiol. Acetate utilization and the turnover of citric acid-cycle components in pregnant sheep. **(Die Acetatverwertung und der Umsatz von Metaboliten des Tricarbonsäurezyklus beim trächtigen Schaf.)** Biochem. J. **90** (1964) Nr. 1. S. 24-30. — 4 Tab., 17 Lit.
Beim trächtigen Schaf wurde die Acetatverwertung unter unterschiedlichen Fütterungsverhältnissen bestimmt. Bei nichtträchtigen Schafen betrug die durchschnittliche Acetatverwertung 2,44 $\pm$ 0,17 mg/Min/kg, demgegenüber bei trächtigen Schafen in der frühen Gravidität 2,08 $\pm$ 0,27 und bei Schafen gegen Ende der Trächtigkeit 2,37 $\pm$ 0,23 (unter guten Ernährungsverhältnissen). Bei schlechter Ernährung lag die Acetatverwertung niedriger, und zwar bei unterernährten Schafen gegen Ende der Trächtigkeit bei 1,0 $\pm$ 0,07 mg/Min./kg. Das Verhältnis der spezifischen Aktivitäten des ausgeatmeten CO_2 während der Infusion von 1-^{14}C-markiertem Acetat und 2-^{14}C-markiertem Acetat betrug bei nichtträchtigen Schafen 1,58 $\pm$ 0,17, bei Schafen in der frühen Trächtigkeit 1,66 $\pm$ 0,25, gegen Ende der Trächtigkeit 1,74 $\pm$ 0,14 (bei guter Ernährung); der entsprechende Wert bei Unterernährung

lag gegen Ende der Trächtigkeit bei 1,18 ± 0,11. Aus den genannten Werten kann abgeleitet werden, daß der Umsatz im Citratzyklus bei unterernährten Schafen während der Trächtigkeit nur $^1/_4$ der von gut ernährten Schafen beträgt. Bei allen 4 Versuchsgruppen war die CO_2-Abgabe ähnlich; bei Unterernährung war der Beitrag der Acetatoxydation zur CO_2-Bildung herabgesetzt. Das den Geweben angebotene Acetat wird jedoch ebenso schnell oxydiert wie unter normalen Verhältnissen. Ob die Senkung der Umsetzungen im Citratzyklus bei unterernährten Schafen mit der Trächtigkeitstoxämie im Zusammenhang steht, bedarf weiterer Untersuchungen. E. Kolb. 1510.

4-64/10-0066 Forenbacher, S., Srebočan, V., Carević, Olga und Maržan, B. Investigations in fatty infiltration of the liver in fattened geese. Preliminary report. **(Untersuchungen über die Fettinfiltration der Leber bei Mastgänsen. Vorl. Mitt.)** Veterin. Arh. [Zagreb] **33** (1963) Nr. 1/2. S. 32-36. — Zus. in Franz., Serb.
Aus einer Reihe von biochemischen Untersuchungen und der Größe und Beschaffenheit der Leber von Mastgänsen läßt sich schließen: unter den Bedingungen der künstlich erhöhten Eiweißsynthese steigt der Proteingehalt der Leber, ohne daß sich die Leber größenmäßig von der mit normalem Eiweißgehalt unterscheidet; durch toxische Mittel zur Hervorrufung einer fettigen Degeneration ist die erwünschte Größenzunahme nicht zu erreichen, da sie atrophische Cirrhosen nach sich ziehen können; mittels biologisch aktiver Mittel mit Leberzellen-protektiver Wirkung konnte das Lebergewicht um 108% erhöht werden. P. Schmidt. 1515.

4-64/10-0067 Ruckebusch, Y. und Bost, J. (unter techn. Mitarb. von Marquet, J. P.); Lyon, École Nat. Vétérin. Étude de la motricité réticulaire chez les jeunes bovins par réticulopexie trans-thoracique. **(Untersuchung der Haubenmotorik bei Jungrindern durch transthoracale Reticulopexie.)** Bull. Soc. Sci. vétérin. Méd. comparée Lyon **65** (1963) Nr. 3. S. 161-165. 1550.

4-64/10-0068 Ibrović, M.; Sarajevo, School of Veterin. Med. Investigations on the influence of nitrate on the utilization of vitamin A in cattle. **(Untersuchungen über den Einfluß der Nitrataufnahme auf die Verwertung von Vitamin A beim Rind.)** Veterin. Arh. [Zagreb] **33** (1963) Nr. 11/12. S. 298-302. — 3 Abb., 17 Lit. Zus. in Serb., Dtsch.
Nitrate werden in den Vormägen zu Nitrit reduziert und können ungünstige Wirkungen unter anderem auch auf den Vit.-A-Stoffwechsel ausüben. Bei Wiederkäuern, die ein carotinarmes Futter erhielten, wurde der Einfluß einer Nitratverabreichung auf die Vit.-A-Resorption und -Speicherung in der Leber untersucht. Nach Verabreichung von Vit. A (2,5 Mill. I.E.) stieg der Gehalt des Blutes an Vit. A innerhalb kurzer Zeit steil an. Bei gleichzeitiger Verabreichung von 2,5 Mill. I. E. Vit. A und 100 g Natriumnitrat in den Pansen war der Anstieg des Vit. A im Blut reduziert. Bei einer Versuchsdauer über mehrere Tage wurde von dem verabreichten Vit. A bei gleichzeitiger Gabe von Nitrat wesentlich weniger Vit. A in der Leber gespeichert, und zwar nur 7% der Dosis vergleichsweise zu 41% bei den Kontrollen. In den ersten Stunden nach Verabreichung des Nitrats erreichte der Methämoglobinspiegel einen beträchtlichen Gipfel; 14-29% des Hämoglobins lagen als Met-Hb vor. Die Schadwirkung des Nitrats dürfte von der Zusammensetzung der Ration abhängig sein, da in anderen Versuchen mit Beigaben von Kraftfutter keine wesentlichen Störungen des Vit.-A-Stoffwechsels gefunden wurden. E. Kolb. 1585.

4-64/10-0069 Krieg, R. und Löliger, H. Ch.; Celle, Bundesforsch.-Anst. für Kleintierzucht. **Der Vitamin-A-Gehalt in der Leber gesunder und leukosekranker Küken.** Arch. Geflügelkunde **27** (1963) Nr. 6. S. 483-491. — 2 Tab., 13 Lit. Zus. in Engl.

An 69 Leghorn-Küken, in Kükenbatterien gehalten, wurden Untersuchungen des Vit.-A-Gehaltes der Leber durchgeführt. Die Küken wurden in eine Kontroll- und eine mit einem Leukosestamm infizierte Gruppe geteilt. Es wurden jeweils 8 Tiere im Abstand von 1 Woche getötet und die Leber auf ihren Vit.-A-Gehalt nach der Brüggemann-Kraup-Tiews-Methode untersucht. Trotz stärkerer Schwankungen des Vit.-A-Gehaltes in den einzelnen Altersgruppen konnte eine kontinuierliche Zunahme der Vit.-A-Werte in der Leber gemessen werden. Mit zunehmendem Alter wurden diese Schwankungen größer. Der Lebergehalt stieg von durchschnittlich 63 IE pro g Leber beim frischgeschlüpften Küken auf 444 IE pro g Leber beim 57 Tage alten Küken an. Der Variationskoeffizient schwankte durchschnittlich von 25-35%. Bei den leukosekranken Tieren konnte ein Absinken des Vit.-A-Spiegels in der Leber beobachtet werden, sogar bis zum vollständigen Verschwinden von Axerophtol. Als Ursachen dafür werden die Blockade der RES-Zellen, besonders auch der Kupferschen Sternzellen und die Zerstörung der Leberparenchymzellen, zusätzlich noch die Störung der Gallenproduktion angegeben. M. Richter. 1585.

4-64/10-0070 Thompson, J. N., Howell, J. McC. und Pitt, G. A. J.; Liverpool, Univ. Vitamin A and reproduction in rats. **(Vitamin A und Fortpflanzung bei den Ratten.)** Proc. Roy. Soc. [London], Ser. B **159** (1964) Nr. 976. S. 510-535. 1585.

4-64/10-0071 Tollerz, Gunnar und Lannek, N.; Stockholm, Roy. Veterin. Coll. Protection against iron toxicity in vitamin E-deficient piglets and mice by vitamin E and synthetic antioxidants. **(Die Vorbeuge einer Eisenvergiftung bei Vitamin-E-Mangel-Ferkeln und -Mäusen durch Vitamin E und synthethische Antioxydantien.)** Nature [London] **201** (1964) Nr. 4921. S. 846-847. — 2 Tab., 5 Lit.

3-8 Tage alten Ferkeln, die von Sauen stammten, welche eine Vit.-E-Mangelnahrung erhielten, sowie Mäusen, die 3 bzw. 6 Wochen eine Mangeldiät erhielten, wurde ein organischer Fe-Komplex (75 mg Fe/ml) in großen Dosen i. m. bzw. i. p. injiziert. Daran anschließend traten meist plötzliche Todesfälle auf, die durch eine 24 Std. vorher erfolgte Behandlung mit Vit. E (DL-α-Tocopherolacetat) verhindert werden konnten. Bei gleichzeitiger Gabe von Vit. E und Fe war dieser Effekt nicht festzustellen. Wohl aber konnte bei Mäusen beobachtet werden, daß die gleichzeitige Gabe von Fe und Antioxydantien (N, N-Diphenyl-p-phenylendiamin und 1,2-Dihydro-6-aethoxy-2,2,4-trimethyl-Chinolin), nicht aber von Selen (als Na-Selenit), den Eintritt des Todes aufheben konnte. Bei Ferkeln erwies sich das Chinolin-Derivat in gleicher Weise wirksam. Die Wirkungsmechanismen der Substanzen werden diskutiert. E. Grün. 1630.

4-64/10-0072 Claus, A.; Neumühle/Alsenz, Pfälz. Lehr- und Versuchsanst. für Viehhalt. und Milchwirtsch. **Die „Fermentschwäche" junger Tiere als Fütterungs- und Züchtungsproblem.** Kraftfutter **47** (1964) Nr. 2. S. 60-61.

Ungenügende Futterverwertung und gesundheitliche Störungen bei Kälbern, Ferkeln und Küken werden als Folgen einer zu geringen Fermentaktivität und einer daraus resultierenden mangelhaften chemischen Aufschließung der Futterstoffe im Verdauungskanal angesehen. Derartige Leistungsbegrenzungen durch „Fermentschwäche" sind nach Meinung des Vf. in der Praxis außerordentlich weit verbreitet; sie wirken sich bei jungen Tieren am stärksten aus, weil bei diesen die Stoffwechselintensität besonders groß ist und weil die Bildung von Verdauungsfermenten erst allmählich entwickelt wird. Bei der Aufklärung mangelhafter Fermentwirkung beobachtet man oft Fütterungsfehler und andere Umweltbelastungen, ferner auch konstitutionelle Mängel. Grundsätzlich lassen sich umweltbedingte Fermentschwächen von Konstitutionsfehlern bzw. erblichen Enzymdefekten unterscheiden. Die nähere Klärung der jeweils beteiligten Faktoren wird als gemeinsames Anliegen der Ernährungsphysiologie, der Tierzucht und der Tiermedizin angesehen. Neben einer Reihe essentieller Aminosäuren spielen auch Vitamine und Spurenelemente eine wesentliche Rolle bei der Fermentbildung. Den hohen Anforderungen des Säuglings an die Ernährung wird die Muttermilch weitgehend gerecht, nicht nur weil sie hochverdaulich ist, sondern auch weil sie Fermente enthält. Besonders das Colostrum ist sehr fermentreich, insbesondere sind die Leukocyten Träger zahlreicher Fermente. Im Colostrum des Rindes wurden Ferment-Hemmstoffe nachgewiesen, die in den ersten 24 Std. nach der Geburt bei der Verhinderung des Abbaus der Gammaglobuline eine Rolle spielen. Vf. nimmt an, daß durch die Mechanisierung und Massierung der Tierhaltung nervale Störungen und Störungen der Sekretion der Verdauungsdrüsen auftreten können. Die „Fermentschwäche" junger Tiere ist daraus ersichtlich, daß die Verdaulichkeit des Sojaeiweißes bei 2 Wochen alten Ferkeln 77%, bei 5 Wochen alten Ferkeln bereits 82% und bei älteren Schweinen 91% beträgt. Fermentsupplemente dürften sich nach Meinung des Vf. in der Tierernährung als nützlich erweisen.

E. Kolb. 1680.

4-64/10-0073 Poulsen, E. und Aldridge, W. N.; Carshalton, Surrey, Toxicol. Res. Unit. Studies on esterases in the chicken central nervous system. **(Untersuchungen über Esterasen im Zentralnervensystem von Junghühnern.)** Biochem. J. **90** (1964) Nr. 1. S. 182-189. — 4 Abb., 7 Tab., 42 Lit.

Viele organische Phosphatester üben beim Huhn neurotoxische Eigenschaften aus, ohne daß in jedem Falle eine Cholinesterasehemmung vorliegt; es können vielmehr andere Esterasen blockiert werden. Die Hemmung der Esterasen durch organische Phosphatverbindungen entspricht im Prinzip demselben Reaktionstyp, wie er bei der Hydrolyse der Substrate beteiligt ist. Die Veränderung der Struktur eines Substrates, die die Hydrolyse beschleunigt, kann bei organischen Phosphatverbindungen die Hemmwirkung verstärken. Die Hydrolyse verschiedener Ester (u. a. Acetylcholin, Butyrylcholin, Phenylphenylacetat, Phenyl-3-phenylpropionat, Phenyl-4-phenylbutyrat) durch Homogenate des Gehirns und des Rückenmarks vom Huhn wurde untersucht, ferner die Beeinflussung durch zahlreiche Hemmstoffe. Es konnte nachgewiesen werden, daß Phenylphenylacetat und Phenyl-3-phenylpropionat durch 2 oder mehr Esterasen, die im Gehirn, im Rückenmark und im Nervus ischiadicus vorkommen, hydrolysiert werden. Als wirksamster Hemmstoff erwies sich Phenylsaligeninphosphat. E. Kolb. 1680.

4-64/10-0074 Seidel, H. und Müller, I.; Leipzig, Karl-Marx-Univ., Veterin.-Physiol.-Chem.-Inst. **Kritische Betrachtungen zur Deutung nebennierenrindenphysiologischer Untersuchungsergebnisse.** Mh. Veterinärmed. 18 (1963) Nr. 24. S. 941-943. — 4 Tab., 10 Lit.

Es werden die verschiedenen Phasen der unspezifischen Reaktionen des Organismus, wie sie von Schilling, Hoff, Selye und Radenbach beschrieben worden sind, gegenübergestellt und besonders auf die Auffassung von Radenbach und Mitarb. über das Bestehen eines „vegetativen Viertakters" im Verhalten des Organismus bei Belastungen hingewiesen. Primär akute bzw. primär chronische Nebennierenrindeninsuffizienz sind bisher bei landwirtschaftlichen Nutztieren nur überaus selten exakt nachgewiesen worden, bei Pferd und Schwein fehlen bestätigte Berichte hierüber völlig. Vff. kritisieren daher anhand von Beispielen aus dem Schrifttum den großzügigen und unvorsichtigen Umgang mit den Begriffen NNR-Insuffizienz und Adaptationskrankheit. Aufgrund eigener experimenteller Untersuchungen weisen Vff. darauf hin, daß beim Schwein eine nichtexperimentelle NNR-Insuffizienz bis jetzt noch nicht beobachtet worden ist, und daß es noch nicht bewiesen ist, daß es bei landwirtschaftlichen Nutztieren Adaptionskrankheiten gibt. D. Matthias. 1745.

4-64/10-0075 Paterson, J. Y. F.; Babraham, Cambridge, A. R. C. Inst. of Animal Physiol. The distribution and turnover of cortisol in sheep. **(Die Verteilung und der Austausch von Cortisol beim Schaf.)** J. Endocrinol. [London] **28** (1964) Nr. 2. S. 183-198. — 5 Abb., 5 Tab., 13 Lit.
Nach i. v. Injektion von tritiummarkiertem Cortisol ist bei Schafen ein schnelles Verschwinden aus dem Blutstrom festzustellen. Bereits wenige Minuten nach der Injektion zeigt die spezifische Aktivität des Plasmacortisols eine einfache exponentielle Abnahme, weshalb der Autor zu der Annahme kommt, daß das gesamte Cortisol in einem Pool enthalten ist. Aus der spezifischen Aktivität des Cortisols im Plasma sowie dem Ausmaß seiner Veränderungen errechnete er die Größe des Pools sowie der Austauschraten. Nach einmaliger Injektion markierten Cortisols betrug in 13 Experimenten an 7 Schafen die Größe des Cortisol-Pools 328-2661 μg und die Austauschrate 21,1-220,9 μg/Min., nach Dauerinfusion in 4 Experimenten 102-593 μg bzw. 13,7-65,4 μg/Min. Die so errechneten Austauschraten liegen jedoch höher als die von anderen Autoren angegebenen Cortisol-Sekretionsraten, was auf die Annahme, daß Cortisol nur in einem Pool enthalten sei, zurückzuführen ist. Wesentlich geringere Austauschraten, die mit den Sekretionsraten mehr übereinstimmen, ergeben sich nämlich bei Annahme des Vorhandenseins zweier Pools. Die Bedeutung beider Hypothesen wird diskutiert.
E. Grün. 1745.

4-64/10-0076 Cunningham, N. F., Patterson, D. S. P. und Wright, P. H.; New Haw, Weybridge, Surrey, Min. of Agric., Fisheries and Food; London, Guy's Hospital Med. School. Acute insulin deficiency provoked in sheep and cows by single injections of anti-insulin serum. **(Akuter Insulinmangel, der durch einzelne Injektionen eines Anti-Insulin-Serums bei Schafen und Kühen erzeugt wurde.)** J. Physiol. [London] **169** (1963) Nr. 1. S. 137 bis 148. — 2 Abb., 3 Tab., 34 Lit.
Von Meerschweinchen stammendes Anti-Rinder-Insulin-Serum wurde 2 Schafen und 2 Kühen i. v. injiziert, wodurch eine Hyperglykämie und leichte Hyperketonämie bei ihnen hervorgerufen wurde. Während der Dauer des Anstiegs der Glukosekonzentration trat ebenfalls ein leichter Anstieg der Plasmakonzentration an nichtveresterten Fettsäuren auf, der später von einem Abfall unter die Ausgangswerte gefolgt war. Eine Beeinflussung der Plasmaelektrolyten, der Serumproteine und des Hämoglobins konnte bei den Schafen nicht beobachtet werden. Die Insulinaktivität von Plasmaextrakten erhöhte sich progressiv bis auf Maximalwerte, die gleichzeitig mit der höchsten Glukosekonzentration erreicht wurden und bei den Schafen 24 Std. erhöht blieben. Bei 2 Tieren (1 Schaf, 1 Kuh) trat nach Verabreichung des Anti-Insulin-Serums ein Abfall der Insulinaktivität im verdünnten Plasma ein, dem später ein Anstieg auf die Ausgangswerte folgte. Das verdünnte Plasma der anderen beiden Tiere besaß keine meßbare Insulinaktivität. Dies ist auf die Neutralisation biologisch aktiven Insulins im Blut durch das injizierte Antiserum zurückzuführen. Ein Wiedererscheinen physiologisch aktiven Insulins erfolgt, wenn alle injizierten Antikörper durch Insulin, welches vom Pankreas freigesetzt wurde, abgebunden sind. Das aus Rinderpankreas isolierte Insulin verhielt sich immunologisch ebenso wie das im Blut der Kühe zirkulierende. Diese Befunde werden mit früheren, bei monogastrischen Tieren erzielten, verglichen und in Beziehung zur Rolle des Insulins im Stoffwechsel der Wiederkäuer diskutiert. E. Grün. 1750.

4-64/10-0077 Hellman, Bo und Beckman, L.; Uppsala, Sweden, Univ., Inst. for Med. Genetics. Isozyme patterns in chicken pancreatic tissue.

(Das Isozymverhalten im Pankreasgewebe von Hühnern.) Acta pathol. microbiol. scand. **59** (1963) Nr. 4. S. 500-506. – 5 Abb., 18 Lit.
Die Verteilung sowie das Verhalten der Isozyme von Esterasen (Substrat: α-Naphthylacetat) und Peptidasen (Substrat: L-leucyl-β-Naphthylamid) im Pankreasgewebe von Hühnern wurde histo- und biochemisch untersucht. Vergleichsweise wurden auch Zymogramme von Lebergewebe und Serum angefertigt. Ein deutliches organspezifisches elektrophoretisches Verhalten wurde sowohl bei den Proteinen als auch bei den Esterasen festgestellt. Die Zymogramme aus dem Milz- (besonders reich an A-Zellen) und Ventralteil des Pankreas unterschieden sich dabei nicht, das bedeutet, daß die entlang der Kapillaren der A-Zellen zu beobachtende deutliche Esterase-Reaktion durch dieselben Isozyme bedingt ist, wie die diffuse histochemische Färbung des übrigen Pankreasgewebes. Die Naphthylamid-Reaktion ergab das Vorliegen zweier Isozyme im Pankreasgewebe, wobei die langsamer wandernde Komponente im Milzteil des Pankreas in relativ höherer Konzentration als im Ventralteil vorkam. Das beweist, daß die histochemisch in den A-Zellen nachzuweisende Enzymaktivität der langsam wandernden Bande zuzuordnen ist. E. Grün. 1750.

4-64/10-0078 Haigh, A. L., Kitchin, A. H. und Pickford, Mary; Edinburgh, Univ., Roy. Dick Veterin. Coll., Western Gen. Hospital. The effect of oxytocin on hand blood flow in man following the administration of an oestrogen and isoprenaline. **(Die Wirkung von Oxytocin auf die Durchblutung der Hand des Menschen nach der Verabreichung von Oestrogen und Isoprenalin.)** J. Physiol. [London] **169** (1963) Nr. 1. S. 161-166. – 3 Abb., 7 Lit.
Die Messung der Handdurchblutung mit Hilfe der venösen Verschlußplethysmographie beim Menschen ergab, daß nach intraarterieller Injektion von Oxytocin eine Zunahme der Durchblutung der Hand auf der Injektionsseite, sowohl bei Männern als auch bei Frauen, auftritt. Die 30-45 Min. vor der Oxytocingabe vorgenommene intraarterielle Oestrogenverabreichung (1 mg Oestriol-Dihemisuccinat) bewirkt demgegenüber einen verminderten Blutfluß auf der Injektionsseite, während die andere Seite nicht beeinflußt wird. Bei 3 von 7 Personen bewirkte die Oestrogeninjektion allein bereits eine leichte Steigerung des Blutflusses, die aber auf eine Abnahme des Gefäßtonus allein nicht zurückgeführt werden kann, da eine Oxytoxingabe vor der Oestrogeninjektion und während der Isoprenalin-Infusion eine weitere Zunahme des Blutflusses bedingt. Vielmehr stellt die Abnahme der Durchblutung nach vorangegangener Oestrogenbehandlung einen direkten vasoconstriktorischen Effekt des Oxytocins dar. E. Grün. 1755.

4-64/10-0079 Weiser, Paul; Münster/Westf., Univ.-Frauenklin. **Zur immunologischen Bestimmung von hypophysären Gonadotropinen.** Klin. Wschr. **42** (1964) Nr. 6. S. 292. – 1 Tab., 6 Lit.
Zur Gonadotropinbestimmung werden allgemein Tierversuche bevorzugt. Immunologische Untersuchungsverfahren sind speziell zur Ermittlung von Chorion-Gonadotropinen entwickelt worden. Der Hämagglutinationshemmungstest (HHT) dient zur quantitativen Bestimmung dieser Hormone. Der HHT findet auch als serologische Methode zum Nachweis von Wachstumshormonen Verwendung. Vf. benutzte den HHT und beschreibt Einzelheiten hinsichtlich Versuchsanordnung und Testbeurteilung. Auf Ergebnisse, über die später berichtet werden soll, wird verwiesen. H. Völker. 1755.

4-64/10-0080 Milne, J. A.; Brisbane, Univ. of Queensland. Effects of oxytocin on the oestrous cycle of the ewe. **(Die Wirkung von Oxytocin auf den Geschlechtszyklus des Schafes.)** Austral. veterin. J. **39** (1963) Nr. 2. S. 51 bis 52. – 2 Abb., 1 Tab., 7 Lit.
7 Merinoschafe wurden täglich, beginnend am 1. bis 4. Tage nach dem Erkennen der ersten Brunsterscheinungen, mit unterschiedlichen Oxytocin-

dosen (15-50 IE) über einen Zeitraum von 3-6 Tagen behandelt, um den Einfluß des Oxytocins auf den Geschlechtszyklus zu studieren. Im Gegensatz zu den Verhältnissen beim Rind konnte eine Beeinflussung der Zykluslänge (Verkürzung) beim Schaf nicht beobachtet werden. Histologisch wurden jedoch an den Gelbkörpern der mit 50 IE Oxytocin behandelten Tiere deutliche, wenn auch weniger ausgeprägte Veränderungen als beim Rind festgestellt. Die Gelbkörper enthielten eine geringere Anzahl aktiver Luteinzellen, mehr Zwischengewebe und ließen im Vergleich zu einem Gelbkörper eines unbehandelten Tieres in der Färbung eine Änderung von der basophilen zur eosinophilen Reaktion erkennen. Aus der histologisch nachweisbaren Degeneration der Gelbkörper bei den behandelten Schafen muß auf eine gewisse Lutealhemmung des Oxytocins geschlossen werden, allerdings scheint die Progesteronwirkung noch ausreichend zu sein, um eine Verkürzung der Zykluslänge zu verhindern. Ob dabei die Progesteronproduktion des degenerierten Corpus luteum allein ausreichend ist, oder ob Progesteron zusätzlich von einem anderen Organ gebildet wird, oder ob die Empfindlichkeit des Schafes gegenüber Oxytocin geringer ist als die des Rindes, muß weiteren Untersuchungen vorbehalten bleiben. J. Wollrab. 1755.

4-64/10-0081 Rubin, Betty L., Deane, Helen Wendler und Hamilton, Judith A.; Bronx, N. Y., Yeshiva Univ., Albert Einstein Coll. of Med. Biochemical and histochemical studies on Δ^5-3β-hydroxysteroid dehydrogenase activity in the adrenal glands and ovaries of diverse mammals. **(Biochemische und histochemische Untersuchungen der Δ^5-3β-Hydroxysteroid-Dehydrogenase-Aktivität in den Nebennieren und Ovarien verschiedener Säugetiere.)** Endocrinology **73** (1963) Nr. 6. S. 748-763. — 22 Abb., 3 Tab., 81 Lit.

In den Nebennieren männlicher und weiblicher Ratten, Mäuse, Meerschweinchen, Kaninchen (trächtig und nichtträchtig), Schafe (trächtig und nichtträchtig), Rinder (trächtig und nichtträchtig), Pferde, Hunde, Katzen (trächtig und nichtträchtig), Gürteltiere (trächtig, nach der Geburt, fetal) und Menschen (Erwachsene, Feten, Patienten mit NNR-Tumoren) sowie den Ovarien der gleichen Tierarten wurde die Aktivität der Δ^5-3β-Hydroxysteroid-Dehydrogenase biochemisch ermittelt, wobei beträchtliche tierartliche Unterschiede festgestellt wurden. Parallel dazu wurde histochemisch die Lokalisation dieses Enzyms in den betreffenden Organen untersucht, wobei ebenfalls Speziesunterschiede ermittelt werden konnten. Die Untersuchungen haben die Ansicht unterstützt, daß in beiden Organen bei allen untersuchten Arten der Hauptweg der Steroidbiosynthese über eine Oxydation der Δ^5-3β-Hydroxysteroide (Pregnenolon und Dehydroepiandrosteron) zu Δ^4-3-Ketosteroiden (Progesteron und Δ^4-Androsten-3,17-dion) führt.
E. Grün. 1765.

4-64/10-0082 Telegdy, G., Endröczi, E. und Lissák, K.; Pécs, Hungary, Univ., Med. School, Inst. of Physiol. Ovarian progesterone secretion during the oestrous cycle, pregnancy and lactation in dogs. **(Ovarielle Progesteronsekretion während des Zyklus, der Trächtigkeit und der Laktation beim Hund.)** Acta endocrinol. [Copenhagen] **44** (1963) Nr. 3. S. 461-466. — 1 Abb., 1 Tab., 17 Lit.

Vff. untersuchten an Hündinnen die Progesteronkonzentration im ovariellen, venösen Blut während des Zyklus, der Trächtigkeit und der Laktationsperiode. Sie stellten fest, daß die Progesteronkonzentration zwischen 0,13-2,70 μg/h pro Ovar und pro kg Kgw. in den verschiedenen Zyklusphasen variiert. Es gab keinen Beweis für die Progesteronsekretion beim Fehlen des Corpus luteum. Die höchste Sekretionsrate wurde im frühen Trächtigkeitsstadium ermittelt (12,9-16,2 μg/h/Ovar und kg Kgw.) Im Verlauf der Trächtigkeit konnte ein gradueller Abfall beobachtet werden. Das venöse Blut enthielt keinerlei Progesteron bei Anwesenheit des Corpus luteum in der Laktation. Bei Vergleichsuntersuchungen zwischen dem Gehalt im placentalen Gewebe des Hundes und des Menschen konnte festgestellt werden, daß die Progesteronmenge beim Menschen höher lag. W. Richter/Kleinmachnow. 1765.

4-64/10-0083 Hamada, H., Neumann, F. und Junkmann, K.; Berlin West, Schering AG. **Intrauterine antimaskuline Beeinflussung von Rattenfeten durch ein stark gestagen wirksames Steroid.** Acta endocrinol. [Copenhagen] **44** (1963) Nr. 3. S. 380-388. – 8 Abb., 2 Tab., 26 Lit. Zus. in Engl.
An Ratten wurde ein neues synthetisches Gestagen 6-Chlor-1,2αmethylen$\Delta^{4,6}$-pregnadien-17α-ol-3,20-dion-17-acetat im Hinblick auf die intrauterine, antimasculine Beeinflussung untersucht. Zum Wirkungsunterschied anderer Gestagene trat bei diesem Präparat ein antimasculiner Effekt auf den männlichen Rattenfetus auf. Sonst waren die Tiere normal entwickelt. Es konnten ähnliche Veränderungen an den männlichen Feten beobachtet werden, wie sie bei Kastrationen oder der Zerstörung der Gonaden durch Röntgenstrahlen auftraten. Aus den Versuchen wird der Schluß gezogen, daß diese geprüfte Substanz den Organismus im Sinne einer Androgen- oder Testosteronresistenz beeinflußt. W. Richter/Kleinmachnow. 1765.

4-64/10-0084 Panda, B. und Shaffner, C. S. Effect of exogenous and endogenous androgen of the histology of Wolffian ducts of pullets. **(Über die Wirkung von exogenem und endogenem Androgen auf die Wolffschen Gänge bei Hühnchen.)** Indian veterin. J. **40** (1963) Nr. 5. S. 259-262. – 6 Abb., 4 Lit.
An Junghühnern wurden histologische Untersuchungen der Wolffschen Gänge bei unreifen und reifen Tieren durchgeführt. Es wurden weiterhin die strukturellen Veränderungen unter Androgeneinfluß beobachtet. Dabei konnte festgestellt werden, daß die beobachteten Veränderungen bei den ausgereiften Tieren durch ein Androgen, das aus den Ovarien stammt, hervorgerufen wird. Die durch männliche Hormoninjektionen hervorgerufenen Veränderungen an den Wolffschen Gängen waren mit dem beschriebenem identisch. M. Richter. 1765.

4-64/10-0085 Elliott, R. C. und Topps, J. H.; Salisbury, Univ. Coll. of Rhodesia and Nyasaland. Studies of protein requirements of ruminants. 1. Nitrogen balance trials on two breeds of African cattle given diets adequate in energy and low in protein. **(Untersuchungen über den Proteinbedarf von Wiederkäuern. 1. Mitt. N-Gleichgewichtsuntersuchungen an 2 afrikanischen Rinderrassen bei kalorisch ausreichender, aber proteinarmer Fütterung.)** Brit. J. Nutrit. **17** (1963) Nr. 4. S. 539-547. – 2 Abb., 5 Tab., 11 Lit.
In verschiedenen Teilen Afrikas erfolgt die Fütterung von Rindern auf Grund der klimatischen Verhältnisse über mehrere Monate mit ziemlich proteinarmen Pflanzen. Es wurde daher die N-Bilanz bei 12 Bullen von 2 verschiedenen Rassen bei einem relativ niedrigen Rohproteingehalt des Futters von 5, 7, 9 und 11% untersucht. Dabei zeigte es sich, daß zwischen den beiden Rassen keine Unterschiede hinsichtlich der Verdaulichkeit und der Verwertung des Proteins bestanden und daß der N-Bedarf bei ausreichender kalorischer Ernährung relativ niedrig lag. Der Tagesbedarf der Rinder stand mit der stoffwechselaktiven Körpergröße ($W^{0,73}$) durch folgende Gleichung: N (mg) = 197 $W_{kg}^{0,73}$ im Zusammenhang. Die durchschnittliche wahre Verdaulichkeit des N betrug 75,6%. Es wird angenommen, daß der relativ niedrige Erhaltungsbedarf für N-Verbindungen beim Rind mit dem Bestehen eines ruminohepatischen N-Kreislaufs im Zusammenhang steht, dessen Wirksamkeit von der Versorgung mit gut verwertbaren Kohlenhydraten abhängt. E. Kolb. 1790.

4-64/10-0086 Elliott, R. C. und Topps, J. H.; Salisbury, Univ. Coll. of Rhodesia and Nyasaland. Studies of protein requirements of ruminants. 2. Protein requirement for maintenance of three breeds of cattle. **(Untersuchungen über den Proteinbedarf von Wiederkäuern. 2.Mitt. Protein-Erhaltungsbedarf von 3 Rinderrassen.)** Brit. J. Nutrit. **17** (1963) Nr. 4. S. 549-556. — 2 Abb., 4 Tab., 10 Lit. 1. Mitt. vgl. vorst. Ref.
An 8 Africander-, 8 Mashona- und 6 Aberdeen-Angus-Bullen wurden längere Fütterungsversuche bei unterschiedlichem Gehalt des Futters an Protein und an Gesamtnährstoffen durchgeführt. Zwischen den 3 genannten Rassen bestanden dabei im Verhalten keine wesentlichen Unterschiede. Bei kalorienreicher Ernährung und bei Verabreichung eines relativ proteinarmen Futters (63% des Standards von Brody) nahmen die Tiere täglich 260 g zu. Bei einer kalorienmäßig ausgeglichenen Ernährung hingegen führte die proteinarme Ration zu Gewichtsverlusten von täglich durchschnittlich 120 g. Die Untersuchungen zeigen, daß der N-Bedarf beim Rind von der Aufnahme an Gesamtnährstoffen, insbesondere an leicht verwertbaren Kohlenhydraten abhängig ist. Die praktische Bedeutung dieser Erkenntnis für die Rinderhaltung in Afrika, die durch einen Mangel an Proteinen besonders während der Trockenzeiten charakterisiert ist, wird erörtert. E. Kolb. 1790.

4-64/10-0087 Sanslone, W. R. und Squibb, R. L.; New Brunswick, N. J., State Univ. Effect of calorie intake on nitrogen retention in the immature fowl. **(Der Einfluß der Kalorienaufnahme auf die N-Retention beim Junggeflügel.)** Brit. J. Nutrit. **17** (1963) Nr. 4. S. 459-463. — 3 Tab., 15 Lit.
Beim Junggeflügel wird nach Infektion mit dem Newcastle Virus die Futteraufnahme herabgesetzt und der N-Stoffwechsel im negativen Sinne beeinflußt. In vorliegenden Untersuchungen wurde das N-Gleichgewicht bei Junggeflügel bei gleichbleibendem Stickstoffangebot und bei unterschiedlicher Kalorienaufnahme (50-150% des Normalbedarfs) einer Analyse unterzogen. Bei Angebot eines Futters, das 50, 75, 88 und 94% der normalen Kalorienaufnahme deckte, wurde in allen Fällen eine Hemmung des Wachstums beobachtet, während die überhöhte Kalorienaufnahme zu keinen wesentlichen Unterschieden in den Gewichtszunahmen führte. Eine Reduzierung der Kalorienaufnahme um 50% führte bereits nach einem Tag bzw. um 25% nach 2 Tagen zu einer signifikanten Abnahme der N-Retention; bei Einschränkung der Kalorienaufnahme um 6% war die N-Retention vom 5. bis 6. Tag ab signifikant vermindert. Bei einer erhöhten Kalorienzufuhr (106, 112 und 125% des Normalbedarfs) waren keine deutlichen Unterschiede in der N-Retention nachzuweisen. Ein Kalorienübergangebot von 50% schränkte die Futteraufnahme ein, wobei die N-Bilanz gleichfalls im negativen Sinne beeinflußt wurde. Die Versuche deuten darauf hin, daß bei mäßigem Kalorienmangel ein Adaptationsvorgang im N-Stoffwechsel erfolgt.
E. Kolb. 1790.

4-64/10-0088 Schreiber, R.; Gießen, Justus-Liebig-Univ., Agrikulturchem. Inst. **Die pflanzlichen Quellen der Fetterzeugung für die tierische und menschliche Ernährung.** Tierärztl. Umschau **19** (1964) Nr. 1. S. 33-38.; Nr. 2. S. 81-84.; Nr. 3. S. 134-138. — 4 Tab.
In der Einleitung gelangt die historische Entwicklung der Verwendung von Ölen für die menschliche Ernährung zur Darstellung, der sich eine Abhandlung über die Bildung der Nährstoffe in den Pflanzen und über die Funktionen der Nährstoffe (insbesondere der Fette und Öle als Brennstoffe) anschließt. Dann folgt die Darstellung des Ölfruchtanbaues in Deutschland, wobei die einzelnen zur Ölgewinnung verwendeten Pflanzen samt Fett- und Eiweißleistung angeführt werden. Die sog. Ölpflanzen sind auf eine reichliche Nährstoffversorgung angewiesen. So weist z. B. der hohe Entzug von 40 kg P pro ha bei Raps und von 60 kg P pro ha bei Mohn auf einen starken Phosphor-

säurebedarf hin. In Versuchen wurde ermittelt, daß 1 dz Thomasphosphat einen Mehrertrag von rund 80 kg Raps oder 37 kg Mohn erbrachte. Die Eigenschaften der einzelnen Ölpflanzen und Pflanzenöle werden aufgeführt, ebenso die Verwendung der Ölkuchen in der Tierernährung. Für die Pferde eignet sich besonders Leinkuchen oder Sojakuchen – für Schweine Palmkern-, Kokos-, Erdnuß- und Sojakuchen. Die Ölkuchen zeichnen sich durch einen hohen Eiweißgehalt aus und können auch als Kraftfutter in der Ernährung von Milchtieren mit Vorteil verwendet werden. Ein eigener Abschnitt ist der Margarineerzeugung gewidmet. In diesem Zusammenhang wird auf die Bedeutung eines zu hohen Fettverbrauchs (insbesondere von cholesterinreichen Fetten) für die Entstehung von Herz- und Kreislauferkrankungen eingegangen. Zum Abschluß werden einige neuere Erkenntnisse über den Fettstoffwechsel erörtert, insbesondere die Bedeutung der lipotropen Faktoren und der ungesättigten Fettsäuren. E. Kolb. 1830.

4-64/10-0089 Scott, T. W., Ward, P. F. V. und Dawson, R. M. C.; Babraham, Cambridge, A. R. C. Inst. of Animal Physiol. The formation and metabolism of phenyl-substituted fatty acids in the ruminant. **(Die Bildung und der Stoffwechsel der phenylsubstituierten Fettsäuren beim Wiederkäuer.)** Biochem. J. **90** (1964) Nr. 1. S. 12-24. – 5 Abb., 11 Tab., 31 Lit.

Im Pansensaft sind kleine Mengen an Phenylpropionsäure, Phenylessigsäure und Benzoesäure nachweisbar, deren Bildung, Umsatz und Ausscheidung in vorliegenden Untersuchungen an Wiederkäuern gemessen wurde. Beim Schaf betrug die Konzentration an Phenylpropionsäure im Pansensaft 0,3 mMol/l, im Blut 0,01, im Speichel 0,05, während im Harn nur Spuren vorhanden waren. Der Gehalt an Phenylessigsäure lag im Pansensaft bei 0,04, im Blut bei 0,02, im Harn bei 2,4 und im Speichel bei 0,14 mMol/l. Die Konzentration an Benzoesäure betrug im Pansensaft 0,01, im Blut gleichfalls 0,01 und im Harn 7,2 mMol/l; im Speichel kam sie nicht vor. Durch Pansenmikroorganismen wird Phenylalanin in Phenylessigsäure mit einer Ausbeute von rund 30% übergeführt; Tyrosin liefert gleichfalls (zu rund 15%) phenylsubstituierte Fettsäuren, hauptsächlich 3-Phenylpropionsäure, ferner p-Oxyphenylessigsäure und 3-p-Oxyphenylpropionsäure. Aus Tryptophan können kleine Mengen an Indolessigsäure gewonnen werden. Nach Einführung von markiertem Phenylalanin oder von Phenylessigsäure in den Pansen wird Phenylessigsäure im Harn ausgeschieden; eine Ausscheidung erfolgt nicht, wenn Phenylalanin in die Blutbahn injiziert wird. Nach Verabreichung von markiertem Tyrosin und Phenylpropionsäure wird Benzoesäure im Harn ausgeschieden. Leber- und Nierenschnitte vom Schaf bilden aus Phenylpropionsäure Benzoesäure und CO_2; Phenylessigsäure wird anscheinend nicht umgesetzt. Als Hauptvorläufer der Phenylessigsäure erscheint das Phenylalanin: das Tyrosin ist Ausgangsmaterial für Phenylpropionsäure und für Benzoesäure. E. Kolb. 1830.

4-64/10-0090 Canale, Andrea, Patrucco, Cesare und Lai, Paolino; Torino, Univ., Ist. di Zootecn. Gen.; Sassari, Univ., Ist. di Zootecn. Gen. Le variazioni del rapporto Ca/P in alcune ossa lunghe di agnelli trattati, nel periodo dell'allattamento, con estratto timico. **(Die Veränderungen der Beziehung Ca/P in einigen langen Knochen von Lämmern, die in der Säugeperiode mit Thymusextrakt aufgezogen wurden.)** Ann. Fac. Med. Veterin. Torino **12** (1962) S. 143-148. 1850.

4-64/10-0091 Ubertalle, Antonio, Sarra, Carlo und Lai, Paolino; Torino, Univ., Ist. di Zootecn. Gen.; Sassari, Univ., Ist. di Zootecn. Gen. Le variazioni del rapporto (Ca + Mg)/P in alcune ossa lunghe di agnelli trattati, nel periodo dell'allattamento, con estratto timico. **(Die Änderung der Be-**

ziehung [Ca + Mg]/P in einigen langen Knochen von Lämmern, die während der Säugeperiode mit Thymusextrakt behandelt wurden.) Ann. Fac. Med. Veterin. Torino **12** (1962) S. 149-153. 1850.

4-64/10-0092 Underwood, E. J. und Morgan, E. H.; Nedlands, Univ. of Western Australia, Inst. of Agric. Iron in ruminant nutrition. I. Liver storage iron, plasma iron and iron-binding capacity levels in normal adult sheep and cattle. **(Das Eisen in der Ernährung des Wiederkäuers. 1. Mitt. Leber-Speichereisen, Plasmaeisen und Eisenbindungskapazität bei gesunden erwachsenen Schafen und Rindern.)** Austral. J. exp. Biol. med. Sci. **41** (1963) Nr. 3. S. 247-254. — 2 Tab., 25 Lit.

Bei der Untersuchung der Nichthäm-Eisenfraktion der Leber wurden erhebliche Schwankungen bei Wiederkäuern festgestellt, ohne daß Geschlechtsunterschiede bestanden. Bei männlichen Schafen betrug der Durchschnitt 151,4 ± 35,5 γ/g Frischgewicht (davon 106,5 ± 25,1 γ/g FS wasserlöslich), bei weiblichen Schafen 183,6 ± 52,7 (davon 143,7 ± 49,4 wasserlösliches Fe, in γ/g FS), bei Bullen 64,8 ± 10,2 γ/g FS (42,1 ± 5,6 wasserlöslich) und bei Kühen 86,8 ± 30,4 γ/g FS (53,4 ± 13,5 γ/g wasserlösliches Fe). Es ist ersichtlich, daß die Werte bei Schafen signifikant höher als bei Rindern liegen. Der Anteil der wasserlöslichen Fe-Fraktion war weitgehend gleich (etwa zwischen 65 und 75%). Die Plasmaeisenkonzentration betrug bei Schafböcken durchschnittlich 152 ± 6,1 γ/100 ml, bei Mutterschafen 198 ± 18,6, bei Bullen 146 ± 19,1 und bei Rindern 147 + 20,3. Die Gesamtbindungskapazität für Eisen im Plasma betrug bei Schafböcken 353 ± 17,3 γ/100 ml (Sättigung 44 ± 2,7%), bei Schafen weiblichen Geschlechts 353 ± 16,1 (Sättigung 58 ± 6%), bei Bullen 433 ± 22,3 (Sättigung 33 ± 3,4%) und bei Rindern 553 ± 33,8 (Sättigung 26 ± 3,1%). Es ist ersichtlich, daß die Eisensättigung des eisenbindenden Proteins bei weiblichen Schafen höher als bei männlichen ist. E. Kolb. 1870.

4-64/10-0093 Koetsveld, E. E. van; Hoogland bei Amersfoort, Holland, Inst. für Tierernähr. „De Schothorst". **Der Jodmetabolismus der Milchkühe.** Wiener tierärztl. Mschr. **51** (1964) Nr. 2. S. 73-83. — 79 Lit. Zus. in Engl., Franz., Ital.

Das vorliegende Übersichtsreferat beschäftigt sich mit neueren Erkenntnissen über den Jodstoffwechsel bei Nutztieren, insbesondere mit Fragen der embryonalen Entwicklung der Schilddrüse, der Biosynthese der Schilddrüsenhormone, der Wechselbeziehung zwischen Schilddrüse und Hypophyse, dem thyroxinbindenden Protein des Plasmas, dem Übergang der Schilddrüsenhormone in den Fetus und dem Thyroxinumsatz. Die Schilddrüsenhormone sind für die Entwicklung und Unterhaltung der Funktion der Milchdrüse von großer Bedeutung. Sera von Rindern und Schafen binden viel mehr Thyroxin als Sera von Menschen. Die Thyroxinsynthese entwickelt sich beim Fetus des Rindes zwischen dem 53. und 70. Tag der Gravidität. Die Thyroxinsekretion der Schilddrüse ist zu Beginn der Laktation am höchsten (0,155 mg/45 kg/Tag), um dann allmählich abzunehmen; sie beträgt nach 9 Mon. 0,132 mg/45 kg/Tag. Der Thyroxingehalt im Blut liegt zu Beginn der Laktation am niedrigsten (2,72 γ%), um nach 6 Mon. den höchsten Wert (mit 3,58 γ%) zu erreichen. In der Milch kommt das Jod hauptsächlich als anorganisches Jodid vor. Nach Verabreichung von ^{131}J an Milchkühe wurden 5-10% in der Milch, 15-40% in den Faeces und der größere Teil im Harn ausgeschieden. Hochleistungstiere haben relativ hohe Jodidkonzentrationen in der Milch und verlieren mit dieser auch viel Jodid. Ein Jodmangel kann als limitierender Faktor für die Milchproduktion wirken. Kühe mit Ketose haben niedrige proteingebundene Jodwerte im Plasma. Mit der Galle wird organisch gebundenes Jod ausgeschieden. Auf die Jodausscheidung ist auch das Kotvolumen von Einfluß. Ein hoher Calciumgehalt im Futter hemmt die Jodaufnahme. Die Resorption von Carotin wird durch Thyroxin gefördert. Bei Vit.-A-Mangel ist die Synthese von Schilddrüsenhormonen herabgesetzt. Goitrogene Pflanzenfamilien sind Cruciferen, speziell *Brassica* und *Resedaceen*. Im Pansen werden inaktive Substanzen vielfach erst in die aktive goitrogene Verbindung übergeführt, die auch mit der Milch ausgeschieden werden können. E. Kolb. 1870.

4-64/10-0094 Kirchgessner, M., Weser, U. und Friesecke, H.; München, TH, Inst. für Tierernähr. **Cu und Mo im Stoffwechsel wachsender Schweine.** Z. Tierphysiol., Tierernähr. Futtermittelkunde **18** (1963) Nr. 4. S. 239 bis 242. — 1 Tab., 17 Lit. Zus. in Engl.

An 3 Gruppen zu je 4 Schweinen wurden im Gewicht von jeweils etwa 15 (Reihe A) und 30 kg (Reihe B) Stoffwechselversuchsreihen durchgeführt, um Retention und Ausscheidung von Cu und Mo bei unterschiedlichen Zulagen von $CuSO_4 \cdot 5H_2O$ (0, 0,5 und 1,0 g/kg Futter) zu untersuchen. In der Reihe A betrug die tägliche Cu-Aufnahme in mg: 4,5, 74,5 und 144,5, wovon 0,7 ± 0,1. 4,2 ± 4,4 sowie 17,0 ± 5,4 retiniert wurden. Bei einer Aufnahme von täglich 438 μg Mo wurde nur durch die höchste Kupferzulage eine Stimulierung der Mo-Retention (bei der Grundkost 24 μg, bei der kupferreichsten Kost 74 μg) erzielt. In der Versuchsreihe B, betrug die Cu-Aufnahme 9,9, 162,5 und 315,2 mg/Tag, wovon 0,9, 7,9 bzw. 29,7 im Durchschnitt retiniert wurden. Eine Stimulierung der Mo-Retention wurde auch hier nur durch die kupferreichste Ration erzielt. In beiden Versuchsreihen war bei Kupferzulage die renale Ausscheidung beider Elemente erhöht, während sich die rektale Mo-Ausscheidung verminderte. E. Kolb. 1870.

4-64/10-0095 Kirchgessner, M., Weser, U., Friesecke, H. und Oelschläger, W.; München, TH, Inst. für Tierernähr. **Fluor im Stoffwechsel wachsender Schweine.** Z. Tierphysiol., Tierernähr. Futtermittelkunde **18** (1963) Nr. 4. S. 250-253. — 2 Tab., 14 Lit. Zus. in Engl.

In vorliegenden Untersuchungen wurde die Fluorretention bei Schweinen anhand von 2 Stoffwechselversuchsreihen I und II bei durchschnittlichen Körpergewichten von 16,9 ± 1,0 kg bzw. 32,4 ± 1,3 kg je Tier untersucht. In der Gruppe I wurden täglich durchschnittlich 12,32 mg aufgenommen, von denen 6,48 ± 0,4 mg zur Retention gelangten (52,6 ± 3,25%). Die Retention je kg Gewichtszunahme betrug 25,34 ± 3,84 mg, die scheinbare Absorption 67,56 v. H. Mit dem Harn wurden täglich 1,84 ± 0,15 mg und mit den Faeces 4 ± 0,42 mg Fluor ausgeschieden. In der Versuchsgruppe II betrug die tägliche Aufnahme 26,69 mg Fluor, die absolute Retention 11,93 ± 1,04 mg Fluor, die relative Retention 44,25 v. H. und die Retention je kg Gewichtszunahme 28,26 ± 4,63 mg Fluor. In beiden Versuchsreihen wurde somit rund die Hälfte des aufgenommenen Fluor retiniert. Der Fluorgehalt der Futtermittel betrug (in mg je 100 g Trockensubstanz): Gerste 0,19, Mais 0,04, Hafer 0,19, Weizenkleie 0,2, Trockenhefe 38,9, Fischmehl 18,6, Sojaextraktionsschrot 0,13, Tapiokamehl 0,25. E. Kolb. 1870.

4-64/10-0096 Haaranen, Seppo; Siilinjärvi, Finland, Clin. Veterin. Lab. Some observations on the zinc requirement of cattle for the prevention of itch and hair licking at different calcium levels in the feed. **(Einige Beobachtungen über den Zinkbedarf bei Rindern zur Verhütung von Juckreiz und Belecken der Haare bei verschiedenem Calciumgehalt in der Fütterung.)** Nord. Veterinärmed. **15** (1963) Nr. 7/8. S. 536-542. — 2 Abb., 2 Tab., 10 Lit. Zus. in Franz., Dtsch.

Vf. untersuchte an laktierenden Kühen das Auftreten von Juckreiz und Belecken der Haare bei unterschiedlicher Beifütterung von Zink und Calcium im Futter. Die Untersuchungen wurden in Mittelost-Finnland und an der Südküste durchgeführt. Die Zinkaufnahme war in den einzelnen Untersuchungszonen verschieden. Sie betrug in Mittelost-Finnland 250-400 mg Zink und im Süden 500-800 mg. Es konnte festgestellt werden, daß der Juckreiz und das Belecken vornehmlich bei den Kühen beobachtet wurde, bei denen im Futter bei normalem Kaliumgehalt weniger als 45 ppm Zink vorhanden waren. Die errechnete Zinkmenge von 45 ppm, bezogen auf die Trockenmasse bei normalem Ca-Gehalt, steigt bei Erhöhung des Ca-Gehaltes von 0,1% um 16 ppm. W. Richter/Kleinmachnow. 1870.

4-64/10-0097 Liesack, Horst; Berlin, Humboldt-Univ., Veterinärmed. Fak., Inst. für Veterin.-Physiol. **Der Einfluß höherer Umgebungstemperaturen bei verschiedener Luftfeuchtigkeit auf Körpertemperatur, Atem- und Herzfrequenz des Huhnes.** Diss. Berlin **1964** 64 S. — 10 Abb., 12 Tab., 49 Lit. An 24 Junghennen wurde die Wirkung höherer Umgebungstemperaturen (UT) und verschiedener Luftfeuchtigkeiten (LF) auf Körpertemperatur (KT) Atemfrequenz (AF) und Herzfrequenz (HF) untersucht. Bei allmählicher Erhöhung der Umgebungstemperatur von 25 auf 45 °C (jeden Tag Steigerung um 5 °C) bei gleichzeitiger LF von 60-70% kommt es ab 30 °C zu einem signifikanten Anstieg der KT. Sie erreicht bei 45 °C und 60-70% LF nach einigen Stunden letale Höhe. Von 6 Hühnern verendeten 4 nach 6 bzw. 7 Std. Versuchsdauer. Die HF fällt mit zunehmender UT ab 25 °C signifikant bis zur UT von 40 °C. Lediglich bei 45 °C zeigen die Hühner kurz vor dem Exitus eine Erhöhung der HF über den physiologischen Wert. Die AF steigt bei UT über 30 °C, d. h. ab 35 °C hecheln die Hennen. Die Frequenz ist bei 40 °C UT weiter erhöht, während bei 45 °C UT die Tiere, die sich kurz vor dem Kollaps befinden, eine Veränderung der Atmung zu einem tiefen, langsamen Keuchen zeigen. Der Einfluß der LF (35%, 60-70% und 90%) bei 35 °C UT auf die KT ist gering. Zunehmende LF zeitigt eine signifikante Abnahme der HF, während die AF bei Erhöhung der LF erheblich zunimmt. Wenn die Hennen sofort einer UT von 35 °C bei 90% LF ausgesetzt werden, ist die Steigerung der KT beträchtlich größer. Die HF ist gleichfalls signifikant erhöht. Die AF zeigt keine Unterschiede zu den Ergebnissen bei allmählicher UT-Steigerung. Ein 7-tägiger Aufenthalt bei 35 °C UT und 60 bis 70% LF läßt nach 24 Std. eine signifikante Steigerung von KT und HF erkennen. Danach fallen KT und HF und erreichen am 3. bzw. am 6. Tag den tiefsten Wert, um dann wieder etwas anzusteigen. Die KT schwankt ab 2. Tag um den physiologischen Wert, während die HF ab 5. Tag signifikant erniedrigt ist. E. Wiesner. 1890.

4-64/10-0098 Petrovački, Milica, Krvavica, S. und Sanković, F.; Zagreb, Univ., Veterin. Fac., Inst. of Morphol. and Physiol. Protein exchange in the new aqueous humor of the eye of horses. **(Proteinaustausch im erneuerten Kammerwasser des Auges vom Pferd.)** Veterin. Arh. [Zagreb] **33** (1963) Nr. 11/12. S. 285-288. — 1 Abb., 1 Tab., 10 Lit. Zus. in Franz., Serb.
Bei Pferden wurde der normale Proteingehalt im Kammerwasser bestimmt, der zwischen 10 und 19 mg% lag. Nach Entfernung des Kammerwassers stieg der Proteingehalt im erneuerten Kammerwasser erheblich an; er lag 1 Std. nach dem Eingriff zwischen 141 und 840 mg%. Nach 6 Std. hatten die Werte größtenteils wieder abgenommen; sie lagen im Bereich von 208-445 mg%. Auch nach 24 Std. waren die Werte vergleichsweise zur Ausgangskonzentration noch erheblich erhöht. Die Erneuerung des Kammerwassers wird mit einem Rückfluß von Plasma aus dem Schlemm'schen Kanal, mit dem Eintritt von Flüssigkeit aus dem Glaskörper und mit der Aktivität des Ciliarepithels erklärt. Im erneuerten Kammerwasser konnten alle Proteine des Plasmas nachgewiesen werden. E. Kolb. 1940.

4-64/10-0099 Krvavica, S., Petrovački, Milica und Sanković, F.; Zagreb, Univ., Veterin. Fac., Inst. of Morphol. and Physiol. The exchange of ascorbic acid in the new aqueous humor of the healthy and diseased eye of horses. **(Der Austausch von Ascorbinsäure im erneuerten Kammerwasser des gesunden und kranken Auges vom Pferd.)** Veterin. Arh. [Zagreb] **33** (1963) Nr. 11/12. S. 277-284. — 4 Abb., 2 Tab., 6 Lit. Zus. in Franz., Serb.

Der Ascorbinsäuregehalt im Kammerwasser von gesunden Pferden zeigte erhebliche Schwankungen; er lag zwischen 6,2 und 33 mg%. Demgegenüber lagen die Werte im Blut wesentlich niedriger, und zwar im Bereich von 0,3-0,9 mg%. Zwischen dem rechten und linken Auge bestand hinsichtlich der Ascorbinsäurekonzentration weitgehend Übereinstimmung. Nach Entfernung des Kammerwassers zeigte die Ascorbinsäurekonzentration im erneuerten Kammerwasser ein charakteristisches Verhalten: sie fiel im Verlaufe von 2 Std. ab (z. B. von 20 auf 14 mg%), um im Verlaufe von weiteren 4 Std. anzusteigen (z. B. auf 28 mg%); nach 6 Std. fiel die Ascorbinsäurekonzentration erheblich ab. Durch Verabreichung von 5 g Ascorbinsäure in die Blutbahn wurde der Anstieg von der 2.-6. Std. verstärkt, ohne daß der folgende Abfall aufgehoben werden konnte. Bei periodischer Augenentzündung des Pferdes ist der Ascorbinsäuregehalt im erneuerten Kammerwasser herabgesetzt, was auf Veränderungen im Bereich des Epithels des Ciliarkörpers zurückgeführt wird. Untersuchungen des Ascorbinsäureaustausches im erneuerten Kammerwasser bei der akuten und chronischen Irido-cyclo-chorioiditis erscheinen angezeigt. E. Kolb. 1940.

4-64/10-0100 Steinhardt, Martin; Berlin, Humboldt-Univ., Veterinärmed. Fak., Inst. für Veterin.-Physiol. **Gesetzmäßigkeiten bei bedingten Nahrungs- und Fluchtreflexen.** Diss. Berlin **1964** 133 S. — 21 Abb., 8 Tab., 128 Lit.

Es wird das neuere Schrifttum zur Frage individueller funktioneller Unterschiede der bedingt reflektorischen Tätigkeit kritisch dargelegt. Es sollte anhand eines bedingten Flucht- und Nahrungsreflexes die individuelle Adaptation an biologisch gegensätzliche Bedingungen untersucht werden. An diesen sehr ausführlichen Literaturteil schließen sich in kleinerem Umfang eigene Versuche an. Vf. kommt zu dem Schluß, daß die sich aus unterschiedlichen metabolischen und endokrinen Prozessen ergebende individuelle Erregbarkeit des Zentralnervensystems mit ihrer korrelierten Hemmungsfähigkeit das Bild dieser allgemeinen Gesetzmäßigkeiten unter Flucht- und Nahrungsbedingungen prägt. E. Wiesner. 2020.

4-64/10-0101 Darian-Smith, I., Phillips, Gillian und Ryan, R. D.; Kensington, Australia, Univ. of New South Wales, School of Physiol. Functional organization in the trigeminal main sensory and rostral spinal nuclei of the cat. **(Die funktionelle Organisation der Trigeminus-Hauptkerne und der rostralen spinalen Kerne bei der Katze.)** J. Physiol. [London] **168** (1963) Nr. 1. S. 129-146. — 9 Abb., 24 Lit.

Mit Hilfe elektrophysiologischer und stereotaktischer Methoden werden Verlauf und Aktivität von Trigeminusneuronen bei der Katze untersucht. Einzelergebnisse siehe Originalarbeit. H.-A. Ketz. 2020.

4-64/10-0102 Meyling, H. A.; Utrecht, Rijksuniv., Fac. der Diergeneeskunde, Inst. voor Anatomie. Enkele aspecten van de structuur en de betekenis van het perifere vegetatieve zenuwstelsel. **(Einige Angaben über Bau und Bedeutung des peripheren vegetativen Nervensystems.)** Tijdschr. Diergeneeskunde **88** (1963) Nr. 23. S. 1677-1692. — 16 Abb. Zus. in Engl., Franz., Dtsch.

Das periphere vegetative Nervensystem besitzt eine andere Struktur und Organisation als das periphere cerebrospinale System. Es spielt eine Rolle beim Zustandekommen krankhafter Veränderungen in den Geweben, Organen und Organsystemen, und die ersten pathologisch-histologischen Veränderungen manifestieren sich im Erkrankungsfalle zumeist in diesem System. Durch die

Entdeckung neurosekretorischer Vorgänge, vor allem in den Nervenzellen des Hypothalamus erkannte man, daß die Bildung der Hormone eng mit der Funktion der Ganglienzellen zusammenhängt. Man hat weiterhin experimentell ermittelt, daß die Hormone nicht direkt auf die Gewebeelemente einwirken, sondern auf dem Wege über das periphere vegetative Sysem. Die Hormone bilden gewissermaßen ein kurzes Verbindungsglied in der nervösen Regulation der Organfunktionen. Einige Versuche und Mikroaufnahmen werden besprochen. E. Wiesner. 2030.

4-64/10-0103 Ubertalle, Antonio und Lai, Paolino; Torino, Univ., Ist. di Zootecn. Gen.; Sassari, Univ., Ist. di Zootecn. Gen. Indagini sull'accrescimento ponderale e somatico di agnelli trattati con estratto timico. **(Untersuchungen über das ponderabile und somatische Wachstum von Lämmern, die mit Thymusextrakt behandelt wurden.)** Ann. Fac. Med. Veterin. Torino **12** (1962) S. 111-127. 2090.

IV. RADIOBIOLOGIE

4-64/10-0104 Lomer, P. D. und Greene, D.; Baldock, Herts., Serv. Electronics Res. Lab.; Manchester, Christie Hospital; Holt Radium Inst. A fast-neutron source for radiotherapy. **(Ein Gerät zur Erzeugung beschleunigter Neutronen für die Radiotherapie.)** Nature [London] **198** (1963) Nr. 4876. S. 200-201. — 15 Lit.
Die biologische Wirkung von Neutronenstrahlen ist im Gegensatz zu der gebräuchlichen Röntgenstrahlung von der örtlichen Sauerstoffspannung weniger abhängig, so daß sich Neutronen besser zur Tumortherapie eignen würden, wenn sie in bezug auf ihre Durchdringungsfähigkeit, Ionisationsdichte und Energie entsprechend abgestimmt werden. Die zur Radiotherapie benötigten schnellen Neutronen können zur Zeit nur durch ein Cyclotron erzeugt werden — ein sehr teures und kompliziertes Verfahren. Bei der Kernreaktion von ^{3}H (dn) ^{4}He entstehen bei einer Beschleunigungsspannung von 100-200 kV Neutronen mit einer Energie von 14 MeV in größerer Menge. Die für die Radiotherapie optimale Ausbeute müßte bei 10^{12} Neutronen/Sek. liegen. Vff. arbeiten an einem Gerät, das bei Kombination mit einem 150 kV-Generator die gewünschte Leistung erreicht. J. Niepel. 2110.

4-64/10-0105 Karmyševa, V. Ja. Polisacharidy jaičnikov mlekopitajuščich v obyčnych uslovijach i pri ostroj lučevoj bolezni. **(Über die Polysaccharide der Ovarien von Säugetieren unter gewöhnlichen Bedingungen und bei Strahlenkrankheit.)** Citologija, Moskva **4** (1962) Nr. 5. S. 565-570. — 7 Abb., 1 Tab., 16 Lit. Aus: Dok.-Dienst Kernforsch. u. Kerntechn.
An weißen Mäusen, Ratten, Katzen und Hunden wurden in verschiedenen Perioden des Genitalzyklus die Polysaccharide der Gonaden nach Röntgenbestrahlung von 1200-1800 r (180 kV, 10 mA, 0,5 mm Cu, 1 mm Al, FA. 30 cm) untersucht. Die fixierten Ovarien wurden an Schnitten histochemisch untersucht. Glykogen findet sich in größerer Menge im wachsenden Follikel; Hyaluronsäure ist in der Intercellularsubstanz und der Follikelflüssigkeit, jedoch hängt die γ-Metachromasie der letzteren von dem Gehalt an Chondroitinsulfat ab. Bei akuter Strahlenkrankheit ist der Glykogengehalt herabgesetzt, während der Gehalt an Glukoproteiden zunimmt.
L. Steenbeck. 2150.

4-64/10-0106 Osborne, R. V.; London, Roy. Cancer Hospital, Inst. of Cancer Res. Caesium-137 content of lambs. **(Der ^{137}Cs-Gehalt von Schafen.)** Nature [London] **199** (1963) Nr. 4890. S. 294-295. — 1 Tab., 11 Lit.
Vf. ermittelte den ^{137}Cs-Gehalt von 10 Schafen mit einem Durchschnittsgewicht von 88 Pfund, die im März 1960 aus dem Süden Colorados erworben wurden, im human counter von Los Alamos. Der ^{137}Cs-Gehalt pro g Kalium

sowie kg Gewebe der gewaschenen und ungewaschenen lebenden Tiere sowie ihrer Bestandteile (Skelett, Nichtskelett und schieres Fleisch) ist tabellarisch angeordnet. Bei Bezug der ^{137}Cs-Aktivität auf g Kalium wurden mittlere Minimalwerte von 58 pc bei ungewaschenen Tieren, mittlere Maximalwerte von 84,8 pc bei gewaschenen Tieren festgestellt. Bei Beziehung der Aktivität auf kg Gewebe lagen die mittleren Tiefstwerte von lebenden Tieren bei ca. 150 pc. und die höchsten Mittelwerte im schieren Fleisch der Tiere bei 236 pc. J. Niepel. 2150.

4-64/10-0107 Hopkins, B. J., Tittle, L. W., Pories, Walter J. und Strain, William H.; Rochester, N. Y., Univ., School of Med. and Dentistry. Strontium-90 in hair. **(Strontium-90 in Haaren.)** Science [Washington] **139** (1963) Nr. 3539. S. 1064-1065. — 1 Tab., 9 Lit.

Nach Injektion von ^{90}Sr an Ratten ist eine bemerkenswerte Menge dieses Nuclids in ihren Haaren wiederzufinden. Eine ^{90}Sr-Gabe von 57,8 μc an erwachsene Ratten (300 Tg. alt) kann nach ca. 20 Tagen zu einem Aktivitätsbetrag von 65200 pc/g Haar führen. Wurden Muttertieren am 17. oder 20. Tag ihrer Trächtigkeit 2 μc ^{90}Sr in den Uterus injiziert, so führte auch hier die Aktivitätsbestimmung des Haares ihrer Nachkommen ca. 4-6 Mon. später zu Werten von 320 bis 960 pc ^{90}Sr/g Haar. Es wird der Inkorporationsmechanismus anhand anderer Nuclide diskutiert und auf die Möglichkeit hingewiesen, durch Bestimmung der ^{90}Sr-Haaraktivität Aufschluß über die Gesamtkontamination der Tiere mit ^{90}Sr zu erhalten. J. Niepel. 2150.

4-64/10-0108 McClellan, R. O., Vogt, Glenda S., Kane, R. E. und Hahn, F. F.; Richland, Wash., Gen. Electric Co. Endotoxin-induced neutrophil response in miniature pigs ingesting strontium-90 daily. **(Durch Endotoxine hervorgerufene neutrophile Reaktionen bei Zwergschweinen mit täglicher ^{90}Sr-Zufuhr.)** Nature [London] **201** (1964) Nr. 4920. S. 721-722. — 1 Abb., 1 Tab., 8 Lit.

Injektionen von bakteriellen Endotoxinen rufen im gesunden Tierkörper eine vorübergehende Neutrophilie hervor. Zum Nachweis des Einflusses von täglichen ^{90}Sr-Gaben auf diese natürliche Reaktion wurden weibliche Zwergschweine, eine Tierart, deren Körpergewicht und physiologische Grundzüge denen des Menschen ähnlich sind, in den Versuch genommen. Die für die ^{90}S-Verabreichung vorgesehenen Tiere wurden bereits von einem täglich mit 125 μc ^{90}Sr gefütterten Muttertier genährt und im Alter von 6 Wochen selbst auf eine tägliche ^{90}Sr-Ration von 31 μc gesetzt, die sich nach je 3 Mon. auf 63 μc bzw. 125 μc pro Tag steigerte. Je zwei Versuchs- und Kontrolltieren wurden 0,5 μg/kg Kgw. *Pseudomonas* Endotoxin i. v. verabreicht. Eine zweite Kontrolltiergruppe erhielt keine Injektionen. Die Auswertung des Blutbildes der drei Tiergruppen zeigt, daß die Tiere, die ^{90}Sr erhalten hatten, in ihrer neutrophilen Reaktion geschwächt und nicht fähig waren, die zur Abwehr einer bakteriellen Infektion nötige Anzahl von Neutrophilen zu mobilisieren. J. Niepel. 2150.

4-64/10-0109 Lazarov, V. Izmenenie na propusklivostta i sŭdŭržanieto na radioaktiven fosfor v organizma na zajci pod vlijanie na adrenalin i chloralchidrat. **(Die Veränderung der Permeabilität und des Gehaltes an radioaktivem Phosphor im Organismus von Kaninchen unter dem Einfluß von Adrenalin und Chloralhydrat.)** Naučni trudove. Visš veterinarnomedicinski institut „Prof. d-r G. Pavlov", Sofija **11** (1963) S. 113-117. — 1 Abb., 1 Tab., 12 Lit.

Nach einer vorangegangenen Behandlung mit 0,05 mg Adrenalin und 0,250 mg Chloralhydrat pro kg Kgw. i. v. wurde Kaninchen i. v. je 20 Mikrocurie radioaktiver Phosphor eingeführt. Man stellte fest, daß die Aktivität des Blutes in den ersten Minuten nach der Behandlung sowohl bei den Kontroll- als auch bei den Versuchskaninchen abnimmt, wobei dies bei den ersteren deutlicher ausgeprägt ist. Von der 30. bis zur 55. Minute bliebt die Radioaktivität des Blutes auf gleicher Höhe. Die inneren Organe der Kontrolltiere waren in folgender Reihenfolge radioaktiv: Nieren, Leber, Milz, Geschlechtsdrüsen, Herz, Lunge usw. Die zuvor mit Adrenalin behandelten inneren Organe waren in folgender Reihenfolge radioaktiv: Nieren, Herz, Lunge, Leber, Milz usw. Die zuvor mit Chloralhydrat behandelten inneren Organe der Kaninchen waren in nachstehender Reihenfolge radioaktiv: Nieren, Herz, Milz, Leber, Geschlechtsdrüsen, Lunge usw. Bei den Tieren aller Gruppen wurde die höchste Aktivität der Körperflüssigkeiten im Harn festgestellt und die niedrigste in der Galle. Der erhöhte Gehalt an radioaktivem Phosphor in der Lunge, im Herz und in der Milz der Versuchstiere ist nach Meinung des Autors durch die höhere Permeabilität der Kapillaren dieser Organe unter dem Einfluß der angewendeten Mittel bedingt. NRB/ZSNTI. 2150.

4-64/10-0110 Lazarov, V. Vlijanie na adrenalina vŭrchu pronicaemostta i sŭdŭržanieto na radioaktiven fosfor (P-32) v njakoi organi na zajci. **(Der Einfluß von Adrenalin auf die Permeabilität und den Gehalt an radioaktivem Phosphor [^{32}P] in einigen Organen der Kaninchen.)** Naučni trudove. Visš veterinarnomedicinski institut „Prof. d-r G. Pavlov", Sofija **11** (1963) S. 107 bis 111. – 1 Abb., 1 Tab., 16 Lit.

Kaninchen, die zuvor mit Heparin behandelt wurden, injizierte man intravenös eine 0,1% Adrenalinlösung in Höhe von 0,6 mg/kg Lebendgewicht. 3-4 Minuten später injizierte man 20 μc radioaktiven Phosphor. Die Untersuchungsergebnisse zeigten, daß sich die Radioaktivität des Blutes in den ersten 25 Minuten nach der Injektion sowohl bei den Versuchs- als auch bei den Kontrolltieren fast in gleicher Weise verringerte. Später war diese Verringerung jedoch bei den Versuchstieren stärker ausgeprägt. Zwischen der 35. und der 55. Minute war das Niveau des radioaktiven Phosphors im Blut aller 9 Kaninchengruppen konstant. Der höchste Gehalt an radioaktivem Phosphor wurde bei den Kontrolltieren im Harn festgestellt, dann in den Nieren, im Herz, in der Milz, der Leber, in den Geschlechtsdrüsen usw. Bei den Versuchstieren war der Gehalt an ^{32}P am höchsten im Harn, in der Lunge, im Herz, in den Nieren, in der Leber, in der Milz, in den Geschlechtsdrüsen usw. Die Erhöhung des ^{32}P-Gehaltes in der Lunge und im Herz ist durch die unter dem Einfluß von Adrenalin erhöhte Permeabilität der Lungen- und Koronarkapillaren zu erklären. NRB/ZSNTI. 2150.

4-64/10-0111 Templeton, W. L. und Brown, V. M.; Cumberland, Windscale Works, U. K. Atomic Energy Authority. Accumulation of calcium and strontium by brown trout from waters in the United Kingdom. **(Die Einlagerung von Calcium und Strontium bei Forellen aus verschiedenen Gewässern Großbritanniens.)** Nature [London] **198** (1963) Nr. 4876. S. 198 200. – 2 Abb., 1 Tab., 7 Lit.

Verschiedene Veröffentlichungen weisen darauf hin, daß bei der Bestimmung des Einlagerungsfaktors für ^{90}Sr durch Frischwasserorganismen die Ca-Konzentration im Wasser berücksichtigt werden muß. Vff. untersuchten den Einfluß der Ca-Konzentration des Wassers auf diesen Faktor an Forellen aus verschiedenen Gewässern Großbritanniens mit unterschiedlichem Ca-Gehalt. Aus den in Diagrammen und einer Tabelle zusammengestellten Werten ist ersichtlich, daß der Diskriminationsfaktor für Sr Knochen/Wasser von der Ca-Konzentration des Wassers nahezu unabhängig ist, während er beim Übergang von Wasser in den Muskel mit der Ca-Konzentration wächst. Das Verhältnis der Sr-Atome je 1000 Ca-Atome in Muskel und Knochen ist dem entsprechenden Verhältnis im Wasser proportional. Für die Berechnungen werden exakte Ableitungen und Gleichungen angegeben. Besonders interessant sind diese Ergebnisse im Hinblick auf die ökologischen Bedingungen bei nuclearen Ereignissen. Es wäre möglich, anhand der Ca-Konzentration und des durchschnittlichen ^{90}Sr-Gehaltes des Wassers, die ^{90}Sr-Einlagerung in Knochen und Muskel des Fisches zu berechnen. J. Niepel. 2150.

4-64/10-0112 Ernst, Hanna; Heiligenberg/Baden, Heiligenberg-Inst. **Zur Frage der Dosis-Abhängigkeit der strahleninduzierten Nukleoprotein-Verminderung im Zellkern von Leber, Milz und Thymus.** Naturwissenschaften **50** (1963) Nr. 8. S. 333. — 2 Abb., 1 Lit.
Durch Analysen von Extrakten aus isolierten Zellkernen wurde festgestellt, daß bestimmte Nucleoproteine unmittelbar nach einer Ganzkörper-Röntgen-Bestrahlung aus dem Zellkern austreten. Es ist ein biphasischer Verlauf. Beim zweiten Absinken der Nucleoproteinkonzentration wurden Unterschiede im Verhalten von Milz und Thymus einerseits und der Leber andererseits festgestellt. Anhand der Ganzkörperbestrahlung mit 50, 200 und 1000 r von weißen männlichen Zuchtratten, die nach bestimmten Zeitspannen getötet und deren entsprechende Zellkernanteile nach der Isolierung und Extraktion bestimmt wurden, zeigte sich immer ein statistisch gesicherter Eiweißverlust, der sich aber am zweiten Tag nach der Bestrahlung wieder regenerierte. Es konnte keine statistisch gesicherte Dosisabhängigkeit des Proteinstickstoffverlustes der lymphatischen Kerne bei und unter 200 r festgestellt werden. Vf. glaubt, daß die Nucleoproteinverminderung während der ersten 4 Std. nach der Bestrahlung eine weitgehend gewebe- und dosisunspezifische Reizreaktion darstellt. Vom Normalwert abweichende Nucleoproteinkonzentrationen pendeln sich wieder zur Norm ein. J. Niepel. 2150.

4-64/10-0113 Adams, J. F.; Glasgow, Western Infirmary. Biologica half-life of vitamin B_{12} in plasma. **(Biologische Halbwertszeit von Vitamin B_{12} im Plasma.)** Nature [London] **198** (1963) Nr. 4876. S. 200. — 4 Lit.
Im Gegensatz zu Reizenstein, der die biologische Halbwertszeit von Vit. B_{12} in Plasma mit über 6 Tagen angab, ermittelte Vf. für die biologische Halbwertszeit von Vit B_{12} im Körper den Wert von 5,14 Tagen, bei einer Konstanten für die Abbaugeschwindigkeit dieses Vitamins von 0,1347/Tag. Die kleine biologische Halbwertszeit im Plasma steht der der Leber, die durchschnittlich über 12 Mon. beträgt, scharf gegenüber. J. Niepel. 2150.

4-64/10-0114 Lagoni, H., Paakkola, O. und Peters, K. H.; Kiel, Bundesforsch.-Anst. für Milchwirtsch., Physikal. Inst. **Untersuchungen über die quantitative Verteilung radioaktiver Falloutprodukte in Milch.** Milchwissenschaften **18** (1963) Nr. 7. S. 340-344. — 4 Abb., 11 Lit.
Auf Grund des relativ hohen Kontaminationsgrades, den die Milch im Anschluß an den Spätsommer 1962 aufwies (^{90}Sr 44,5 pc/kg, ^{131}J 106 pc/kg, ^{137}Cs 91 pc/kg), und der Tatsache, daß durch die bisher bekannten Dekontaminationsverfahren die täglich anfallende Milchmengen nicht schnell genug behandelt werden können, wurde von Vff. natürlich kontaminierte Milch durch molkereiübliche Be- und Verarbeitungsmethoden in die entsprechenden Milchprodukte zerlegt und die Aktivität obengenannter Nuclide hinab bis zum Serumsediment bestimmt. Die Verteilung dieser Nuclide wird in graphischer Form entsprechend der mengenmäßigen Aufteilung der Vollmilchbestandteile dargeboten. ^{90}Sr und ^{137}Cs wurde ausschließlich in den fettfreien Bestandteilen gefunden, während ^{131}J teilweise auch im Milchfett nachgewiesen werden konnte. ^{90}Sr konnte wie das Calcium durch Säurefällung vom Caseinkomplex abgetrennt werden. Das ^{137}Cs war entsprechend seiner Verwandtschaft zum Kalium in den wäßrigen Milchbestandteilen lokalisiert. Vff. weisen darauf hin, daß dadurch bestimmte Milchbestandteile, z. B. Milchfett und Casein, weitgehend von Radionucliden befreit werden können. Solche dekontaminierten Milchfettbestandteile können durch verschiedene konventionelle Be- und Verarbeitungsmethoden zu ansprechenden Erzeugnissen verarbeitet werden. J. Niepel. 2160.

4-64/10-0115 Smith, H. und Whitehead, E. L.; Annan, Dumfriess., Chapelcross Works, Product. Group, U. K. Atomic Energy Authority. A rapid method for estimation of iodine-131 in milk. **(Eine Schnellmethode zur Bestimmung von ^{131}Jod in der Milch.)** Nature [London] **199** (1963) Nr. 4892. S. 503-504. — 1 Abb., 8 Lit.
Ausgehend von der Problematik, ob ^{131}J ionogen oder nicht ionogen (proteingebunden) in der Milch vorliegt, wurde Milch von mehr als 300 Kühen der Ultrafiltration unterworfen. Die ^{131}J-Konzentration betrug über 100 pc/l. 60% des ^{131}J wurde im Ultrafiltrat gefunden. Das ^{131}J war zu 100% an das Anionenaustauschharz gebunden. Daraus wird geschlossen, daß auch das proteingebundene ^{131}J durch das Austauschharz quantitativ zurückgehalten wird. Ein Liter Frischmilch passiert mit einer Flußrate von 5 ml/Min. eine Kolonne, die mit 50 ml Anionenaustauschharz Deacidit FF und SRA 63 gefüllt ist. Nach dem Waschen des mit ^{131}J beladenen Harzes wird es in einen Kunststoffbehälter, der dem NaJ-Tl-Scintillations-Kristall angepaßt ist, überführt und durch γ-Spektrometrie bei 0,364 MeV die ^{131}J-Aktivität bestimmt. Die Nachweisgrenze liegt bei 10 pc bei einer Genauigkeit von $\pm 15\%$ und einer Meßzeit von 50 Min. J. Niepel. 2160.

4-64/10-0116 Whittlestone, W. G.; Sydney, Univ. The radioactive strontium and iodine contents of cow's milk. **(Der Gehalt von Radiostrontium und Radiojod in der Kuhmilch.)** Austral. J. Dairy Technol. **18** (1963) Nr. 4. S. 209-215. — 10 Tab., 12 Lit.
Nach einer kurzen Behandlung der radiochemischen Abtrennung und Aktivitätsbestimmung von ^{131}J sowie ^{89}Sr und ^{90}Sr wird auf den Übergangsmechanismus einschließlich der Diskrimination dieser Nuclide vom Boden bis zur Ausscheidung durch die Milch eingegangen. Eine Tabelle von Eckelmann gibt Aufschluß über den Anteil, den verschiedene Nahrungsmittel bezüglich des Calciumhaushaltes in verschiedenen Erdgebieten ausmachen. Hiernach steht bis auf wenige Ausnahmen die Milch an erster Stelle. Auf die Berechnung der ^{90}Sr-Konzentration der Milch nach der Gleichung: $C = xDp + yDt$ wird hingewiesen. Anhand von Tabellen, die die ^{90}Sr-Bodenkontamination von 1957 bis 1960 in Australien wiedergeben, wird gleichfalls in tabellarischer Form die menschliche Tagesaufnahme von ^{90}Sr durch verschiedene Nahrungsmittel in Australien im gleichen Zeitraum mitgeteilt. Der Einfluß des Breitengrades auf der nördlichen und südlichen Hemisphäre wird diskutiert. J. Niepel. 2160.

4-64/10-0117 Anonym. Technika usuwania Sr z ciał zwierząt doświadczalnych. **(Die Technik der Beseitigung des Strontiums aus dem Körper von Versuchstieren.)** Postępy Techn. jądrowej **1963** Nr. 3. S. 189-191.
Setala beschreibt eine Methode, die eine vorübergehende Mobilisierung des Isotops von den Ablagerungsstellen über die Einwirkung auf die Flüssigkeiten in den Zellen hervorruft. Die Beeinflussung des Gleichgewichts von Strontium verursacht später die Rückkehr in verschiedene Milieus. Diesen Vorgang kann man beliebig wiederholen. Auf diese Weise wird die Gesamtmenge des Sr im Organismus wesentlich reduziert. Die Hauptausscheidungsquelle von Sr bildet die Speicheldrüse. Für die Versuche benutzte man Mäuse und Katzen. Sowohl ^{85}Sr + ^{89}Sr als auch Sr sind nicht osteotrop, im Gegenteil, sie können sehr beweglich zwischen den im Gleichgewicht stehenden Systemen sein. Nach der Applikation zeigten ^{85}Sr + ^{89}Sr und Sr einen bestimmten Stand im Blut. Man konnte ein Gleichgewicht beobachten, das sich 24 Std. nach Verwendung dieser Isotope und 2-3 Std. nach jeder Entfernungsprobe stabilisierte. Die Verwendung von salpetersaurem Policarpin verursachte den Übergang größerer Mengen ^{85}Sr + ^{89}Sr und Sr ohne Verflüchtigung von Ca im Speichel bis zu einer Reduzierung der Isotopenkonzentration im Blut. Die Injektion von salpetersaurem Policarpin verursachte nach vorheriger Verab-

reichung des Parathyreoideaextraktes in größerem Maße das Entfernen von Sr und ^{85}Sr + ^{89}Sr mit dem Speichel. Der Parathyreoideaextrakt mobilisierte Sr „aus den Vorräten"; dadurch erhielt man eine fünfmal größere Konzentration im Vergleich zur normalen Konzentration. Salpetersaures Policarpin verursachte die Absonderung durch die Speicheldrüse und das Absinken von Sr im Blut. PRL/CBR. 2170.

VI. PATHOLOGIE, PATHOLOGIE DER VIRUSKRANKHEITEN, FUNKTIONELLE PATHOLOGIE

4-64/10-0118 Schoefl. Gutta I.; Boston, Mass., Harvard Med. School. Studies on inflammation. III. Growing capillaries: Their structure and permeability. **(Untersuchungen über Entzündung. 3. Mitt. Struktur und Permeabilität der wuchernden Kapillaren.)** Virchow's Arch. pathol. Anatom. Physiol. klin. Med. **337** (1963) Nr. 2. S. 97-141. — 23 Abb., 106 Lit. Zus. in Dtsch. An Ratten wurden die Blutgefäße in einer Schnittwunde eines quergestreiften Muskels sowie die in einer geätzten Hornhaut untersucht. Die technische Durchführung der Versuche wird ausführlich beschrieben. Mittels der lichtmikroskopischen Untersuchung wurden zwei Formen von Gefäßneubildungen festgestellt, und zwar in Muskelwunden ein System von verästelten Sprossungen und in der Hornhaut dazu die Bildung von Bögen und Schleifen. Neugebildete Blutgefäße erwiesen sich an der sich verschiebenden Gefäßspitze als abnormal durchlässig. Elektronenmikroskopisch wurden zahlreiche Mitochondrien, freie Ribosomen und ein gut entwickeltes endoplasmatisches Reticulum nachgewiesen, sämtlich Ausdruck erhöhter Zellaktivität. Im Gegensatz zum normalen Endothel waren die Verbindungen der Zellen sehr ungleichmäßig und lose. Dazwischen traten in den Blutstrom eingespritzte, kolloidale Lösungen — Kohle, Quecksilbersulfid und Gold — aus dem Gefäß aus und häuften sich zwischen Endothel und Basalmembran an. Ein weiterer Befund waren cytoplasmatische Fortsätze an der Außenseite der Endothelzellen. W. Seffner. 2530.

4-64/10-0119 Bertrand, M., Florio, R., Dams, R. und Delatour, P. Notes de chimiotératogenèse. **(Bemerkungen zur Chemoteratogenese.)** Bull. Soc. Sci. vétérin. Méd. comparée Lyon **65** (1963) Nr. 4. S. 227-239.
Zur Klärung der Chemoteratogenese durch neue Medikamente der Humanmedizin sind Tierversuche unerläßlich, wenn auch von begrenztem Aussagewert für die Wirkung beim Menschen. Thalidomid wurde Tieren entweder mit der Magensonde verabreicht oder s. c. injiziert. Die Zahl der Embryonen wurde während der Entwicklung bzw. zum Ende der Trächtigkeit oder nach der Geburt festgestellt. Thalidomid scheint auf die Ratte (bei einer Dosis von 75 und 200 mg/kg), die Maus (Dosis 250 mg/kg) und auf einen Hund (25 mg/kg) weder embryotoxisch zu wirken noch Mißbildungen hervorzurufen. Beim sich entwickelnden Küken wurden einige Mißbildungen gefunden. Thalidomid zusammen mit Riboflavin oder Trypanblau, in nicht teratogenen Dosen und allein nicht embryotoxisch, steigerte die embryotoxische Wirkung bei der Ratte und die teratogene Wirkung auf das bebrütete Hühnerei.
R. Widmaier. 2615.

4-64/10-0120 Smithberg, Morris, und Runner, Meredith N.; Minneapolis, Univ. of Minnesota. Teratogenic effects of hypoglycemic treatments in inbred strains of mice. **(Teratogene Wirkungen von Hypoglykämie-Behandlungen bei Mäuseinzuchtstämmen.)** Amer. J. Anatomy **113** (1963) Nr. 3. S. 479-489. Junge oder erwachsene Weibchen von drei Mäuse-Inzuchtstämmen wurden am 9. Trächtigkeitstag injiziert mit: 1. Insulin, 2. Tolbutamid, 3. Insulin + Tolbutamid, mit 1 + Nicotinamid, 2 + Nicotinamid, oder man ließ die Tiere einen Tag hungern. Am 18. oder 19. Trächtigkeitstag wurden die Mäuse getötet, und bei den Feten wurden Skelettmißbildungen an Rippen, Wirbeln und Schädel festgestellt. Häufigkeit und Typ der Mißbildungen nach der Behandlung waren verschieden, je nach Inzuchtstamm und verwendetem Agens. Der Hungertag wirkte auf den Wurf junger Weibchen stärker schädigend als auf den Wurf erwachsener Mütter. Nicotinamid schien eine Schutzwirkung auf den Wurf auszuüben. R. Widmaier. 2615.

4-64/10-0121 Verma, R. D.; Jabalpur, Veterin. Coll., Haemangioendothelioma in a cow. **(Hämangioendotheliom bei einer Kuh.)** Indian veterin. J. **40** (1963) Nr. 11. S. 685-690. 2685.

4-64/10-0122 Nicod, J.-L. und Burgisser, H.; Lausanne, Inst. d'Anatomie Pathol.; Inst. Galli-Valério. Lymphomes malins chez le lièvre et le chat. **(Bösartige Lymphome beim Hasen und bei der Katze.)** Pathol. Microbiol. [Basel] **27** (1964) Nr. 1. S. 1-7.
Es wird ein Bericht über maligne Lymphome bei einer Katze und drei wild lebenden Hasen gegeben. G. Godglück. 2685.

4-64/10-0123 Cello, R. M. und Olander, Harvey; Davis, Univ. of California, School of Veterin. Med. Cord compression and paraplegia in a dog secondary to pancreatic carcinoma. **(Kompression des Rückenmarkes und Paraplegie infolge Pankreaskarzinoms bei einem Hund.)** J. Amer. veterin. med. Assoc. **142** (1963) Nr. 12. S. 1407-1412. — 6 Abb., 2 Tab., 5 Lit.
Die metastatischen Herde der malignen Neoplasmen sind oft die ersten erkennbaren Anzeichen einer Erkrankung, die sich der Entwicklung eines Tumors anschließen. Durch eine tastbare Umfangsvermehrung im linken Epigastrium, zunehmende Parese der Nachhand, die durch eine Fraktur des 3. Lendenwirbels verursacht war, Anorexie, Inkontinenz der Blase, Muskelschwäche und vergrößerte Leber wurde die Metastasierung eines Pankreastumors sichtbar. Im Röntgenogramm wurden weiterhin Frakturen zweier Rippen und granuläres Aussehen des Abdomens festgestellt. Bei der Sektion fielen zahlreiche weiße Herdchen mit schleimiger Schnittfläche von 1 bis 20 mm Durchmesser im Bauchraum auf, die über das gesamte Peritonaeum verstreut waren. Ein Pankreasschenkel wies einen myxoiden bis fibrösen Tumor mit gelber Schnittfläche auf. Metastasen traten in mehreren Wirbeln und Rippen zusätzlich auf. Im histologischen Bild bestand eine typische säulenartige Anordnung von spindeligen Epithelzellen mit Nekrose und Thrombose der kleineren Gefäße in allen Metastasen, wobei die Anordnung in den Knochenherden mehr acinös mit kubischer oder spindeliger Zellform ausgebildet war. H. Trolldenier. 2705.

4-64/10-0124 Wolke, Richard E. Vaginal leiomyoma as a cause of chronic constipation in the cat. **(Vaginales Leiomyom als Ursache chronischer Verstopfung bei der Katze.)** J. Amer. veterin. med. Assoc. **143** (1963) Nr. 10. S. 1103-1105. 2715.

4-64/10-0125 Rhodes, J. M. und Fjelde, Audrey; Copenhagen, Denmark, States Seruminst., Tuberculosis Immunization Res. Centre; Davos-Platz, Schweiz, Schweizer. Forsch.-Inst. Serological changes in pri mice carrying ovarian tumour passages. **(Serologische Veränderungen in PRI-Mäusen, die Träger von Ovarialtumorpassagen sind.)** Acta pathol. microbiol. scand. **59** (1963) Nr. 4. S. 456-464.
Ein Granulosazelltumor des Ovars wurde in Mäusen nach Injektion eines wäßrigen Extraktes aus einem Hauttumor gefunden. Die Pathologie der ersten Passage dieses Ovarialtumors in PRI-Mäusen wird beschrieben. Das Serum der Tiere wurde mittels Papierelektrophorese und Immunelektrophorese untersucht. Es zeigte sich eine Hypo-γ-Glubolinämie, eine Zunahme des β_2-III Proteins, des β_2-I Proteins und in einem Fall auch des α_2-V Proteins.

Tiefgefrorene Tumorstückchen hatten die gleiche Wirkung, obwohl sie keine Tumoren induzierten. Eine erste Chromosomenuntersuchung eines Ovarialtumors zeigte eine Stem-line mit 40 Chromosomen. R. Widmaier. 2715.

4-64/10-0126 Pezzoli, Giancarlo und Testi, Francesco; Bologna, Univ., Clin. Chirurg. Veterin., Ist. di Patol. Spec.; Fac. di Med. Veterin., Ist. di Patol. Gen. e Anatomia Patol. Contributo alla conoscenza dei melanomi nel cane e nel gatto. **(Beitrag zur Kenntnis von Melanomen beim Hund und bei der Katze.)** Nuova Veterin. **39** (1963) Nr. 11. S. 345-364. 2719.

4-64/10-0127 Griem, W.; Mainz, Johannes-Gutenberg-Univ., Physiol.-Chem. Inst. **Ein Pflasterzellkarzinom bei einer Versuchsratte.** Z. Versuchstierkunde **3** (1963) Nr. 5/6. S. 147-150. — 2 Abb., 5 Lit. Zus. in Engl.
Bei einer nahezu dreijährigen Versuchsratte aus einem Sorbinsäure-Fütterungsversuch, bei der eine Pneumonie als Todesursache vorlag, wurde als Nebenbefund hinter dem Ohr eine kirschgroße, 5 g schwere Geschwulst mit geschwüriger Oberfläche festgestellt, die histologisch als Plattenepithelkarzinom der Haut diagnostiziert wurde. Metastasen wurden nicht gefunden. An die Befundmitteilung schließt sich eine kritische Besprechung der Literatur an mit dem Ergebnis, daß bisher nur ein Fall von echtem, primärem Hautkarzinom beschrieben wurde. W. Seffner. 2719.

4-64/10-0128 Sjögren, H. O. und Jonsson, N.; Stockholm, Karolinska Inst. Med. School, Inst. for Tumor Biol.; Lund, Sweden, Univ., Inst. of Pathol. Resistance against isotransplantation of mouse tumors induced by Rous sarcoma virus. **(Resistenz gegen Isotransplantation von Maustumoren, die durch Rous-Sarkomvirus induziert wurden.)** Exp. Cell Res. **32** (1963) Nr. 3. S. 618-621.
Durch Inoculation einer frischen Suspension lebender Rous (Schmidt-Ruppin Stamm)-Hühnersarkomzellen in neugeborene Mäuse wurden Tumoren erzeugt. Von 4 Tumoren wurden bis zu 12 Serienpassagen durchgeführt. Vorbehandlung der Mäuse mit Roustumor-Homotransplantationen bewirkte eine ausgesprochene Transplantationsresistenz, die auch durch Bestrahlung mit 400 r X-Strahlen 24 Std. vor dem Test nicht aufgehoben wurde. Homotransplantation von Nicht-Roustumoren erzeugte keine Resistenz. Rousvirus aus Hühnertumoren erzeugte nur eine sehr schwache Resistenz, die durch Bestrahlung mit 400 r aufgehoben wurde. Polyomavirus bewirkte keine Resistenz. Vff. nehmen an, daß es sich eher um eine spezifische celluläre Antigenität als um eine antivirale Immunreaktion der Empfänger handelt. R. Widmaier. 2720.

4-64/10-0129 Vitums, Arturs; Pullman, Washington State Univ., Coll. of Veterin. Med. Ectopic heart of a shorthorn bull. **(Ectopia cordis cervicalis bei einem Shorthorn-Bullen.)** Anatom. Anz. **114** (1964) Nr. 1. S. 48-61. — 7 Abb., 1 Tab., 31 Lit.
Vf. konnte einen Shorthorn-Bullen mit einem „Halsherzen" bis zu einem Alter von 2½ Jahren beobachten. Das Tier war im gesamten Körperbau normal entwickelt. Die Kontraktionen des Herzens waren auf der rechten Halsseite gut sichtbar, die Herzspitze zeigte kranial. Zur Feststellung der anatomischen Gegebenheiten wurde das Tier getötet und zerlegt. Der Sektionsbefund wird sehr genau wiedergegeben. Hervorzuheben ist hierbei das besonders in den kranialen Segmenten sehr breite Sternum und die dadurch bedingte kaum vorhandene Winkelung der Rippen. Die Aufzweigungen der Arterien und Venen werden gut beschrieben, ebenso die Lage der einzelnen Nervenstämme z. B. des N. recurrens. Auffallend waren noch die Verlagerung des Oesophagus direkt unter die dorsale Halsmuskulatur und die seitliche Abknickung der Trachea. Der Aufbau des Herzens selbst (Kammern, Vorkammern, Klappen, Öffnungen usw., wird ebenfalls genau beschrieben. E. Werner. 2760.

4-64/10-0130 Seifert, Klaus; Kiel, Univ., Pathol. Inst. **Über experimentelle Atheromatose der Kaninchenaorta. Licht- und elektronenmikroskopische Untersuchungen.** Z. Zellforsch. mikroskop. Anatom. **61** (1963) Nr. 2. S. 276 bis 316. — 1 Abb., 1 Tab., 168 Lit.

Zur experimentellen Erzeugung einer Aorten-Atheromatose erhielten 11 Kaninchen im Alter von 6-8 Wochen bis 183 Tage lang neben 15-20 g Frischgemüse eine Diät bestehend aus 5 g Leberextrakt-Trockenpulver und 10 g eines dazugehörigen Rückstand-Trockenpulvers sowie 150 g Weißbrot pro Tag und Tier. 2 Tiere bekamen als Kontrolle eine pellierte Spezialvollkost. Von den Versuchstieren starben 6 Kaninchen spontan innerhalb von 4-131 Tagen. Die überlebenden Tiere wurden 147-183 Tage, die Kontrolltiere 162 bzw. 204 Tage nach Versuchsbeginn getötet. Die Zerlegung ergab bei den spontan gestorbenen Kaninchen mit Ausnahme des 4 Tage nach Versuchsbeginn gestorbenen Tieres neben Abmagerung Lebernekrosen sowie eine akute Nephrose, bei den getöteten Versuchstieren neben einer Abnahme des Fettgewebes Lebercirrhose und Nephrose. Die Aorta zeigte makroskopisch vom 109. Versuchstag ab beetartige Lipoidose und Atheromatose. Die licht- und elektronenmikroskopischen Untersuchungen der Aortenveränderungen zeigten, daß das Endothel einen geschlossenen einschichtigen Zellüberzug und damit einen porenfreien Abschluß bildet. Das Innere der Endothelzellen ist demgegenüber beträchtlich umgestaltet und enthält zahlreiche rundliche, stark osmophile Einschlüsse. In der subendothelialen Intima finden sich eine grobe, unscharf gezeichnete fädig-netzige Struktur sowie eine grobflockige Intercellularsubstanz, die durch leer erscheinende Räume aufgelokkert erscheint, stellenweise sich wiederum zu membranartigen Umrandungen verdichtet. Die kollagenen und elastischen Fasern sind vermehrt, die Bündelung ihrer Fibrillen zu Fasern überaus unregelmäßig. Der Zellbestand der subendothelialen Intima ist sehr reich und vielgestaltig und setzt sich in erster Linie aus Makrophagen im Zustand intensiver Speicherung sowie in geringem Maße aus fibrocyten- und endothelähnlichen Zellen zusammen. Einschlüsse finden sich am häufigsten in der tiefen Intimaschicht in Form von Vacuolen von meist erheblicher Größe sowie in den Zellen der mittleren und der endothelnäheren Schicht, hier ebenfalls als Vacuolen, die meist osmiophiles Material enthalten. In der tieferen Intima lassen sich kristall- oder nadelförmige, optisch leer erscheinende Räume als Einschlüsse nachweisen. In der Lamina elastica interna ist die Intercellularsubstanz großflockig umgewandelt und die Lamelle stark geschlängelt und zerfallen. Die gleichen Veränderungen fielen auch an den elastischen Medialamellen auf. Ein Teil der Muskelzellen weist eine Cytoplasmaaktivierung sowie große Vacuolen auf. Die Lebernekrosen und Lebercirrhose bei den Versuchstieren werden als Folgen der Fehlernährung betrachtet. Trotz des überaus geringen Cholesteringehaltes der Diät ist es zur Atherombildung gekommen, wobei die hierfür verantwortlichen Faktoren offen bleiben müssen. Wenn auch die experimentelle Aorten-Atheromatose des Kaninchens ein interessantes Modell der menschlichen Gefäßwandatheromatose darstellt, so kann sie jedoch nicht als deren Abbild angesehen werden. D. Matthias. 2760.

4-64/10-0131 Dwivedi, J. N. und Singh, C. M.; Mathura, Uttar Pradesh India, Coll. of Veterin. Sci. und Animal Husbandry. Pulmonary ossification in a buffalo. **(Pulmonäre Ossifikation bei einem Büffel.)** Indian veterin. J. **40** (1963) Nr. 11. S. 691-693. 2770.

4-64/10-0132 Dhanda, M. R., Sharma, G. L. und Bhalla, N. P.; Mukteswar-Kumaon, Uttar Pradesh, Indian Veterin. Res. Inst. Possible occurrence of jaagsiekte in indigenous sheep. Histopathological evidence. **(Das mögliche Vorkommen von Jaagsiekte bei einheimischen Schafen. Histopatholo-**

gischer Befund.) Indian J. veterin. Sci. Animal Husbandry **33** (1963) Nr. 2. S. 84-88. – 6 Abb., 13 Lit.
Bei einem verendeten einheimischen Schaf wurden zum ersten Mal für Indien Veränderungen festgestellt, die für Jaagsiekte (multiple Lungenadenomatose der Schafe) sprechen. Die klinischen Symptome sowie die pathologisch-anatomischen und histologischen Veränderungen werden beschrieben. Die Differentialdiagnose wird diskutiert. W. Wittig. 2770.

4-64/10-0133 Harbert, William B.; Spokane, Wash., Manito Veterin. Clin. Dyspnea due to cystic thoracic duct in a cat. **(Atemnot bei einer Katze als Folge eines cystösen Ductus thoracicus.)** J. Amer. veterin. med. Assoc. **144** (1964) Nr. 1. S. 46. 2770.

4-64/10-0134 Knösel, H.; Hannover, Tierärztl. Hochschule, Inst. für Pathol. **Metaplastische Knochenbildung in der Leberkapsel eines Schweines.** Dtsch. tierärztl. Wschr. **70** (1963) Nr. 20. S. 575-576. – 2 Abb., 7 Lit.
Bei einem Schwein mit Ödemkrankheit und Serositisverdacht zeigte die Leber an der Zwerchfellsfläche eine Verdickung und Trübung der Serosa. Histologisch wurde in der Leberkapsel eine Knochenlamelle festgestellt, die formalgenetisch auf eine metaplastische Umwandlung von straffem Bindegewebe in Knochengewebe zurückgeführt wird. K. Potel. 2775.

4-64/10-0135 Kitchen, Robert H., Kehler, Walter H. und Henthorne, John C.; New Castle, Pa., Jameson Memorial Hospital. Megaesophagus in a dog. **(Megaoesophagus [Cardiospasmus] bei einem Hund.)** J. Amer. veterin. med. Assoc. **143** (1963) Nr. 10. S. 1106-1107. 2775.

4-64/10-0136 Rothenbacher, H. und Lindquist, W. D.; East Lansing, Michigan State Univ. Liver cirrhosis and pancreatitis in a cat infected with Amphimerus pseudofelineus. **(Lebercirrhose und Pankreatitis bei einer mit Amphimerus pseudofelineus infizierten Katze.)** J. Amer. veterin. med. Assoc. **143** (1963) Nr. 10. S. 1099-1102. 2775.

4-64/10-0137 Mazzocco, Pedro; Buenos Aires, Fac. de Ciencias Méd., Inst. de Fisiol. Contribucion al estudio del origen y formacion de los calculos biliares humanos y de los animales. **(Beitrag zum Studium des Ursprungs und der Bildung der Gallensteine des Menschen und der Tiere.)** Gac. veterin. [Buenos Aires] **26** (1964) Nr. 162. S. 3-8. 2775.

4-64/10-0138 Rondez, R. und Rüttner, J. R.; Zürich, Univ., Histopathol. Inst. **Zur Pathologie des Ikterus. Fermenthistochemische Untersuchungen über das Verhalten der Gallenkapillaren nach experimenteller, ikterogener Leberschädigung.** Pathol. Microbiol. [Basel] **26** (1963) Nr. 6. S. 784-796. – 13 Abb., 1 Tab., 12 Lit. Zus. in Engl., Franz.
Das Verhalten der Gallenkapillaren und Leberzellmembranen bei ikterogener Leberschädigung nach Verabreichung von α-Naphthyl-isothiocyanat (ANIT) an Ratten wurde mit Hilfe licht- und elektronenmikroskopischer sowie biochemischer (histochemische Bestimmung der alkalischen und sauren Phosphatase sowie ATPase) Untersuchungen überprüft. Zum Vergleich wurden die Veränderungen der Leber bei Gallengangsligatur und Thioacetamid-Vergiftung verfolgt. Sowohl nach der ANIT-Verabreichung als auch nach der Gallengangsunterbindung treten schwere, aber verschiedenartige Schädigungen der Gallenkapillaren auf, die bei Thioacetamid-Vergiftung nicht zu beobachten sind. Es kommt zu Deformationen und Änderungen des fermenthistochemischen Verhaltens. Die Aktivität der alkalischenPhosphatase ist erhöht, die der ATPase aber vermindert. Die Veränderungen werden im Hinblick auf ihre funktionelle Bedeutung diskutiert und die Ikterusbildung bei der ANIT-Vergiftung als Folge einer primären Läsion der exkretorischen Zellmembran aufgefaßt. E. Grün. 2775.

4-64/10-0139 Herrmann, H.-J.; Berlin, Humboldt-Univ., Inst. für Veterin.-Pathol. **Pathologisch-anatomische und -histologische Untersuchungen der Klauen von gesunden, moderhinkekranken sowie an der nichtinfektiösen Klauenentzündung erkrankten Schafen (unter besonderer Berücksichtigung der Methodik der Knochenentkalkung).** Arch. exp. Veterinärmed. **17** (1963) Nr. 6. S. 1281-1314. — 15 Abb., 4 Tab., 71 Lit.
Es wurden 121 Klauen moderhinkekranker Schafe untersucht. Zur Entkalkung des ganzen Klauenbeines erwies sich unter 15 verschiedenen Methoden als günstigstes Verfahren, sowohl hinsichtlich Entkalkungszeit als auch hinsichtlich Beeinflussung der Gewebestruktur und Färbbarkeit, die elektrolytische Entkalkung nach Kuhlenkampff, die durch Verwendung eines Ladegerätes und einer Kohleplatte anstelle einer Batterie und der Kohlestabanode modifiziert wurde. Die Lederhaut ist mit ganz geringen Ausnahmen stets entzündlich verändert und zeigt entweder exsudative (Leukocyten) oder proliferative (Rundzellen, Histiocyten) Prozesse. In $^2/_3$ der Fälle war das Periost in den Entzündungsprozess einbezogen. Die Periostreaktion fehlt vorwiegend an den Klauen, bei denen eine Ablösung des Sohlenhornes und eine seröse Exsudation in den entstandenen Spalt angetroffen wird. Am Periost lassen sich drei Arten von Periostitiden unterscheiden, und zwar eine mit überwiegender Einschmelzung des Cortexgewebes einhergehende Reaktion (25 Klauen), die als Periostitis osteolytica bezeichnet wird. Je nach der Stärke der Reaktion findet man an der Außenfläche kleine, flache bis ausgedehnte, zusammenfließende Lakunen, die durch ein faserarmes, gefäß- und fibroblastenreiches Gewebe bedingt sind. In den Randbezirken kann es zu einer allerdings geringen Knochenapposition kommen. Bei 52 Klauen hat die Knochenzubildung etwa das Ausmaß der Resorption erreicht. Neben Faserknochen ragen lamellär aufgebaute Knochenvorsprünge in die Umgebung und beherrschen das Bild. Diese Veränderungen werden als Periostitis osteolytica et ossificans bezeichnet. Bei der dritten Art von Veränderungen (8 Fälle) handelt es sich um eine reine Periostitis ossificans. Die Veränderungen der Spongiosa bestehen entweder aus Kreislaufstörungen, oder entzündlich zelligen Reaktionen oder Zubildungen kollagenen Fasergewebes anstelle des reticulären Bindegewebes. An die Befundmitteilung schließt sich eine ausführliche Diskussion und Literaturbesprechung an. W. Seffner. 2785.

4-64/10-0140 Benoit, Roger. Quelques considérations sur l'hermaphrodisme. **(Einige Betrachtungen zum Hermaphroditismus.)** Schweiz. Arch. Tierheilkunde **106** (1964) Nr. 2. S. 63-73. — 8 Abb. Zus. in Ital., Dtsch.
Diese zwischensexuellen Formen kommen bei allen Säugetieren, besonders aber beim Schwein und beim Rind vor. Die Arbeit berichtet über 17 Fälle des Hermaphroditismus der Fortpflanzungsdrüsen beim Schweine. In den vorliegenden Fällen waren die Tiere nicht nur Zwitter im Hinblick auf die Gonaden, sondern es bestand auch eine Zweigeschlechtigkeit der abführenden Organe, wobei der weibliche Typus der häufigere war. Bei Zwittern sind meist auch die Parotiden hypertrophisch. .Das Fleisch der Hermaphroditen weist meist Geruchs- und Geschmacksabweichungen auf. Hermaphroditismus kann oft bereits beim lebenden Tier diagnostiziert werden. Wenn man dieses zwei oder drei Monate vor der Schlachtung kastriert, wird das Fleisch für den menschlichen Genuß tauglich. Die Ovulation ist oft beim Zwitter in Hinblick auf die Eibildung und die Gelbkörper normal, die Spermatogenese jedoch nicht (keine Spermatozoiden). Ein hormonales Gleichgewicht kommt zustande. H. Busse. 2795.

4-64/10-0141 Sane, C. R., Deshpande, B. R. und Kulkarni, S. G.; Bombay, Veterin. Coll. A record of unilateral agonadism in a Khillar bull. **(Ein Bericht über einseitigen Agonadismus bei einem Khillar-Bullen.)** Indian veterin. J. **40** (1963) Nr. 11. S. 702-705. 2795.

4-64/10-0142 Brodey, Robert S. und McFarland, Larry Z.; Davis, Univ. of California, School of Veterin. Med. Vulvar anomaly in a dog. **(Anomalie der Vulva bei einer Hündin.)** J. Amer. veterin. med. Assoc. **143** (1963) Nr. 12. S. 1326-1327. 2800.

4-64/10-0143 Zemjanis, Raymund und Sanint, Diego; Columbia, Univ. of Minnesota, Fac. de Med. Veterin.; Manizales, Univ. de Caldas, Fac. de Med. Veterin. y Zootecn. Incidencia clinica de las anormalidades del tracto genital de la hembra en el ganado vacuno de Colombia. **(Klinisch bedeutsame Anomalitäten des Geburtsweges bei Großtieren in Columbia.)** Rev. veterin. [Buenos Aires] **44** (1963) Nr. 5. S. 339-343. 2800.

4-64/10-0144 Molello, J. A., Jensen, Rue, Flint, J. C. und Collier, J. R.; Fort Collins, Colorado State Univ., Coll. of Veterin. Med. Placental pathology. I. Placental lesions of sheep experimentally infected with Brucella ovis. **(Pathologie der Placenta. 1. Mitt. Placentaveränderungen bei experimentell mit Brucella ovis infizierten Schafen.)** Amer. J. veterin. Res. **24** (1963) Nr. 102. S. 897-904. – 11 Abb., 3 Tab., 14 Lit. Zus. in Interlingua.
16 trächtige Schafe wurden i. v. mit *Brucella ovis*-Zellen (je ca. 6×10^9 Keime) etwa am 90. Trächtigkeitstag infiziert und 45-48 Tage später getötet. 5 weitere trächtige Schafe dienten als Kontrollen. Bei makroskopischer und mikroskopischer Untersuchung der Placenten der getöteten infizierten Schafe wurde festgestellt, daß sich 2 im Anfangsstadium, 12 im mittleren Stadium und 2 im fortgeschrittenen Stadium der Krankheit befanden. Eines der Schafe warf ein totes Lamm am 45. Tag nach der Infektion. Bei einem 2. Schaf enthielt der Uterus ca. 2 l gelbliches, flockiges Exsudat. Bei beiden Schafen waren die Placenten fast vollständig von der Uteruswand getrennt; kulturell wurde *Br. ovis* nachgewiesen. Makroskopisch fiel bei den mit *Br. ovis* infizierten Placenten vor allem starke Ansammlung zähen, gelblichen, geruchlosen Exsudats auf. Im mittleren Krankheitsstadium enthielt mindestens die Hälfte des Gebiets zwischen den Placentomen Exsudat; die Cotyledonen saßen fest. Ödem der Chorioallantois bestand in 4 von 13 Placenten. Gleichzeitig wurden histopathologische Veränderungen festgestellt, die näher beschrieben werden. Aus den Befunden wird gefolgert, daß offenbar eine lange Incubationszeit nötig ist, bevor die Infektion mit *Br. ovis* zu Aborten führt. Die Pathogenität des Erregers scheint nicht groß genug zu sein, um unter Feldbedingungen bei trächtigen Schafen wesentliche Schäden hervorzurufen. Der Erreger siedelt sich offenbar zwischen den Placentomen an. Der Stoffaustausch wird deshalb erst nach längerer Ansammlung von Exsudat und Bakterien gestört; es kommt dann zum Absterben des Fetus. W. Wittig. 2800.

4-64/10-0145 Molello, J. A., Flint, J. C., Collier, J. R. und Jensen, Rue; Fort Collins, Colorado State Univ., Coll. of Veterin. Med. Placental pathology. II. Placental lesions of sheep experimentally infected with Brucella melitensis. **(Pathologie der Placenta. 2. Mitt. Placentaveränderungen bei experimentell mit Brucella melitensis infizierten Schafen.)** Amer. J. veterin. Res. **24** (1963) Nr. 102. S. 905-912. – 10 Abb., 3 Tab., 8 Lit. Zus. in Interlingua. 1. Mitt. vgl. vorst. Ref.
16 trächtige Schafe wurden etwa am 120. Trächtigkeitstag i. v. mit lebenden *Brucella melitensis*-Zellen infiziert und 14-16 Tage später getötet. 6 weitere Schafe dienten als Kontrollen. 4 der 16 infizierten Schafe abortierten. Makroskopisch fielen vor allem ausgedehnte Ödeme der Placenta und kleine Mengen bräunlichroten Exsudats im Periplacentombereich auf. Nur gelegentlich fand sich Exsudat im Bereich zwischen den Placentomen. In fortgeschrittenen Stadien waren die Cotyledonen leicht von den Karunkeln zu trennen. Mitunter bestanden ausgedehnte Nekrosen und zellige Infiltration der Spitzen der

Septen. Die gleichzeitig auftretenden Hämatome waren von *Br. melitensis*-Keimen und Neutrophilen infiltriert. In frühen Stadien der Infektion waren die Veränderungen auf die Hiluszone des Placentoms beschränkt. In fortgeschrittenen Stadien bestand ausgedehnte Nekrose der Chorioallantois, und in den nekrotischen Zotten fanden sich zahlreiche Bakterien. Die entzündliche Reaktion war sehr gering. Die Ausdehnung und Schwere der degenerativen Veränderungen des Placentoms weist auf die Virulenz von *Br. melitensis* hin und erklärt die starke fetale Mortalität bei dieser Krankheit. W. Wittig. 2800.

4-64/10-0146 Molello, J. A., Jensen, Rue, Collier, J. R. und Flint, J. C.: Fort Collins, Colorado State Univ., Coll. of Veterin. Med. Placental pathology. III. Placental lesions of sheep experimentally infected with Brucella abortus. **(Pathologie der Placenta. 3. Mitt. Placentaveränderungen bei experimentell mit Brucella abortus infizierten Schafen.)** Amer. J. veterin. Res. 24 (1963) Nr. 102. S. 915-922. – 12 Abb., 3 Tab., 14 Lit. Zus. in Interlingua. 2. Mitt. vgl. vorst. Ref.

18 tragende Schafe wurden etwa am 110. bis 115. Trächtigkeitstag i. v. mit lebenden *Brucella abortus*-Zellen infiziert; 10 weitere tragende Schafe dienten als Kontrollen. 2 der infizierten Schafe verendeten etwa 24 Std. nach der Infektion, wahrscheinlich infolge Schock. Die übrigen wurden nach 19-22 Tagen getötet. 2 der infizierten Schafe abortierten. Die makroskopischen Veränderungen bestanden vor allem in unterschiedlichem Ödem und mäßiger Menge blutigen Exsudats im Bereich des Periplacentoms. Die histopathologischen Veränderungen in der Hiluszone bestanden im frühen Stadium in Nekrose und Zellinfiltration der Septenspitzen und bakterieller Besiedelung der Hämatome und eventuell Nekrosen im Bereich der Chorioallantois. In fortgeschrittenen Stadien bestand ausgedehnte Nekrose der Zotten und der Chorioallantois in der Hiluszone und dem Periplacentom, begleitet von deutlicher entzündlicher Reaktion. – Abschließend besprechen Vff. die Unterschiede der pathologischen Veränderungen an den Placentomen bei Infektion von Schafen mit *Br. ovis*, *Br. melitensis* und *Br. abortus*. Während sich die *Br. ovis*-Infektion hauptsächlich im interplacentaren Bereich lokalisiert, üben *Br. abortus* und *Br. melitensis* die primäre Wirkung im Placentom aus. *Br. melitensis*-Infektion führte zur Nekrose im ganzen Placentom; dagegen übt die *Br. abortus*-Infektion ihre Wirkung primär nur in der Hiluszone und im Periplacentom aus. W. Wittig. 2800.

4-64/10-0147 Hemmer, Helmut. **Strukturveränderungen am Schädel eines Leoparden (Panthera pardus) infolge Unterkieferbruches.** Säugetierkundl. Mitt. 12 (1964) Nr. 2/3. S. 52-55. 2810.

4-64/10-0148 Krediet, P.; Utrecht, Rijksuniv., Fac. der Diergeneeskunde, Anatom. Inst. Het experimenteel opwekken van posttraumatische dystrofie bij proefdieren. **(Die experimentelle Erzeugung einer posttraumatischen Dystrophie bei Laboratoriumstieren.)** Tijdschr. Diergeneeskunde 88 (1963) Nr. 23. S. 1693-1702. – 15 Abb. Zus. in Engl., Franz., Dtsch.

Als Folge traumatischer Verletzungen besonders an Gliedmaßen werden beim Menschen häufig dystrophische Veränderungen beobachtet, bei denen Schmerz und Anschwellung, Steifheit in den Gelenken und Atrophie des subcutanen Gewebes das klinische Bild beherrschen. Diese Veränderungen deuten auf eine Störung der peripheren vegetativen Regulation, obwohl allgemein jedoch angenommen wird, daß eine Quetschung oder Beschädigung eines cerebrospinalen Nervens die primäre Ursache sei. Vf. hat nunmehr experimentell durch Anbringen von Läsionen im vegetativen Nervensystem (Auftragen von Phenol auf den Plexus pelvicus und das Ganglion stellatum) unter tunlichster Schonung cerebrospinaler Nervenbahnen eine posttraumatische Dystrophie an den Hinterbeinen erzeugt. E. Wiesner. 2828.

4-64/10-0149 Wiertz-Hoessels, E. L. M. J.; Utrecht, Rijksuniv., Fac. der Diergeneeskunde, Inst. voor Anatomie. Veranderingen in de innervatie van dwarsgestreepte spieren bij posttraumatische dystrofie. **(Veränderungen in der Innervation der quergestreiften Muskulatur bei posttraumatischer Dystrophie.)** Tijdschr. Diergeneeskunde **88** (1963) Nr. 23. S. 1703-1720. – 43 Abb. Zus. in Engl., Franz., Dtsch.
Sowohl bei Menschen, die an posttraumatischer Dystrophie litten, als auch bei Versuchstieren, bei denen sie experimentell erzeugt worden war (vgl. vorst. Ref.), werden Veränderungen der vegetativen Innervation der Muskulatur festgestellt. Die vegetative Nervenversorgung findet hauptsächlich über die Kapillaren statt. Es zeigte sich, daß fast gleichzeitig mit den Störungen im adrenergischen Teil des peripheren vegetativen Nervensystems pathologische Reflexe des Hinterbeins von Versuchstieren und makroskopische Veränderungen an der Haut auftraten. Erst später können dann auch Veränderungen an den motorischen Endplatten auftreten und Degenerationen im cerebro-spinalen System durch Störungen im vegetativen Nervensystem sekundär veranlaßt werden. Bei pathologischen Veränderungen im vegetativen Nervensystem können durchaus Lahmheiten auftreten, obwohl die motorischen Endplatten völlig unverändert sind. E. Wiesner. 2828.

4-64/10-0150 Rubin, Lionel F.; Philadelphia, Univ. of Pennysylvania, School of Veterin. Med. Asteroid hyalosis in the dog. **(Asteroide Hyalose beim Hund.)** Amer. J. veterin. Res. **24** (1963) Nr. 103. S. 1256-1262. 2830.

4-64/10-0151 Hirche, Hj., Koike, S., Lochner, W. und Zähle, R.; Düsseldorf, Med. Akad., Physiol. Inst. **Der Eigenstoffwechsel der Lunge des Hundes bei Dinitrophenolvergiftung.** Pflügers Arch. ges. Physiol. Menschen Tiere **279** (1964) Nr. 1. S. 73-83. 3040.

4-64/10-0152 Magat, A. und Pérès, G.; Lyon, École Vétérin., Fac. des Sci. Les aspects métaboliques des chocs sériques. **(Die Stoffwechselvorgänge beim Serumschock.)** Bull. Soc. Sci. vétérin. Méd. comparée Lyon **66** (1964) Nr. 1. S. 5-36. – 32 Lit.
Die Untersuchung der Stoffwechselvorgänge beim Serumschock führt zu der Erkenntnis, daß, obwohl eine Reihe biologischer Gegebenheiten hierüber bekannt sind, es doch noch sehr schwer fällt, diese in logische und zusammenhängende Beziehungen zu einander zu bringen. Die Existenz eines sogenannten „Anaphylatoxins" hat im Laufe der letzten Jahre an Wahrscheinlichkeit gewonnen, wenn auch seine Natur und seine Identität nicht viel besser bekannt sind als zur Zeit seiner „Erfindung". Die Histamin-Theorie des anaphylaktischen Schocks ist die gesichertste und befriedigendste für den Chemiker, der gewohnt ist, die an den Lebewesen beobachteten Erscheinungen auf das Vorhandensein von vollkommen definierten, isolierbaren und mit objektiven Methoden meßbaren chemischen Substanzen zurückzuführen. Der Histaminstoffwechsel ist auf das Engste mit der Aetiologie und Pathologie des Serumschocks verbunden. Die Störungen des Wasser-, Mineral-, Zucker-, Lipoid- und Eiweißstoffwechsels scheinen bis zum Beweis des Gegenteils nichts als eine anfängliche und uns entgehende biochemische Läsion zu sein, die ihren Sitz in den Zellen oder Körpersäften hat; sie befindet sich dort, wo der immuno-chemische Widerstreit die Bildung des Anaphylatoxins und die Freisetzung des Histamins und verwandter Substanzen auslöst. Es bleibt bemerkenswert, daß keine der erwähnten Stoffwechselstörungen einen ursprünglichen und dem anaphylaktischen Schock eigenen biochemischen Vorgang auslöst. Die Veränderung der Durchlässigkeit der Zellwände erklärt den Austritt von Plasma aus den Gefäßen und die Ausscheidung von Kalium aus den Erythrocyten. Die Zerstörung des Glykogens, die Vermehrung der ungesättigten Fettsäuren, das Abnehmen der Proteine sind keineswegs

für das Syndrom „Serumschock" spezifische Vorgänge. Seine Ursache selbst dagegen ist in hohem Grade spezifisch. Die Zahl der Antwortreaktionen, über die der lebende Organismus gegenüber einem Angriff verfügt, ist offensichtlich begrenzt. K. Reinhardt. 3087.

4-64/10-0153 Naškov, D. und Naškova, O. Metaboličen aspekt na alergijata. IV. Dezaminirane na njakoi aminokiselini v černija drob na alergizirani životni. **(Ein metabolischer Aspekt der Allergie. 4. Mitt. Desaminierung einiger Aminosäuren in der Leber allergisierter Tiere.)** Izvestija na Veterinarnija institut za zarazni i parazitni bolesti, Sofija 8 (1963) S. 49-53. – 2 Tab., 13 Lit. 3. Mitt. vgl. LZ. Abt. IV 8 (1963) Nr. 12. S. 2476.

Es wurden Untersuchungen durchgeführt, um die Verwirrungen in sensibilisierten Zellen festzustellen, die durch Desaminierung einiger Aminosäuren durch Mycobact. tub. entstanden waren. Als Versuchstiere dienten 10 tuberkulöse und 10 gesunde Meerschweinchen. Das Lebergewebe normaler und in bezug auf die Tuberkelbakterien sensibilisierter Versuchstiere desaminiert l-Asparaginsäure und l-Arginin gleich intensiv. Wenn sich aber das Lebergewebe der sensibilisierten Meerschweinchen in Kontakt mit Tuberkulin befindet, verstärkt sich die Desaminierung dieser Zellen auf das Dreifache, während für das normale Gewebe diese Verstärkung 12% nicht übersteigt. NRB/ZSNTI. 3090.

4-64/10-0154 Schaaf, A. van der und Hagens, F. M.; Utrecht, Rijksuniv., Fac. der Diergeneeskunde, Inst. voor Bacteriol. Ongunstige beinvloeding van de algemene gezondheidstoestand von caviae door de implantatie van Hexoestrol. **(Ungünstige Wirkung einer Hexoestrolimplantation auf die allgemeine Verfassung von Meerschweinchen.)** Tijdschr. Diergeneeskunde 88 (1963) Nr. 23. S. 1728-1733. – 3 Abb., 1 Tab., 2 Lit. Zus. in Engl., Franz., Dtsch.

Die s. c. Implantation von 15 bzw. 7,5 mg Hexoestrol verursachte bei jungen männlichen und weiblichen Meerschweinchen eine starke Wachstumshemmung. Die Tiere beider Geschlechter wurden zunächst an den Flanken und später am ganzen Körper kahl und Haut und Schleimhäute zeigten gegenüber bakteriellen Infektionen eine verminderte Widerstandskraft. Beide Geschlechter wurden völlig unfruchtbar, obwohl täglich nur etwa 5 mcg Oestrogen resorbiert wurden. Während jedoch die männlichen Tiere nach Entfernung der Tabletten wieder fruchtbar wurden und sich Wachstum und Behaarung wieder einstellten, blieben die weiblichen Tiere unfruchtbar, weil die Gebärmutter durch den Elastizitätsverlust ihrer Wand zu groß blieb. E. Wiesner. 3150.

4-64/10-0155 *Mueller, Hans.* **Untersuchungen über postmortale histologische Veränderungen am Rückenmark und Kleinhirn beim Pferd.** Diss. Veterinärmed. Fak. Bern 1963. (35 S.) 8°. Diss. 9622)

VII. BAKTERIOLOGIE, HYGIENE

4-64/10-0156 Lockhart, W. R. und Squires, R. W.; Ames, Iowa State Univ., Dep. of Bacteriol. Aeration in the laboratory. **(Belüftung im Laboratorium.)** Advances appl. Microbiol. 5 (1963) S. 157-187. – 57 Lit.

Mikrobiologisches Arbeiten erfordert häufig eine Kontrolle der Belüftung der Kulturen. Die gebräuchlichen chemischen, physikalischen und elektrometrischen Methoden zur Messung des Sauerstoffgehaltes einer Kultur werden verglichen. Dabei kann herausgestellt werden, daß sich die Anwendung einer Methode nach dem jeweiligen Zweck des Versuches, der Mikroorganismenart und dem Kulturgefäß richten muß. Von den Methoden der Steuerung der Sauerstoffzufuhr werden die verschiedenen Schüttelflaschen, Gaszuführungsgefäße und Rührgefäße näher besprochen. Die Methoden der Be-

lüftung der Kulturen sind nicht so kompliziert, als daß sie nicht in jedem mikrobiologischen Laboratorium durchgeführt werden könnten.
G. Scheibner. 3200.

4-64/10-0157 Kostov, V. und Toškov, A. Dvu- i poveče kratni na den chemokulturi s korigens v pipetki i penicilinovi stŭkla. **(Zwei- und mehrfache Hämokulturen an einem Tag mit Korrigens in Pipetten und Penicillingläsern.)** Naučni trudove. Visš veterinarnomedicinski institut „Prof. d-r G. Pavlov", Sofija **11** (1963) S. 305-309. — 2 Tab., 2 Lit.
Unter Verwendung einer Hämokultur in Penicillingläsern mit Korrigens und einer Mikrohämokultur in gekrümmten Pipetten wurden 100 Blutproben von 10 experimentell mit Rotlauf infizierten Schweinen untersucht. Man hat festgestellt, daß ein mehrfaches Versetzen der Hämokultur (2 bis 7 mal pro Tag) den prozentualen Anteil der positiven Fälle bedeutend erhöht. Dies ist ein Vorteil, den man bei Arbeiten mit einer Mikrohämokultur ausnutzen kann, besonders bei der Untersuchung von Kindern oder kleinen Versuchstieren und Geflügel, denen man nicht viel Blut entnehmen kann.
NRB/ZSNTI. 3280.

4-64/10-0158 Thomas, J. H.; Glebe, New South Wales, C. S. I. R. O., Div. of Animal Health. A liquid medium for the growth of Fusiformis nodosus. **(Ein flüssiger Nährboden für die Kultivierung von Fusiformis nodosus.)** Austral. veterin. J. **39** (1963) Nr. 11. S. 434-437. 3280.

4-64/10-0159 Schmidt, Ferdinand und Albers, Helga; Potsdam-Rehbrücke, Forschungsstelle für Exp. Onkol. der Dtsch. Akad. der Wiss. zu Berlin. **Zwei einfache Haltegeräte für kleine Versuchstiere.** Z. Versuchstierkunde **3** (1963) Nr. 5/6. S. 143-146. — 7 Abb. Zus. in Engl.
Zur Verbesserung der Arbeitsökonomik und des Arbeitsschutzes wurden eine Faßzange (F.) in 3 Abmessungen für Mäuse, Goldhamster und Ratten sowie ein Haltegerät für Rassen (H.) zur Vornahme subcutaner und intravenöser Injektionen entwickelt. F. stellt eine umgearbeitete Gefäß- bzw. Tuchklemme dar, die Tiere werden vom Rücken her hinter den Vorderbeinen gefaßt, die Zange dann mit dem fixierten Tier in ein Halteblech eingeführt. H. besteht aus Messinghalbschalen verschiedener Größe mit flachem Rand. Nachdem das Versuchstier mit der Halbschale bedeckt wurde, wird diese unter die seitlichen Leisten eines stabilen Grundbretts geschoben und so fixiert. Nun können alle Injektionen ohne Bißgefahr durchgeführt werden.
B. Busch. 3320.

4-64/10-0160 Gorr, Klaus und Hoernicke, Eberhard; Berlin, Humboldt-Univ., Veterinärmed. Fak. **Zum natürlichen bakteriostatischen Effekt des Verdauungstraktes von Hühnerküken.** Diss. Berlin **1964** 63 S. — 10 Abb., 6 Tab., 71 Lit.
Mittels Warburgmethode wurden sämtliche Abschnitte des Verdauungstraktes verschieden alter Hühnerküken auf Hemm- bzw. Wuchsstoffe für *Bacillus cereus* getestet. Bei Küken bis zu 24 Tagen wurden stärkere Hemmeffekte in Ösophagus, Kropf und Magen beobachtet. Proventriculus sowie alle Dünn- und Dickdarmabschnitte hemmten schwach oder überhaupt nicht. Nach 3-4 Wochen erhöhten sich die Hemmeffekte in Dünn- und Dickdarm, außer im Caecum. Bei 10-11 Wochen alten Küken erzielte Duodenum die höchsten Hemmwerte. Das Verhalten des Caecums läßt dagegen eher gewisse Förderung des Bakterienwachstums vermuten. Die ermittelten Ergebnisse werden im Falle von Hemmreaktionen als natürliche Abwehrfunktion des Makroorganismus gewertet, die durch Hemmstoffe noch unbekannter Art hervorgerufen werden. Diese Hemmstoffe sind in den ersten 4 Lebenswochen in stärkerem Maße nur in den proximalen Abschnitten des Verdauungstraktes vorhanden. In späteren Lebenswochen kommt es dann auch zur Aus-

bildung von Hemmeffekten in Dünn- und Dickdarmabschnitten, die sogar' wie Duodenum, die Hemmwerte der proximalen Abschnitte übersteigen'
E. Wiesner. 3380'

4-64/10-0161 Papke, Hans; Berlin, Humboldt-Univ., Veterinärmed. Fak.' Inst. für Epizootol. und Hyg. **Viskosimetrische Untersuchungen von Rinderseren unter besonderer Berücksichtigung des Antikörpergehaltes.** Diss. Berlin **1964** 99 S. — 2 Abb., 30 Tab., 68 Lit.

Bei 337 Rindern werden vergleichende Untersuchungen hinsichtlich der pathologischen Veränderungen, der serologischen Reaktionen (Brucellose-LA und Tbc-KBR) und der Werte der Serumviskosität durchgeführt. Weitere 168 Rinder werden ohne Berücksichtigung der pathologischen Befunde ausgewertet. Bei pathologisch und serologisch negativen Rindern besteht zwischen den Altersgruppen 1-1½ Jahre und 2-3 Jahre ein signifikanter Viskositätsunterschied. Die Brucellose übt keinen Einfluß auf die Serumviskosität aus. Die Tuberkulose bewirkt je nach dem Grad der Erkrankung eine Viskositätserhöhung. KBR-positive Seren von Rindern mit chronischer Organtuberkulose der Lunge bzw. mit Serosentuberkulose haben einen signifikant höheren Viskositätswert als die KBR-negativen Seren mit gleichen pathologischen Befunden. Pathologische Veränderungen, wie Distomatose, Serositiden und eitrige Prozesse bewirken eine Viskositätssteigerung. Es besteht keine spezifische Relation zwischen bestimmten Viskositätswerten und den hier untersuchten Erkrankungen der Rinder. Die Viskositätswerte geben einen Hinweis auf den Umfang und die Schwere der pathologischen Veränderungen.
E. Wiesner. 3400.

4-64/10-0162 Doljansky, Naomi und Kapeller, Stella; Bet Dagan, Veterin. Inst. Laboratory trials with a Leptospira grippotyphosa bacterin in hamsters and goats. **(Laborversuche mit einer Leptospira grippotyphosa Bacterin-Vaccine bei Hamstern und Ziegen.)** Refuah Veterinarith [Jerusalem] **20** (1963) Nr. 3. S. 194-185.

Leptospira grippotyphosa (*bovis*) wird in Israel bei Mensch und Tier gefunden. Nach der Methode von Brown et al. wurde eine *L. grippotyphosa*-Vaccine hergestellt und in Schutzversuchen an Hamstern und Ziegen geprüft. Sechs Gruppen von Hamstern erhielten die Vaccine in verschiedenen Mengen von 1 ml bis zu einer Verdünnung von 1:32. Nach 6 Wochen wurden die Tiere mit einer Nierensuspension infiziert. Während die Kontrolltiere der Infektion erlagen, erkrankte keines der schutzgeimpften Tiere. Bei einer erneuten Infektion nach einem Jahr ergab sich die gleiche Wirkung. 6 Mon. alte Ziegen eigener Zucht erhielten je 5 ml Vaccine und wurden 3 Wochen nach der Impfung mit einer Nierensuspension infizierter Hamster subcutan, intraoculär und intranasal infiziert. Außer einem leichten Temperaturanstieg waren klinische Symptome nicht zu beobachten. 19 Tage p. i. wurden diese Tiere und die Kontrollen geschlachtet. Während bei den Kontrolltieren, die eine schwere Gelbsucht hatten, Leptospiren aus Leber und Nieren gezüchtet werden konnten, konnten bei den vaccinierten Tieren Leptospiren nicht nachgewiesen werden. Bei einer anderen Gruppe Ziegen konnte noch nach einem Jahr eine Schutzwirkung der Vaccine gegenüber einer experimentellen Infektion festgestellt werden.
L. Stoll. 3490.

4-64/10-0163 Bertoye, André. Les chocs sériques en médecine humaine. **(Der Serumschock in der Humanmedizin.)** Bull. Soc. Sci. vétérin. Méd. comparée Lyon **65** (1963) Nr. 1. S. 265-279. — 16 Lit.

Die Einführung Antikörper enthaltender Heilseren in die Therapie der bakteriellen Infektionskrankheiten hat eine tiefgreifende Umwälzung auf diesem Gebiete gebracht. Fast gleichzeitig mit den offensichtlichen Heilerfolgen werden aber auch der anaphylaktische Schock und die Serumkrankheit beobachtet, in immer größerem Umfange registriert und schließlich auch eingehend erforscht, um ihr Wesen und ihre Ursachen aufzuklären. Der Immunpathologie gelingt es, das Problem durch Reinigung (Enteiweißung) der antitoxischen und antibakteriellen Seren für die Anwendung als Heilseren größtenteils zu lösen. Ähnliche, aber im allgemeinen weniger schwere Zwischenfälle ereignen sich auch bei der Anwendung von Rekonvaleszentenseren, meist in Form der Serumkrankheit; sie haben sich jedoch mitunter als schwer erwiesen seit der intravenösen Anwendung von Gammaglobulinen. Bei gleichzeitiger Applikation von Antibiotica oder Sulfonamiden können durch die Bindung an die Serumproteine mitunter Zwischenfälle entstehen, die bei Penicillin sogar zum tödlichen Schock führen. Mit den Schädigungen der Periarteriitis nodosa, die denjenigen beim wiederholten Serumschock ähneln, gelangt man bereits in das Grenzgebiet der Erkrankungen durch Eigen-Antikörper und durch Fremdsensibilisierung des Organismus.

K. Reinhardt. 3495.

4-64/10-0164 Cottereau, Ph.; Lyon, École Nat. Vétérin. Les chocs sériques en médecine vétérinaire. **(Der Serumschock in der Veterinärmedizin.)** Bull. Soc. Sci. vétérin. Méd. comparée Lyon **65** (1963) Nr. 5. S. 281-289. — 20 Lit.

Der Serumschock tritt bei Pferd, Hund, Schaf und Ziege sowie beim Geflügel seltener in Erscheinung als bei Rind und Schwein. Die Gründe für dieses unterschiedliche Verhalten liegen darin, daß das Pferd meist nur homologes Serum mit einem therapeutischen Titer erhält und die anderen Tiere seltener Objekte einer Serotherapie sind. Der Hund erhält meistens nur homologes Serum bei der Staupeimpfung. Die Geschwindigkeit der Injektion, das Alter und der Gesundheitszustand der Patienten spielen gleichfalls eine Rolle. Tiere mit akuter oder latenter Leber- oder Niereninsuffizienz sind geeignete Objekte, einen Serumschock zu demonstrieren. Klinisch unterscheidet man einen akuten und einen verzögerten (subakuten) Schock; letzterer ist bei Tieren seltener als beim Menschen und tritt in der Regel 7-12 Tage post inject. auf. Beim Schwein sind die Symptome ausgeprägter und daher leichter zu erkennen: mehr oder weniger begrenzte, z. T. urticariaähnliche Hautrötungen auf der Innenfläche der Schenkel, am Bug, entlang dem Gesäuge und am Ohrgrunde. Diese Hautsymptome sind vergesellschaftet mit Inappetenz, Niedergeschlagenheit und hohem Fieber (40,5-41,0 °C), das 3-4 Tage anhält. In der Regel tritt Spontanheilung ein. Der akute und der subakute (verzögerte) Serumschock sind Erkrankungen, die der Tierarzt trotz ihres seltenen Vorkommens gut kennen muß, weil sie unvorhersehbar sind und daher jede Injektion von Serum eine wohlüberlegte tierärztliche Handlung darstellen muß. Schon allein aus diesem Grunde muß sie nach wie vor den Angehörigen des tierärztlichen Berufes vorbehalten bleiben.

K. Reinhardt. 3495.

4-64/10-0165 Joubert, L. Bases immunologiques des chocs sériques. **(Die immunologische Grundlage des Serumschocks.)** Bull. Soc. Sci. vétérin. Méd. comparée Lyon **65** (1963) Nr. 5. S. 291-312.

An Hand einer gegebenen exakten Definition des Serumschocks erscheint Vf. die Grenze des Begriffs zu eng gezogen; sie erstreckt sich vielmehr auf alle Erscheinungsformen der Überempfindlichkeit (Hypersensibilität) (HS), die mit Ausnahme der verzögerten Tuberkulin-Allergie (Koch'sche Tuberkulinprobe) in neuerer Zeit in eine spezifische und eine unspezifische HS eingeteilt wird. Die spezif. HS ist entweder eine (unmittelbare) allgemeine Anaphylaxie (A) vom Typ Richet-Portier oder eine (rasche) lokale A vom Typ Arthus, während die nichtspezif. HS eine allgemeine vom Typ Sanarelli oder eine lokale, vom Typ Schwarzmann sein kann. Die weiteren eingehenden Darlegungen befassen sich mit den heterologen und den heterogenen, sensibilisierenden Antikörper, ferner vergleichend mit der immunologischen Wirkungsweise des Serumschocks, mit der spezif. lokalen A (Arthus)- und mit der unspezif. HS (Sanarelli-Schwarzmann), wozu ein anschauliches Schema der verschiedenen immunologischen Typen des Serumschocks gegeben wird. Dies ist nur eine der vielfältigen Manifestationen des Organismus im Kampfe gegen die Antigene und steht in engem Zusammenhang mit dem allgemeinen organischen und neuro-endocrinen Geschehen sowie mit dem Stoffwechsel. Die Immunologie ist keine in einen engen Rahmen gespannte Wissenschaft. Vom Therapeuten und vom Toxikologen der Arzneimittelherstellung muß kluge Vorsicht und Unterscheidungsgabe verlangt werden, denn jeder biologische Eingriff stellt eine zweischneidige Waffe dar, und die Immunitätsreaktion ist wahrhaftig nicht einsichtig trotz ihrer augenscheinlichen Zweckbestimmtheit. K. Reinhardt. 3495.

4-64/10-0166 Wahl, R., Drach, G. und Cayeux, P.; Paris, Inst. Pasteur. Allergie cutanée retardée du lapin à Streptococcus pyogenes (groupe A). Rôle des protéines basiques et en particulier de la protéine M. **(Anhaltende cutane Allergie des Kaninchens gegen Streptococcus pyogenes [Gruppe A]. Die Bedeutung der basischen Proteine und insbesondere des M-Proteins.)** Ann. Inst. Pasteur **106** (1964) Nr. 1. S. 58-78. — 3 Abb., 2 Tab., 21 Lit. Zus. in Engl.

29 Kaninchen wurden durch subcutane oder intradermale Injektion lebender oder abgetöteter Streptokokken (*Sc. pyogenes*, Gruppe A) allergisiert, wobei die Keimzahlen zwischen 10^{10} und 10^{9} differierten. Weitere 12 Kaninchen erhielten 0,5-2,0 mg eines Alkohol-Extraktes dieser Streptokokken zusammen mit Freunds Adjuvans gleichfalls subcutan oder intradermal injiziert. Für den intradermalen Allergie-Test fanden ein „saurer", ein „neutraler" und ein „Alkohol"-Extrakt sowie 2 von den 4 durch Säulenchromatographie gewonnenen Fraktionen des „Alkohol"-Extraktes Verwendung. Alle Extrakte sowie die 2 Fraktionen waren für den Allergie-Test brauchbar, wobei die Reaktion der beiden Fraktionen deutlicher ausgeprägt und anhaltender war. Der Nachweis der Streptokokken-Allergie ist an das Vorhandensein des M-Proteins in der Testflüssigkeit gebunden. Das homologe M-Protein bewirkt eine anhaltende allergische Reaktion, während das heterologe undeutlich zeichnet. Wenn aber die Kaninchen lange vor dem Testen allergisiert worden sind, so gibt auch das heterologe M-Protein eine anhaltende cutane Allergie-Reaktion. W. Kuhlmann. 3560.

4-64/10-0167 Brock, T. D., Mosser, J. und Peacher, Barbara; Bloomington, Indiana Univ. The inhibition by streptomycin of certain Streptococcus bacteriophages, using host bacteria resistant to the antibiotic. **(Die Hemmung bestimmter Streptokokkenphagen durch Streptomycin bei Verwendung streptomycinresistenter Trägerbakterien.)** J. gen. Microbiol. **33** (1963) Nr. 1. S. 9-22. — 4 Abb., 4 Tab., 17 Lit.

Der Versuch, Streptokokkenphagen auf Streptomycin-Agar unter Verwendung streptomycinresistenter Trägerstämme zu kultivieren, schlug fehl. Vff. gingen diesem Phänomen nach und kamen zu der Schlußfolgerung, daß es dafür 2 Erklärungen gibt. Wenn das Antibioticum bereits vor der Phagenabsorption im Nährmedium vorhanden ist, so verhindert es die Injektion der Phagen-DNS. Dieser Vorgang ist reversibel. Wenn aber das Antibioticum erst nach der Absorption zugesetzt wird, dann erfolgt eine Inaktivierung des Phagen-Genoms. Die entsprechenden Untersuchungen erfolgten mit 3 Stämmen des *Sc. zymogenes*, 1 *Sc. liquefaciens*-Stamm, 1 *Sc. faecium*-Stamm und mit 13 verschiedenen Streptokokkenphagen. W. Kuhlmann. 3560.

4-64/10-0168 Haukenes, Gunnar; Bergen, Norway, Univ., School of Med. Serological typing of Staphylococcus aureus. 3. Factor ac and c sera. **(Serologische Typisierung des Staphylococcus aureus. 3. Mitt. Die ac- und c-Fak-**

torenseren.) Acta pathol. microbiol. scand. **59** (1963) Nr. 2. S. 220-228. — 8 Tab., 7 Lit. 2. Mitt. vgl. 4-64/08-0211.
Für die serologischen Untersuchungen wurden die Teststämme 18 Std. bei 37 °C auf Mannit-Salz-Agarplatten kultiviert, da es sich herausgestellt hatte, daß hierdurch bei den Staphylokokken verschiedene blockierende, hitzestabile Agglutinogene freigesetzt werden können. Jener Agarnährboden enthielt 7,5% NaCl, 1% Mannit und Phenolrot als Indikator. Das ac-Faktorenserum wurde aus dem Serum 3647 durch Absorption mit Stamm 3189 gewonnen. Bei einem Vergleich zwischen dem ac-Faktorenserum und dem a-Factorenserum unter Heranziehung verschiedener Teststämme wurde ein unterschiedlicher Ausfall der Agglutinationsreaktionen beobachtet, der vornehmlich auf das Vorhandensein eines bisher unbekannten Faktors, als ac_1 bezeichnet, zurückgeführt wurde. In dem ac-Faktorenserum war ferner ein 2. neuer Antikörper, c_1 benannt, nachweisbar. Das c_1-Faktorenserum kann durch Absorption des Serums 3647 (K 828) mit Stamm 2095 oder aus den Seren 1015 und 6376 durch Absorption mit Stamm 2095 gewonnen werden. Die Faktorenseren gewinnen ständig an Bedeutung für die serologische Typisierung der Staphylokokken, da sie die Mehrzahl der Staphylokokkenstämme agglutinieren und sich dadurch den Typenseren überlegen zeigen. Die Unterscheidung zwischen Gruppen- und Typenseren kann nicht mehr gerechtfertigt werden. W. Kuhlmann. 3565.

4-64/10-0169 Suganuma, Atsushi; Kyoto, Japan, Kyoto Prefectural Univ. of Med. Some features of membranous structures in Staphylococcus aureus. **(Einige Besonderheiten der Membranstrukturen bei Staphylococcus aureus.)** J. infect. Diseases **113** (1963) Nr. 3. S. 179-185. — 15 Abb., 2 Tab., 18 Lit.
Elektronenmikroskopische Untersuchungen der Ultradünnschnitte von Keimen eines *Staphylococcus aureus*-Stammes ließen außer den bekannten membranartigen Strukturen im Cytoplasma auch solche am Kern erkennen. Membranartige Strukturen des Cytoplasmas werden ausschließlich bei jungen Kulturen beobachtet, während bei älteren Kulturen solche im Kerngebiet auftreten. Das unterschiedliche, vom Alter der Kulturen abhängige Vorkommen membranartiger Strukturen muß mit der noch unbekannten Funktion dieser Gebilde zusammenhängen. Vielleicht sind die am Kern vorkommenden membranartigen Strukturen für die Synthese des Kernmaterials von Bedeutung. W. Kuhlmann. 3565.

4-64/10-0170 Cannon, Frances D. und Hawn, Clinton V. Z.; Cooperstown, N. Y., Mary Imogene Bassett Hospital. Phosphatase activity of Staphyloccocus aureeus: correlation of enzyme production with resistance to penicillin and phage pattern. **(Die Phosphatase-Aktivität des Staphylococcus aureus: Korrelation der Enzymproduktion mit der Penicillinresistenz und dem Phagenbild.)** J. Bacteriol. **86** (1963) Nr. 5. S. 1052-1056. — 4 Abb., 4 Tab., 17 Lit.
Mehrere *Staphylococcus aureus*-Stämme verschiedenen Ursprungs wurden mit dem Basis-Phagensatz typisiert. Ferner wurde die Penicillinempfindlichkeit mit der Plattenmethode festgestellt und die Phosphataseaktivität quantitativ mit einem photoelektrischen Kolorimeter bestimmt. Im Gegensatz zu den koagulasenegativen Staphylokokken bilden koagulasepositive Stämme keine nennenswerten Mengen an saurer Phosphatase. Zwischen der Phosphatasebildung und der Penicillinresistenz besteht kein Zusammenhang. Staphylokokken der Phagengruppe I oder des Phagentyps 80/81 bilden reichlich Phosphatase, während die aus den Gruppen II und III nur eine geringe Phosphataseaktivität aufweisen. W. Kuhlmann. 3565.

4-64/10-0171 Novick, R. P., Mill Hill, London, Nat. Inst. for Med. Res. Analysis by transduction of mutations affectin penicillinase formation in

Staphylococcus aureus. **(Untersuchungen über die Transduktion von Mutationen, welche eine Penicillinasebildung bei Staphylococcus aureus zur Folge haben.)** J. gen. Microbiol. **33** (1963) Nr. 1. S. 121-136. – 1 Abb., 8 Tab., 35 Lit.

Von einem *Staphylococcus aureus*-Stamm wurden 75 Mutanten mit unterschiedlicher Penicillinasebildung isoliert, welche in 3 Gruppen unterteilt werden konnten: a) Mutanten mit geringer Penicillinasebildung, b) Mutanten mit reichlicher Penicillinasebildung und c) Mutanten ohne Penicillinasebildung. Es wird die Möglichkeit erörtert, daß die Penicillinaseregion im einzelnen *Staphylococcus* an ein Plasmid gekoppelt ist und extrachromosomal vererbt werden kann. Die penicillinasenegativen Mutanten könnten dadurch entstanden sein, daß sie ein derartiges Plasmid verloren haben.

W. Kuhlmann. 3565.

4-64/10-0172 McClatchy, J. K. und Rosenblum, E. D.; Dallas, Univ. of Texas, Southwestern Med. School. Induction of lactose utilization in Staphylococcus aureus. **(Induktion der Lactoseverwertung bei Staphylococcus aureus.)** J. Bacteriol. **86** (1963) Nr. 6. S. 1211-1215. – 3 Tab., 15 Lit.

Durch Bestrahlung eines Staphylokokkenstammes mit UV-Licht wurden lactosenegative Mutanten gewonnen, auf welche man dann Phagen einwirken ließ. Die Folge war, daß diese Phagen die Fähigkeit der Lactosevergärung transduzierten. Unabhängig davon wurde ferner durch Züchtung der Staphylokokken in Bouillon mit Lactose- und Galaktose-Zusatz bei den Staphylokokken die zur Lactoseverwertung erforderliche Enzymsynthese angeregt, wobei die Entwicklung von beta-Galaktosidase und Galaktosidpermease auf die induktive Wirkung der Lactose und Galaktose zurückgeführt werden konnte. Das genetische System des *Staphylococcus aureus* scheint 2 Gene für die Synthese dieser Enzyme aufzuweisen, deren Wirkung durch ein regulatorisches Gen freigesetzt wird. Jene beiden Gene könenn unabhängig von einander mutieren, denn lactosenegative Mutanten, welche keine beta-Galaktosidase bilden, können die Permease synthetisieren und umgekehrt. Wenngleich es auch große Ähnlichkeiten zwischen dem Lactose-System von *Staphylococcus aureus* und *Escherichia coli* gibt, so unterscheiden sich dennoch beide. Beispielsweise liegt die beta-Galaktosidase von *Escherichia coli* in stabiler Form vor, im Gegensatz zu der von *Staphylococcus aureus*.

W. Kuhlmann. 3565.

4-64/10-0173 Hallander, Hans O.; Uppsala, Sweden, Univ. Fractionation of staphylococcal toxins by gelfiltration. **(Trennung der Staphylokokken-Toxine mittels Gel-Filtration.)** Acta pathol. microbiol. scand. **59** (1963) Nr. 4. S. 543-552. – 5 Abb., 3 Tab., 19 Lit.

Bei einem enterotoxinbildenden *Staphylococcus aureus*-Stamm konnten mit Hilfe der Gel-Filtration (Sephadex-Filter unterschiedlicher Porengröße) 3 Fraktionen getrennt werden. In der 1. Fraktion mit hohem Molekulargewicht, welche durch Sephadex-Filter G-100 abgetrennt wurde, befanden sich Delta-Hämolysin, Lipase und alkalische Phosphatase, in der 2. Hyaluronidase und in der 3. Alpha-Hämolysin, Leukocidin, Enterotoxin und Fibrinolysin. Zum Nachweis der extracellulären Produkte des *Staphylococcus aureus* waren Sephadex G-100-Filter besonders geeignet. Wenngleich auch die Gel-Filtration bisher keine Reindarstellung der verschiedenen Substanzen erbrachte, so dürfte sie doch als 1. Schritt zum technischen Nachweis des Enterotoxins anzusehen sein. W. Kuhlmann. 3565.

4-64/10-0174 Gulda, O. und Mrzena, B.; Praha, Fak. für Kinderheilkunde KU, Pharmakol. Inst. **Beeinflussung der Migration von Kaninchenleukocyten durch Staphylokokkentoxin (Wood 46).** Naunyn-Schmiedebergs Arch. exp. Pathol. Pharmakol. **246** (1964) Nr. 3. S. 389-396. – 4 Abb., 31 Lit.

Das Staphylokokkentoxin war ein keimfreies Filtrat des auf Cellophan kultivierten *Staphylococcus pyogenes var. aureus*, Stamm Wood 46. Die Dosis haemolytica minima alpha betrug 20000 und die Dosis haemolytica minima beta 640. Nach Zugabe des verdünnten Toxins wurde das Blut in eisgekühlten Gefäßen 10 Min. bei 2000 Umdrehungen zentrifugiert und dann für 24 Std. in einen 37 °C-Brutschrank gestellt. Die Migrationsgröße wurde durch Phasenkontrastmikroskopie und mittels Ocularmikrometer bestimmt. Eine Toxinverdünnung von 10^{-2} verringert die Migrationsaktivität der Leukocyten. Die Verdünnung von 10^{-3} erhöht jedoch die Migrationsaktivität. Das Maximum wird mit der Verdünnung 10^{-5} erreicht. Bei einer Verdünnung von 10^{-8} fällt die Migrationsaktivität auf den Ausgangswert zurück. Versuche an Kaninchen (i. v. und i. m. Applikation des Toxins) bestätigten die zweiphasische Wirkung des Staphylokokkentoxins auf die Leukocytenmigration. Es konnte nicht geklärt werden, welche der leukociden Komponenten des Filtrates diese zweiphasische Wirkung hervorrief.

W. Kuhlmann. 3565.

4-64/10-0175 Fisher, Stephen und Robson, June E.; Sydney, Australia, Hospital, Kanematsu Memorial Inst. Experimental staphylococcal infection of the subcutaneous tissue of the mouse. I. Bacterial population changes in relation to tissue response. **(Experimentelle Staphylokokken-Infektion des subcutanen Bindegewebes der Maus. 1. Mitt. Änderungen der Bakterienpopulation in Abhängigkeit von der Gewebsreaktion.)** J. infect. Diseases **113** (1963) Nr. 3. S. 204-212. — 2 Abb., 3 Tab., 20 Lit.

Bekanntlich weist das subcutane Bindegewebe des Menschen eine gewisse Resistenz gegenüber Staphylokokken auf. Auch bei der Maus gelingt es, hier nur durch Verwendung massiver Dosen eine Infektion zum Haften zu bringen. Die Ursachen dafür sind noch unbekannt. Vff. versuchten zu klären, wie das subcutane Bindegewebe auf die Injektion unterschiedlicher Mengen von Staphylokokken reagiert. Dafür fand ein Stamm des *Staphylococcus pyogenes* Verwendung, welcher durch den Basis-Phagensatz nicht zu typisieren war, Koagulase sowie gegen Kaninchen-, Schaf- und Menschen-Erythrocyten gerichtete Lysine bildete. Nach der Injektion von 10^5 bis 10^6 lebenden Staphylokokken in das subcutane Bindegewebe der Bauchdecke weißer Mäuse waren auch nach 24 Std. noch fast alle Keime an der Injektionsstelle zu finden. Nur 0,2% waren in die regionalen Lymphknoten abgewandert, wie es die Verfolgsuntersuchungen der ^{32}P markierten Staphylokokken anzeigten. An der Injektionsstelle war lediglich histologisch eine neutrophile Infiltration nachzuweisen, deren Intensität jeweils der Keimzahl entsprach. Die Injektion größerer Keimmengen hatte nicht nur eine Abscedierung zur Folge, sondern auch eine Vermehrung der Staphylokokken an der Injektionsstelle. Dosen von mehr als 10^8 lebenden Keimen riefen ausgedehnte Nekrosen hervor. In den ersten Stunden nach der Infektion erfolgte mehr eine humorale und weniger eine celluläre Abwehr der Staphylokokken.

W. Kuhlmann. 3565.

4-64/10-0176 Fisher, Stephen; Sydney, Australia, Sydney Hospital, Kanematsu Memorial Inst. Experimental staphylococcal infection of the subcutaneous tissue of the mouse. II. Promotion of the infection with staphylococcal cells and products. **(Experimentelle Staphylokokken-Infektion des subcutanen Bindegewebes der Maus. 2. Mitt. Förderung der Infektion durch Staphylokokken-Zellen und -Stoffwechselprodukte.)** J. infect. Diseases **113** (1963) Nr. 3. S. 213-218. — 6 Tab., 5 Lit. 1. Mitt. vgl. vorst. Ref.

Bei den in der 1. Mitt. beschriebenen Untersuchungen war es nicht möglich, den Einfluß der zweifelsohne vorhandenen toten Keime und Staphylokokken-Stoffwechselprodukte auszuschalten. Deshalb wurden bei den weiteren Experimenten außer lebenden Staphylokokken auch deren Toxine (aus Stamm

Wood 46 gewonnen) und/oder die Zellen der durch Hitze oder durch Harnstoffzusatz abgetöteten Staphylokokken injiziert. Hierdurch konnte nachgewiesen werden, daß sowohl das Staphylokokken-Toxin als auch eine noch unbekannte Komponente aus den abgetöteten Zellen koagulasepositiver Staphylokokken im Sinne eines Aggressins wirken. Jedes dieser beiden Aggressine war in der Lage, im Zusammenwirken mit lebenden Staphylokokken stärkere Reaktionen an der Injektionsstelle hervorzurufen. Gleichzeitig war eine größere Überlebensrate der injizierten Staphylokokken oder gar deren Vermehrung festzustellen. Die beiden Aggressine müssen auf verschiedenen Wegen wirksam werden. Die celluläre Komponente war sowohl in frischen als auch älteren Kulturen vorhanden und ließ sich durch mäßige Hitzeeinwirkung oder Harnstoffzusatz nicht inaktivieren, wohl aber durch hohe Temperaturen. W. Kuhlmann. 3565.

4-64/10-0177 Cameron, C. M.; Onderstepoort, Veterin. Res. Inst. Preliminary studies on the administration of a Staphylococus aureus vaccine to sheep. **(Vorläufige Untersuchungen über die Verwendung einer Staphylococcus-aureus-Vaccine bei Schafen.)** J. South African veterin. med. Assoc. **34** (1963) Nr. 4. S. 591-599. — 2 Abb., 3 Tab., 35 Lit.

Im Abstand von 4 Wochen erhielten 24 zweijährige Merino-Hammel jeweils 5 ml einer Staphylokokken-Vaccine subcutan injiziert. Es handelte sich dabei um eine aus Stamm Wood 46 hergestellte Staphylokokken-Vaccine mit Zusatz von 1% Formalin und 1% Alaun. Bereits die erste Injektion bedingte hohe Antitoxin- und Agglutinin-Titer, die durch die 2. Injektion nur unwesentlich erhöht wurden. Es konnte ferner nachgewiesen werden, daß die Produktion von alpha-Hämolysin in hohem Maße von der Pufferung des Nährmediums für die Kultivierung der Staphylokokken abhängt (maximal bei 0,2 molarem Phosphatpuffer). W. Kuhlmann. 3565.

4-64/10-0178 Molnar, Dorothy M. und Altenbern, Robert A.; Fort Detrick, Frederick, Md., United States Army Biol. Lab. Alterations in the biological activity of protective antigen of Bacillus anthracis toxin. **(Zur Änderung der Wirkungsweise des Schutzantigens im Bacillus-anthracis-Toxin.)** Proc. Soc. exp. Biol. Med. **114** (1963) Nr. 2. S. 294-297.

Das Toxin von *B. anthracis* besteht aus 3 physikochemisch trennbaren Komponenten, die als Ödemfaktor (EF), Letalfaktor (LF) und Schutzantigen (PA) bezeichnet werden. Die beiden erstgenannten Komponenten wirken nicht allein, sondern entfalten ihre Toxizität nur in Verbindung mit PA. Bei gereinigtem PA blieb allerdings in einigen Fällen die erwartete LF-Aktivierung aus, und es trat in vitro eine entgiftende Wirkung auf Gesamt-Toxin bekannter Stärke ein. Vff. beobachteten an Ratten, daß i. v. injiziertes PA innerhalb von 2 Std. aus dem Blutkreislauf verschwindet und wahrscheinlich vom RES aufgenommen wird. Spritzt man abgestimmte Mengen LF gleichzeitig mit oder 1 Std. nach Verabreichung von PA, so tritt der Tod ein, während bei einem 2-std. Intervall die Versuchstiere am Leben bleiben und nur durch Gesamttoxin getötet werden können. 4 Std. nach der Injektion von PA konnten weder LF- noch Gesamttoxin-Gaben eine tödliche Reaktion auslösen. Die mögliche Verwendung des PA in der Therapie des Anthrax wird von Vff. diskutiert. G. Train. 3570.

4-64/10-0179 Katitch, R., Voukitchevitch, Z. und Djoukitch, B.; Belgrade, Fac. Vétérin., Inst. d'Hyg.; Inst. de Jurisprudence. Résultats de recherches sur l'infection orale par Cl. septicum. **(Untersuchungsergebnisse bei der oralen Infektion mit Cl. septicum.)** Recueil Méd. vétérin. **139** (1963) Nr. 10. S. 819-825. — 3 Abb., 9 Lit. Zus. in Engl., Span.

Meissner hat als erster die Notwendigkeit betont, die Infektion mit *Cl. chauvoei* von der mit *Cl. septicum* zu unterscheiden. Das Problem der Pathogenität der *Cl. septicum*-Infektion des Schafes auf oralem Wege ist noch nicht genügend untersucht. Für die Versuche werden weiße Mäuse und Meerschweinchen verwendet. Die Toxindosen liegen bei Meerschweinchen bei 6 DLM und bei weißen Mäusen bei 10 und 20 DLM. Bei oraler Verabreichung an weiße Mäuse wird ein großer Teil des Toxins von *Cl. septicum* im Digestionsapparat zerstört; der Rest durchdringt die Darmschleimhaut und gelangt ins Blut. In einer 2. Versuchsgruppe erhalten Meerschweinchen 6 DLM Toxin und 800.000.000 Keime. Das Toxin zeigt eine günstige Wirkung auf das Eindringen der Darmkeime in das Blut. In einer 3. Versuchsserie erhalten je 6 Meerschweinchen 800.000.000 Keime und dazu a) Galle, b) Glasstaub, c) Opiumtinktur. Auf die gleiche Weise werden weiße Mäuse behandelt. Während sämtliche Meerschweinchen am Leben bleiben, treten bei weißen Mäusen, die Galle und die Keime erhalten haben, große Verluste auf. Bei den verendeten Tieren wird eine Pleuritis et Peritonitis serofibrinosa ermittelt. Auf Grund der histologischen Untersuchungen kommt es zu einer Hyperämie der Leber mit vacuolärer Degeneration, einer Hyperämie der Glomerula mit Degeneration der Nierenepithelien und zu einer Hyperämie der Milz.

E. Tempel. 3590.

4-64/10-0180 Erler, W.; Jena, Inst. für Bakterielle Tierseuchenforsch. der Dtsch. Akad. der Landwirtsch.-Wiss. zu Berlin. **Die Beiträge der Chemie zur Erforschung des Rotlauferregers (Erysipelothrix insidiosa; E. rhusiopathiae.)** Mh. Veterinärmed. **19** (1964) Nr. 6. S. 221-224. — 1 Tab., 42 Lit.
An Hand der Literatur werden kurz die fermentativen Leistungen und die Wachstumsfaktoren der Rotlaufbakterien sowie chemische Ergebnisse an Rotlaufbakterien dargestellt. Eingehend werden die im Schrifttum niedergelegten chemischen Untersuchungsergebnisse am Rotlaufantigen bzw. Hapten beschrieben, wobei insbesondere die von deutscher, polnischer und amerikanischer Seite veröffentlichten Arbeiten über die Immunchemie der Antigene der Rotlaufbakterien Berücksichtigung finden. Es wird herausgestellt, daß noch intensive weitere Arbeiten, speziell auf dem Gebiet der Chemie der Antigene der Rotlaufbakterien erforderlich sind. G. Scheibner. 3640.

4-64/10-0181 Schaaf, A. van der und Hagens, F. M.; Utrecht, Rijksuniv., Inst. voor Veterin. Bacteriol. Enkele minder bekende aspecten van het salmonellavraagstuk. **(Einige weniger bekannte Gesichtspunkte zum Salmonellenproblem.)** Tijdschr. Diergeneeskunde **88** (1963) Nr. 23. S. 1624 bis 1639. — 3 Abb., 2 Tab., 20 Lit. Zus. in Engl., Franz., Dtsch.
Kläranlagenschlamm, Kläranlagenabwässer und Einstreu sind bisher als Ansteckungsherde bei Salmonellen nicht oder nur selten beschrieben worden, spielen aber wahrscheinlich in der Epizootiologie der Salmonellose sowohl bei Tieren als auch bei Menschen eine bedeutsame Rolle. Ein aus dem Kanalschlamm von Kläranlagen bereiteter Kompost, der keinen höheren Gärungstemperaturen als 45 °C ausgesetzt war, konnte in starkem Maße Salmonellen aufweisen. Auch die Abwässer der Kläranlagen waren im allgemeinen kaum schwächer mit Salmonellen verseucht, als das ungereinigte Kanalwasser. Die Infizierung öffentlicher Wasserläufe nimmt daher ständig zu, wenn Abwässer hineingeleitet werden. — Die Salmonellenfunde in der Einstreu betrafen einige überdachte Manegen, in denen sich teilweise sogar noch nach gründlicher Desinfektion vor allem auf dem Hufschlag neben *E. coli* mehrere Salmonellenarten fanden. E. Wiesner. 3720.

4-64/10-0182 Olitzki, A. L., Godinger, Dina und Gershon, Zippora; Jerusalem, Israel, Hebrew Univ. Hadassah Med. School. The uptake of salmonella typhi by phagocytes and its intracellular viability. **(Die Aufnahme von Salmonella typhi durch Phagocyten und ihre intracelluläre Lebensfähigkeit.)** Pathol. Microbiol. [Basel] **27** (1964) Nr. 2. S. 175-201. — 4 Abb., 13 Tab., 20 Lit. Zus. in Franz., Dtsch.

In einer früheren Arbeit haben Olitzki und Godinger festgestellt, daß die Letaldose von *Salm. typhi*, Stamm Ty_2, in vivo gewachsen, niedriger ist als die der entsprechenden, in vitro gewachsenen Kultur. In neuen Versuchen wird geprüft, ob die Differenz zwischen der Virulenz von in vivo und in vitro gewachsenen Bakterien in Wechselbeziehungen zu ihrer Resistenz gegen Phagocytose steht, und ob die eine Infektion fördernde Aktivität von Organextrakten mit hemmenden Wirkungen auf die Phagocytose zusammenhängt. Im Laufe der Phagocytose werden 3 Vorgänge festgestellt: 1.) die Aufnahme der Bakterien durch die Phagocyten, 2.) die Abtötung, 3.) der Abbau der eingeschlossenen Bakterien. Die Phagocytose von Bakterien des virulenten Stammes Ty_2 in der Bauchhöhle lebender Mäuse ist nur wenig umfangreich. Die morphologische Struktur der Salm. bleibt erhalten, wenn auch ein Teil seine Lebensfähigkeit einbüßt. Kurze Zeit darauf vermehren sie sich in den Phagocyten und kapseln sich ein. Stamm 0 901, der avirulent ist, wird von den Phagocyten leicht aufgenommen, verliert aber seine morphologische Struktur und Lebensfähigkeit. Virulente und avirulente Keime, die durch Aceton abgetötet werden, lassen sich länger als 8 Std. in den Zellen nachweisen und werden nicht zerstört. In der Bauchhöhle toter Mäuse werden bei virulenten Salm. die gleichen Erscheinungen wie bei der lebenden Maus beobachtet. Anders verhalten sich hier die avirulenten Salm., die wohl phagocytiert und abgetötet werden, aber ihre morphologische Struktur und Färbbarkeit behalten. Ein Abbau wie in den lebenden Mäusen tritt nicht ein. Bei Infektionen mit dem virulenten Salm.-Stamm Ty_2 beschleunigt Leberextrakt infizierter Mäuse die Vermehrung der intracellulären Keime. In vitro wird die Aufnahme des avirulenten Stammes O 901 durch Phagocyten von Leber- und Milzextrakten sowie Peritonaealexsudate und Plasma infizierter Mäuse gehemmt. In vivo werden die Abtötung und der Abbau der intracellulären, avirulenten Keime durch Leberextrakt verlangsamt. E. Tempel. 3720.

4-64/10-0183 Kerridge, D.; Cambridge, Dep. of Biochem. Flagellar synthesis in Salmonella typhimurium: the incorporation of isotopically-labelled amino acids into flagellin. **(Geißel-Synthese bei Salmonella typhimurium: die Vermischung von isotopisch gebundenen Aminosäuren mit Flagellin.)** J. gen. Microbiol. **33** (1963) Nr. 1. S. 63-76. – 8 Abb., 5 Tab., 17 Lit.

Obgleich die Geißeln von *Salmonella typhimurium* serologisch und chemisch gut definiert sind und wahrscheinlich Flagellin, ein reines Protein, darstellen, sind Untersuchungen über ihre Entstehung auf Grund eines spezifischen quantitativen Nachweises von Flagellin noch nicht gemacht worden. Mit Hilfe einer neuen Methode wird versucht diese Frage zu lösen. ^{14}C gekennzeichnete Aminosäure wird inkorporiert, die Geißeln von den Bakterien getrennt und die Radioaktivität der isolierten Geißeln gemessen. Vor dem Erscheinen von L-(G-^{3}H)Leucin oder L(Me-^{14}C)Methionin liegen die Inkorporationsmengen dieser Aminosäuren in den Flagellen den Inkorporationsmengen in dem allg. Zellprotein parallel. Die mechanische Entfernung der Geißeln beeinflußt ihre folgende Entstehungsrate nicht. Die Aminosäure ε-N-methyllysin, die im Flagellin vorhanden ist, kann entweder durch L-(U-^{14}C)Lysin oder L-(Me-^{14}C)Methionin gekennzeichnet werden. Bei der Verwendung von ε-N-Methyllysin als Marker lassen sich lösliche Protein-Vorläufer bei der Bildung der Geißeln von *S. typhimurium* nicht entdecken.

E. Tempel. 3720.

4-64/10-0184 Manten, A., Kampelmacher, E. H. und Guinee, P. A. M.; Utrecht, Rijks Inst. voor de Volksgezondheid. Voorkomen van resistentie tegen tetracycline en chlooramfenicol bij salmonellastammen, geisoleerd gedurende 1962 in Nederland. **(Vorkommen der Tetracyclin- und Chloramphenicol-Resistenz bei Salmonellen, die im Jahre 1962 in den Niederlanden isoliert**

wurden.) Tijdschr. Diergeneeskunde 88 (1963) Nr. 24. S. 1858-1866. — 2 Tab., 9 Lit. Zus. in Engl., Franz., Dtsch.
Im Jahre 1962 wurden in den Niederlanden vom Menschen 8175 Salmonellenstämme isoliert, vom Kalb 591, vom Schwein 522, von anderen Tieren 664 sowie sonstigem Untersuchungsmaterial (Fischmehl, Abwässer, Fleischwaren etc.) 2520 Stämme. 10,9% (= 1365 Stämme) der insgesamt 12472 Salmonellenstämme erwiesen sich als resistent gegenüber Tetracyclin und/oder Chloramphenicol, davon 94,1% nur gegen Tetracyclin und 3,4% nur gegen Chloramphenicol. Im Vergleich zu den Resistenzbestimmungen vorhergehender Jahre ist eine deutliche Zunahme resistenter Stämme zu verzeichnen. Diese Zunahme dürfte in erster Linie auf den Umstand zurückzuführen sein, daß Tetracyclin in großem Maße zu therapeutischen, prophylaktischen und nutritiven Zwecken Anwendung findet. Auch ist der Resistenzentstehung durch Genübertragung von resistenten apathogenen Darmbakterien auf bislang nichtresistente pathogene Darmkeime Beachtung zu schenken. W. Kuhlmann. 3720.

4-64/10-0185 Guinee, P. A. M.; Utrecht, Rijks Inst. voor de Volksgezondheid. Experimentele onderzoekingen over entstaan en betekenis van resistente Escherichia coli bij mens en dierr. **(Experimentelle Untersuchungen über das Entstehen und die Bedeutung resistenter Escherichia coli bei Mensch und Tier.)** Tijdschr. Diergeneeskunde **89** (1964) Nr. 2. S. 73-82. — Zus. in Engl., Franz., Span., Dtsch.
Es handelt sich um ein Referat der in englischer Sprache verfaßten Dissertation. Ziel der Arbeit war es, einen Beitrag zur Klärung der Ursache der Resistenzzunahme bei Colibakterien sowie deren Bedeutung für die Human- und Veterinärmedizin zu liefern. Zu diesem Zweck wurden die bei Albinoratten, braunen Ratten, Rindern, Kälbern, Schweinen, Hunden und Hühnern vorkommenden Colitypen mit Hilfe von O-, K- und H-Seren bestimmt. Gleichzeitig wurde die Tetracyclin- und Streptomycin-Empfindlichkeit getestet. Es stellte sich heraus, daß die in größerer Zahl beim Schwein nachweisbaren antibioticaresistenten Colistämme mit der Antibiotica-Zufütterung in Zusammenhang stehen, indem dadurch die Vermehrung der primär resistenten Colibakterien gefördert wird. Die Antibiotica-Zufütterung übt keinen negativen Einfluß auf die Antibiotica-Therapie bei Tieren aus. Inwieweit die nutritive Antibiotica-Anwendung bei Tieren für die Humanmedizin von Bedeutung ist, läßt sich nur schwer erkennen. Möglicherweise ist das Vorkommen resistenter Colibakterien im Darmkanal des Menschen auf eine Kontammination der Lebensmittel mit vom Tier stammenden resistenten *E. coli* zurückzuführen. Ein Zusammenhang zwischen den beim Menschen auftretenden Coli-Infektionen mit den vom Tier stammenden *E. coli* ist bislang nicht erwiesen. Es sollten deshalb diesbezügliche Untersuchungen vorgenommen werden, damit die Bedeutung der beim Tier in vermehrtem Maße auftretenden resistenten Colibakterien geklärt werden kann. W. Kuhlmann. 3730.

4-64/10-0186 Harris, N. D. und Whitefield, M.; London, Chelsea Coll. of Sci. and Technol., School of Pharmac. A lethal effect on damaged Escherichia coli associated with the counting technique. **(Eine letale Wirkung auf geschädigte Escherichia coli in Verbindung mit der Zähltechnik.)** Nature [London] **200** (1963) Nr. 4906. S. 606-607. — 1Tab., 6 Lit.
3 *Escherichia coli*-Stämme wurden mit Phenol behandelt, so daß die Mortalität etwa 90% betrug, und auf der Oberfläche von Agarplatten sowie in Rollröhrchen ausgezählt. Letztere wurden 2-7 Min. bei 45 °C gehalten und dann abgekühlt. Die Zählergebnisse waren bei den Rollröhrchen erheblich niedriger als bei den Platten. Es wird gefolgert, daß die durch Phenol geschädigten *E. coli* gegenüber der Temperatur des verflüssigten Agars sehr empfindlich sind; dies führt zu einer erheblichen Mortalität der Zellen beim Auszählen in Gußplatten oder Rollröhrchen. W. Wittig. 3730.

4-64/10-0187 Pittard, James, Loutit, John S. und Adelberg, Edward A.; New Haven, Conn., Yale Univ. Gene transfer by F' strains of Escherichia coli K-12. I. Delay in initiation of chromosome transfer. **(Genübertragung durch F'-Stämme von Escherichia coli K-12. 1. Mitt. Verzögerung des Beginns der Chromosomenübertragung.)** J. Bacteriol. 85 (1963) Nr. 6. S. 1394-1401. – 4 Abb., 3 Tab., 12 Lit.
F'-Zellen treten mit sehr niedriger Frequenz in Hfr-Populationen auf; bei ihnen ist der Geschlechtsfaktor F von den Chromosomen losgelöst und befindet sich, ähnlich wie bei den F^+-Zellen, im autonomen Zustand. Die F'-Zelle unterscheidet sich jedoch von einer F^+-Zelle dadurch, daß sich bei ersterer ein Fragment des Chromosoms („Merogenot") an dem autonomen Geschlechtsfaktor befindet. Vff. untersuchten 2 verschiedene F'-Stämme, die sowohl F-Merogenotmarker als auch chromosomale Marker auf Empfängerstämme übertrugen. Zygoten, die verschiedene chromosomale Marker von den männlichen Zellen empfangen hatten, hatten zu einem hohen Prozentsatz auch F'-Merogenotmarker unter Bedingungen empfangen, unter denen die Paarung von mehr als einer männlichen Zelle mit einer einzelnen weiblichen Zelle ausgeschlossen werden kann. Die Übertragung der chromosomalen Marker von F'-Stämmen begann 8-10 Min. später als von den analogen Hfr-Stämmen. Dieser Unterschied war nicht auf irgendeinen Unterschied in der Sequenz der chromosomalen Gene bei den F'- und Hfr-Stämmen zurückzuführen. F'- und Hfr-Stämme zeigten keinen Unterschied in der Fähigkeit zur Bildung spezifischer Paare mit weiblichen Empfängerzellen kurz nach der Mischung. Die beobachtete Verzögerung in der Übertragung der chromosomalen Marker von F'-Zellen bedeutet demnach, daß die F'-Zellen nach spezifischer Paarbildung 8-10 Min. länger als Hfr-Zellen brauchen, ehe die Chromosomenübertragung beginnt. W. Wittig. 3730.

4-64/10-0188 Pittard, James und Adelberg, Edward A.; New Haven, Conn., Yale Univ. Gene transfer by F' strains of Escherichia coli K-12. II. Interaction between F-merogenote and chromosome during transfer. **(Genübertragung durch F'-Stämme von Escherichia coli K-12. 2. Mitt. Wechselwirkung zwischen F-Merogenot und Chromosom während der Übertragung.)** J. Bacteriol. 85 (1963) Nr. 6. S. 1402-1408. – 7 Abb., 1 Tab., 4 Lit. 1. Mitt. vgl. vorst. Ref.
Vff. stellten in Untersuchungen an Abkömmlingen des *Escherichia coli*-Stammes K-12 fest, daß bei Paarung von F'-Stämmen, die das F-Merogenot F_{14} enthalten, mit weiblichen Empfängerzellen die Übertragung des F-Merogenots in der Mehrzahl der Fälle vor der Chromosomenübertragung beginnt. Die Marker auf F_{14} werden in der Reihenfolge met-1, arg-1, ilva-16 und Geschlechtsfaktor übertragen, der letztere 9 Min. nach met-1. In der Klasse der Zygoten, die sowohl den F-Merogenotmarker met-1 als auch den chromosomalen Marker xyl oder mal aufgenommen haben, ist der Abfall der Rekombinationshäufigkeit für die F-Merogenotmarker arg-1 und ilva-16 viel steiler als in den entsprechenden Zygoten, die keine chromosomalen Marker aufgenommen haben. Auf Grund dieser und weiterer Befunde wird angenommen, daß bei Beginn der Chromosomübertragung von F'-Stämmen während der Übertragung des F-Merogenots diese Chromosomübertragung ein Zerbrechen des F-Merogenots bewirkt. Eine weitere Folge der Wechselwirkung ist die Verzögerung von 8-10 Min. im ersten Erscheinen der chromosomalen Marker in den Zygoten. Eine weitere Deutungsmöglichkeit dieser Befunde wird diskutiert. W. Wittig. 3730.

4-64/10-0189 Kaye, Jeremy J. und Chapman, George B.; New York, N. Y., Cornell Univ., Med. Coll. Cytological aspects of antimicrobial antibiosis. III. Cytologically distinguishable stages in antibiotic action of colistin sulfate on Escherichia coli. **(Cytologische Aspekte der antimikrobiellen**

Antibiose. 3. Mitt. Cytologisch unterscheidbare Stadien in der antibiotischen Aktion von Colistinsulfat auf Escherichia coli.) J. Bacteriol. **86** (1963) Nr. 3. S. 536-543. — 12 Abb., 23 Lit. 2. Mitt. vgl. LZ. IV 8 (1963) Nr. 5. S. 958.

Bouillonkulturen von *Escherichia coli* wurden verschieden lange Zeit einer konstanten Konzentration von Colistinsulfat ausgesetzt. Von diesen Zellen wie auch von unbehandelten Kontrollzellen wurden Ultradünnschnitte elektronenmikroskopisch untersucht. Drei Stadien der antibiotischen Wirkung konnten unterschieden werden. Stadium 1 kennzeichnete sich vor allem durch Störung der axialen Orientierung des Kernmaterials. Das 2. Stadium war besonders durch Verlust von Kernmaterial und der typischen cytoplasmatischen Körnelung sowie durch Zunahme in der Dichte des Cytoplasmas und das 3. Stadium durch Verlust des veränderten cytoplasmatischen Materials charakterisiert. Mesosomen, plasmatische Membran und Zellwand blieben bestehen. W. Wittig.. 3730.

4-64/10-0190 Krüger, A.; Hannover, Landwirtschaftskammer, Tiergesundheitsamt. **Nachweis und Typisierung von Brucella suis.** Dtsch. tierärztl. Wschr. **70** (1963) Nr. 24. S. 692-697.

Von 1340 Blut- und Serumproben infektionsverdächtiger Schlachtschweine reagierten auf dem Objektträger bzw. in der Langsamagglutination 20,5% positiv, 67,2% negativ und der Rest verdächtig. 33 path.-anat. veränderte Organteile, die aus 28 serologisch positiven und 5 verdächtigen bzw. negativen Schlachtschweinen stammten, lieferten in 24 Fällen einen positiven Tierversuch, während der kulturelle Nachweis in 7, die bakterioskopische Untersuchung in 6 Fällen gelang. Bei 31 makroskopisch unveränderten Organproben aus 17 positiv und 14 negativ oder verdächtig reagierenden Tieren war der Meerschweinchenversuch in 10 Fällen erfolgreich, während der kulturelle und bakterioskopische Erregernachweis nur in jeweils 1 Fall gelang. Die Typisierung der isolierten *Br. suis*-Stämme ermöglichte keine sicheren Rückschlüsse auf bestimmte Infektionsquellen. G. Train. 3740.

4-64/10-0191 Wisniowski, Jerzy; Bydgoszcz, Poland, Veterin. Inst. The rôle of the complement fixation test in the serological diagnosis of brucellosis in cattle. **(Die Bedeutung der Komplementbindungsreaktion bei der serologischen Diagnose der Rinderbrucellose.)** Brit. veterin. J. **120** (1964) Nr. 1. S. 15-20. — 3 Abb., 31 Lit.

Es wurden 196 Seren von brucelloseinfizierten und mit Buck 19 vaccinierten Rindern in der Langsamagglutination (LA) und Komplementbindungsreaktion (KBR) untersucht. Die Untersuchung der Rinderseren mit der KBR und LA ergab 14% mehr positive Reaktionen als bei der Untersuchung nur mit der LA. 9% der Seren, die in der LA zweifelhaft reagierten, waren in der KBR positiv. Wiederholte Untersuchungen mit der KBR ermöglichten eine Unterscheidung zwischen Impf- und Infektionstitern. Infizierte Rinder zeigten in der KBR einen höheren Titer als in der LA. Rinder, die einmal mit Buck 19 vacciniert worden waren, wiesen niedrigere und weniger anhaltende Titer in der KBR auf als in der LA. Der Zeitpunkt, an dem die KBR negativ wird, ist vom Impfalter der Tiere abhängig. Bei der Verwendung von Aluminium-Hydroxyd-Vaccinen oder nach der wiederholten Vaccination mit Buck 19 traten in der KBR persistierende und höhere Titer auf als in der LA. Die gleichzeitige Anwendung der KBR und LA erhöht die Aussagekraft der serologischen Diagnose der Brucellose. E. Kunter. 3740.

4-64/10-0192 Grund, S.; Berlin-Dahlem, Univ., Veterinärmed. Fak. **Elektronenmikroskopische Untersuchungen an Brucellen in verschiedenen Wachstumsstadien.** Berliner Münchener tierärztl. Wschr. **77** (1964) Nr. 3. S. 46-52.

Mit Hilfe des Elektronenmikroskops untersuchte Vf. den Einfluß des Kulturalters und der Präpariermethoden auf den Habitus von „Buck 19". Während bei Suspensionspräparaten das Aussehen der Keime aufgrund der Aq. dest.-Behandlung und nachfolgenden Trocknung beträchtlich variiert, treten bei Anwendung des Filmbewuchsverfahrens und in Klatschpräparaten von Agarkolonien verhältnismäßig wenig Artefakte auf. Der Einfluß des Kulturalters äußert sich in einer zunehmenden Verkleinerung der Zellen, wobei der Cytoplasmamembran eine ursächliche Bedeutung zuzukommen scheint. Während in der logarithmischen Wachstumsphase Stäbchenformen überwiegen, treten als Folge einer Anpassung an die ungünstiger werdenden Stoffwechselbedingungen späterhin neben „ghosts" Übergangs-, Klein- und Kleinstformen bis hinab zu 0,2 μ ∅ auf. Letztere entstehen durch sprossungsartige Vorgänge aus Kleinformen und können in diese zurückverwandelt werden. Im Verlaufe seiner weiteren Untersuchungen geht Vf. auf verschiedene Strukturen des Zellplasmas ein und berichtet über die von ihm beobachteten intracytoplasmatischen Membranen. G. Train. 3740.

4-64/10-0193 Staak, C.; Berlin-Dahlem, Univ., Inst. für Veterinärhyg. **Beitrag zum Ablauf der Phagozytose beim Opsonozytophagietest mit Brucellen.** Berliner Münchener tierärztl. Wschr. **77** (1964) Nr. 3. S. 52-53.

Bei Durchführung des Opsonocytophagietests (OT) an brucelleninfizierten Meerschweinchen bemerkte Vf. in den mit Toluidinblau gefärbten Kultur-Citratblut-Ausstrichen amorphe Substanzen, die von Granulocyten umlagert waren und Brucellen enthielten. Diese anscheinend durch lokale Eiweißgelierung zustande kommenden Koagulate konnte Vf. auch bei Zusatz von Normal- und Immun-Gammaglobulinen zum Citratblut beobachten, wobei die Anlagerung der Brucellen an diese Gebilde und die Phagocytose durch Granulocyten nur bei Vorhandensein erregerspezifischer Antikörper erfolgte. Vf. sieht in dem beschriebenen Phänomen eine der Agglutination vergleichbare, die Phagocytose vorbereitende Antigen-Antikörper-Reaktion, welche den Zusammenhang zwischen Agglutinationstitern und Phagocytosewerten beim OT erklärt und bestätigt. G. Train. 3740.

4-64/10-0194 Renoux, G.; Montpellier, Fac. de Méd. Recherche des microorganismes dans les tissus animaux après broyage en masse des échantillons. Application aux brucella. **(Nachweis von Mikroorganismen in tierischen Organen nach Zerkleinerung der Proben. Anwendung auf Brucella.)** Ann. Inst. Pasteur **106** (1964) Nr. 1. S. 126-131. – 2 Tab., 8 Lit. Zus. in Engl.

15 Ziegen und 14 Zickel werden auf *Brucella melitensis*, 19 Färsen auf *Br. abortus* mit Hilfe des Nährbodens WE von Renoux untersucht. Die Organe und Lymphknoten werden bei –25 °C aufbewahrt. Nach dem Auftauen werden diese Teile zerkleinert und elektr. vermischt. Schließlich wird der Nährboden mit dem Brei beimpft. Vergleichend werden Kulturen der einzelnen Organe in der üblichen Weise angesetzt. Bei 17 Tieren werden Brucellen mit Hilfe von beiden Methoden nachgewiesen, während bei 10 Tieren ein positives Ergebnis nur nach Zerkleinerung und Mischung erzielt wird. Die letztere Methode wird vor allem für Immunisierungsversuche und zur Ermittlung der Virulenz empfohlen. E. Tempel. 3740.

4-64/10-0195 Parnas, J. und Burdzy, Krystyna; Lublin, Pologne, Inst. Witold Chodzko Méd. du Travail et Hyg. Rurale. La sensibilité de Brucella melitensis et de Brucella suis au brucellophage Tb. **(Die Empfindlichkeit von Brucella melitensis und Brucella suis gegenüber dem Brucellophagen Tb.)** Ann. Inst. Pasteur **106** (1964) Nr. 1. S. 132-138. – 2 Abb., 1 Tab., 29 Lit. Zus. in Engl.

In den Versuchen werden 810 Stämme von *Br. abortus*, 208 von *Br. suis* und 182 von *Br. melitensis* aus Polen, UdSSR, USA, Frankreich, Großbritannien, Argentinien, Israel, Italien, ČSSR und Bulgarien geprüft. Die 182 Stämme von *Br. melitensis* erweisen sich bei der kulturellen Untersuchung als Typ

16 M. Der Phage Tb wird in 2 Konzentrationen verwendet: 1 RTD und 10000 RTD. Bei Stämmen von *Br. melitensis*, die von Menschen, Schafen und Ziegen isoliert worden sind, herrscht der „– –“-Typ (49 von 70 Stämmen) vor, der „+ +“-Typ wird bei 18 Stämmen angetroffen, die Typen „– +“ und „+ –“ weniger oft. Bei Stämmen von *Br. melitensis*, isoliert von Rindern, steht der „+ +“-Typ im Vordergrund; die anderen 3 Typen kommen aber auch vor. Bei *Br. suis* ist der „– +“-Typ selten (der nach Morgan die *Br. suis species* charakterisiert), während die Typen „– –“ (72 Stämme) und „+ +“ (63) häufiger beobachtet werden. Vorläufig muß die Phagentypisierung mit dem Brucellaphagen Tb in Konzentrationen von 1 RTD und 10000 RDT zur Unterscheidung der *Br. melitensis, abortus* und suis mit Vorsicht beurteilt werden. Es empfiehlt sich, noch andere Brucellaphagen und *Brucella*-Stämme verschiedensten Ursprungs zu prüfen.

E. Tempel. 3740.

4-64/10-0196 Ulbrich, F. und Weinhold, E.; Berlin-Dahlem, Bundesgesundheitsamt. **Untersuchungen über die Lage der Brucella-Agglutinine im Eiweißspektrum des Blutserums beim Rind.** Berliner Münchener tierärztl. Wschr. 77 (1964) Nr. 3. S. 41-43.

Vff. untersuchten das Verhalten von *Brucella*-Agglutininen in elektrophoretisch aufgeschlossenen Rinder- und Kälberseren. Sie prüften die einzelnen Fraktionen mit Hilfe der Langsamagglutination und fanden die stärksten Reaktionen bei Proben aus dem Bereich der langsam wandernden Gammaglobuline mit relativ geringem Eiweißgehalt. Entgegen den Mutmaßungen gelang es nicht, bei Kälberseren mit Hilfe der elektrophoretischen Wandergeschwindigkeit die aus dem Colostrum übernommenen *Brucella*-Agglutinine von den durch Infektion oder Impfung entstandenen zu trennen.

G. Train. 3740.

4-64/10-0197 Todorov, T. Fermentacionna aktivnost na brucelite. **(Die fermentative Aktivität der Brucellen.)** Izvestija na Veterinarnija institut za zarazni i parazitni bolesti, Sofija 8 (1963) S. 5-10. – 2 Tab., 18 Lit.

Untersucht wurde die fermentative Aktivität von 258 einheimischen und ausländischen Brucella-Stämmen: 34 Stämme von *Br. melitensis*, 12 von *Br. intermedia*, 132 von *Br. suis* (12 amerikanische und 120 dänische Varietäten) und 80 von *Br. abortus*. Verwendet wurde ein halbflüssiger Nährboden nach Meyer und Zo Bell ohne Glycerin und Farbe, zum Vergleich aber der Nährboden nach Pickett und Nelson mit einem Zusatz von 1% Kohlehydraten und 2 mg Phenolrot je 100 ml Nährboden. In einigen Versuchen verringerte sich die Peptonmenge auf ein Zehntel. Die größte Menge der Substrate zerfällt unter der Einwirkung von Fermenten des Stammes *Br. intermedia*: Xylose l- und d-Arabinose, Erythrit, Glykose, Galaktose. Eine ähnliche Wirkung üben die Stämme von *Br. melitensis* aus, von denen nur einzelne Vertreter eine Fermentierung der Glykose bewirken. Alle Stämme der dänischen und die Hälfte der amerikanischen Varietäten rufen einen Zerfall von Erythrit hervor. Während aber bei den Stämmen der dänischen Varietäten die Reaktion immer konstant sauer ist, beobachtet man das bei den amerikanischen nur anfangs; später wird sie alkalisch. Eine Alkalität des Nährbodens tritt auch bei denjenigen Stämmen der amerikanischen Varietäten ein, bei denen in den ersten Tagen keine Azidität vorhanden war. Außerdem wird festgestellt, daß sich die Stämme *Br. melitensis* und *Br. intermedia* von den Stämmen *Br. suis* in ihrem Verhalten gegenüber der Xylose unterschieden. In ihrem Verhalten gegenüber Erythrit werden die Stämme *Br. abortus* in zwei Untergruppen geteilt; wenn man aber ihr Verhalten gegenüber der Xylose, l-Arabinose, Glykose und Galaktose berücksichtigt, kann man sie in vier Untergruppen aufteilen, wobei eine von ihnen aus zwei zusätzlichen Untergruppen besteht. NRB/ZSNTI. 3740.

4-64/10-0198 Todorov, T. Otnasjane na brucelite kŭm kaliev telurit. **(Das Verhalten von Brucellen gegenüber Kaliumtellurit.)** Izvestija na Veterinarnija institut za zarazni i parazitni bolesti, Sofija 8 (1963) S. 45-47. – 1 Tab.
Das Wachstum von 173 einheimischen und ausländischen Brucellenstämmen im halbflüssigen Nährboden nach Meyer u. a. mit 5% Glycerin und einem Zusatz von 30-120 mg Kaliumtellurit je Liter Nährboden wurde untersucht. Von 30 Stämmen *Brucella melitensis* wurde ein Wachstum nur bei zwei Stämmen (SSSR-74 und Albanija-12) beobachtet. Von 12 Stämmen *Br. intermedia* wurde ein Wachstum in keinem einzigen Fall beobachtet. Von 56 Stämmen *Br. sius* wuchsen alle, aber die Konzentration des Kaliumtellurits mußte niedrig sein. Wenn diese Konzentration hoch war, wurde ein Wachstum nur bei 26 Stämmen beobachtet. Von 75 Stämmen *Br. abortus* wuchsen gleichfalls alle, aber nur bei einer niedrigen Konzentration von Kaliumtellurit im Nährboden; bei einer hohen Konzentration wurde bei 26 Stämmen kein Wachstum beobachtet. NRB/ZSNTI. 3740.

4-64/10-0199 Wisecup, W. G., Blanchard, D. D. und Neil, C. M.; San Francisco, Calif., U. S. Naval Radiol. Defense Lab. Corynebacterium pseudotuberculosis associated with rapidly occurring equine abscesses. **(Corynebacterium pseudotuberculosis in Verbindung mit rasch auftretenden Abscessen beim Pferd.)** J. Amer. veterin. med. Assoc. **144** (1964) Nr. 2. S. 152-154. – 1 Tab., 8 Lit.
Es werden die Krankheitsgeschichten von drei Pferden eines Bestandes dargestellt, die innerhalb kurzer Zeit unter dem gleichen klinischen Erscheinungsbild akute Absceßbildung in der Brust- und Bauchgegend zeigten. Bei einem Pferde konnte aus Abscessmaterial *Corynebacterium pseudotuberculosis* gezüchtet werden. Die Abscesse entwickelten sich innerhalb von 24-36 Std. Anzeichen einer Entzündung oder vermehrte Wärme konnten in den betroffenen Körpergegenden nicht beobachtet werden. Eine vollständige Heilung trat innerhalb von 7-10 Tagen nach der Abscessbildung ein. Es wird angenommen, daß bei allen 3 Tieren die Abscesse durch *Corynebacterium pseudotuberculosis* verursacht wurden. Der Übertragungsweg und die Eintrittspforte waren nicht mit Sicherheit zu ermitteln. G. Scheibner. 3760.

4-64/10-0200 Lawrence, W. E. und Wickham, Nancy; Wahroonga, New South Wales, Univ. of Sydney. Cat leprosy: infection by a bacillus resembling Mycobacterium lepraemurium. **(Leprose der Katzen. Infektion durch einen Bacillus, der dem Mycobacterium lepraemurium sehr ähnlich ist.)** Austral. veterin. J. **39** (1963) Nr. 10. S. 390-393. 3760.

4-64/10-0201 Geurden, L. M. G., Devos, A., Staelens, M. und Viaene, N.; Gand, Univ. de l'État. Lab. de Bacteriol. et d'Hyg. des Animaux Domestiques. Étude de quelques souches de mycobacteries d'origine hydrique. **(Untersuchung von einigen Mykobakterienstämmen aus dem Wasser.)** Meded. Veeartsenijschool Rijksuniv. Gent 8 (1964) Nr. 1. S. 5-16. – 12 Tab., 9 Lit. Zus. in Engl., Niederl., Dtsch.
2 Mykobakterienstämme wurden aus Wasser gezüchtet, 3 vom Wasserhahn isoliert, 1 Stamm ist einer Sammlung entnommen. Diese 6 Stämme werden in vitro untersucht in bezug auf Morphologie, Säure-Alkohol-Resistenz, Intensität des Wachstums und Aussehen der Kolonien, Katalasebildung, Pigmentbildung, Temperaturoptimum für das Wachstum, Einfluß von Tuberkulostatika, Amidasetest und Lysotypie. Außerdem werden sämtliche Stämme auf *Rana esculenta*, *Triturus vulgaris* und *Cyprinus carpio* verimpft. Die Stämme werden als saprophytäre Mykobakterien identifiziert: 2 *M. lacticola*, 1 *M. phlei*, 1 *M. spec.* (Typ King-Fong), 2 *M. aquae* (1 mal ureasepositiv, 1mal ureasenegativ). Sie wachsen am besten bei einer Temperatur von 20 °C und zwar verhältnismäßig schnell. Das Wachstum ist eugonisch. Die meisten Kolonien sind glatt. Alle Stämme bilden Pigment (3 goldgelb,

1 beige, 1 ocker, 1 zitronengelb). Nur Nitrofurazon wirkt als Tuberculostatikum. Für Kaltblüter sind diese Mykobakterien nur schwach pathogen; sie werden sehr häufig entweder frühzeitig oder spät ausgeschieden. Vff. vertreten die Meinung, daß im Wasser lebende Kaltblüter Wasser durch Mykobakterien infizieren und damit eine Ansteckungsquelle für Warmblüter schaffen. E. Tempel. 3760.

4-64/10-0202 Ruedy, D. D., Lindauer, R. L. und Lindauer, E. E.; Madison, Wisconsin Animal Diagnostic Lab. Leptospira hardjo survey. **(Leptospira-hardjo-Vorkommen.)** Amer. J. veterin. Res. **25** (1964) Nr. 104. S. 273-274.

300 Serumproben, davon 171 vom Rind und 129 Proben von Rotwild, wurden serologisch auf das Vorkommen von Antikörpern gegen *Leptospira hardjo* untersucht. Nur die Rinder wiesen positive Titer auf und zwar zu 16,3% bei einer Verdünnung von 1 : 100 und mehr. Die Mehrzahl der positiven Seren stammte von einer Herde, die bei Verlaufsuntersuchungen ansteigende Titer zeigte. Eine Isolierung von Leptospiren gelang jedoch nicht. Das Vorkommen von *L. hardjo* in Wisconsin/USA war bisher nicht beschrieben worden. L. Stoll. 3790.

4-64/10-0203 Mifuchi, Ichiji, Hosoi, Masaharu und Yanagihara, Yasutake; Shizuoka, Japan, Coll. of Pharmac. Growth of pathogenic leptospirae by replacing rabbit serum with Mycobacterium phlei or Mycobacterium smegmatis. **(Wachstum von pathogenen Leptospiren mit Mycobacterium phlei oder Mycobacterium smegmatis als Ersatz von Kaninchenserum.)** J. Bacteriol. **86** (1963) Nr. 5. S. 1128-1129.

10 Tage alte Kulturen von *M. phlei* oder *M. smegmatis* wurden dem Korthof-Basalmedium in einer Menge von 4 mg/ml oder 2 mg/ml, in halbtrockener Form abgetötet, zugegeben. Die Nährböden wurden mit *L. canicola* oder *L. icterohaemorrhagiae* beimpft und vergleichend mit Kaninchenserumnährboden auf ihre Vermehrungsfähigkeit geprüft. Die Leptospiren zeigten in den Kulturen mit abgetöteten Mykobakterien gutes Wachstum, blieben aber hinter den Kaninchenserumnährböden etwas zurück. L. Stoll. 3790.

4-64/10-0204 Ryu, E.; Guelph, Ontario Veterin. Coll. The influence of CO_2 supply on colonial formation of leptospires. **(Der Einfluß von CO_2-Gaben auf die Kolonienbildung der Leptospiren.)** Canad. J. comparat. Med. veterin. Sci. **27** (1963) Nr. 11. S. 261-266.

Das Verhalten von *Leptospira pomona*-Kulturen auf festem Nährboden nach Cox unter Kohlendioxyd wird untersucht. Das Wachstum wurde am besten gefördert durch 3%ige Gaben von CO_2 in gasförmiger Verabreichung oder Natriumcarbonat + Oxalsäure. Hämoglobin und Kaninchenserumgaben bewirkten keine zusätzliche Vermehrung. Einen wichtigen Einfluß hat der pH-Wert, dessen Optimum bei 7,5 liegt. Die Morphologie der Kolonien wurde von dem Hämoglobin der verschiedenen Tierarten beeinflußt. L. Stoll. 3790.

4-64/10-0205 Green, James H. und Arean, Victor M.; Gainesville, Univ. of Florida, Coll. of Med. Virulence and distribution of Leptospira icterohaemorrhagiae in experimental guinea pig infections. **(Virulenz und Verbreitung von Leptospira icterohaemorrhagiae bei experimentellen Meerschweinchen-Infektionen.)** Amer. J. veterin. Res. **25** (1964) Nr. 104. S. 264-267.

Leptospiren, die in statischen Kulturen gezüchtet werden, verursachen beim Meerschweinchen einen milden Krankheitsablauf. Injektionen von 1,0 ml Leptospiren, die in 4-6 Tage alten Schüttelkulturen gezüchtet wurden, führen in 4-6 Tagen zum Tod der Tiere. Eine ähnliche Virulenzsteigerung kann nur beobachtet werden, wenn die Leptospiren in Tierpassagen gehalten werden. Bei intraperitonealer Verabreichung von Leber-Milzhomogenat infizierter Meerschweinchen entwickelt sich bei Meerschweinchen innerhalb von 5-6 Tagen das typische Bild einer Leptospirose. Bei Isolierungsversuchen von Leptospiren aus den verschiedensten Organen der infizierten Meerschweinchen konnten die ersten Leptospiren nach 24 Std. in Blut, Urin, Leber, Niere, Lunge und Milz nachgewiesen werden. 48 Std. nach der Infektion konnten im Gehirn, in der Muskulatur und in der vorderen Augenkammer Leptospiren isoliert werden. Das Auftreten von Leptospiren in den verschiedenen Organen war jedoch auch individuell verschieden.

L. Stoll. 3790.

4-64/10-0206 Robertson, A., Boulanger, P. und Mitchell, D.; Hull, Canada Dep. of Agric., Animal Diseases Res. Inst. Isolation and identification of a leptospire of the Hebdomadis serogroup (L. hardjo) from cattle in Canada. **(Isolierung und Identifizierung einer Leptospire der Hebdomadis-Serogruppe [L. hardjo] bei Rindern in Kanada.)** Canad. J. comparat. Med. veterin. Sci. 28 (1964) Nr. 1. S. 13-18.

In einer Herde von 12 Milchkühen waren 4 Tiere an einer atypischen Mastitis erkrankt, ein Rind abortierte außerdem. Agglutinationsteste mit *L. pomona* und *L. sejroe* ergaben fragliche Resultate. Urin, Blut und Milch wurden Meerschweinchen injiziert. Körpertemperaturen wurden täglich gemessen. Nach der achten Meerschweinchenpassage wurde Blut von Meerschweinchen einem 5 Wochen alten Kalb injiziert. Vom Meerschweinchen und vom Kalb konnten Leptospiren isoliert und gezüchtet werden, die im Absorptionstest als *Leptospira hardjo* identifiziert wurden. L. Stoll. 3790.

4-64/10-0207 Roth, E. E., Adams, W. V., Sanford, G. E., Newman, Kay, Moore, Mary und Greer, Betty; Baton Rouge, Louisiana State Univ. Isolation of Leptospira pomona from white-tailed deer in Louisiana. **(Isolierung von Leptospira pomona bei Virginiahirschen in Louisiana.)** Amer. J. veterin. Res. **25** (1964) Nr. 104. S. 259-261.

Leptospiren und noch häufiger Leptospirentiter wurden in verschiedenen amerikanischen Staaten bei Virginiahirschen gefunden. In Louisiana wurden aus einem Rudel von 200 Hirschen 5 kranke Tiere geschossen und kulturell auf das Vorkommen von Leptospiren untersucht. Aus den Nieren eines Virginiahirsches gelang die Isolierung von *Leptospira pomona*. Serologisch war das Tier negativ. Vff. nehmen an, daß Hirsche in den USA für die Epizootologie der Leptospirose eine große Rolle spielen. L. Stoll. 3790.

4-64/10-0208 Babudieri, B. und Farina, R.; Roma, Ist. Superiore di Sanità; Pisa, Centro Veterin. Ital. delle Leptospirosi, Clin. Med. Veterin. The Leptospirae of the Italian hedge-hog. **(Die Leptospiren der Igel in Italien.)** Pathol. Microbiol. [Basel] 27 (1964) Nr. 1. S. 103-116.

Das Vorkommen von Leptospiren bei Igeln wurde in Europa gelegentlich beobachtet. Vff. untersuchten daraufhin 138 Igel (*Erinaceus europaeus*) in Italien serologisch und kulturell auf Leptospiren. 70 Tiere (50,7%) waren negativ. 23 Igel (17,4%) hatten serologische Titer bis 1:100000. Für die serologische Untersuchung stand am Anfang *Leptospira bratislava*, ähnlich *L. australis* nicht zur Verfügung. Möglicherweise hätte sich eine höhere serologische Verseuchung ergeben, da nach Kmety *L. bratislava* derjenige Typ ist, der beim Igel am häufigsten zu finden ist. So ergeben sich die folgenden Agglutinationen: *L. bratislava* 10mal, *L. icterohaemorrhagiae* 7mal, *L. ballum arboroeae* 6mal und *L. sejroe-saxkoebing* 1mal. In 44 Fällen (31,9%) gelang die Isolierung von Leptospiren entweder direkt aus den Nieren oder über die Meerschweinchenpassage. In 17 Fällen waren die serologischen Untersuchungen negativ, eine Testung mit *L. bratislava* war jedoch unterblieben. Die isolierten Leptospiren gehörten zu folgenden Serotypen: *Bratislava* (23), *australis* (7), *ballum* (8), *icterohaemorrhagiae* (4), *saxkoebing* (2). Ein Stamm ging verloren, bevor er identifiziert werden konnte. Zur serologischen Testung sollte besser *L. bratislava* verwendet werden, da *Bratislava* innerhalb der Australis-Gruppe ein besseres Antigen bildet, als *L. australis*. L. Stoll. 3790.

4-64/10-0209 Hartwigk, H. und Tzimas, P.; Berlin-Dahlem, Univ., Inst. für Veterin.-Hyg. **Die Züchtung von Anaerobiern auf Traubenzuckerblutagar mit „Anoxydator"(R)-Scheiben.** Dtsch. tierärztl. Wschr. **70** (1963) Nr. 19. S. 537-540. — 2 Abb., 2 Tab., 7 Lit
Die von Ott (vgl. Berliner Münchener tierärztl. Wschr. **73** [1960] S. 451.) entwickelte Anaerobierzüchtung nach dem Pyrogallol-Pottasche-Verfahren unter Verwendung von Traubenzuckerblutagar und Petrischalen mit Bierfilz oder „Anoxydator"-Scheiben (Hersteller: Fa. Heyl u. Co., Berlin 37) wurde mit Sammlungsstämmen von *Cl. perfringens*, Typen A-F, *Cl. chauvoei*, *Cl. tetani*, *Cl. botulinum*, *Cl. novyi*, *Cl. septicum* und *Cl. butyricum* erprobt. Beide Methoden erwiesen sich als gleichmäßig zuverlässig. Die „Anoxydator"-Scheiben-Methode hat wegen der besonderen Art der Imprägnation des Papierfiltermaterials die Eigenschaft, ein Zerlaufen des Pyrogallol-Pottasche-Gemisches zu verhindern, so daß bei diesem Verfahren Scheibe, Petrischale und Nährboden sauber bleiben. G. Scheibner. 3805.

4-64/10-0210 Obreškov, K. Proučvane vŭrchu toksinoobrazuvaneto pri Cl. perfringens tip B, C i D. **(Untersuchungen über die Toxin-Bildung bei Cl. perfringens Typ B, C und D.)** Izvestija na Veterinarnija institut za zarazni i parazitni bolesti, Sofija 8 (1963) S. 55-61. — 2 Tab., 11 Lit.
Es wurde eine Reihe von Faktoren untersucht, die einen Einfluß auf die Bildung von Toxinen durch drei Stämme B, C und D von *Cl. perfringens* ausüben. Bei der Passage von Stämmen durch Tauben wurde eine Vergrößerung der Bildung von Toxinen für den Stamm B um 60%, für den Stamm C um 30% und für den Stamm D um 40% festgestellt. Als geeignetster Nährboden zur Bildung von Toxinen hat sich ein Gemisch von Bouillon und Kaseinhydrolysat nach Martin mit Zusatz eines Extraktes von Kalbsleber und eines Extraktes von Backhefe in einer Menge von 10% bei einem optimalen Gehalt von 150 bis 200 mg% Aminostickstoff erwiesen. Auch Glykose übt eine günstige Wirkung auf die Bildung von Toxinen aus, wenn sie in einer Menge von 0,1% für den Typ B und von 0,2% für die Typen C und D zugesetzt wird.
NRB/ZSNTI. 3805.

4-64/10-0211 Lederle, Georg; München, Univ., Inst. für Mikrobiol. und Infektionskrankh. der Tiere. **Über das Vorkommen von Vibrionen im Duodenum des Kalbes.** Diss. München **1963** 42 S. — 4 Tab., 47 Lit.
Es wurde untersucht, ob Katalase-positive Vibrionen, die morphologisch, kulturell und biochemisch *Vibrio fetus*-Stämmen ähnlich sind, im Duodenum von Kälbern vorkommen. Im positiven Fall sollte festgestellt werden, wie sich diese Darmstämme serologisch voneinander und zu einigen bekannten *Vibrio-fetus*-Stämmen verhalten. In der Zeit von Nov.-März 1962/63 wurden 300 Dünndärme von Schlachtkälbern, von denen 224 gerötet und 76 unverändert waren, untersucht. Die Kälber waren 2 Tage nüchtern; es wurde ein 10 cm langes Stück Duodenum entnommen. 2-5 Std. nach der Entnahme erfolgte die Aufarbeitung des Materials. Es wurden die Farbe und Konsistenz sowie das Aussehen der Schleimhaut berücksichtigt. Eine Probe (1 Öse, ⌀ 2 mm) des Darminhaltes wurde im Nativpräparat phasenkontrastmikroskopisch untersucht, von einer zweiten Probe Kulturen angelegt (Hammelblutplatten, Rinderblutplatten mit Brillantgrünzusatz). Die weitere Verarbeitung des Materials erfolgte im Zeißler-Topf. Die Bebrütung fand 48-72 Std. bei 37,5 °C statt. In Verdachtsfällen wurden Subkulturen angelegt (Blutagar, Leberbouillon). Isolierte Vibrionen wurden im dreimaligen Wechsel Leberbouillon/Blutagar reinkultiviert und abschließend in Leberbouillon und Thiolmedium als Sammlungsstamm aufbewahrt. Es konnten sowohl aus geröteten als auch unveränderten Darmabschnitten des Duodenums von Schlachtkälbern 28 Vibrionen-Stämme in Reinkultur isoliert werden. 6 von diesen Stämmen konnten keine Katalase bilden. Durch morphologischen, kulturellen und

biochemischen Nachweis konnten 2 Gruppen von Stämmen ermittelt werden, von denen einer *Vibrio bubulis* sehr ähnlich war. Die restlichen, sich nach den o. a. Untersuchungen nicht unterscheidenden, jedoch Katalase-positiven Stämme wurden mit der Agglutination differenziert. Es wurde festgestellt, daß es sich wahrscheinlich um *Vibrio fetus*-Typen II und III, wie auch von anderen Autoren angegeben, handelt; sie werden vermutlich wegen ihres Vorkommens im Darm und des Unterschieds gegenüber *Vibrio fetus* I als *Vibrio jejuni* bezeichnet. Der überwiegende Teil der bei Kälbern vorkommenden Katalase-positiven Vibrionen ist *Vibrio fetus* serologisch sehr ähnlich. Für einen Stamm, der sich von den anderen unterschied, wurde die Bezeichnung „vibrionenähnlich" gewählt. R. Jungmann. 3840.

4-64/10-0212 Král, J. Antigenní struktura kmenů Vibrio fetus a Vibrio bubulus, isolovaných v ČSSR. **(Antigenstruktur der in der Tschechoslowakei isolierten Stämme von Vibrio fetus und Vibrio bubulus.)** Veterinární Med. **8(36)** (1963) Nr. 5. S. 311-316. — 3 Tab., 16 Lit. Zus. in Russ., Engl., Span. Um die Antigenstruktur der Vibrionenstämme, die beim Rind auf dem tschechoslowakischen Gebiet isoliert wurden, zu klären, verglich man die Antigenstruktur der eigenen, im Bezirk Prag isolierten Stämme, mit solchen, die in anderen Bezirken von Veterinäruntersuchungsstationen festgestellt wurden. Bei der Untersuchung wendete man die Reaktion nach Wright und die Komplementbindungsreaktion an. Die zu dieser Reaktion notwendigen Antigene wurden aus durchgewaschenen Agrarbeständen der Stämme *Vibrio fetus* zubereitet. Sämtliche auf dem Gebiet der Tschechoslowakei überprüften Stämme von *Vibrio fetus* gehörten zwei Gruppen an, die man mit Hilfe gekreuzter Agglutination unterscheiden konnte. Bei der Anwendung dieses Tests und der Komplementbindungsreaktion wurden bei den *Vibrio fetus*-Stämmen insgesamt zwei somatische Antigene gegen hyperimmune Kaninchenseren festgestellt, wobei jeder Stamm nur eines dieser Antigene entwickelte. In der Antigenstruktur der Stämme von *Vibrio bubulus* gab es insgesamt fünf verschiedene Komponenten des somatischen Antigens, die in verschiedener Weise gruppiert waren und von Antigenen der Stämme *Vibrio fetus* abwichen. ČSSR/ÚVTI. 3840.

4-64/10-0213 Ortman, Siegfried; Berlin, Humboldt-Univ., Veterinärmed. Fak., Inst. für Epizootol. und Hyg. **Bakteriologische und epizootiologische Untersuchungen auf Listeriose bei verendeten sowie not- und krankgeschlachteten Schafen am Veterinäruntersuchungs- und Tiergesundheitsamt Frankfurt/Oder.** Diss. Berlin **1964** 84 S. — 10 Tab., 87 Lit.
In der Zeit vom 1. 2. 1961 bis 31. 7. 1963 wurden die Organe (Leber, Milz, Niere in jedem Falle und Harnblase, Hoden, Eierstock und ZNS soweit vorhanden) von 1981 verendeten, not- und krankgeschlachteten Schafen aus 374 Betrieben bakteriologisch auf Listeriose untersucht. Bei 123 Schafen (= 6,2%) wurden Listerien nachgewiesen, von denen 115 *Listeria-monocytogenes*-Stämme zur Serogruppe 0 I, II und 8 zur Serogruppe 0 V gehörten. Aus 1749 zur BU eingesandten Schafen wurden in 43 Fällen (= 2,4%) und aus 232 zur diagnostischen Sektion gelangten Schafen in 80 Fällen (= 34%) Listerien isoliert. Bei allen listeriosepositiven Tieren konnte der Erreger stets aus der Medulla oblongata nachgewiesen werden. Alle aus Bouillonkulturen isolierten Listerienstämme zeigten bei Zimmertemperatur im hängenden Tropfen aktive Ortsbewegung. Auf 10%igen Traubenzucker-Rinderblutagarplatten war stets eine Hämolyse sichtbar. Die Listeriose trat in den Sommermonaten bei Weidebetrieb auf. In 85% der Fälle wurde Listeriose nach Silagefütterung festgestellt. Das Angehen einer Listeriose-Infektion stand häufig mit Schädigung der Schleimhäute des Verdauungstraktes im Zusammenhang. Infektionsketten Tier-Mensch konnten weder bei den in den positiven Beständen beschäftigten Personen, noch durch den Genuß tierischer Produkte ermittelt werden.

Larven der Nasendasselfliege (*Oestrus ovis*) und Finnen des Quesenbandwurms (*Coenurus cerebralis*) sowie Zecken konnten bei listeriosepositiven Schafen in keinem Falle gefunden werden. E. Wiesner. 3845.

4-64/10-0214 Njoku-Obi, Augustine N., Jenkins, Edward M., Njoku-Obi, Jessie C., Adams, Joanne und Covington, Verdell; Alabama, Tuskegee Inst., School of Veterinärmed. Production and nature of Listeria monocytogenes hemolysins. **(Produktion und Natur des Hämolysins von Listeria monocytogenes.)** J. Bacteriol. **86** (1963) Nr. 1. S. 1-8. — 4 Abb., 9 Tab., 15 Lit.
Es wurden 112 Stämme geprüft. Nach dem Zentrifugieren der Bouillonkultur 3,020 × g für 30 Min. befand sich das Hämolysin im Überstand. Wie die Untersuchungen zeigen, ist das Hämolysin in seiner Qualität und Quantität von verschiedenen Listerienstämmen von mehreren Faktoren abhängig. Diese sind das Medium, die Bebrütungstemperatur und -dauer sowie die biologische Variation der Organismen. Das Hämolysin wurde inaktiviert bei Filtration durch Seitz- und Glasfilter, durch Hitze, Oxydation und Formalin. Die höchste Hämolysinproduktion wurde bei Bebrütung von 64 h bei 20 °C oder 11 h bei 42 °C erzielt. Natriumthiosulfat reaktiviert das Hämolysin, welches durch Filtration und Oxydation inaktiviert worden ist. Das Hämolysin ist von Eiweißnatur, es erwies sich elektrophoretisch als ein Gammaglobulin und besitzt eine hohe antigene Wirkung bei Kaninchen. Obwohl bei gesunden Mäusen, denen das Hämolysin injiziert worden war, keine Toxizität beobachtet wurde, konnte eine mögliche Lysis von Leukocyten mit Mäuse-Peritonaealexsudatzellen festgestellt werden. Entsprechend der hohen antihämolytischen Wirksamkeit von Normalserum verschiedener Species wurde der mögliche Gebrauch als Antilisteriolysis-Test in der serologischen Diagnostik geprüft, aber als fraglich befunden. W. Lehmann. 3845.

4-64/10-0215 Ivanov, I. und Sorokin, P. Sravnitelni izsledvanija vŭrchu aminokislotnija sŭstav na Listeria monocytogenes i Erysipelothrix insidiosa. **(Vergleichende Untersuchungen der Aminosäurenzusammensetzung von Listeria monocytogenes und Erysipelothrix insidiosa.)** Izvestija na Veterinarnija institut za zarazni i parazitni bolesti, Sofija 8 (1963) S. 41-44. — 1 Abb., 9 Lit.
Durch Anwendung der in einer Richtung ansteigenden chromatographischen Methode von Matthias wurden bei *L. monocytogenes* folgende Aminosäuren festgestellt: Leucin, Isoleucin, Phenylalanin, Venyl, Methionin, Tyrosin, Prolin, Alanin, Glutaminsäure, Threonin, Asparaginsäure, Serin, Glycin, Arginin, Lysin, Histidin und Cystin. Die Untersuchungen haben gezeigt, daß einzelne Stämme von *L. monocytogenes* ein und dieselbe Zusammensetzung der Aminosäuren besitzen. Bei der Untersuchung der Stämme von Erysipelothrix insidiosa wurde kein Cystin festgestellt. Dieser Unterschied kann für eine Differenzierung der beiden Bakterienarten verwendet werden.
NRB/ZSNTI. 3845.

4-64/10-0216 Burgdorfer, Willy, Pickens, Edgar G., Newhouse, Verne F. und Lackman, David B.; Hamilton, Mont., U.S. Public Health Serv., Nat. Inst. of Allergy and Infections Diseases. Isolation of Coxiella burnetii from rodents in Western Montana. **(Isolierung von Coxiella burnetii von Nagetieren in West-Montana.)** J. infect. Diseases **112** (1963) Nr. 2. S. 181 bis 186. — 3 Tab., 22 Lit.
Es wurden 4 Stämme von *Coxiella burnetii* isoliert, und zwar aus dem Blut einer Waldratte (*Neotoma cinerea cinerea*), aus dem Milzgewebe von zwei Zieseln (*Citellus lateralis tescorum*) und einem nordamerikanischen gestreiften Eichhörnchen (*Eutamias ameonus*). Es wurden insgesamt 177 Nager dieser 3 Arten untersucht, die im Bitterroot-Tal von West-Montana gefangen oder geschossen wurden. Die Stämme unterschieden sich dadurch von den kürzlich

am Großen Salzsee isolierten, schwach virulenten Nagetierstämmen, daß sie hochpathogen und infektiös für Meerschweinchen und weiße Swiss-Mäuse sind.
J. Beer. 3847.

4-64/10-0217 Ramisse, J., Yalcin, N. und Baux, J.; Rambouillet, Seine-et-Oise, Lab. Coopératif Nat. des Éleveurs. Influence de sulfate d'ammonium sur la toxinogénèse de Welchia agni type C et type D. **(Einfluß von Ammoniumsulfat auf die Toxinogenese von Welchia agni, Typ C und D.)** Recueil Méd. vétérin. 89 (1963) Nr. 11. S. 923-926. — 3 Tab. Zus in Engl., Ital.
Die Einführung des Ammoniumsulfats in den Nährboden spielt für die Giftentwicklung von *Welchia agni* Typ D eine wichtige Rolle, nicht so für die von Typ C. Der Gifttiter wird mit Hilfe intravenöser Injektionen bei Mäusen im Gewicht von 20-22 g ermittelt. Für die Versuche wird je 1 jugoslawischer Stamm *W. agni* vom Typ D und C verwendet. Die Giftigkeit der Kulturen wechselt mit der Zeit. Für beide Typen existiert eine optimale Incubationsfrist, die für Typ C 6-7, für Typ D ca. 15 Std. beträgt. Bei höherer Einsaat wird sie verkürzt. Nährböden mit Ammoniumsulfat erhöhen die Toxinbildung vom Typ D, während der Typ C weniger empfindlich ist. E. Tempel. 3850.

4-64/10-0218 Maier, Eugen; München, Univ., Inst. für Mikrobiol. und Infektionskrankh. der Tiere. **Die Bedeutung und Bestimmungsmöglichkeiten des Stallklimas mit einem Beitrag zur CO_2-Messung der Stalluft.** Diss. München **1963** 76 S. — 12 Abb., 3 Tab., 99 Lit.
Zur raschen CO_2-Bestimmung in der Luft wird Sodalösung bekannter Alkalität als Reaktions- bzw. Absorptionsflüssigkeit benutzt. Damit CO_2 an das Natriumcarbonat möglichst vollkommen gebunden wird, bläst man die Untersuchungsluft mittels Gaseinleiter durch die Absorptionslösung. Die mit dieser Methode gewonnenen Werte sind analytisch nicht exakt, für praktische Stallluftuntersuchungen reichen sie jedoch aus. Bei CO_2Konzentrationen von 0,25-0,7 Vol.% CO_2 waren die Werte mit einer Abweichung von maximal 10% am genauesten. Die Bestimmung der Vergleichswerte erfolgte nach dem Pettenkoferschen Verfahren und in einigen der 100 Vergleichsmessungen mit dem Drägerschen Gasspürgerät. In 50 Vergleichsmessungen wurden 2 Luftfeuchte-Meßgeräte mit dem Psychrometer nach Assmann auf Genauigkeit und Brauchbarkeit überprüft. Das Hygrophilmeßgerät (Psychrometerprinzip) mit germaniumhaltigen Halbleiterfühlern als Thermometer ermöglicht in wenigen Sekunden die Bestimmung der relativen Luftfeuchtigkeit. Im Vergleich mit den mittels Psychrometer gemessenen Werten ist die Genauigkeit dieses Gerätes zufriedenstellend. Die durchschnittliche Abweichung beträgt nur 0,856%. Das Hygrothermgerät, ein Diffusionshygrometer, eignet sich weniger gut für Reihenuntersuchungen, weil sein Stabilisierungsvorgang etwa eine Stunde dauert. Es eignet sich mehr für die laufende Überwachung eines Raumes. Die Genauigkeit der Messungen ist etwas geringer als bei dem Hygrophilgerät. Die mit dem Hygrothermgerät gemessenen Werte variieren gegenüber der Psychrometermessung um durchschnittlich 1,8 % LF.
H. Busse. 3940.

4-64/10-0219 Haltmar, S. und Höll, Č. Vliv odchovu ve volné stáji na zdraví a krevní obraz jalovic. **(Einfluß der Aufzucht im Offenstall auf die Gesundheit und das Blutbild der Färsen.)** Živočišná Výroba **8(36)** (1963) Nr. 11. S. 635-646. — 1 Abb., 5 Tab., 13 Lit. Zus. in Russ., Dtsch.
Die im Offenstall gehaltenen Färsen wiesen während des Winters einen um 6,5% erhöhten Gehalt, die im Anbindestall einen um 9,4% erhöhten Gehalt an roten Blutkörperschen auf. Bei den Färsen der Offenstallgruppe steigerte sich der Gehalt von roten Blutkörperchen besonders stark während der Frostperiode (um 10,7%). Der Hämoglobingehalt des Blutes stieg während der Weideperiode bei der Versuchsgruppe um 14,8%, bei der Kontrollgruppe um 16,7% an, während er im Winter insbesondere bei den Versuchsfärsen abfiel.

Ähnlich verhielt sich auch die Farbkonzentration der roten Blutkörperchen. Während des Versuches verdickte sich die Haut der Kontrollfärsen um 17,75%, die der Versuchsfärsen nur um 5,13%. Zusammenfassend kann aus diesen und anderen Versuchsergebnissen die Erkenntnis abgeleitet werden, daß die Offenstallhaltung bei Einhaltung der nötigen hygienischen Grundsätze keinen ungünstigen Einfluß auf die Gesundheit des Rindes hat. Der Organismus der Jungrinder paßt sich sehr gut auch trockenem Frostwetter an, sofern man Zugluft und hohe Luftfeuchtigkeit im Offenstall vermeidet.

ČSSR/ÚVTI. 3980.

4-64/10-0220 Gordon, W. A. M.; Stormont, Belfast, Farm, Veterin. Res. Div. Environmental studies in pig housing. V. The effects of housing on the degree and incidence of pneumonia in bacon pigs. **(Umweltuntersuchungen in Schweineunterkünften. 5. Mitt. Die Wirkung der Stallhaltung auf den Grad und die Häufigkeit der Pneumonie bei Bacon-Schweinen.)** Brit. veterin. J. **119** (1963) Nr. 7. S. 307-314. – 2 Abb., 7 Tab., 8 Lit. 4. Mitt. vgl. 4-64/08-0252.
Die Untersuchung von 1000 aus 2 Betrieben stammenden Schweinen und 1000 Tieren unbekannter Herkunft stellte unter Beweis, daß sowohl die Häufigkeit als auch der Grad der pneumonischen Erkrankung bei unter hohen Temperatur- und Luftfeuchtigkeitsbedingungen gehaltenen Schweinen geringer war. Sowohl bei Tieren aus den beiden Kontrollbetrieben als auch bei Schweinen unbekannter Herkunft war die linke Lunge häufiger als die rechte normal. Wahrscheinlich beruht dieser Befund auf den anatomischen Unterschieden in der Ausbildung des Bronchialbaumes und den Größenunterschieden zwischen beiden Lungen. H. Busse. 3980.

4-64/10-0221 Waldthausen, Sigrid von; München, Univ., Inst. für Mikrobiol. und Infektionskrankh. der Tiere. **Der Einfluß von Superphosphat-Einstreu auf das Stallklima, Gesundheit und Leistung der Schweine.** Diss. München **1963** 90 S. – 26 Abb., 3 Tab., 60 Lit.
Durch eine Zugabe von Superphosphat zum Mist soll eine Ammoniakkonservierung erreicht werden. Die Dungstickstoffverluste könnten dadurch reduziert und eine Verbesserung des Stallklimas erreicht werden. Vf. überprüft in Klimakammern an 2 Gruppen von je 10 Schweinen über eine Mastperiode den Einfluß der Superphosphateinstreu. Er stellt fest, daß eine derartige Einstreu keinen Einfluß auf Luftfeuchtigkeit, Stalltemperatur und CO_2-Gehalt der Luft ausübt. 24 Std. nach der Superphosphateinstreu und vor der Ventilation ist allerdings eine Verminderung des Ammoniakgehaltes der Stalluft bis 1,6 mg/l festzustellen. Ein Einfluß auf Futterverwertung sowie auf mittlere tägliche Gewichtszunahme besteht nicht. Nach Prüfung verschiedener Superphosphatlösungen auf NH_3-bildende Keime sowie Darmbakterien wird darauf hingewiesen, daß bei Superphosphateinstreu höchstens mit einer Wachstumshemmung, nicht aber mit einer Abtötung der Keime am Stallboden zu rechnen ist. J. Krüger. 3980.

4-64/10-0222 Osbaldiston, G. W. und Sainsbury, D. W. B.; Cambridge, School of Veterin. Med. Control of the environment in a poultry house. Part II. Broiler house experiments. **(Über die Kontrolle der Umwelt in einem Geflügelstall. 2. Mitt. Untersuchungen im Broiler-Haus.)** Veterin. Rec. **75** (1963) Nr. 8. S. 193-202. – 10 Abb., 7 Tab. 1. Mitt. vgl. 4-64/03-0633.
In einem Geflügelstall für Broilerküken wurden stallklimatische Untersuchungen angestellt und die ermittelten Werte dem Futterverbrauch, der Wachstumsintensität und der Gesundheit der Tiere gegenübergestellt. Im einzelnen wurde die Belichtung, Luftfeuchtigkeit, Temperatur, Belüftung und Luftumwälzung sowie die Möglichkeiten der technischen Kontrolle und Beeinflussung dieser Faktoren besprochen. Die unterschiedlichen Brütungsmethoden wurden den prozentualen Todesfällen nach 3 und 9 Wochen nach dem

Schlupf gegenübergestellt. Die Veränderungen der Umgebung wurden bei diesen Analysen mit den physiologischen Schwankungen verglichen und versucht, die optimalsten Werte herauszufinden. M. Richter. 3980.

4-64/10-0223 Gorska, M. Přežívání mikroorganismů, jejich vliv na plastické hmoty a dezinfekce plastických hmot. **(Widerstandsfähigkeit von Mikroorganismen und ihr Einfluß auf plastische Stoffe. Desinfektion der Plaste.)** Veterinářství **13** (1963) Nr. 9. S. 401-403. – 11 Lit.
Die Annahme, daß Plaste von Mikroorganimsen nicht befallen werden können, ist falsch, besonders, soweit es sich um Schimmelpilze handelt, denn es wurde festgestellt, daß diese z. B. auf Polyamiden, weichgemachtem PVC, Phenol- und Formaldehydharzen wachsen. Die Plaste kann man vor den Schimmelpilzen schützen und zwar z. B. durch Herabsetzung der relativen Luftfeuchtigkeit, Anwendung von resistenten Füllstoffen und Erweichungsmitteln oder durch Zusatz von Fungiciden. Die Fungicide dürfen jedoch nicht wasserlöslich sein. Es wurde ein organischer Quecksilberzusatz von 0,01-0,5% (auf die im plastischen Stoff enthaltene Erweichungsmittelmenge umgerechnet) ausprobiert. Die meisten Plasten können nicht sterilisiert werden, weil sie höhere Temperaturen nicht vertragen. ČSSR/ÚVTI. 4020.

4-64/10-0224 Gurley, C. H. The function of light and color in the modern hospital. **(Die Funktion von Licht und Farbe in der modernen Klinik.)** Veterin. Med. Small Animal Clinician **59** (1964) Nr. 1. S. 45-46. 4030.

VIII. PHARMAKOLOGIE, TOXIKOLOGIE

4-64/10-0225 Schumacher, E. **Pflanzenschutzmittel und Tierarzt.** Schweiz. Arch. Tierheilkunde **106** (1964) Nr. 1. S. 21-33. – 1 Lit. Zus. in Engl., Franz., Ital.
Bei der vorliegenden Arbeit handelt es sich um eine am 22. Juni 1963 in Zürich gehaltene Antrittsvorlesung, die noch mit einem Anhang versehen worden ist. Nicht alle der in steigendem Maße anfallenden Vergiftungsfälle durch Pflanzenschutzmittel bei Tieren sind auf die Nichtbeachtung von Vorsichtsmaßnahmen zurückzuführen, sondern es gibt auch echte Unglücksfälle. Der Tierarzt hat die Aufgabe, die betroffenen Tiere nach Möglichkeit zu heilen, den wirtschaftlichen Schaden des Tierhalters durch Freigabe des Schlachtfleisches gering zu halten und andererseits die Menschen vor evtl. Rückständen der Pflanzenschutzmittel zu schützen. Bei der Vielzahl der verwendeten Präparate ist es sehr schwierig, das jeweilige Gift genau zu identifizieren. Die Gegenmittel sind oft drastisch, wie z. B. die hohen Atropindosen bei Vergiftungen mit Organophosphorverbindungen. Im Anhang sind stichwortartig die Symptome bei akuter und chronischer Vergiftung, die Prognose bei akuter Vergiftung, die Therapie, die Pathologie und der Giftnachweis bei den drei großen Stoffgruppen der halogenierten Kohlenwasserstoffe, der Phosphorsäureester und Carbamate und der Dinitrophenolderivate aufgeführt.
R. Maune. 4205.

4-64/10-0226 Seipelt, H. und Mentz, P.; Halle/S., Martin-Luther-Univ. Halle-Wittenberg, Pharmakol. Inst. **Eine Methode zur Prüfung der percutanen Resorption im Tierversuch.** Arzneimittel-Forsch. **14** (1964) Nr. 1. S. 75 bis 76. – 1 Abb., 8 Lit. Zus. in Engl.
Bei der Prüfung der Resorption von Heilmitteln oder Giften durch die intakte Haut muß man das Ablecken, Abwischen oder Entfernen der Fixierung durch die Tiere verhindern. Da die bisherigen Methoden für langdauernde Versuche nicht geeignet sind, wird eine neue Methode beschrieben, die sich bereits bewährt hat. Bei Ratten wird ein mit der zu untersuchenden Lösung getränkter Mulltampon mit Wattekern in ein rasiertes rechteckiges Stück Rückenhaut in Barbituratnarkose eingenäht. Die Wundränder werden gegen

den Wirkstoff durch Kunststoff-Folie geschützt. Das Befinden der Tiere scheint nicht gestört zu werden. Der Tampon kann beliebig mit einer Kanüle nachgefüllt werden. R. Maune. 4225.

4-64/10-0227 Lange, Gerhard; Tübingen, Univ., Pharmakol. Inst.; München, Univ., Pharmakol. Inst. **Messung der Durchblutung des experimentellen Herzinfarkts und Beeinflussung der Durchblutung des infarzierten und nicht infarzierten Herzmuskels durch einige Gifte.** Naunyn-Schmiedebergs Arch. exp. Pathol. Pharmakol. **246** (1963) Nr. 3. S. 240-286. – 3 Abb., 8 Tab., 163 Lit.
Erzeugt man bei narkotisierten Hunden durch Unterbindung des Ramus interventricularis paraconalis der linken Coronararterie an der Herzspitze Infarkte (Abnahme der Durchblutung um 64%), so wird die Durchblutung von insgesamt 32 untersuchten Substanzen im Infarkt etwa gleich beeinflußt wie im gesunden Herzmuskel. Einzelheiten im Original. R. Maune. 4275.

4-64/10-0228 Gachnijan, R. Proučvane na njakoi farmakologični svojstva na katechini, izvlečeni ot R. ponticum L. i. H. perforatum L. **(Prüfung einiger pharmakologischer Eigenschaften von Katechinen, die aus Rhododendron ponticum und Hypericum perforatum L. extrahiert wurden.)** Naučni trudove. Visš veterinarnomedicinski institut „Prof. d-r G. Pavlov“, Sofija **11** (1963) S. 119-127. – 2 Abb., 3 Tab., 9 Lit.
Man hat festgestellt, daß kondensierte Katechine, die aus den Pflanzen *Rhododendr. pontic.* und *Hyperic. perforat.* extrahiert wurden, sowohl bei parenteraler als auch bei peroraler Anwendung eine hohe biologische Aktivität besitzen. Die Katechine erhöhen die Widerstandsfähigkeit der Kapillarwände. Der Effekt der Hypotension ist bei ihnen besser ausgeprägt als bei Rutabion und Urutin. Katechine besitzen eine hohe Toxizität; in therapeutischen Dosen beeinflussen sie jedoch die Herztätigkeit und die Atmung nicht wesentlich. Sie haben eine entzündungshemmende Wirkung. NRB/ZSNTI. 4280.

4-64/10-0229 Schulz, J. A. und Wünsche, H.-G.; Leipzig, Karl-Marx-Univ., Med. Tierklin. **Zur Anwendung von „Disalunil“ bei der sog. Ödemkrankheit der Schweine.** Mh. Veterinärmed. **18** (1963) Nr. 22. S. 864-868. – 27 Lit.
Das Hydrochlorothiazid „Disalunil“ des VEB Arzneimittelwerk Dresden, ein quecksilberfreies Sali-Diureticum, wurde bei der Ödemkrankheit der Schweine erprobt. Die ersten Praxisversuche mit oraler Verabreichung von Disalunil-Tabletten ergaben zwar in 3 Beständen befriedigende Heilerfolge, jedoch war der Heilungsverlauf bei i. m. Injektion des Hydrochlorothiazids „Vetidrex“ günstiger. Es wurde deshalb Disalunil als injektionsfertige Lösung hergestellt; an Ödemkrankheit erkrankte Schweine im Alter von 6-14 Wochen erhielten 75-100 mg Disalunil i. m. 42 erkrankte Absatzferkel aus 2 Beständen wurden gleichmäßig in 4 Versuchsgruppen eingeteilt, von denen eine in dieser Weise behandelt wurde, während je eine weitere Gruppe mit Streptomycin (20 mg pro kg Kgw) bzw. Terramycin (6-8 mg/kg Kgw.) i. m. behandelt wurde bzw. als Kontrolle unbehandelt blieb. Die günstigsten Ergebnisse hatte die mit Disalunil behandelte Gruppe. Dagegen führte die parenterale Streptomycintherapie zu negativen Ergebnissen, während die parenterale Terramycintherapie günstigere Ergebnisse lieferte. Später durchgeführte Behandlungen mit einem Tetracyclinpräparat und gleichzeitig mit Disalunil i. m. hatten gute Erfolge. Auf Grund dieser Ergebnisse werden als wichtigste Maßnahmen beim Auftreten der Ödemkrankheit Abstellung der Ursachen und strenge Einhaltung einer Diätfütterung angesehen. Tiere mit stärkeren klinischen Symptomen sind gleichzeitig mit einem Breitbandantibioticum (Tetracyclin oder Chloronitrin) und Disalunil i. m. zu behandeln, wobei die gleiche Dosis nach 12-24 Std. zu wiederholen ist. Leicht erkrankte sowie klinisch nicht erkrankte Ferkel der betroffenen Buchten werden nur mit Disalunil behandelt. W. Wittig. 4295.

4-64/10-0230 Neely, W. Brock. Action of formaldehyde on microorganisms. I. Correlation of activity with formaldehyde metabolism. **(Die Einwirkung von Formaldehyd auf Mikroorganismen. 1. Mitt. Beziehung zwischen Aktivität und Formaldehydstoffwechsel.)** J. Bacteriol. **85** (1963) Nr. 5. S. 1028–1031. – 6 Abb., 1 Tab., 5 Lit.

Zur Untersuchung der Wirkungsweise des als Antisepticum bzw. Bakteriostaticum bekannten Formaldehyds sind *A. aerogenes* und *P. aeruginosa* in Gegenwart von 20 oder 50 μg Formaldehyd/ml kultiviert worden. Unter Verwendung der Warburg-Methode und radioaktiv markierten Formaldehyds sieht man, daß durch Formaldehyd zunächst die Zellteilung gehemmt wird (Verminderung der Lebensfähigkeit, schwache Zunahme der Trübung, geringe CO_2-Abgabe). Trotzdem wird ständig Formaldehyd abgebaut. Nach Erreichung einer bestimmten niedrigeren Formaldehydkonzentration setzt die normale logarithmische Bakterienwachstumskurve ein. Verwendet man gewaschene ruhende Zellen, so zeigt sich zunächst eine ausgesprochen bakterícide Wirkung des Formalsdehyds. Weitere Mitt. folgen. R. Maune. 4320.

4-64/10-0231 Neely, W. Brock. Action of formaldehyde on microorganisms. II. Formation of 1,3-thiazane-4-carboxylic acid in Aerobacter aerogenes treated with formaldehyde. **(Die Einwirkung von Formaldehyd auf Mikroorganismen. 2. Mitt. Die Bildung von 1,3-Thiazan-4-carbonsäure bei mit Formaldehyd behandeltem Aerobacter aerogenes.)** J. Bacteriol. **85** (1963) Nr. 6. S. 1420-1422. – 1 Abb., 3 Tab., 4 Lit. 1. Mitt. vgl. vorst. Ref.

Zwecks Erfassung der Zwischenprodukte des in einer früheren Mitteilung beschriebenen Abbaues von Formaldehyd zu CO_2 durch *A. aerogenes* werden Kulturen dieser Species in Gegenwart ^{14}C-markierten Formaldehyds incubiert. Nach 15 Min. wird die Lösung zentrifugiert, und die Zellen werden gewaschen. Mittels Papierchromatographie kann im Extrakt markierte 1,3-Thiazan-4-carbonsäure nachgewiesen werden. Die gleiche Substanz entsteht auch in Abwesenheit von Bakterien oder Bakterienextrakten, wenn man Homocystein und Formaldehyd in etwa äquimolaren Konzentrationen unter physiologischen Bedingungen zusammenbringt. Das Zellwachstum wird durch Formaldehyd nur gehemmt, wenn in der Kultur weniger Homocystein als Formaldehyd vorhanden ist (Valin und Cystein wirken nicht); liegen äquimolare Verhältnisse vor, so ist das Wachstum normal. Bei einem Überschuß an Homocystein wird das Formaldehyd ausschließlich als 1,3-Thiazan-4-carbonsäure gebunden, die dem Abbau durch *A. aerogenes* nicht unterliegt. R. Maune. 4320.

4-64/10-0232 Neely, W. Brock; Midland, Mich., Dow Chem. Co. Action of formaldehyde on microorganisms. III. Bactericidal action of sublethal concentrations of formaldehyde on Aerobacter aerogenes. **(Die Einwirkung von Formaldehyd auf Mikroorganismen. 3. Mitt. Die baktericide Wirkung subletalerDosen von Formaldehyd auf Aerobacter aerogenes.)** J. Bacteriol. **86** (1963) Nr. 3. S. 445-448. – 3 Abb., 7 Lit. 2. Mitt. vgl. vorst. Ref.

Mittels der in früheren Mitt. beschriebenen Methodik wird in Kulturen von *A. aerogenes* die Bildung und das Verschwinden der 1,3-Thiazan-4-carbonsäure bei Behandlung mit ^{14}C-Formaldehyd und die Einwirkung von Methionin auf die mit Formaldehyd behandelten Bakterien untersucht. Beim papierchromatischen Nachweis der genannten Säure, deren Konzentration ungefähr 3 Std. nach Formaldehydzugabe ein Maximum erreicht, ist eine noch unbekannte Substanz entdeckt worden, die sich nur wenig vom Startpunkt wegbewegt hat. Zugesetztes Methionin vermag die baktericide Wirkung des Formaldehyds nicht zu verhindern, während der Methioninmethylester eine nutritive Wirkung für die Bakterien hat. R. Maune. 4320.

4-64/10-0233 Floersheim, G. L., Baltzer, V. und Bucher, K.; Basel, Univ., Pharmakol. Anst. **Prüfung von Antiphlogistica an einer experimentellen**

Arthritis der Taube. Helv. physiol. pharmacol. Acta **21** (1963) Nr. 3. S. 205 bis 211. – 2 Abb., 2 Tab., 2 Lit. Zus. in Engl.
Erhalten Tauben 0,1 ml einer 4%igen Suspension von Talcum in einer 25%igen Lösung von Gummi arab. in dest. Wasser von dorsal durch die Sehne in das Intertarsalgelenk eines Beines injiziert, so veranlaßt die entstehende Entzündung die Tiere, nach 60-90 Min. das Bein zu heben und für einige Tage zu schonen. Appliziert man nun vor der Talkinjektion entzündungshemmende Pharmaka, so wird die Zeit, die bis zum ständigen Heben des Beines (Stehzeit) vergeht, verlängert. Die Methode erlaubt somit eine adäquate Beurteilung gelenkspezifischer Entzündungskomponenten. An insgesamt 70 Tauben sind 7 Pharmaka in verschiedener Dosierung untersucht worden. Besonders wirksam ist Na-salicylat, das in einer Dosierung von 300 mg/kg eine vollständige Hemmung der Entzündung zeigt. Phenylbutazon und Prednisolon haben die geringste Wirkung, während Flexin (40 mg/kg) die Stehzeit um 74%, Pyribenzamin (10 mg/kg) um 51% verlängert. Orientierende Versuche haben gezeigt, daß Analgetica (Morphin) keinen Einfluß auf die Stehzeit haben.
R. Maune. 4355.

4-64/10-0234 Debecker, F. und Marez, D. de. Praktijkproeven met tylan. **(Praxisversuche mit Tylan.)** Vlaams diergeneeskund. Tijdschr. **32** (1963) Nr. 11. S. 300-305. – 1 Abb., 1 Tab., 9 Lit. Zus. in Engl., Franz., Dtsch.
Die C.R.D. ist eine der am meisten vorkommenden Geflügelkrankheiten, die die Rentabilität von Zuchtbetrieben gefährden können. Sie wird von PPLO in erster Linie verursacht, neben denen *Escherichia coli*, *Staphylococcus aureus*, *Haemophilus gallinarum* und evtl. Viren eine Rolle spielen. Zur Behandlung werden Breitbandantibiotica eingesetzt. In Praxisversuchen wird die Wirksamkeit von Tylan mit der anderer Breitbandantibiotica verglichen. Die Versuche werden mit Hybrid-Mastküken durchgeführt. Vergleichend werden Dihydrostreptomycin, Chloramphenicol, Furoxon, Aureomycin und Terramycin geprüft. Das Tylan wird entweder s.c. oder wasserlöslich verabreicht. Es hat sich sowohl für die Behandlung als auch für die Prophylaxe als sehr geeignet und besser als die anderen Präparate erwiesen. Mit Hilfe der präventiven Tylanbehandlung sowie der Schutzimpfung gegen Bronchitis und atypische Hühnerpest läßt sich der Komplex der Erkrankungen der Atmungsorgane wirksam bekämpfen. E. Tempel. 4400.

4-64/10-0235 Huebner, R. A., Edens, J. D. und Morton, J. D. Promazine hydrochloride (pelletized in alfalfa) in large animals. **(Promazinhydrochlorid [in Luzernekugeln] bei Großtieren.)** Veterin. Med. [Kansas City] **58** (1963) Nr. 11. S. 883-885. – 1 Tab., 18 Lit.
In einer Tabelle sind die Ergebnisse der Erfahrungen von 18 Tierärzten aus 11 Staaten der USA bei der Behandlung von insgesamt 117 Pferden, 3468 Rindern, 253 Ziegen, 30 Schafen und 4 Schweinen mit oralen Dosen von Promazin (0,75 bis 1,25 mg/kg Kgw.) niedergelegt. Dabei erwies sich das Promazin als weitgehend ungiftig. Es bewirkte stets eine Beruhigung der Tiere. Lediglich bei den Ziegen, die unter erschwerten Bedingungen transportiert wurden, war die Wirkung unterschiedlich. Wie die vorliegenden Erfahrungen zeigen, werden die Heupillen auch von den Tieren, zu deren normalem Futter das Heu nicht gehört, gut angenommen. R. Maune. 4412.

4-64/10-0236 Tavernor, W. D.; Hatfield, Herts., Roy. Veterin. Coll. Field Stat. A study of the effect of phencyclidine in the pig. **(Eine Untersuchung der Wirkung von Phenylcyclidin beim Schwein.)** Veterin. Rec. **75** (1963) Nr. 50. S. 1377-1383. – 5 Tab., 17 Lit.
Phenylcyclidin ist 1-(1-Phenylcyclohexyl)piperidinhydrochlorid. Es wirkt, je nach Tierart und Dosierung, entweder stimulierend oder depressiv auf das ZNS. Da die meisten Tranquilizer, wie die Phenothiazinderivate oder die

Barbiturate, i.v. verabreicht werden müssen, ergeben sich bei erwachsenen Schweinen oft Schwierigkeiten. Dagegen kann Phenylcyclidin (Phc) i.m. appliziert werden. Zur näheren Untersuchung der Wirkung sind insgesamt 110 Schweine im Alter von 8 Wochen bis zu 2 Jahren und von 12 bis 225 kg mit Phc in Dosen von 2, 4 oder 6 mg/kg behandelt worden. Danach ist Phc für die Anwendung bei Schweinen besonders zu empfehlen. Im allgemeinen bewirkt eine Dosis von 2 mg/kg eine ausreichende Beruhigung ohne toxische Nebenwirkungen. Lediglich ein leichter Temperaturanstieg und ein geringes Absinken der Atemfrequenz sind zu verzeichnen. Einige Todesfälle werden auf die fehlerhafte Verwendung von Inhalationsnarcotica zurückgeführt. Auch sind bei kranken Tieren und bei höheren Dosen als 2 mg/kg Verluste aufgetreten. R. Maune. 4412.

4-64/10-0237 Weiwode, H.; München, Univ., Tierärztl. Fak., Med. Tierklin. **Vergleichende experimentelle und klinische Prüfung von Prothipendyl, Itridal, Chlorprothixen und Dextromoramid beim Hund und bei der Katze.** Kleintier-Prax. 8 (1963) Nr. 3. S. 49-55. — 38 Lit.
Vf. berichtet über die Erfahrungen, die experimentell und klinisch mit Prothipendyl, Itridal, Chlorprothixen und Dextromoramid bei Hund und Katze gewonnen wurden. Prothipendyl bewirkt bei einer mittleren Dosierung von 4-8 mg/kg i.m. einen sedierenden Effekt; Somnolenz tritt bei einer Dosis von 12-20 mg/kg ein. Chlorprothixen wirkt bedeutend stärker somnolent (Dosis 2,5-5 mg/kg i.m.). Die Wirkungsdauer beträgt bei beiden Präparaten etwa 2-4 Std. Auf die mitunter vorkommenden Kreislaufreaktionen sowie auf „inverse Reaktionen" wird hingewiesen. — Durch Itridal (Prothipendyl plus Cyclobarbital), intravenös nach Wirkung injiziert, lassen sich cerebral bedingte Unruheerscheinungen für die Dauer der Medikamenteinwirkung beheben. — Beim Dextromoramid beobachtete Vf. beim Hund Unruheerscheinungen und bei der Katze starke Erregung als Folge der morphinähnlichen Wirkung. In Kombinationsversuchen von Dextromoramid mit Combelen, Prothipendyl und Chlorprothixen resultierte eine ca. einstündige Toleranz. S. Schlaaff. 4412.

4-64/10-0238 Goranov, Z., Nejcev, O., Kojčev, K. u. a. Proučvane dejstvieto na njakoi narkotici i drugi lekarstveni sredstva pri preživnite životni s ogled na potenciranata narkoza. II. sŭobštenie. Izpitvane vlijanieto na chlorpromazina i tiopentalnatrija vŭrchu edri preživni životni predimno vŭrchu motorikata na tŭrbucha. **(Untersuchung der Wirkung einiger Narkotica und anderer Arzneimittel bei den Wiederkäuern im Hinblick auf die potenzierte Narkose. 2. Mitt. Untersuchung der Wirkung von Chlorpromazin und Thiopentalnatrium insbesondere auf die Motorik des Rinderpansens.)** Naučni trudove. Visš veterinarnomedicinski institut „Prof. d-r G. Pavlov, Sofija 11 (1963) S. 23-30. — 9 Abb., 10 Lit.
Durch Untersuchungen wurde festgestellt, daß Chlorpromazin in Höhe von 0,001 /kg Kgw., das den Rindern i. m. bzw. i. v. injiziert wurde, eine Beruhigung sowie eine unbedeutende Hemmung der Pansenbewegungen hervorruft. Thiopentalnatrium, das den gleichen Tieren i. v. in Höhe von 0,01-0,0125/kg Kgw. verabreicht wurde, ruft eine leichte Narkose und eine Unterbrechung der Pansenbewegung hervor. Bei i. m. Anwendung in Dosen von 0,007-0,018/kg Kgw. tritt ein Schlafzustand (keine Narkose) ein; die Pansenmotorik wird gehemmt, jedoch nicht völlig unterbrochen. Bei i. v. Inj. von Chlorpromazin und danach von Thiopentalnatrium in den genannten Dosen wird die Narkose tiefer und länger, die Speichelsekretion wird schwächer und die Periode der Hemmung der Pansenmotorik wird begrenzt. Bei i. m. Verabreichung beider Mittel in einem Intervall von 30-60 Minuten in Höhe von 0,007-0,018/kg Kgw. tritt keine Narkose ein, jedoch zeigt sich die Einwirkung auf das zentrale Nervensystem im Eintreten eines Dämmerzustandes,

einer Koordinationsstörung und einer Hemmung der Pansenmotorik mit der Tendenz zur schnellen Wiederherstellung. Bei einer Narkose der Rinder, die durch Thiopentalnatrium bei alleiniger Einführung oder in Kombination mit Chlorpromazin hervorgerufen wurde, verschwindet zuerst der Corneal- und dann auch der Lidreflex. Während des Toleranzstadiums wird eine Rotation des Augapfels nach unten beobachtet. NRB/ZSNTI. 4415.

4-64/10-0239 Stötter, G.; Augsburg, Städt. Krankenanst., Med. und Nervenklin. **Die Stellung der Kortikosteroidhormonbehandlung im Rahmen der allgemeinen Therapie.** Med. Klin. **57** (1962) Nr. 34. S. 1429-1436. – 1 Tab., 71 Lit.

Vf. gibt eine Übersicht über die Stellung der Corticosteroiddauerbehandlung im Rahmen der allgemeinen Therapie. Dabei werden die Nebenwirkungen der Corticosteroidtherapie herausgestellt. Als solche werden genannt: 1. Adipositas im Sinne eines Steroidcushing; 2. Störungen des Elektrolythaushaltes; 3. Diabetes (Glukocorticoideffekt, Hyperglykämie, Glukosurie); 4. Veränderungen im Hormonhaushalt und Eingriff in die Konstitution (Hypercortisonismus, Corticoidatrophie der Nebennierenrinde); 5. Antianabolische Wirkung bis zum Eiweißkatabolismus (negative N-Bilanz, negative Ca-Bilanz); 6. Thrombosegefahr, Polyglobulie, Blutdruckerhöhung und Änderung in der Zirkulation (Hyperkoagulabilität); 7. Einfluß auf die Psyche (Psychosen); 8. Einwirkung auf den Magen-Darmkanal bis zur Entwicklung eines Ulkus pepticum und Komplikationen (Hyperacidität, große Magenblutung); 9. Abwandlung des Grundleidens und Verschleierung von Symptomen; 10. Herabsetzung der Immunkörperbildung und der Infektabwehr, insbesondere bei Virusinfekten. – An Hand der Nebenwirkungen werden die Möglichkeiten und Gefahren des Einsatzes von Corticosteroiden unter besonderer Berücksichtigung der Dosierung und Medikationsdauer diskutiert.
J. Wollrab. 4420.

4-64/10-0240 Palmer, J. S.; Kerrville, Tex., U. S. Dep. of Agric. Toxicologic evaluation of an insecticide, compound 4072, in cattle. **(Toxikologische Beurteilung eines Insekticids, Verbindung 4072, beim Rind.)** J. Amer. veterin. med. Assoc. **144** (1964) Nr. 3. S. 268-271. 4450.

4-64/10-0241 Palmer, J. S. und Danz, J. W.; Kerrville, Tex., Animal Disease and Parasite Res. Div., Toxicol. Investigations Lab. Tolerance of Brahman cattle to organic phosphorus insecticides. **(Toleranz der Brahman-Rinder gegenüber organischen Phosphor-Insekticiden.)** J. Amer. veterin. med. Assoc. **144** (1964) Nr. 2. S. 143-145. 4450.

4-64/10-0242 Kelley, George W. Newer anthelmintics for swine. **(Neuere Anthelmintica für Schweine.)** Veterin. Med. [Kansas City] **58** (1963) Nr. 11. S. 866-869. – 23 Lit.

Von einem guten Anthelminticum muß man erwarten, daß es eine Wirksamkeit von möglichst 90-95% besitzt, gegen mehrere Species der Parasiten wirkt, weil die Herden meistens nicht nur von einer Species befallen sind, daß es leicht applizierbar ist, wobei die Verabreichung mit dem Futter oder Trinkwasser vorzuziehen ist, und daß der Preis nicht zu hoch ist, weil viele moderne Nutztierzuchten nur mit einem geringen Gewinn pro Tier arbeiten. Unter diesen Gesichtspunkten werden Natriumfluorid, Piperazinderivate, Hygromycin B, Cadmiumverbindungen, Organophosphorverbindungen und verschiedene Substanzen zur Bekämpfung der Wanderung der Ascariden behandelt. Bei Schweinen werden die Piperazinderivate am häufigsten verwendet; dadurch ist das Natriumfluorid mehr in den Hintergrund gerückt. An zweiter Stelle steht das Hygromycin B, das sowohl antibiotisch als auch anthelmintisch wirkt. Cadmiumverbindungen und Organophosphorverbindungen sind zwar ebenfalls wirksam, jedoch sind die ersteren zu spezfisch (wirken nur gegen *A. suum*), und bei den letzteren sind die Unterschiede zwischen therapeutischer und toxischer Dosis sehr gering. R. Maune. 4460.

4-64/10-0243 Welter, C. Joseph und Johnson, Donald R.; Des Moines, Iowa, Diamond Lab. Inc. Anthelmintica activity of N-butyl chloride and toluene combinations in dogs and cats. **(Die anthelmintische Aktivität von N-Butylchlorid und Toluolkombinationen bei Hunden und Katzen.)** Veterin. Med. [Kansas City] 58 (1963) Nr. 11. S. 869-872. – 5 Tab., 3 Lit.

Sowohl N-Butylchlorid (NBC) als auch Toluol haben schon allein eine anthelmintische Wirkung, die gegen die verschiedenen Parasiten (*Ancylostoma, Uncinaria, Toxocara, Toxascaris, Physaloptera, Trichuris, Taenia*) unterschiedlich stark ist. Bei Kombination der beiden Substanzen wird eine erhebliche Wirkungssteigerung erreicht. Im allgemeinen werden die Substanzen gut vertragen, erst bei der zehnfachen therapeutischen Dosis werden Erbrechen, Gehunsicherheit und leichte Ataxie beobachtet. Junge Tiere sind gegen die hohen Dosen empfindlicher als die alten Tiere. Die untersuchten Substanzen haben bei Hunden und Katzen etwa die gleiche anthelmintische Wirkung. R. Maune. 4460.

4-64/10-0244 Kovácz, F. Novější výsledky a zkušenosti s léčbou fasciolozy skotu chloridem uhličitým v Mad'arsku. **(Neuere Ergebnisse und Erfahrungen mit der Fasciolosebehandlung des Rindes mittels Kohlenstofftetrachlorid in Ungarn.)** Veterinární Med. 8 **(36)** (1963) Nr. 5. S. 331-340. – 3 Tab., 19 Lit. Zus. in Russ., Engl.

In Ungarn werden seit 1960 jährlich etwa 100000 fasciolosekranker Rinder intramuskulär mit dem Präparat der Firma Chinoin „Distocain" (ein Gemisch gleicher Volumenteile von Kohlenstofftetrachlorid und Paraffinöl auf Lidocainbasis in einer Konzentration von 0,5%) behandelt. Nach Applikation des Präparates ging laut koprologischer Untersuchung der Befall von 70-80% auf 15-20% zurück; die Menge der beschlagnahmten Lebern nahm ab, und die Fleisch- und Milchproduktion wurde höher. Um die Wirkung des Präparates besonders dann, wenn es wiederholt verabreicht wird, festzustellen, wurden 18 Kühe untersucht, die im Laufe von 3-5 Jahren mit diesem Präparat 6-12mal behandelt wurden. Es stellte sich heraus, daß die in den Eiweißfraktionen entstandenen Veränderungen reversibel sind, und daß die Werte des Serumbilirubins eine Störung der Lebertätigkeit nicht andeuteten. Bei histologischer Untersuchung der Organe nach wiederholter Behandlung fand man keine neuen Veränderungen. Die Veränderungen in der Muskulatur entstehen als Folge einer falschen Applikation des Präparates oder nach Anwendung von Vaselinöl. Es wird empfohlen, die Dosis von 10 ml je 100 kg Kgw. zu verabreichen, jedoch höchstens 50 ml je Tier. ČSSR/ÚVTI. 4460.

4-64/10-0245 Koopman, J. J., Kruyt, W., Leeuwen, C. J. van und Steen, E. J. van der; Alkmaar, Landbouwhuis, Prov. Gezondheidsdienst voor Dieren in Noordholland; Amsterdam, N. V. Amsterdamsche Chininefabriek. Proefnemingen met Ph. 1503, een nieuw middel voor de bestrijding van distomatose. **(Versuche mit Ph. 1503, einem neuen Mittel zur Bekämpfung der Distomatose.)** Tijdschr. Diergeneeskunde 89 (1964) Nr. 6. S. 364-375. – 6 Tab., 7 Lit. Zus. in Engl., Franz., Span., Dtsch.

Hexachlorophen ist derzeit als das beste Medikament für die Bekämpfung der Distomatose anzusehen. Die Suche nach geeigneteren Mitteln wird aber überall fortgesetzt. Vff. haben zahlreiche Präparate auf ihre Leberegel-Wirksamkeit durch Bestimmung der ED_{50}-Werte (Dosis in mg/kg, die 50% der Leberegel abtötet) und ihre Verträglichkeit für weiße Mäuse anhand der LD_{50}-Werte getestet. Zum Vergleich wurde das Hexachlorophen herangezogen. Hierbei zeigte sich Ph. 1503 (2,2'-methylen-bis[3,4,6-trichlorophenol-]

monophosphat], ein Mittel, welches demnächst unter der Bezeichnung Hepadist erhältlich sein wird, dem Hexachlorophen überlegen. Feldversuche an 21 Schafen und 47 Rindern verliefen zufriedenstellend, indem die Kotuntersuchung 3½ Wochen nach peroraler Applikation des Ph. 1503 nur noch bei 1 Schaf positiv ausfiel, bei den 47 Kühen nur noch in 3 Fällen. Bei den Kühen trat gleichzeitig ein Absinken der Milchleistung ein. Weitere Untersuchungen werden mit dem Ziel durchgeführt, die Höhe des Plasmaspiegels, eventuell schädigende Wirkungen auf die Leber und die womögliche Ausscheidung des Medikaments mit der Milch festzustellen. Nach vorläufigen Ergebnissen wird Ph. 1503 nicht mit der Milch ausgeschieden. W. Kuhlmann. 4460.

4-64/10-0246 Jungmann, R. und Hiepe, Th.; Berlin, Humboldt-Univ., Veterinärmed. Fak., Inst. für Parasitol. und Veterinärmed. Zool. **Ein Beitrag zur Anwendung des Diäthylcarbamacincitrats bei der Dictyocaulose des Schafes.** Mh. Veterinärmed. **18** (1963) Zusatz-H. S. 21-25. – 2 Tab., 16 Lit.
Bisher wurde der Lungenwurmbefall des Schafes durch intratracheale Anwendung jodhaltiger Präparate und durch Antimosan behandelt. In neuerer Zeit kamen noch die parenteral applizierten Cyanacethydracide hinzu, und gegenwärtig wird viel über die medikamentelle Therapie mit Diaethylcarbamacincitrat und seiner Derivate (Franocid, Loxuran, Ditracin und Hetrazan) beim Rind berichtet. Das Diaethylcarbamacincitrat wurde an insgesamt 433 natürlich infizierten Merinofleischschafen im Alter von 6 Mon. bis zu 2 Jahren geprüft. Verwendet wurde das handelsübliche Präparat Franocid (Hersteller: Wellcome & Co., London). Es ist eine sterile, neutrale 10%ige Diaethylcarbamacincitrat-Lösung. Als therapeutische Dosis werden für Rind und Schaf 20 mg/kg Kgw. und Tag – das entspricht 20 ml/100 kg Kgw. der fertigen Lösung – angegeben. Das Präparat ist ungiftig und selbst ein Vielfaches der angewendeten Dosis wird ohne Reaktion vertragen. Es wird i. m. an 3 aufeinanderfolgenden Tagen verabreicht. Beim Vorliegen einer patenten Infektion erhielten Vff. eine absolute Larvenminderung von 27%. Die anthelmintische Wirksamkeit auf erwachsene Stadien ist unzureichend.
G. Diez. 4460.

4-64/10-0247 Teuscher, E.; Zürich, Univ., Inst. de Pathol. Vétérin. Premiers résultats concernant un nouveau dérivé de la pipérazine (chlorhydrate de 1-méthyl-4-pipéridine-sulfonyl-pipérazine) actif contre Dictyocaulus filaria chez le mouton. **(Erste Untersuchungen mit einem neuen Piperazinderivat [Chlorhydrat des 1-methyl-4-piperidin-sulfonyl-piperazin] wirksam gegen Dictyocaulus filaria beim Schaf.)** Schweiz. Arch. Tierheilkunde **106** (1964) Nr. 2. S. 74-78. – 3 Tab.
Ein neues Piperazinderivat der Ciba wurde auf seine Verträglichkeit und Wirksamkeit gegen den Lungenwurm *Dictyocaulus filaria* des Schafes untersucht. Das Mittel wurde subcutan appliziert. 20 mg pro kg Kgw. 2mal in eintägigem Abstand erwiesen sich als noch gut verträglich. Bei höheren Dosen traten nervöse Störungen auf. Die Dosis von 100 mg ist tödlich. Orale Gaben waren wirkungslos. Die Ergebnisse der Versuche bezüglich der Wurmwirksamkeit des Mittels waren zufriedenstellend. M. Dietrich. 4460.

4-64/10-0248 Darne, A. und Webb, J. L.; Reduit, Mauritius, Dep. of Agric. The treatment of ankylostomiasis and of spirocercosis in dogs by the new compound, 2,6-diiodo-4-nitrophenol. **(Die Behandlung der Hakenwurmkrankheit und der Spirocercose mit der neuen Verbindung 2,6-Dijod-4-nitrophenol bei Hunden.)** Veterin. Rec. **76** (1964) Nr. 6. S. 171-172. – 2 Tab., 4 Lit.
Die Verbindung 2,6-Dijod-4-nitrophenol (DNP) wurde in Mauritius erfolgreich an einer Anzahl von Hunden, die klinisch an Hakenwurmkrankheit litten, ausprobiert. Die Parasiten wurden durch das Vorhandensein einer großen Anzahl von Hakenwurmeiern in den Faeces bestätigt. Zur Erfolgs-

kontrolle wurden die Tiere zu verschiedenen Zeiten nach der Behandlung seziert. Als empfohlene Dosis wurde den Hakenwurm-befallenen Hunden 1 ml DNP pro kg Kgw. injiziert. Bei allen 6 Tieren, die 6-18 Tage nach Behandlung getötet wurden, waren die adulten Würmer aus dem Darmtractus vollständig verschwunden. Gleichzeitig konnte beobachtet werden, daß DNP auch auf die adulten Würmer von *Spirocerca lupi* gut einwirkte. Durch DNP verursachte Nebenwirkungen konnten nicht festgestellt werden.

G. Diez. 4460.

4-64/10-0249 Gregor, W. W.; Edinburgh, Roy. (Dick) School of Veterin. Studies. A clinical assessment of 5-chloro N-(2-chloro-4-nitrophenyl) salicylamide as a taeniacide for dogs and cats. **(Eine klinische Beurteilung von 5-Chlor-N-[2-chlor-4-nitrophenyl]-salicylamid als Bandwurmmittel bei Hunden und Katzen.)** Veterin. Rec. **75** (1963) Nr. 51. S. 1421-1422. – 3 Tab., 11 Lit.
Die gute Wirksamkeit der als Yomesan bekannten Substanz bei Menschen, Schafen, Geflügel und künstlich infizierten Hunden ist beschrieben worden. Hier wird die Wirkung bei spontan infizierten Hunden und Katzen untersucht. Bei Nachweis von Bandwurmgliedern im Kot wurden die Tiere als befallen betrachtet und mit 0,5 bis 2 g Yomesan behandelt; die Species der Würmer wurde nicht bestimmt. Wenn 4 Mon. lang der Kot frei blieb von Bandwurmgliedern, wurde das Tier als geheilt betrachtet. Mit einer ein- oder zweimaligen Behandlung wurde bei Hunden eine Wirksamkeit von 92%, bei Katzen von 97% erreicht. Unerwünschte Nebenwirkungen wie Erbrechen sind nicht beobachtet worden.

R. Maune. 4460.

4-64/10-0250 Guilhon, J. und Graber, M.; Alfort, École Nat. Vétérin.; Farcha-Fort-Lamy, Serv. de Parasitol. Action du dichlorophène sur les cestodes et les nématodes du poulet. **(Wirkung des Dichlorophens auf Bandwürmer und Nematoden des Hühnchens.)** Rev. Élevage Méd. vétérin. Pays trop. [N. S.] **16** (1963) Nr. 3. S. 315-322. – 10 Tab. Zus. in Engl., Ital.
In der Zeit vom Herbst 1959 bis zum Frühjahr 1962 werden Behandlungsversuche gegen Cestoden- und Nematodenbefall des Junghuhnes im Tschadgebiet durchgeführt. Dazu wird Dichlorophen-Dihydroxydichlorodiphenylmethan in verschiedenen Dosierungen verwendet. Das Präparat wird oral in Gelatinekapseln verabreicht. Es entfaltet eine gute anthelminthische Wirkung gegenüber *Raillietina tetragona* und *R. echinobothrida* in Form einer einzigen Dosis von 300 mg/kg. Bei einer einmaligen Verabreichung sind gegen *Choanotaenia infundibulum* und *R. cesticillus* größere Mengen (700-800 mg/kg) notwendig oder 500 mg bei wiederholten Gaben. *Davainea proglottina* und *Hymenolepis carioca* sind selbst gegen so hohe Dosen wie 800 mg-1 g/kg sowie wiederholte Verabreichung resistent. Unreife Stadien sind im allg. resistent gegen die Behandlung. Das Dichlorophen ist unwirksam gegenüber Nematoden wie *Ascaridia styphlocerca*, *Subulura brumpti* und *Acuaria spiralis*. Es muß in Kapseln gegeben werden, da es sonst von den Hühnern auf Grund seines aromatischen Geruchs abgelehnt wird. Erst Dosen von 4 g/kg sind toxisch.

E. Tempel. 4460.

4-64/10-0251 Barnett, S. F. und Rodrigues, C.; Kabete, Kenya, Veterin. Res. Lab. The anthelmintic activity of a phenothiazine-phenzidole mixture compared with that of thiabendazole in lambs in Kenya. **(Die anthelmintische Wirkung einer Phenothiazin-Phenzidol-Mischung und von Thiabendazol auf Lämmer in Kenia.)** Veterin. Rec. **76** (1964) Nr. 3. S. 81-83. – 1 Tab., 2 Lit.
Es wurden 100 mg/kg Kgw. Phenzidol und 300 mg/kg Phenothiazin in einer Mischung jedem der 12 6 Mon. alten, wurmbefallenen Lämmer verabreicht. Thiabendazol wurde zu je 50 mg/kg an 8 Lämmer verabfolgt, und 10 Tiere gleicher Herkunft dienten als Kontrolle. Sowohl die Mischung als auch das Thiabendazol ergaben eine vollständige Beseitigung von *Haemonchus contortus*,

Ostertagia circumcincta und *Trichostrongylus axei* aus dem Abomasus und von *T. colubriformis* aus dem Dünndarm. In den angewendeten Dosierungen waren beide Mittel unwirksam gegen *Bunostomum trigonocephalum* und *Trichuris spp.* Gegen *Strongyloides papillosus* war Thiabendazol hochwirksam, jedoch zeigte die Mischung keine Wirkung auf diese Wurmart.

G. Diez. 4460.

4-64/10-0252 Petrov, Christo; Pleven, Bulgarien, Veterin.-Bakteriol. Inst. **Die Wirkung des Isonicids auf Trichomonas foetus nach Beeinflussung mit Ultraschall.** Angew. Parasitol. **4** (1963) Nr. 3. S. 164-171. – 5 Abb., 4 Tab., 15 Lit. Zus. in Russ., Engl., Bulg.

Es wird untersucht, ob die Kombination von Ultraschall mit Isonicid (Derivat des Nicotinsäureamids, ungarisches Fabrikat) eine befriedigendere Therapie ermöglicht als die üblichen Methoden. Dazu wurden entweder Kulturen von *Trichomonas fetus* oder mit Trichomonaden inoculierte Nährmedien mit und ohne schwache Ultraschallbehandlung mit Isonicid in Konzentrationen von 0,05 bis 1,5% behandelt. Wie die Ergebnisse zeigen, ruft Isonicid in Konzentrationen $\geqq$ 0,1% irreversible Schäden hervor, die durch Vorbehandlung mit Ultraschall in therapeutisch tragbarer Dosierung noch verstärkt werden. Isonicid vermindert die Vermehrung und bewirkt auch morphologische Veränderungen. Die parasitocide Wirkung des Isonicids auf Trichomonaden dürfte eine chemisch-pharmakologische Wirkung sein. R. Maune. 4460.

4-64/10-0253 Kojčev, K. Proučvane i izpitvane na njakoi fizikochimični i biologični svojstva na liofilno izsušena konska plazma i goveždi serum. **(Untersuchung und Prüfung einiger physikalisch-chemischer und biologischer Eigenschaften von lyophil getrocknetem Pferdeplasma und Rinderserum.)** Naučni trudove. Visš veterinarnomedicinski institut „Prof. d-r G. Pavlov", Sofija **11** (1963) S. 223-230. – 11 Lit.

Es wird eine Methodik beschrieben, mit deren Hilfe man Blutplasma und Serum gewinnen und lyophiltrocknen kann. Das getrocknete Material wurde einer biochemischen Analyse zur Bestimmung der Feuchtigkeit, der Geschwindigkeit und Vollständigkeit der Auflösung, des Vorhandenseins etwaiger Denaturierung, des spez. Gew., des Koagulations-pH und des Fibrinogens unterzogen. Die biologische Prüfung des getrockneten Plasmas und Serums betraf die Pyrogenität, die Toxizität, die Unschädlichkeit, Anaphylaxie und Bakteriendissemination. Man hat festgestellt, daß 4-5 Monate nach der Gewinnung des lyophilen Plasmas bzw. Serums Verträglichkeit und Heilwirkung nicht anders sind als bei frischem oder konserviertem Plasma.

NRB/ZSNTI. 4490.

4-64/10-0254 Lanz, E.; Bern, Univ., Veterin.-Ambulator. Klin. **Nachweisversuch einer rassengebundenen Überempfindlichkeit auf „Neguvon"-(R)Bayer beim Braunvieh.** Dtsch. tierärztl. Wschr. **70** (1963) Nr. 23. S. 652-654. – 2 Tab., 11 Lit.

Mitteilungen von Überempfindlichkeitsreaktionen beim Braunvieh nach Neguvonbehandlung gaben Anlaß zur Prüfung auf das Vorliegen einer rassenspezifischen Idiosynkrasie. Die nach der Aufguß- (0,2 l einer 6%igen öligen Suspension pro Tier) und Waschmethode (0,5 l einer 2%igen wässerigen Lösung pro Tier) am Schweizer Braunvieh durchgeführten Versuche ergaben, daß von 215 Rindern nur ein Tier klinische Symptome in Form von Ödemen und Rötung an Augenlidern, Vulva und Anus, ein Tier geringgradige Kolikerscheinungen zeigte. Vf. verneint deshalb eine rassengebundene Prädisposition des Schweizer Braunviehs gegenüber Neguvon.

Chr. Meinecke. 4490.

4-64/10-0255 Howell, J. McC. und Pickering, Christine M.; Liverpool, Univ. Suspected synthetic oestrogen poisoning in mink. **(Verdacht einer**

Vergiftung durch synthetische Oestrogene beim Nerz.) Veterin. Rec. **76** (1964) Nr. 6. S. 169-170. — 1 Tab., 5 Lit.

In Geflügelabfällen enthaltene Oestrogen-Präparate können bei den damit gefütterten Nerzen Sterilität, verminderte Wurfgröße und Infektionen der Harnwege verursachen. In einer Nerzfarm blieb nach Verfütterung von Geflügelschlachtabfällen die gesamte Nachzucht aus, während diese Fähen im darauffolgenden Jahr einen Wurfdurchschnitt von 2,8 erreichten. Dagegen brachten in diesem Betrieb Fähen, die das fragliche Futter im Jahre zuvor nicht bekommen hatten, durchschnittlich 4,0 Welpen. Im Jahre der Verfütterung dieser Geflügelabfälle waren Todesfälle vorwiegend bei Rüden aufgetreten. Bei den zur Untersuchung gelangten 6 Rüden lag eine Pyelitis und Cystitis vor. H. Zimmermann. 4620.

4-64/10-0256 Nicholson, H. H. The treatment of timber milk-vetch poisoning among cattle and sheep. **(Die Behandlung von Vergiftungen durch Tragant bei Rindern und Schafen.)** Canad. J. Animal Sci. **43** (1963) Nr. 2. S. 237-240. — 1 Tab., 10 Lit.

Tragant (*Astragalus decumbens var. serotinus*) ist eine zu den Schmetterlingsblütlern gehörende Pflanze (Vorkommen auf den Grasflächen Britisch-Kolumbiens). Giftig wirkt der Tragant (I) besonders bei Milchkühen, Mutterschafen und Lämmern. Von den Erkrankungen verlaufen 3-5% tödlich. Vielartige Symptome treten auf (u. a.: häufiges Urinieren, trockener Kot sowie beschleunigte Atmung). Da die Pflanze nicht gern von den Tieren gefressen wird, treten bei 10% (I) im Grundfutter noch keine Verluste ein (dagegen bei 60%). Die Symptome erscheinen bei Aufnahme von 170-213 kg (I)/Tier. Zur Behandlung wird Thiaminhydrochlorid empfohlen (Milchkühe 400 mg, Lämmer 100 mg i. m.). (I) wirkt toxisch vom frühen Frühjahr bis zum Beginn der Samenbildung. H. Liebenow. 4660.

4-64/10-0257 Ross, E. und Springhall, J. A. Evaluation of ferrous sulphate as a detoxifying agent for mimosine in Leucaena glauca rations for chickens. **(Eine Einschätzung von Eisensulfat als entgiftende Substanz gegen Mimosin bei Verfütterung von Leucaena glauca an Küken.)** Austral. veterin. J. **39** (1963) Nr. 10. S. 394-397. — 7 Tab., 11 Lit.

Mimosin ist eine in *L. glauca* vorkommende toxische Aminosäure, die z. B. bei Küken eine Wachstumshemmung verursacht. Nachdem japanische Autoren eine Antidotwirkung von Eisensulfat gegen Mimosin beschrieben haben, sollte untersucht werden, ob es auf diese Weise möglich ist, den hohen Eiweiß- und Karotingehalt von *L. glauca* für Zuchtfutter auszunutzen. Als Versuchstiere werden Eintagsküken (Hähnchen) verwendet. Das Futter enthält 20% *L. glauca*. Während die Zugabe trockenen Eisensulfats zu dem Futter, das *L. glauca* enthält, die Wachstumskurve nicht verändert, wird die Toxizität verringert, wenn *L. glauca* vor dem Vermischen mit dem anderen Futter mit einer Lösung von Eisensulfat behandelt wird, besonders wenn zwischen dem Vorbehandeln und dem Mischen ein Zeitraum von etwa einer Woche liegt. Enthält das Futter kein *L. glauca*, aber die in den anderen Versuchen verwendete Eisensulfatmenge, so wird das Wachstum ebenfalls gehemmt. Die unterschiedlichen Ergebnisse sind vermutlich auf die Reaktion von Eisen mit Phosphat im Futter zurückzuführen, denn das Verhältnis Mimosin : Fe^{++} muß etwa 1,5 : 1 sein. R. Maune. 4660.

4-64/10-0258 O'Donovan, P. B., Pickett, R. A., Plumlee, M. P. und Beeson, W. M.; Lafayette, Ind., Purdue Univ. Iron toxicity in the young pig. **(Die Toxizität des Eisens für junge Schweine.)** J. Animal Sci. **22** (1963) Nr. 4. S. 1075-1080. — 7 Tab., 15 Lit.

In 4 Versuchsreihen mit 138 Absatzferkeln wurde die orale toxische Dosis des Eisens bestimmt sowie Untersuchungen über die Beziehung zwischen dieser Dosis und dem Phosphorangebot in verschiedenen Futtermitteln angestellt. Das Eisen wurde dem Futter in Form von $FeSO_4 . 2H_2O$ (29,7% Fe) beigemischt. Bei den Versuchstieren wurde der Hämoglobingehalt, das Blutzellvolumen, der Gehalt des Serums an anorganischem Phosphor sowie der Ascheanteil in den Oberschenkelknochen bestimmt. Die Dauer der Eisensulfat-Fütterung betrug ca. 6 Wochen. 5000 ppm Eisen führten zu einer signifikanten Verzögerung der Gewichtszunahme, einer Abnahme des Serum-Phosphors und des Aschegehaltes des Femurs. Nach Verabreichung einer Diät mit 4000 ppm wurden eine starke Entwicklungshemmung und geringe Phosphorabnahme im Blutserum festgestellt. Schweine, die 0,6% Phosphor und 5000 ppm Eisen erhalten hatten, zeigten Symptome eines Phosphormangels. Außerdem traten Entwicklungsverzögerung und im Femur verminderter Ascheanteil auf. Hohe Eisendosen erwiesen sich bei gleichzeitiger Aufnahme von 0,3% Phosphor mit dem Futter toxischer als in Verbindung mit Phosphordiäten von 0,6 und 1,2%. W. Laue. 4710.

4-64/10-0259 Debackere, M.; Gent, Lab. voor Dierlijke Fysiol., Farmakol. en Toxikol. De toxikologie van de organische fosfaatesters bij de huisdieren. **(Die Toxikologie des organischen Phosphatesters bei den Haustieren.)** Vlaams diergeneeskund. Tijdschr. **32** (1963) Nr. 12. S. 361-383. 4710.

4-64/10-0260 Nikov, S. und Šefer, M. Vŭrchu otravjaneto sŭs zacharoza i glikoza pri kravi. **(Die Vergiftung mit Saccharose und Glukose bei Kühen.)** Naučni trudove. Visš veterinarnomedicinski institut „Prof. d-r G. Pavlov", Sofija **11** (1963) S. 145-152. — 1 Abb., 9 Lit.

Auf experimentellem Wege wurde festgestellt, daß eine perorale Verabreichung von Glukose in Höhe von 5,56 g/kg Lebendgewicht und Saccharose in Höhe von 3,1-8,8 g/kg Lebendgewicht bei Kühen eine Vergiftung hervorruft, die manchmal zum Tode führen kann. Die klinischen Merkmale einer Saccharosevergiftung sind den von Scharton u. Mitarb. beschriebenen ähnlich. Die intravenöse Einführung der Glukose in Höhe von 0,13-0,17 g/kg Kgw. ruft bei den Kühen eine Glukosurie hervor, die nach 15 Min. eintritt, wenn die Zuckermenge im Blut einen Durchschnittswert von 134,6 mg% erreicht. Bei peroraler Verabreichung der Saccharose in Höhe von 8,1-8,8 g je kg Kgw. tritt die Glukosurie nach 4 Stunden ein, wenn der Blutspiegel einen Durchschnittswert von 107 mg% erreicht. NRB/ZSNTI. 4720.

4-64/10-0261 Tomov, A. und Daskalov, K. Otravjane na teleta s orlova paprat. **(Vergiftung der Kälber mit Adlerfarn.)** Selskostopanska nauka, Sofija 2 **(8)** (1963) Nr. 7. S. 842-846. — 1 Tab., 19 Lit.

Es wird eine Vergiftung von Kälbern im Alter von 2-4 Mon. durch Adlerfarn beschrieben. Bei den erkrankten Kälbern wurde erhöhte Körpertemp. von 40 bis 41° und sogar 42,3 °C beobachtet, ferner Appetitlosigkeit, Durchfall und Nasenbluten. Bei der Untersuchung des Blutes wurden Leukopenie und Agranulocytose, bei der Sektion hämorrhagische Diathese, Geschwüre im Dünndarm und blutig-seröses Exsudat in der Bauch- und Brusthöhle festgestellt. Die Behandlung erfolgte durch intravenöse Infusion des folgenden Gemisches: 200 ml physiol. NaCl-Lösung, 2 ml Butylalkohol, 2 ml Leukocytin und 50-80 ml Glykocalcin. Außerdem wurden drei Tage hintereinander 200000 IE Penicillin, 0,5 g Vitamin K und 10 ml Klauden i. m. injiziert. Die Kälber mit Durchfall erhielten innerlich 150-200 g Bolunaphtol. Von 31 behandelten Kälbern wurden 18 gesund. NRB/ZSNTI. 4730.

4-64/10-0262 Mašek, J. und Hais, K. Negativní účinky průmyslových exhalací na skot. **(Negative Wirkungen der Industrieabgase auf das Rind.)** Veterinární Med. 8 **(36)** (1963) Nr. 5. S. 341-348. — 6 Abb., 2 Tab., 42 Lit. Zus. in Russ., Engl., Span., Dtsch.

In 3 Versuchsgebieten und 1 Kontrollgebiet des Ostrauer Bezirkes verfolgte man bei 436 für die Mast bestimmten Jungbullen und 300 Milchkühen und Färsen die Wirkung der Industrieabgase auf ihren Gesundheitszustand und ihre Nutzleistung. Gleichzeitig wurden auf jedem Standort bei 42 Tieren ihre biochemischen Kennziffern labormäßig untersucht und die Werte des niedergehenden Staubes und der Gasverseuchung ermittelt. Das geschah besonders hinsichtlich des Schwefeldioxyds, bei dem die höchst zulässige Konzentration von 0,15 mg/m³ überschritten war. Im Laufe des Jahres ging bei den Versuchstieren die Milchleistung um 9,1% je Tier und Tag zurück. Der Fettgehalt der Milch sank um 8%. Die Gewichtszunahmen der Masttiere verringerten sich um 26,4-37,5%. In den Versuchsgebieten, die tbc- und brucellosefrei waren, wiesen 10% der trächtigen Kühe Fehlgeburten auf, während im Kontrollgebiet keine Fehlgeburt vorgekommen war. Die in Moravská Ostrava geschlachteten Rinder weisen oft Staublungen auf. Das in diesen Gebieten mit der Flugasche bestaubte Futter (bei Heu waren es bis 33,9% Flugasche und 30,42% Sand in der Trockensubstanz) besitzt nur einen herabgesetzten Nährwert infolge der gestörten Assimilation und Photosynthese. Auch die Ergebnisse der Laborprüfungen deuten auf die schädliche Wirkung der Industrieabgase auf Rinder (Dysproteinämie, erhöhte S-GPT-aktivität in den Blutseren, Vermehrung der Leukocyten, Eosinophilie). Die durch Industrieabgase bei landwirtschaftlichen Nutztieren verursachten Schäden werden auf 160-180 Mill. Kčl jährlich geschätzt.

ČSSR/ÚVTI. 4750.

4-64/10-0263 Palmer, J. S.; Kerrville, Tex., U. S. Dep. of Agric., A. R. S. Toxicologic effects of dual applications of Bayer 21/199 and toxyphene on yearling cattle and young calves. **(Toxikologische Wirkungen bei gleichzeitiger Verabreichung von Bayer 21/199 und Toxyphen an einjährige Rinder und junge Kälber.)** Veterin. Med. [Kansas City] **58** (1963) Nr. 11. S. 872-874. — 2 Tab., 6 Lit.

Da es noch kein gegen alle Schmarotzer gleich gut wirkendes Mittel gibt, müssen die Tiere oft mit mehreren Mitteln behandelt werden. Aus den vorliegenden Untersuchungen, bei denen einjährige Rinder und 1-2 Wochen alte Kälber zunächst mit 0,25%iger Suspension von Bayer 21/199 (Organophosphorverbindung) und 48 Std. später mit einer 1%igen Toxyphenemulsion besprüht worden sind, geht hervor, daß bei beiden Gruppen die Cholinesteraseaktivität im Blut gesenkt wird und 8 von 10 einjährigen Rindern leichte Vergiftungserscheinungen zeigen, die innerhalb weniger Std. verschwinden. Nur in einem Falle führte bereits Bayer 21/199 zu einer schwereren Vergiftung, die aber mit Pyridin-2-aldoxim-methyl-methansulfonat beherrscht werden konnte. Die beiden verwendeten Substanzen sollten also mit genügendem zeitlichem Abstand verwendet werden, um Zwischenfälle so weitgehend wie möglich auszuschalten.

R. Maune. 4760.

IX. INNERE MEDIZIN, NICHT INFEKTIÖSE KRANKHEITEN, INFEKTIONSKRANKHEITEN

4-64/10-0264 Pinkiewicz, E.; Wien, Tierärztl. Hochschule, Med. Klin. **Vergleichende Untersuchungen über Leberfunktionsprüfungen bei kranken Hunden.** Wiener tierärztl. Mschr. **50** (1963) Nr. 9. S. 818-830. — 1 Abb., 2 Tab., 25 Lit.

Vf. untersuchte, ob bei Erkrankungen der Leber eine Abhängigkeit besteht zwischen dem Weltmannschen Koagulationsband, der Cadmiumsulfatprobe, der Bromsulphaleinprobe sowie dem Serum-Bilirubinspiegel auf der einen Seite und dem Niveau der Blutgerinnungsfaktoren der 1. Phase, wie Prothrombin, Faktor V und VII, auf der anderen Seite. Es wird betont, daß die Ergebnisse der Bromsulphaleinprobe und der Cadmiumsulfatprobe vorsichtig verwertet werden sollten. Das Weltmannsche Koagulationsband ist beim Hund unzuverlässig. — In Hinsicht auf die Blutgerinnungsfaktoren wurde vom Vf. folgendes festgestellt: 1. Eine strenge Abhängigkeit zwischen den genannten Proben und dem Verhalten der Faktoren besteht nicht. 2. Ein Absinken des Faktorenniveaus trat u. a. auf bei fettiger Leberdegeneration, akuter Leberentzündung, diffuser Lebercirrhose, mechanischem Ikterus, Stauungsleber usw. 3. Die Bestimmung des Bilirubin- und Faktorenblutspiegels bei gleichzeitiger parenteraler Zufuhr von Vit. K stellt eine wertvolle Methode zur Erkennung des mechanischen Ikterus beim Hund dar. S. Schlaaff. 4962.

4-64/10-0265 Hennig, K., Strietzel, M. und Langer, H.; Dresden, Med. Akad., Med. Klin.; Strahlenklin. **Die Prüfung der Leberfunktion mit Radio-Bengalrosa. 1. Mitt. Die Leberaufnahmekurve.** Dtsch. Gesundheitswes. **19** (1964) Nr. 11. S. 496-500. — 3 Abb., 2 Tab. Zus. in Russ.

Vf. berichten über Leberfunktionsuntersuchungen mit radioaktiv markiertem Bengalrosa (Tetrajod-tetrachlorfluorescein) an Lebergesunden (55 Personen) und anikterischen Leberkranken (chron. Leberparenchymschädigungen, Lebercirrhosen, behandelten Leberfunktionsstörungen; 58 Personen). Das Präparat wurde i.v. injiziert (Aktivitätsmenge ⌀ 1,995 mg des Farbstoffes; verabfolgte Farbstoffmenge 5-10 mg; injizierte Lösungsmenge ⌀ 1,62 ml) und reaktionslos vertragen. Neuerdings wurde der Farbstoff mit physiol. NaCl-Lösg. verdünnt, so daß die injizierte Aktivitätsmenge in einer Flüssigkeitsmenge von 1-4 ml enthalten war. Ein Scintillationszähler mit Schlitzkollimator diente zur Messung der Leberaktivität, die über das Siemens-Meßgerät, Typ GS, und Kompensographen fortlaufend graphisch registriert wurde. Der Zähler wurde senkrecht auf die äußere obere Leberregion aufgesetzt, wodurch ein konstanter Leberabschnitt ausgeblendet und eine unerwünschte Einstrahlung der Gallenblasenaktivität vermieden wurde. Außer der Leberaktivität wurde gleichzeitig die Blutclearance durch Messung von Serumproben 3, 10 und 30 Min. nach der Farbstoffinjektion bestimmt. Die Messung der Serumproben wurde als Doppelbestimmung im Bohrlochkristall durchgeführt. Die Mittelwerte der Messungen wurden halblogarithmisch gegenüber der Zeit aufgetragen, die sich ergebende Kurve vom 3 Min.-Wert auf die Nullzeit extrapoliert und danach die Serumclearance-Halbwertszeit bestimmt. Bald nach der Farbstoffinjektion stieg die in der Leber gemessene Aktivität schnell an (Anflutung des Farbstoffes in der Leber). Die Leberaufnahmekurve erreichte unter flacher werdendem Anstieg ein Plateau (Anstiegsdauer abhängig von der Leberdurchblutung und Leistung der Leberparenchymzellen). Das Plateau, das einem dynamischen Gleichgewichtszustand zwischen Farbstoffaufnahme aus dem Blut und Blutabgabe in das Gallensystem durch die Leberzellen entsprach, schien hinsichtlich seiner Länge vor allem vom Funktionszustand der Parenchymzellen bestimmt zu werden. Im absteigenden Schenkel der Leberaktivitätskurve überwog der Abstrom des Farbstoffes über die Gallenwege in den Darm. Die Geschwindigkeit des Abstromes in den Darm wurde von der Leistungsfähigkeit der Leberzellen beeinflußt. Parenchymleistungsstörungen bedingten verlangsamten Abfluß. Die Blutaktivität stieg unmittelbar nach der Farbstoffinjektion steil an, um dann in Abhängigkeit von Leberdurchblutung und Funktionszustand der Parenchymzellen in Form einer Exponentialkurve abzusinken. Die Geschwindigkeit der Serumclearance war ein Maß für die Lebergesamtleistung. Bei den einzelnen Krankheitsgruppen wurden Plateaubeginn, Plateaulänge und Plateauhöhe ermittelt und verglichen. Signifikante Mittelwerte traten bei Patienten mit Leberzirrhose und chron. Parenchymschäden gegenüber den Kontrollpersonen auf. Die Leberaufnahmekurve gestattete keine Unterscheidung zwischen Leberzirrhosen und chron. Leberparenchymschädigungen. Chr. Garlt. 4962.

4-64/10-0266 Janiak, M. I. **Neue Entwicklung in der Prophylaxe und Therapie der Nutztiere.** Schweiz. Arch. Tierheilkunde **106** (1964) Nr. 3. S. 175-178.
Auf Grund der Entwicklung der Tierhaltung und Tierernährung wird in Zukunft bei den Nutztieren (Rind, Schwein, Schaf und Geflügel) die Massenprophylaxe und Massentherapie eine größere Rolle als die individuelle Behandlung spielen. Ökonomische Aspekte bestimmen das Ausmaß der Therapie. Masttiere (Geflügel, Kälber, Lämmer, Bacon-Schweine) sollen in möglichst kurzer Zeit ihr Schlachtgewicht erreicht haben. Zur Verhütung von Krankheiten bei ihnen sind bestimmte Futtermittelzugaben geeignet. Sie können dem Futter in entsprechender Dosis während einer kurzen Produktionszeit ständig beigemischt werden. Das gilt für die Massenprophylaxe der Coccidiose und des Wurmbefalls beim Geflügel, für die Verhütung von Durchfällen der Jungtiere und von Mangelerscheinungen bei allen Nutztieren. Bei Ausbruch einer Krankheit wird ein sog. Medizinalfutter empfohlen, das für kurze Zeit in geeigneten therapeutischen Dosen dem Futter erkrankter oder verdächtiger Tiere beigefügt wird, z. B. Massentherapie bei der Pullorum-Erkrankung des Geflügels, der Blackhead der Puten, bei spezifischen Durchfällen der Ferkel und Kälber, bei Coccidiose der Rinder und bei starkem Wurmbefall. Bei der Massenbehandlung mit Medizinalfutter werden Medikamente im voraus zubereiteten Futter an Gruppen von Tieren gegeben, ohne der individuellen Dosierung oder Verabreichung Rechnung zu tragen. Eine Applikation von bestimmten Präparaten an eine größere Anzahl von Tieren im Futter könnte durch Laien unter tierärztlicher Kontrolle und nach vorhergehender Diagnosestellung durch den Tierarzt erfolgen. Das Medizinalfutter dürfte nur nach genauer Diagnose durch einen Tierarzt und auf dessen Rezept hin von besonders konzessionierten Futtermittelfabriken oder Veterinärgrossisten abgegeben werden. A. Meyer. 5020.

4-64/10-0267 Ivanov, I. Proučvanija vŭrchu spastičnite sŭstojanija na predstomašijata u govedoto. **(Untersuchung der spastischen Zustände der Vormägen bei Rindern.)** Naučni trudove. Visš veterinarnomedicinski institut „Prof. d-r G. Pavlov", Sofija **11** (1963) S. 173-179. — 5 Abb., 6 Lit.
Durch Untersuchungen wurde festgestellt, daß 9,42% (382) aller Fälle von Indigestionen bei Rindern durch einen spastischen Zustand der Vormägen bedingt sind. Die klinischen Merkmale bei diesen Zuständen sind folgende: Pulsus durus, deutlich ausgeprägte Koliken, Blässe der Augenschleimhaut und verhärtete Konsistenz der Pansenwand. Das Ruminogramm ergab, daß es im Verlauf der Krankheit Momente gibt, in denen keine Pansenkontraktionen erfolgen und wenn, dann verlängert sich ihre Periode (breite bzw. schmale Basis und unterschiedliche Amplitude). NRB/ZSNTI. 5065.

4-64/10-0268 Teunissen, G. H. B.; Utrecht, Rijksuniv., Fac. der Diergeneeskunde, Klin. voor Kleine Huisdieren. Braken bij hond en kat. **(Erbrechen bei Hunden und Katzen.)** Tijdschr. Diergeneeskunde **88** (1963) Nr. 23. S. 1665-1676. — Zus. in Engl., Franz., Dtsch.
Das Symptom des Erbrechens kommt bei unseren kleinen Haustieren sehr häufig vor und findet meist seine Ursache in einer Magenerkrankung. Magensaftuntersuchungen, Röntgenbefunde (Bariumsulfat als Kontrastmittel) usw. geben häufig Aufschluß. Auch an Vergiftungen mit Rattengiften und Thallium muß gedacht werden. Mitunter können jedoch auch Veränderungen im Ösophagus, im Darm, an der Leber, im Pankreas, Peritoneum und in den Nieren die Ursache sein. So werden Darminvaginationen, Strangulationen, Magen-Darmparasiten, Tumoren, Urämie, aber auch Infektionskrankheiten, wie die Hepatitis contagiosa canis oder Leptospirose immer in Betracht zu ziehen sein. Bei der klinischen Untersuchung oder aus der Anamnese wird zumeist die wahrscheinliche Ursache zu erkenenn sein. E. Wiesner. 5065.

4-64/10-0269 Hjerpe, C. A.; Davis, Univ. of California, School of Veterin. Med. Clinical and hematologic observations on acute indigestion in dairy cattle. **(Klinische und hämatologische Beobachtungen bei akuten Verdauungsstörungen des Milchviehs.)** J. Amer. veterin. med. Assoc. **143** (1963) Nr. 12. S. 1322-1325. – 4 Tab.

Von 26 an akuten Indigestionen erkrankten Milchkühen wurden Hämogramme angefertigt und untersucht. In 58% der Fälle wurde im Schillingindex eine Linksverschiebung festgestellt. Leukocytose war nicht vorhanden. Die zahlenmäßigen Ergebnisse sind aus Tabellen ersichtlich. Sie zeigten, daß Blutuntersuchungen nur einen begrenzten Wert für die Diagnose der traumatischen Reticuloperitonitis haben. Vf. betont, daß die klinische Untersuchung immer noch den Vorrang hat. M. Dietrich. 5070.

4-64/10-0270 Dürr, Gertraud; München, Univ., Med. Tierklin. **Die Behandlung von Erkrankungen der oberen Luftwege und der Lunge mit Leberextrakt als Aerosol bei Hund und Katze.** Kleintier-Prax. 8 (1963) Nr. 5. S. 122-124. – 2 Tab.

Im Verlaufe eines Jahres wurden 40 Hunde und Katzen einer Aerosoltherapie mit Leberextrakt unterzogen. Der Wirkungsmechanismus des Extraktes, der pro ml 450 mg Extr. Hepat. sicc. proteolysat. enthält, ist noch nicht genau bekannt. In der Humanmedizin kommt er bei vielen Lungenerkrankungen zur Anwendung. Die Inhalationen am Kleintier erfolgten täglich für 3-5 Min., wobei dem Extrakt Cortison-Nasentropfen im Verhältnis 2:1 zugesetzt wurden. Außer der Inhalation erfolgte eine weitere Behandlung mit Antibiotica, Jodglycerin, Expectorantien usw. Die Tabellen zeigen weiterhin den klinischen Befund und Behandlungsausgang. Infolge der Behandlungsanordnung kann nur bei den Katzen eine Aussage über den Erfolg erwartet werden. H. Trolldenier. 5100.

4-64/10-0271 Wagenaar, G.; Utrecht, Rijksuniv., Fac. der Diergeneeskunde, Klin. voor Inwendige Ziekten. De diagnostiek van de endocarditis bij het rund. **(Die Diagnose der Endocarditis beim Rind.)** Tijdschr. Diergeneeskunde 88 (1963) Nr. 23. S. 1760-1788. – 14 Abb., 2 Tab. Zus. in Engl., Franz., Dtsch.

Eine Endocarditis beim Rind muß stets aus einem primären Vorgang entstanden sein, bei dem in den meisten Fällen das Corynebacterium eine Rolle spielt. In den meisten Fällen werden also zuvor Arthritiden, Mastitiden, Abszesse usw. vorgelegen haben. Endocarditis bedingt jedoch nicht nur Erscheinungen am Herzen selbst, sondern auch embolische Prozesse in anderen Organen. So tritt im Verlauf einer Endocarditis des rechten Herzens häufig eine schwer zu diagnostizierende embolische Pneumonie auf. Aus dem linken Herzen entsteht oft eine embolische Nephritis, aber auch Sehnenscheiden- und Gelenksentzündungen können vorkommen. Als allgemeine Erscheinungen eines septischen Prozesses werden eine Linksverschiebung im Differentialblutbild, verminderte Albumin- und erhöhte Gammaglobulinmengen im Serum beobachtet. Bei Auskultation des Herzens ist in etwa 75% der Fälle ein Nebengeräusch zu hören. Störungen der Zirkulation bewirken Venen-, Leber- und Nierenstauungen. Über den Zusammenhang der verschiedenen Abweichungen und Symptome wird eine schematische Aufstellung gegeben. E. Wiesner. 5115.

4-64/10-0272 Werner, E.; Berlin, Humboldt-Univ., Veterinärmed. Fak., Med. Tierklin.; Inst. für Gerichtl. Tierheilkunde. **Ectopia cordis cervicalis beim Kalb.** Mh. Veterinärmed. **19** (1964) Nr. 5. S. 183-187. – 6 Abb., 19 Lit.

Innerhalb von 15 Mon. kamen zwei Fälle von Verlagerung des Herzens in den Hals zur Beobachtung. Eines der Tiere wurde fünf Monate alt und zeigte während der dreimonatigen Beobachtung in erster Linie Ruhebedürfnis.

Jede Bewegung war mit starker Puls- und Atembeschleunigung verbunden, wobei letztere vorwiegend eine Folge der durch die Lage des Herzens bedingten Trachealstenose war. Es wurden elektrokardiographische Untersuchungen mit verschiedenen Ableitungsarten angestellt. Bei dem zweiten Tier handelt es sich um ein Zwillingskalb, das bereits über längere Zeit gehalten wird, aber sich im Vergleich zu seinem Zwillingsbruder schlecht entwickelt. W. Seffner. 5122.

4-64/10-0273 Grünberg, W.; Wien, Tierärztl. Hochschule, Inst. für Pathol. und Gerichtl. Tierheilkunde. **Harnsteine bei Tieren. 1. Mitt. Vorkommen, Untersuchungsmaterial und angewandte Methoden.** Zbl. allg. Pathol. pathol. Anatom. **105** (1964) Nr. 5/6. S. 256-271. – 4 Tab.
838 untersuchte Fälle von tierischer Urolithiasis verteilten sich auf 48 Tierarten der Mollusken, Arthropoden und Chordaten. Die meisten davon stammen von Säugetieren. Es wurden nur die kristallinen Konkremente berücksichtigt. Sie gehören 21 verschiedenen Substanzen an, von denen 15 auch bei menschlichen Harnsteinen vorkommen. SiO_2 ist als Nebenbestandteil am Aufbau mehrerer Steine beteiligt. Zur Diagnose wurden verschiedene physikalische Untersuchungsmethoden, die ausführlich beschrieben werden, u. a. die röntgendifraktrometrische Aufnahme, herausgezogen. Die einzelnen Steingruppen werden in weiteren Arbeiten gesondert besprochen.
W. Seffner. 5145.

4-64/10-0274 Seekles, L.; Utrecht, Rijksuniv., Fac. der Diergeneeskunde. Inleiding tot het acetonemie-vraagstuk. De analytisch-chemische methode. **(Einführung in das Problem der Acetonämie. Die Methode der chemischen Untersuchung.)** Tijdschr. Diergeneeskunde 88 (1963) Nr. 23. S. 1559-1571. – 3 Tab., 5 Lit. Zus. in Engl., Franz., Dtsch.
Für die Diagnose der Acetonämie ist die quantitative Bestimmung der Acetonkörper im Blut von Wichtigkeit. Die bisherige Oxydation mittels einer Mischung von Kaliumbichromat und Schwefelsäure wies erhebliche Mängel auf. Die vom Vf. ausgearbeitete Methode besteht nunmehr in einer Oxydation mittels einer Mischung von Kaliumbichromat und Phosphorsäure, Destillation des gebildeten Acetons und jodometrischer Titration des Gesamtacetons im Destillat. Bei diesem Verfahren werden 90-95% der Gesamtmenge an Aceton, Acetessigsäure und β-Hydroxybuttersäure gefunden. Eine genaue Aufstellung der benötigten Reagenzien und ein Beispiel für die Berechnung sind in der Arbeit enthalten. E. Wiesner. 5230.

4-64/10-0275* Hendriks, H. J.; Utrecht, Rijksuniv., Fac. der Diergeeskunde. Het opwekken van acetonemie bij het rund. **(Die Erzeugung der Acetonämie beim Rind.)** Tijdschr. Diergeneeskunde 88 (1963) Nr. 23. S. 1572 bis 1579. – 5 Abb. Zus. in Engl., Franz., Dtsch.
Hochtragende Kühe erhielten eine energetisch vollwertige Ration, die sehr viel Eiweiß und Fett in Form von Ölfrüchten (15%) bzw. Rückständen der Ölindustrie (72,5%) enthielt. Nach dem Abkalben bekamen die Tiere eine zwar qualitativ ähnliche Ration, die jedoch jetzt das Energiebedürfnis nur noch zu ungefähr 25% deckte. Bei 7 der insgesamt 11 Versuchstiere stieg die Acetonkörperkonzentration auf > 15 mg%, bei 3 Tieren betrug die Konzentration 10-15 mg%. Vf. konnte jedoch auf Grund dieser Ergebnisse nicht feststellen, ob es sich um eine Hungerketose, um eine der Rinderacetonämie ähnliche Störung oder um beide Veränderungen handelte. Die Futterrationen sind im einzelnen, die täglichen Acetonkörperuntersuchungen über einen Zeitraum von 2-3 Wochen graphisch dargestellt. E. Wiesner. 5230.

4-64/10-0276 Mulder, I.; Utrecht, Rijksuniv., Fac. der Diergeneeskunde. Vetzuren in het bloed bij acetonemie. **(Fettsäuren im Blut bei Acetonämie.)** Tijdschr. Diergeneeskunde 88 (1963) Nr. 23. S. 1585-1589. – 2 Abb., 1 Tab. Zus. in Engl., Franz., Dtsch.

Seit einigen Jahren ist bekannt, daß zur Energieversorgung der tierischen Gewebe außer der Blutglukose auch die im Blute kreisenden höheren unveresterten Fettsäuren von großer Bedeutung sind. Anhand einiger chemischer Formeln werden eine Reihe biochemischer Gesichtspunkte und ihre eventuelle Rolle bei der Entstehung der Acetonämie besprochen. Sowohl Kühe, bei denen die Acetonämie experimentell erzeugt wurde, als auch solche Tiere, die an einer spontanen chronischen Acetonämie litten, zeigten im Plasma einen Gehalt an unveresterten höheren Fettsäuren. der die Norm bis um etwa das Zehnfache überschritt. E. Wiesner. 5230.

4-64/10-0277 Seekles, L.; Utrecht, Rijksuniv. Hypomagnesemie en grastetanie. Biochemische aspecten. **(Hypomagnesämie und Grastetanie. Biochemische Gesichtspunkte.)** Tijdschr. Diergeneeskunde 88 (1963) Nr. 24. S. 1870-1872. – 1 Lit.
Das Verhältnis von K zu Ca und Mg im Futter ist für das Entstehen der Grastetanie mitbestimmend. Ebenso entscheidend ist aber das Verhalten des das physiologisch-chemische Gleichgewicht im Tierkörper regulierenden Systems. Viele komplizierte Stoffwechselprobleme sind noch von den Physiologen, die sich neben Vertretern anderer Disziplinen mit diesem Krankheitskomplex beschäftigen, zu lösen. Vorerst gilt es, alle Einzelbeobachtungen zu sammeln und soweit wie möglich auch daraus Schlußfolgerungen für die Praxis zu ziehen. In diesem Sinne muß der prophylaktischen und gegebenenfalls therapeutischen Applikation von MgO das Wort geredet werden, wie aber auch der Tatsache Beachtung geschenkt werden muß, daß Chloramphenicol bei Schafen das Auftreten der Grastetanie verhindern kann, wenn es diesen beim Übergang auf Grünfütterung verabfolgt wird.
W. Kuhlmann. 5232.

4-64/10-0278 Kemp, A.; Wageningen, Landbouwgewassen, Inst. voor Biol. en Scheikundig Onderzoek. De betekenis van het voedermagnesium bij het entstaan van hypomagnesemie en van hypomagnesemische tetanie bij rundvee. **(Über die Bedeutung des Futtermagnesiums für das Entstehen der Hypomagnesämie und der hypomagnesämischen Tetanie der Rinder.)** Tijdschr. Diergeneeskunde 88 (1963) Nr. 24. S. 1876-1878.
Ausgedehnte Stoffwechseluntersuchungen an Kühen ergaben, daß die Hypomagnesämie dann sich entwickelt, wenn die mit dem Futter aufgenommene Menge an Mg kleiner ist als die für die Erhaltung und Milchproduktion erforderliche. Die Mg-Mangelfütterung wird vom Vf. als Hauptursache für das Auftreten der Hypomagnesämie angesehen. W. Kuhlmann. 5232.

4-64/10-0279 Frylink, G. P. A.; Utrecht, Rijksuniv. Kopziekte in de praktijk. **(Grastetanie in der tierärztlichen Praxis.)** Tijdschr. Diergeneeskunde 88 (1963) Nr. 24. S. 1873-1876.
Als Basistherapie hat sich sowohl bei schweren als auch bei subklinischen Fällen die i. v. Injektion eines komplexen Ca-Mg-Salzes als geeignet erwiesen. Diejenigen Patienten, welche nach dieser Behandlung keine Besserung zeigten, sprachen häufig noch auf Pentobarbital (im Handel als Tetonex oder Triotal) an, insbesondere wenn Krampfzustände das klinische Bild bestimmten.
W. Kuhlmann. 5232.

4-64/10-0280 Kempen, G. J. M. van und Cornelissen, J.; Hoogland, Stichting C. L. O.-Controle. Antikopziekte koek. **(Antigrastetanie-Kuchen.)** Tijdschr. Diergeneeskunde 88 (1963) Nr. 24. S. 1867-1869. – 1 Tab., 3 Lit.
Durch prophylaktische Verfütterung MgO-haltiger Futterkuchen läßt sich der Prozentsatz an Grastetaniefällen nachweislich vermindern. Die Fabrikation dieser Futterkuchen ist jedoch mit einigen Schwierigkeiten verbunden. So wird durch MgO die Futtermittelmischung schwer preßbar, was sich aber durch ein richtiges Verhältnis der einzelnen Komponenten einigermaßen be-

heben läßt. Durch MgO wird auch der Futterkuchen weniger schmackhaft. Zusatz von Leinkuchen und Johannisbrot schaffen hier Abhilfe. Bei längerer Lagerung werden ferner die Futterkuchen sehr hart und demzufolge von Rinder kaum noch aufgenommen, so daß eine Bevorratung nur in kleinen Mengen von Wert ist. Es empfiehlt sich, MgO nur in grießiger und nicht in Pulverform dem Futtermittelgemisch zuzusetzen, da sonst zu viel MgO bei der Herstellung der Kuchen verstaubt. W. Kuhlmann. 5232.

4-64/10-0281 Hock, Andreas. **Stoffwechselstörungen als Folge von Fehlernährung.** Berlin, Abt. Physiol. Chem. Veterinärmed. Fak. Humboldt-Univ. Berlin Plan-Nr.: 2151 46/1 3-01/2. 67 S. Abschlußber. (18/3. 1964). — 2 Anlagen.

Die von Vf. angewendeten Ernährungsumstellungen (Eiweißmangel-[7,54% RP] auf Eiweißsuperdiät [62,6% RP]; Eiweißnormalfütterung [24,9% RP] auf Eiweißsuperdiät [62,6% RP]) ergaben keinen beobachtbaren Einfluß auf den Gesundheitszustand der Versuchstiere. Die Untersuchungen im Blut und Harn auf ihren Gehalt an verschiedenen N-Substanzen (Gesamt-N, Serumprotein, Rest-N, Amino-N, Harnstoff, Kreatin und Kreatinin) sowie im Blut der Gehalt an säurelabilem Phosphat, Natrium und Kalium und ATPase-Aktivität ergaben Befunde, die den physiol. Erwartungen entsprachen. Mit den biochemischen Untersuchungen stimmten die anatomisch-histologischen Untersuchungen von Matthias überein. Zusammenfassend kann gesagt werden, daß keine Eiweißschädigung, weder durch den zeitweisen Eiweißmangel (40-50 Tage), noch durch die plötzliche Eiweißüberfütterung, beobachtet wurde. 5236.

4-64/10-0282 Payne, J. M. (unter Mitarb. von Chamings, Jean); Compton, Newbury, Berks., A. R. C., Inst. for Res. on Animal Diseases. The responses of cows to experimentally induced hypocalcaemia. II. Chronic experimental hypocalcaemia. **(Die Reaktionen von Kühen auf eine experimentell ausgelöste Hypocalcämie. 2. Mitt. Chronische experimentelle Hypocalcämie.)** Veterin. Res. **76** (1964) Nr. 3. S. 77-81. — 1 Abb., 2 Tab., 5 Lit. 1. Mitt. vgl. 4-64/05-0330.

Die chronische Hypocalcämie wurde experimentell durch i. v. Infusion einer 4,7%igen Natriumaethylendiamintetraacetatlösung ausgelöst (270 ml/Std. pH-7,0). Hierdurch sollten folgende Werte ermittelt werden: 1. Die Höchstmenge an Plasmacalcium, die eine Kuh aus eigenen Reserven zu ersetzen vermag, um eine Hypocalcämie zu verhindern (Calciummobilisierungsrate). 2. Die unmittelbar verfügbaren Calciumreserven. Bei nicht tragenden, trokken stehenden Kühen lag die Calciummobilisierungsrate bei 0,87 g/Std., bei Milchkühen betrug sie 0,77 g/Std, ferner 0,50 g/Std. für hochtragende Kühe und 0,71 g/Std. für Jährlingsfärsen. Die unmittelbar verfügbaren durchschnittlichen Calciumreserven betrugen 7,57 g, 7,08 g, 6,36 g und 5,77 g. Ebenso werden die Calciummobilisierungsrate und die unmittelbar verfügbaren Calciumreserven nicht signifikant durch die Laktation beeinträchtigt. Durch die zunehmende Trächtigkeit wurden sie jedoch gesenkt und vermochten nicht dem bei Lactationsbeginn erwarteten Calciumverlust in der Milch Einhalt zu gebieten. Das beruht vermutlich auf der beim Partus eintretenden Hypocalcämie. Bei Jährlingsfärsen waren die unmittelbar verfügbaren Calciumreserven gering. Das hängt wahrscheinlich mit ihrer geringen Körpergröße zusammen. Ihre Calciummobilisierungsraten entsprachen jedoch denen größerer erwachsener Tiere. H. Busse. 5236.

4-64/10-0283 Niepage, H., Hilliger, H. G. und Loppnow, H.; Berlin-Dahlem, Univ., Klin. und Poliklin. für Kleine Haustiere; Inst. für Veterin.-Hyg.; Inst. für Veterin.-Pathol. **Ein weiterer Fall von plasmazellulärer Retikulose mit Paraproteinose beim Hund.** Berliner Münchener tierärztl. Wschr.

76 (1963) Nr. 22. S. 461-463.; Nr. 23. S. 469-472. — 12 Abb., 3 Tab., 5 Lit. Zus. in Engl.
Die Erkrankung einer 13-jährigen Hündin mit Diarrhoe, Durst, Urämie, foetor ex ore, Abweichungen des roten Blutbildes (Reticulose, Anisocytose, Anämie, erniedrigter Hämatokrit u. a.) und des weißen Blutbildes (absolute und relative Leukocytose, erhöhter Kernverschiebungsindex) sowie erhöhter BSR wird als plasmareticuläre Systemerkrankung aufgeklärt. Nach 7tägigem stationärem Aufenthalt erfolgte die Tötung. Die Fraktionen des Serumeiweiß wurden elektrophoretisch und nach Ultrazentrifugierung ausgewertet. Bei letzter Methode traten unphysiologische Komponenten (Paraprotein-Fraktionen P_1, P_2, P_3) auf. Beide Untersuchungen ergaben eine erhebliche Dysproteinämie und eine starke Paraproteinämie. Die pathologisch-histologische Prüfung wies Plasmazellinfiltrationen in den Lebersinusoiden, Plasmazellherde mit lymphoider Zellbeteiligung in einer taubeneigroßen Milzneubildung, reichlich Plasma- und Reticulumzellansammlung in den Spongiosaräumen, Plasmazellhäufung in den Lymphknoten, Tonsillen und Nieren, Eiweißabsonderung und -zylinder in den Harnwegen der Nieren nach. Der Verdacht einer plasmacytomartigen Krankheit konnte erst durch starke Erhöhung im β-Bereich des Eiweißpherogramms erhoben werden. Wie in anderen Fällen, war es offenbar sehr früh zu einer diffusen Wucherung von reifen oder lymphocytenähnlichen Plasmazellen gekommen, die mit einer Paraproteinose in den Nieren und einer Plasmocytombildung in der Milz verbunden war.
H. Trolldenier. 5272.

4-64/10-0284 Cottereau, Ph; Lyon, École Nat. Vétérin. Traitement des gastro-entérites infectieuses du porc par l'adipate de spiramycine (5337 RP). **(Behandlung der infektiösen Gastroenteritis des Schweines mit dem Spiramycin-Adipat [5337 RP].)** Cahiers Méd. vétérin. **33(37)** (1964) Nr. 1. S. 5-12. — 13 Lit. 5355.

4-64/10-0285 Ramisse, J.; Rambouillet, Seine-et-Oise, Lab. Coopératif des Éleveurs. Immunisation contre l'entérotoxémie du mouton. 2e note. **(Immunisierung gegen die Enterotoxämie der Schafe. 2. Mitt.)** Recueil Méd. vétérin. **139** (1963) Nr. 5. S. 399-401. — Zus. in Engl., Span. 1. Mitt. vgl. 4-64/06-0357.
Verschiedene Antigene wurden geprüft, um Lämmer gegen Enterotoxämie Typ D zu immunisieren. Es sollte die Eignung der verschiedenen Antigene für die Antitoxin E-Bildung, die Wichtigkeit oder Unwichtigkeit des hermetischen Abschlusses der Gefäße während der Entgiftung mit Formol, die immunisierende Wirkung einer gleichen Menge Anakultur einer Mischung von *Cl. perfringens* C und D oder einer Anakultur eines einzelnen Typs erprobt werden. 1-2 Mon. alte Lämmer erhielten eine einmalige Dosis von 5 cm^3 der betreffenden Vaccine. 15 Tage später wurde Serum entnommen und auf Antitoxin E mit Sero-Neutralisation ausgewertet und die Titer in I.E. angegeben. Alle Antigene zeigten sich wirksam. Ob man das überschüssige Formol verdampfen läßt oder nicht, scheint keinen bedeutenden Wirkungsunterschied der daraus gefertigten Vaccine hervorzurufen. Jedoch zeigen die Anakulturen, die in nicht hermetisch geschlossenen Behältern mit Formol entgiftet wurden, eine leichte Überlegenheit des Immunisierungsvermögens. Eine einmalige Injektion einer Mischung C und D entwickelt nur eine ungenügende Immunität. Die Lämmer zeigen eine sehr unterschiedliche Fähigkeit zur Immunisierung. K. Preißler. 5416.

4-64/10-0286 Chong Sue Kheng und Cheah Phee Phay; Ipoh, Federation of Malaya, Veterin. Res. Inst. Haemorrhagic septicaemia. Sulphamezathine and immune serum therapy in buffaloes infected by the intranasal spray method. **(Hämorrhagische Septicämie. Sulfamezathin- und Immun-**

serumtherapie bei Büffeln, die mittels Sprayverfahren intranasal infiziert wurden.) Veterin. Rec. 75 (1963) Nr. 7. S. 155-159. – 3 Tab., 5 Lit.
Die Immunserumtherapie hat keinen prophylaktischen oder kurativen Wert. Die Sulfamezathintherapie konnte dagegen erfolgreich eingesetzt werden. Der Heilerfolg ist stärker abhängig von einer ausreichenden Anfangsdosis, durch die eine wirksame bakterieide Konzentration erreicht wird, als davon, ob zur Zeit der Behandlung eine Bakteriämie besteht. Eine einmalige Verabreichung von 15 ml Sulfamezathin pro 45,3 kg Kgw. war ungenügend, mit 30 ml pro 45,3 kg Kgw. wurde Heilung erzielt. Der intranasale Spray erwies sich als gut geeignet für eine experimentelle Infektion mit dem Erreger der hämorrhagischen Septicämie. J. Beer. 5456.

4-64/10-0287 Perreau, P. und Bergeron, D.; Paris, Inst. d'Élevage et de Méd. Vétérin. des Pays Trop. Emploi de particules de latex dans la sérologie de la péripneumonie des bovidés (réaction d'agglutination indirecte). **(Verwendung von Latex-Teilchen in der Serologie bei der Lungenseuche des Rindes [indirekte Agglutination].)** Rev. Élevage Méd. vétérin. Pays trop. [N. S.] 16 (1963) Nr. 3. S. 299-304. – 3 Abb.
Als sicherste Methode für die Diagnose der Lungenseuche wird die Komplementablenkung bezeichnet. Als Versuch wurde die indirekte Methode mit Bacto-Latex Difco, einer Aufschwemmung von Polystyrenteilchen (1:100 physiol. Kochsalzlösung, Durchmesser der Teilchen 8 μ) durchgeführt. Als Antigen wurden eine Aufschwemmung von *Mycoplasma mycoides* in Aqua dest. oder ein Extrakt „Galactan" aus lyophilisierten Erregern verwendet. Die Latex-Aufschwemmung wurde mit der Antigenlösung gut durchmischt und nach 1 Std. der Überschuß an Antigenen abzentrifugiert. Die mit Antigen versehene Latex-Aufschwemmung wurde dann auf die gleiche Dichte der Ausgangssuspension eingestellt. Das Ablesen der Ergebnisse ist einfach, da die Agglutinate fest und widerstandsfähig sind. Die Sicherheit der Reaktion entspricht der der Hämagglutination, wie Vergleiche an 200 Rinderseren zeigten. Die mit Antigen beschickte Latex-Suspension ist mindestens 1 Woche haltbar, und die Menge des benötigten Antigens ist gering, wobei dem Galactan-Antigen der Vorzug gegeben wird, weil es länger haltbar ist. Diese indirekte Agglutinationsmethode ist abhängig vom Vorhandensein einer Zentrifuge mit sehr hoher Umdrehungszahl. Die Vorteile dieser Reaktion sind leichte Ablesbarkeit, Haltbarkeit des Antigens und völlige Inaktivität der Latex-Partikel. A. Meyer. 5500.

4-64/10-0288 Serafimov, S., Charalambiev, Ch. und Ivanov, I. Vlijanieto na njakoi svojstva na proizvodstvenite štamove vŭrchu aktivnostta na protivočervenkovija serum. **(Der Einfluß einiger Eigenschaften der Produktionsstämme auf die Aktivität des Antirotlaufserums.)** Izvestija na Veterinarnija institut za zarazni i parazitni bolesti, Sofija 8 (1963) S. 127-131. 2 Tab., 7 Lit.
Es wurde festgestellt, daß nicht alle für Tauben immunogenen Stämme auch für Schweine zum Erhalten des Antirotlaufserums immunogen sind. Stämme, die eine niedrige Hämagglutinationsaktivität nach Dinter besitzen und die zur Gruppe A gehören, rufen keine hohe Konzentration der Antikörper im Schweineserum hervor, obgleich sie sich durch eine hohe Immunogenität für Tauben auszeichnen. Nur frische Stämme mit hoher Hämaglutinationsaktivität schaffen in bezug auf Hühner-Erythrocyten höhere Titer bei den Serum produzierenden Schweinen. Bei Verwendung avirulenter Stämme kann man Antiseren mit guter Aktivität erhalten, wobei die produzierenden Schweine nicht unter den in solchen Fällen üblichen Arthritiden und Endocarditiden leiden. NRB/ZSNTI. 5540.

4-64/10-0289 Čolakova, S. und Nedalkov, S. Priloženie na tetraciklina pri eksperimentalna červenkova infekcija v svine. **(Die Anwendung von**

Tetracyclin bei experimenteller Rotlaufinfektion bei Schweinen.) Izvestija na Veterinarnija institut za zarazni i parazitni bolesti, Sofija 8 (1963) S. 73 bis 80. — 7 Abb., 1 Tab., 9 Lit.

Zur Behandlung eines experimentell hervorgerufenen Schweinerotlaufes wurde mit Erfolg Tetracyclin verwendet. Bei dreimaliger (alle 10 Stunden) aufeinanderfolgender Inj. von 6, 8 und 10 mg je kg Kgw. kam die Entwicklung der Infektion zum Stillstand. Bei Anwendung geringerer Dosen (3,3 bis 4,5 mg) wird gleichfalls eine therapeutische Wirkung erzielt, es treten aber Rezidive auf. Die therapeutische Konzentration von Tetracyclin im Blute bleibt bis zur 6. Stunde nach dessen Einführung erhalten, um dann abzusinken. Die Bacteriaemie verschwindet 6 Stunden nach Anwendung des Präparates. NRB/ZSNTI. 5540.

4-64/10-0290 Genev, Ch. Značenieto na zarazonositelstvoto v epizootičnija i infekcioznija proces pri červenkata po svinete. **(Die Bedeutung der Infektionsdauerausscheidung im epizootischen und infektiösen Prozeß bei Schweinerotlauf.)** Izvestija na Veterinarnija institut za zarazni i parazitni bolesti, Sofija 8 (1963) S. 25-40. — 1 Abb., 37 Lit.

Der Prozeß der Infektionsdauerausscheidung beim Schweinerotlauf wurde untersucht. Folgende Schlüsse werden gezogen: a) die Ausscheidung ubiquitärer, für die Schweine avirulenter Bakterien ist kein Faktor, von dem das Aufflammen und die Verbreitung des Rotlaufes abhängt; b) die Ausscheidung pathogener Erreger, die endogene Erkrankungen hervorruft, ist die Folge des Aufflammens und der Verbreitung der Krankheit in Gegenden, in denen sie nicht vorhanden war. Zum Schluß wird noch mitgeteilt, daß die Infektionsdauerausscheidung nur die Anomalien beim Aufflammen des Schweinerotlaufes erklären kann, nicht aber die grundlegenden Prozesse bei seiner Verbreitung. Die massenweisen prophylaktischen Vaccinierungen, die seit vielen Jahren im Lande durchgeführt werden, haben ein epizootisches Aufflammen der Krankheit verhindert, gleichzeitig damit wurde aber ihre Epizootiologie unklarer, weshalb ihr infektiöser Charakter häufig bestritten wird.
NRB/ZSNTI. 5545.

4-64/10-0291 Doyle, T. M.; Weybridge, Surrey, Centr. Veterin. Lab. Vaccination against Johne's disease. **(Vaccination gegen die Johnsche Krankheit.)** Veterin. Rec. **76** (1964) Nr. 3. S. 73-77. — 2 Tab., 7 Lit.

Zwanzigjährige Erfahrungen der Vaccination gegen die Johnsche Krankheit haben gezeigt, daß die Impfung einen guten Schutz gegen die natürliche Infektion verleiht. Unter Beachtung bestimmter seuchenhygienischer Maßnahmen genügt eine Impfung innerhalb von 30 Tagen nach der Geburt in Verbindung mit getrennter Aufzucht, um die Seuche unter Kontrolle zu halten. Die wichtigste Voraussetzung für den erfolgreichen Einsatz der Vaccine ist die sofortige Eliminierung klinisch kranker Tiere aus nicht vaccinierten Beständen. Vaccinierte Rinder reagieren sowohl auf Säuger- als auch Geflügeltuberkulin. Jedoch ist die Reaktion auf Geflügeltuberkulin stärker und anhaltender als die bei Säugertuberkulin. Nur selten sind die Reaktionen gleich stark oder reagiert das Säugertuberkulin etwas kräftiger als das Geflügeltuberkulin. Um jedoch Fehldiagnosen durch chronisch an Tuberkulose erkrankte Tiere zu vermeiden, ist es notwendig, die Vaccination gegen die Johnsche Krankheit auf tuberkulosefreie Herden zu beschränken. In vaccinierten Beständen bereitet die intradermale Tuberkulinprobe keine diagnostischen Schwierigkeiten. E. Kunter. 5590.

4-64/10-0292 Spradbrow, P. B. und Seawright, A. A.; Brisbane, Univ. of Queensland, Veterin. School. Leptospira pomona infection in calves. **(Leptospira-pomona-Infektion bei Kälbern.)** Austral. veterin. J. **39** (1963) Nr. 11. S. 423-433.

26 Kälber im Alter von einer Woche bis zu 7 Mon. wurden meist subcutan mit 10-14 ml Pomona-Leptospirenkultur infiziert. 3 verschiedene Stämme wurden verwendet, dabei erwies sich nur ein frisch isolierter Stamm als wirklich pathogen. Blut im Harn konnte bei allen Kälbern beobachtet werden, jedoch nur zwei Tiere zeigten eine Hämoglobinurie. Kälber, die in der akuten Phase der Erkrankung innerhalb von 6-8 Tagen p.i. starben oder getötet wurden, zeigten ausgedehnte Nekroseherde in der Leber. Nach der akuten febrilen Phase lokalisieren sich die Leptospiren in den Tubuli der Nieren und werden mit dem Harn ausgeschieden. Eine Gabe von 1 g Streptomycin während der akuten Phase verhindert die Niereninfektion. Penicillin erwies sich als wirkungslos. L. Stoll. 5710.

4-64/10-0293 Niemand, H. G. **Über die Toxoplasmose beim Hund.** Kleintier-Prax. 7 (1962) Nr. 5. S. 145-147.

In kurzen Zügen werden der Nachweis der Toxoplasmose, die Symptome und die Therapie besprochen. Beim Nachweis wird besondes der Serofarbtest nach Sabin-Feldman diskutiert. Vf. verwandte therapeutisch in erster Linie Supronal und Erythromycin. S. Schlaaff. 5740.

4-64/10-0294 Gabryś, K. J.; Katowice, Bezirks-Veterinärhyg.-Inst. **Toxoplasminhauttest und Allergometrie bei der Toxoplasmose des Hundes.** Mh. Veterinärmed. **19** (1964) Nr. 6. S. 228-230. — 5 Lit.

Der Toxoplasminhauttest nach Frenkel wurde an 102 Hunden erprobt. Die Impfdosis betrug 0,1 ml, streng intracutan an der Außenseite der Ohrmuschel injiziert. Abgelesen wurde nach 24 und 48 Std. Die gleichzeitig durchgeführte serologische Kontrolluntersuchung ergab Übereinstimmung des Dermaltestes mit dem Sabin-Feldman-Test in 94,1% der Fälle, mit der Komplementbindungsreaktion in 81,3% der Fälle und mit dem Hämagglutinationstest in 66,7% der untersuchten Fälle. Ferner wurde die Brauchbarkeit der Allergometrie bei der Toxoplasmose des Hundes untersucht. Die Untergliederung der Reaktionen in pleoergisch, homodynam und pleoaesthetisch läßt ein Urteil über eine Toxoplasmoseinfektion zu, wenn auch, ebenso wie bei der Titerbestimmung, dieses Urteil nur mit einer gewissen Wahrscheinlichkeit zutrifft. Der Vorteil der Allergometrie gegenüber den Serumreaktionen liegt in der Einfachheit der Methodik. G. Scheibner. 5740.

4-64/10-0295 Boch, J. und Rommel, M.; Berlin-Dahlem, Univ., Veterinärmed. Fak., Inst. für Parasitol. **Serologische Untersuchungen an Berliner Hunden auf Toxoplasmose.** Berliner Münchener tierärztl. Wschr. **76** (1963) Nr. 15. S. 292-296. — 5 Tab., 39 Lit. Zus. in Engl.

Innerhalb von 14 Mon. wurden eine größere Zahl von Hunden serologisch im SFT und mit der KBR untersucht. Von 929 Tieren wurden 1075 Blutproben auf *Toxoplasma*-Antikörper überprüft, von denen 173 Hunde klinisch erkrankt waren. Im SFT reagierten nur 12,9% negativ. 51,2% hatten Titer zwischen 1:4 bis 1:256, 27,8% zwischen 1:1000 und 1:4000 und 8,1% hatten hohe Titer von 1:4000 bis 1:64000. In der KBR reagierten von 729 Tieren 21,8% positiv. Von diesen entfielen 15,8% auf Titer von 1:5 und 6% auf Titer von 1:10 bis 320. 6,3% der Seren zeigten unspezifische Reaktionen. Beim Vergleich beider Proben ergeben sich nur geringe Unterschiede. Abhängigkeit der Titerhöhe vom Alter sowie von der Rasse ließen sich nachweisen. Bei Wiederholungsuntersuchungen von 30 Seren wurde nur einmal ein Anstieg des KBR-Titers beobachtet. Häufig sind mittlere und hohe SFT-Titer bei negativer KBR. Ein latent infizierter Hund kann also bei hochpositivem SFT-Titer über längere Zeit eine negative KBR aufweisen. Jedoch traten beim Vergleich von unverdächtigen mit toxoplasmoseverdächtigen Hunden für die Diagnostik der akuten Toxoplasmose keine gesicherten Unterschiede hervor. H. Trolldenier. 5740.

4-64/10-0296 Hoerlein, Alvin, B., Kramer, Theodore, Carroll, Edward J., Brown jun., William W., Scott, James A. und Ball, Leslie; Fort Collins, Colorado State Univ., Coll. of Vetern. Med., Agric, Exp. Stat. Vibriosis in range cattle. **(Vibriosis bei Rinderherden.)** J. Amer. vetern. med. Assoc. **144** (1964) Nr. 2. S. 146-151. 5750.

4-64/10-0297 *Popov, A., Popchristov, A., Semerdžiev, B* u. a. **Bolesti po ovcete.** (Schafkrankheiten.) Sofija: Zemizdat. 1963. (444 S.) Es werden die Infektions- und Parasiten-Krankheiten beschrieben, die mit einem Mangel an einigen Stoffen im Futter und mit Vergiftungen der Schafe in Zusammenhang stehen. Von den Infektionskrankheiten finden besondere Beachtung der Verlauf der „D" Enterotoxaemie der Lämmer, die von einer haemorrhagischen Enteritis begleitet wird, und die subakute Form der nekrotisierenden Hepatitis, die von Haemoglobinurie und Gelbsucht begleitet wird. Drei Formen der Listerellosis der Schafe werden eingehend beschrieben, die von Merkmalen einer Meningoencephalitis, Septicaemie und von Aborten begleitet sind. Von den Viruskrankheiten werden die Maul und Klauenseuche und der Virusabort, von den parasitären Krankheiten der Befall mit Haemonchus und Nematodirus besonders beachtet. NRB/ZSNTI

X. HÄMATOLOGIE

4-64/10-0298 Schmid, D. O. und Menzel, E.; München, Tierzuchtforsch. e.V., Inst. für Blutgruppenforsch. **Die Hämoglobin-Typen als Beweismittel im Abstammungsgutachten beim Rind.** Berliner Münchener tierärztl. Wschr. **77** (1964) Nr. 1. S. 6-8. – 1 Abb., 4 Tab., 7 Lit. Zus. in Engl.
Zur Klärung strittiger verwandtschaftlicher Beziehungen, besonders zum Nachweis der Vater- bzw. Mutterschaft, werden beim Mensch und Tier bevorzugt Blutgruppenbestimmungen durchgeführt. Vf. hat in seinem Institut von 1000 zur Begutachtung vorliegenden Abstammungsfällen 85,9% klären können. Durch Einsatz weiterer immunogenetischer Untersuchungsverfahren kann die Ausschlußchance bei der Abstammungsbegutachtung noch erhöht werden. Im Gegensatz zu den abnormen Hämoglobintypen des Menschen, deren Entstehung auf eine Mutation zurückgeführt wird, hat man bei einigen Tierarten einen Polymorphismus des roten Blutfarbstoffes nachgewiesen. Dieser tritt unabhängig von pathologischen Veränderungen auf und steht unter genetischer Kontrolle. Er ist besonders beim Rinde untersucht. Beim erwachsenen Rind lassen sich elektrophoretisch auf Papier, klarer noch auf Stärkegel, 2 Hämoglobine mit verschiedener Wanderungsgeschwindigkeit im elektrischen Feld nachweisen. Die Vererbung dieser beiden Hb-Typen des Rindes, die mit A und B bezeichnet werden, erfolgt nach Salisburry u. a. unter der Kontrolle eines Paares codominanter Gene. Es gibt folgende Phäno- und Genotypen:

Phänotyp	Genotyp
Hb A	Hb A × Hb A
Hb AB	Hb A/Hb B
Hb B	Hb B/Hb B

Die vorliegende Arbeit hat bei 7 untersuchten deutschen Höhenrassen den Hb-Polymorphismus und seine Brauchbarkeit für die Klärung strittiger Verwandtschaftsverhältnisse im Ausschlußverfahren belegt.
H. Busse. 5926.

4-64/10-0299 Boegler, Friedrich; Heiligenberg, Baden, Heiligenberg-Inst. **Die Bedeutung der morphologischen Blutbildauswertung bei Laboratoriumstieren und das normale Morphohämogramm der Ratte.** Z. Versuchstierkunde **3** (1963) Nr. 5/6. S. 136-142. – 3 Tab., 16 Lit.
Da die derzeitige Blutbilddifferenzierung sich im wesentlichen auf die Erfassung der Zellen nach Gruppen und Gruppenmerkmalen beschränkt, empfiehlt Vf. die Blutbildauszählung als Morphohämogramm (MHG) und Morphohämarith (MHR). Hierbei erfolgt die Registrierung jeder Zelle nach 10 Merkmalsgruppen innerhalb des MHG, unterteilt in 9 Zellgruppen mit zusammen

48 Untergruppen. Die eigentliche morphologische Differenzierung wird nach 9 Hauptabschnitten mit 70 Strukturmerkmalen für Segmentation, Kernstruktur, Protoplasmastruktur, Kern-Plasma-Relation, Zellgröße, Karyophänotyp, Geschlechtsdifferenzierung, Karyokinese und Mitoseatypien vorgenommen. Zur Erfassung dieser Merkmale wird ein detailliertes Formblatt verwendet. Die Beurteilung von 100 Zellen pro Ausstrich erscheint in diesem Rahmen für ausreichend, da jede Zelle nicht nur nach einem Kriterium, sondern 10fach bewertet wird. Die praktische Erprobung des MHG erfolgte im Vergleich mit der klinischen Blutbildauszählung an normalen und an mit Endoxan und ^{90}Sr behandelten Ratten. Mit der klassischen Blutbilddifferenzierung konnten hierbei keine Unterschiede erfaßt werden. Beim MHG ergaben sich dagegen auf Grund morphologischer Differenzierungsverfahren echte analysierbare Unterschiede. Besonders bei experimentellen Arbeiten sollte daher für jeden Blutausstrich ein exakter morphologischer Status angefertigt werden, der einen vielseitigeren und vielschichtigeren Einblick in die Gestaltungsprobleme der peripheren Blutzellen ermöglicht.

W. Verter. 5948.

4-64/10-0300 Kuni, H., Graul, E. H., Hundeshagen, H. und Schaumlöffel, E.; Marburg, Philipps-Univ., Strahleninst. **Eine Methode zur Schnellmarkierung der Erythrocyten mit ^{51}Cr.** Atompraxis **9** (1963) Nr. 9. S. 377-380. — 2 Tab., 16 Lit.

Diese Methode beruht auf der Anionen-Austauschbasis und erlaubt die Markierung patienteneigener Erythrocyten mit ^{51}Cr innerhalb weniger Minuten. Das injektionsfertige ^{51}Cr-Blut wird durch 5 Min. lange Incubation mit ca. 80 μc ^{51}Cr, das in einer 2-ml-Plastikspritze mit patienteneigenem Blut vermischt wurde, und in einem PVC-Schlauch mit einem stark basischen Anionenaustauscherharz reagieren konnte, erhalten. Als Harze fanden Anwendung: Amberlite IRA 400, Dowex 2 × 8 und Duolit A-101 D. Durch die Verwendung des Schnellmarkierungsapparates „Signette“ kommt das markierte Blut mit der Außenwelt nicht mehr in Berührung. Bei Verwendung steriler und pyrogenfreier Lösungen und Geräte erübrigt sich jede weitere Stabilisation. Gegenüber der ^{131}J-Albuminmethode beträgt selbst in extremen Fällen der Fehler durch den Abstrom der Plasmaproteine aus der Blutbahn bei der ^{51}Cr-Methode nicht mehr als 7%. Die längere physikalische Halbwertszeit von ^{51}Cr (27,8 d) erlaubt längere Lagerung und ökonomische Vorratshaltung. Der Nachteil gegenüber der herkömmlichen Markierungsmethode mit ^{51}Cr, der in einer geringen, an Plasmaproteine gebundenen Restaktivität besteht, wird durch ökonomische Gesichtspunkte, und vor allem durch die schonende Behandlung der Erythrocyten sowie der Vermeidung jeder Verunreinigungsgefahr auf Grund der geschlossenen Arbeitsmethode mehr als aufgehoben. J. Niepel. 5955.

4-64/10-0301 Hewitt, L. F.; Hampstead, London, Nat. Inst. for Med. Res. Proteins in the erythrocytes of monkeys. **(Proteine in den Erythrocyten von Affen.)** Proc. Roy. Soc. [London], Ser. B **159** (1964) Nr. 976. S. 536-543. 5955.

4-64/10-0302 Meyer, H.; Hannover, Tierärztl. Hochschule, Inst. für Tierzucht und Vererbungsforsch. **Über den Hämatokritwert beim Schaf.** Mh. Tierheilkunde **15** (1963) Nr. 11. S. 306-314. — 1 Abb., 7 Tab.

Mit der Methode nach Wintrobe werden Hämatokritbestimmungen aus Blutproben von insgesamt 1297 klinisch gesunden Schafen 11 verschiedener Rassen vorgenommen. Zentrifugiert wird bei 3000 Umdrehungen für 45 Min. Längere Zentrifugation führt zu keiner weiteren Veränderung des Sediments. Bei einer relativen Zentrifugenkraft von etwa 1800 g wird bei 40 Doppelanalysen eine Standardabweichung von 0,34 Einheiten und ein methodischer Fehler von 0,98% ermittelt. 983 erwachsene weibliche Schafe weisen einen mittleren

Hämatokritwert von 34,44% ± 0,14 auf. Bei der Überprüfung der Rassen- und Herdeneinflüsse werden erhebliche Unterschiede im durchschnittlichen Hämatokritwert festgestellt, die wahrscheinlich auf spezifische Faktoren in den Herden zurückzuführen sind. Ein gesicherter Einfluß auf den Hämatokritwert ergibt sich ferner in Abhängigkeit vom jeweiligen Hämoglobintyp (A, B und AB). Weitere, den Hämatokritwert möglicherweise beeinflussende Faktoren, wie die väterliche Abstammung, die Altersabhängigkeit und die Einwirkung von Zwillings- und Einlingslämmern, werden überprüft. Besonders starke und statistisch gesicherte Unterschiede bestehen zwischen Zwillings- und Einlingslämmern. Gleiche Ergebnisse bestehen bei der Überprüfung verschiedener Nachkommengruppen väterlicher Abstammung. Somit sind genetische Faktoren wahrscheinlich mitbestimmend für die Höhe des Hämatokritwertes. Hinsichtlich der Lebenszeit ist mit zunehmendem Alter ein kontinuierlicher Anstieg zu verzeichnen, der jedoch statistisch nicht gesichert werden konnte. W. Verter. 5955.

4-64/10-0303 Lee, C. L., Takahashi, T. und Davidsohn, I.; Chicago, Ill., Mount Sinai Hospital, Chicago Med. School. Sheep erythrocyte agglutinins and beef erythrocyte hemolysins in infectious mononucleosis serum. **(Schaferythrocyten-Agglutinine und Rindererythrocyten-Hämolysine im Serum von Patienten mit infektiöser Mononucleose.)** J. Immunol. [Baltimore] **91** (1963) Nr. 6. S. 783-790. — 4 Abb., 5 Tab., 26 Lit.
Im Serum von Patienten mit aktiver infektiöser Mononucleose waren die Titer der Schaferythrocyten-Agglutinine und Rindererythrocyten-Hämolysine übereinstimmend erhöht, während sich die Schaf-Hämolysin- und Rinder-Agglutinin-Titer in normalen Grenzen hielten. Im allgemeinen weisen Seren mit höheren Schaf-Agglutinin-Titern auch einen Anstieg der Rinder-Hämolysine auf. Die im Verlaufe der Infektion bei beiden Antikörpern auftretenden Titeränderungen waren gleichsinnig. Beide Antikörper verhielten sich bei der Absorption mit Rinder- und Schaferythrocyten, Meerschweinchennieren-Antigen und dem Faktor der Blutgruppe A im allgemeinen gleich. Gewisse Unterschiede machten sich bei der Absorption mit Rinder- und Schaferythrocyten bemerkbar. Sowohl Schaf-Agglutinine als auch Rinder-Hämolysine wurden von Rindererythrocyten vollständig absorbiert, während nach der Absorption mit Schaferythrocyten bei einigen Seren noch geringe Mengen von Rinder-Hämolysinen zurückblieben. In der Elektrophorese und in der Säulen-Chromatographie konnte nachgewiesen werden, daß beide Antikörper der gleichen Serumfraktion angehörten. Die Ergebnisse der Ultrazentrifugation und der Behandlung mit Sulfhydryl-Verbindungen deuten darauf hin, daß die Schaf-Agglutinine und Rinder-Hämolysine an Makroglobuline gekoppelt sind. Das Rinder-Hämolysin war gegen Temperatureinflüsse empfindlicher als das Schaf-Agglutinin. Die Schaf-Agglutinine und Rinder-Hänolysine konnten mit den angewandten physikalischen Methoden (Elektrophorese, Säulen-Chromatographie, Ultrazentrifugation und chemische Behandlung) nicht voneinander abgetrennt werden. Sie besitzen vermutlich unterschiedliche Bindungsvalenzen. E. Kunter. 5960.

4-64/10-0304 Dunham, Wolcott B., Ewing, Frances M. und Parker, Malcom V.; Memphis, Tenn., Veterans Adm. Med. Teaching Group Hospital. Culture of leukocytes after storage in serum. **(Die Kultur von Leukocyten nach Lagerung im Serum.)** Proc. Soc. exp. Biol. Med. **114** (1963) Nr. 1. S. 234-237. — 3 Abb., 12 Lit.
Aus dem Blut gesunder erwachsener Menschen des Kennedy-Hospitals stellten die Autoren Leukocytenkulturen her und passagierten diese über verschieden lange Perioden. Die Zell-Linie wurde als KeNAHB bezeichnet. Auch aus dem maximal für 2 Wochen bei +4 °C gelagerten Serum dieser Menschen waren solche Zell-Linien nach Kultivierung zu züchten. Die Vff.

weisen darauf hin, daß man sich bei Verwendung so gelagerten Serums als Zusatz zum Nährmedium andere Zellkulturen verunreinigen kann. Eine Vernichtung noch lebensfähiger Leukocyten in kühl gelagertem Serum ist nur durch eine 15 Min. lange Erhitzung auf 56 °C möglich.

W. Wittmann. 5990.

4-64/10-0305 Downie, H. G., Murphy, E. A., Rowsell, H. C. und Mustard, J. F.; Guelph, Ontario Veterin. Coll.; Toronto, Ontario, Canada, Univ.; Sunnybrook Hospital. Platelets and blood coagulation in arterial and venous blood. **(Die Thrombocyten und die Blutgerinnung in arteriellem und venösem Blut.)** Amer. J. Physiol. **205** (1963) Nr. 5. S. 982-984. — 4 Tab., 12 Lit.

Vff. berichten über die Ergebnisse verschiedener Blutgerinnungsteste, die vergleichend bei arteriellem und venösem Blut von Schweinen angestellt worden sind. Dazu erhielten 38 Tiere (58 Kontrolltiere) 7 Tage und länger Dicumarol mit dem Futter. Die entstandenen Blutgerinnungsspiegel wurden getrennt analysiert. An narkotisierten Schweinen wurden die A. carotis und die V. jugularis freigelegt und aus jedem Gefäß 25 ml Blut mit einer mit Vaseline eingestrichenen Spritze entnommen. 9 ml Blut wurden in ein silikoniertes Zentrifugenglas, das mit 1 ml 3,8%igem Trinatriumcitrat versehen war, gefüllt. Davon wurden bestimmt: Thrombocytenzahl, Prothrombinzeit, Plasmaaktivität im Thromboplastintest und Thrombocyten-Klebe-Index. Zur Bestimmung der Gerinnungszeit wurden 6 ml Blut verwendet, die auf 6 Glasröhrchen (3 davon silikoniert) gleichmäßig verteilt wurden. Das restliche Blut verblieb 5 Std. in einem Glasgefäß im Wasserbad von 37 °C, danach wurde der Thromboplastintest durchgeführt. Die Methodik der einzelnen Verfahren wurde bereits früher beschrieben. Es konnte festgestellt werden, daß die meisten Teste keine signifikanten Unterschiede aufwiesen. Der Thrombocyten-Klebe-Index war bei mit Dicumarol behandelten Schweinen im arteriellen Blut höher als im venösen. Mit über 8% war die Thrombocytenmenge im arteriellen Blut höher. Bei 2 Blutproben die von unbehandelten Tieren stammten, konnte ein ähnlicher Befund erhoben werden. Für die abweichenden Befunde konnte keine Erklärung gefunden werden, jedoch sollen die Möglichkeiten des Zustandekommens später diskutiert werden.

Chr. Garlt. 6000.

4-64/10-0306 Mason, R. A. und Ristic, Miodrag; Urbana, Univ. of Illinois, Coll. of Veterin. Med. Determinations of nucleic acids in bovine blood platelets. **(Die Bestimmung von Nucleinsäuren in den Thrombocyten von Rinderblut.)** Amer. J. veterin. Res. **25** (1964) Nr. 104. S. 122-127. — 5 Tab., 27 Lit. Zus. in Interlingua.

Der Nucleinsäuregehalt von Thrombocyten gesunder Rinder wurde mit Hilfe der UV-Absorption bzw. kolorimetrischer Verfahren bestimmt. Der DNS-Gehalt lag bei Bestimmung mit Hilfe der UV-Absorption 20-40% höher als bei Bestimmung mit der Diphenylamin-Reaktion. Die mittels der Orcinol-Methode bestimmten RNS-Werte waren 10fach höher als die mit der UV-Absorption ermittelten. Als minimale Konzentrationen wurden festgestellt: RNS $= 1{,}3 \times 10^{-9}$ μg und DNS $= 0{,}6 \times 10^{-9}$ μg/Thrombocyt.

E. Grün. 6000.

4-64/10-0307 Simov, I. Utajvaneto na eritrocitite i elektroforetični proučvanija na seruma pri govedoto. **(Die Blutkörperchensenkung und elektrophoretische Untersuchungen des Serums bei Rindern.)** Naučni trudove. Visš veterinarnomedicinski institut „Prof. d-r G. Pavlov“, Sofija **11** (1963) S. 189 bis 197. — 3 Abb., 17 Lit.

Die Untersuchung von 270 gesunden Kühen und 28 Bullen hat ergeben, daß die Blutkörperchensenkung nach Westergreen in Pipetten bei einer Neigung von 45° im Laufe einer Stunde 17,20 $\pm$ 3,5 beträgt, im Laufe von zwei Stunden

34,6 ± 6,1 und im Laufe von 24 Stunden 110,0 ± 8,8. Die Hämoglobinmenge beträgt durchschnittlich 54,0 ± 5,2, die Erythrocytenzahl durchschnittlich 5,80 ± 0,8 Mill., das spez. Gew. des Blutes 1047-1058 und das relat. Gew. des Plasmas 1026-1030. Die relative Anzahl der Eiweißfraktionen im Blut, die mit Hilfe der Papierelektrophorese bei Kühen festgestellt wurde, war: Albumin von 27-42%, α-Globulin von 15-20%, β-Globulin von 12-16% und γ-Globulin von 27-38%; bei Bullen: Albumin von 34-41%, α-Globulin von 13-19%, β-Globulin von 14-17% und γ-Globulin von 27-36%. Das Verhältnis Albumin:Globulin variiert im Bereich von 0,47-0,72. Ein höherer Prozentsatz an γ-Globulinfraktionen wird bei älteren Tieren und bei Kühen gegen Ende der Trächtigkeit festgestellt. NRB/ZSNTI. 6010.

4-64/10-0308 Bierer, B. W., Thomas, J. B., Roebuck, D. E., Powell, H. S. und Eleazer, T. H.; Columbia, S. C., Clemson Agric. Coll. Hematocrit and sedimentation rate values as an aid in poultry disease diagnosis. **(Hämatokrit- und Sedimentationsgeschwindigkeitswerte als Hilfsmittel zur Diagnose von Geflügelkrankheiten.)** J. Amer. veterin. med. Assoc. **143** (1963) Nr. 10. S. 1096-1098. – 3 Tab., 10 Lit.

Küken werden künstlich mit Coccidien, dem Erreger der Bronchitis, Newcastle-Krankheit, Laryngotracheitis und Geflügelpocken infiziert. Sie weisen keinerlei Veränderungen des gesamten Zellvolumens, der Sedimentationsgeschwindigkeit und der buffy-Gefiederwerte auf. Bei Luftsackinfektionen mit *Escherichia coli* ist der letztere Wert 2,5mal höher als normal. Bei Küken aus der Praxis, die mit Lymphomatose, Histomoniasis und bakteriellen Infektionen behaftet sind, ist das Gesamtzellvolumen erniedrigt, die Sedimentationsgeschwindigkeit und die buffy-Gefiederwerte sind erhöht. Die Zunahme der letzteren tritt besonders bei Puten mit Staphylokokken-Arthritis auf. Mit Hilfe des Hämatokrits lassen sich anämische Küken mit Beinschwäche von solchen mit Neurolymphomatose unterscheiden. E. Tempel. 6010.

4-64/10-0309 Schotman, A. J. H.; Utrecht, Rijksuniv., Fac. der Diergeneeskunde, Klin. voor Inwendige Ziekten. Het belang van het klinisch-chemisch onderzoek voor de praktijk. **(Die Bedeutung der klinisch-chemischen Untersuchung für die tierärztliche Praxis.)** Tijdschr. Diergeneeskunde 88 (1963) Nr. 23. S. 1640-1664. – 9 Tab., 8 Lit. Zus. in Engl., Franz., Dtsch.

Klinisch-chemische Blutuntersuchungen müssen dem Praktiker häufig dazu dienen, die Diagnose zu stellen und prognostische Aussagen zu ermöglichen. Es werden 6 verschiedene Untersuchungen besprochen und ihre Indikationen benannt: 1. Hämoglobinbestimmung (Cyanhämiglobinmethode), 2. Hämatokrit (Anämien und Austrocknungserscheinungen), 3. Serumeiweißspektrum (Prognosen beim Rind zweifelhaft bei $>45\%$ γ-Globulin oder $<25\%$ Albumin). 4. Gehalt an alkalischer Phosphatase ($>1{,}0$ mMolE deutet auf Lebererkrankung), 5. Gehalt an Transaminasen (SGOT, SGPT und LDH), 6. Chloridgehalt (sehr niedriger Chloridgehalt im Plasma beispielsweise beim Hoflund'schen Syndrom). Die Erfahrungen haben gezeigt, daß häufig die Bestimmung einer einzigen Komponenten nicht genügt, so daß es besser ist, mehrere Reaktionen mehrmals anzustellen. Wegen der schwierigen Durchführung einzelner Untersuchungen werden sie jedoch zumeist nicht vom Praktiker selbst durchgeführt werden können, sondern an ein Laboratorium gebunden sein. E. Wiesner. 6022.

4-64/10-0310 Knapp, A.; Greifswald, Ernst-Moritz-Arndt-Univ., Hautklin. **Über die Genauigkeit bei der Auswertung der Papierelektrophorese mit modernen Extinktionsschreibern.** Dtsch. Gesundheitswes. **19** (1964) Nr. 8. S. 359 bis 361.

15 von einem Serum gewonnene Papierelektrophoresestreifen werden mit Auswertegeräten der Firmen Optische Werkstätten Jena (ERI 10) sowie

Bender und Hobein, München, und mit der Elutionsmethode ausgewertet. Die Auswertung mit dem Gerät ERI 10 erfolgt sowohl im Durchlicht als auch im Auflicht. In allen Fällen ergeben sich praktisch übereinstimmende Werte. Die Fehlerbreite der Extinktionsschreiber ist im Vergleich zum Elutionsverfahren höher, wird jedoch für die Routinediagnostik als tragbar angesehen. Vf. vertritt die Meinung, daß die geprüften Auswertegeräte Optimales leisten und die Fehler der papierelektrophoretischen Verfahren im wesentlichen durch die Eiweißadsorption des Papiers bedingt sind. Möglichkeiten einer Verbesserung des Trennvorganges sieht Vf. in der Verwendung von Membranfolien anstelle von Papier. J. Müller. 6027.

4-64/10-0311 Stock, J. van der; Gent, Geneeskundige Ziektenleer Veeartsenijschool, Klin. voor Kleine Huisdieren. Eenvoudige en verbeterde micro-agarelectroforese-techniek toepassing op de scheiding van serumeiwitten bij dieren. **(Die Anwendung einer einfachen und verbesserten Technik der Mikro-Agarelektrophorese bei der Trennung von Serumeiweiß der Tiere.)** Vlaams diergeneeskund. Tijdschr. **32** (1963) Nr. 12. S. 345-355. 6027.

4-64/10-0312 Wagner, Hildebert und Hörhammer, Ludwig. **Zur papierchromatographischen Auftrennung von Phosphatiden und Sphingolipiden. 2. Mitt.** Biochem. Z. **333** (1961) Nr. 5. S. 511-517. — 2 Abb., 1 Tab., 13 Lit. Zus. in Engl. 1. Mitt. vgl. LZ. Abt. IV **5** (1960) Nr. 3. S. 396.

In der 1. Mitt. war über die Auftrennung tierischer und pflanzlicher Phosphatide auf Formaldehydpapier berichtet worden. Das Verfahren eignet sich in erster Linie zur Auftrennung von Phosphatidylcholin bzw. Colaminkephalin, Phosphatidylserin, Monophosphoinositid, Diphosphoinositid und den sich daraus ableitenden Lysoverbindungen. In vorliegender Mitteilung wird über die Auftrennung der Verbindungen der Sphingolipidgruppe nach Abtrennung der Esterphosphatide in einem Arbeitsgang berichtet. Auf Formaldehydchromatogrammpapier gelingt in den Systemen Butanol-Eisessig-Wasser (4:1:5) und 20 Teile Pyridin-Butanol-Wasser (7:25:25) + 5 Teile Dibutylaether die Auftrennung einer durch Alkalihydrolyse von Esterphosphatiden befreiten Sphingolipidfraktion in die Verbindungsgruppen: Cerebroside unverestert, Cerebrosid-Schwefelsäureester, Sphingomyelin und 2 Ganglioside. Für die quantitative Bestimmung hat sich die Auftrennung nach der zweidimensionalen Methode in den Systemen 20 Teile Pyridin-Butanol-Wasser (16:25:25) + 5 Teile Dibutylaether und Butanol-Eisessig-Wasser (4:1:5) bewährt. Die Verfahren eignen sich zur Identifizierung von Sphingolipiden auch dann, wenn diese in Lipoidextrakten in geringen Konzentrationen vorliegen. E. Kolb. 6032.

4-64/10-0313 Wagner, H., Hölzl, J., Lissau, Ä. und Hörhammer, L.; München, Univ., Inst. für Pharmaz. Arzneimittellehre. **Papierchromatographie von Phosphatiden. 3. Mitt. Quantitative papierchromatographische Bestimmung von Phosphatiden und Phosphatidsäuren in Rattenorganen.** Biochem. Z. **339** (1963) Nr. 1. S. 34-45. — 1 Abb., 4 Tab., 25 Lit. Zus. in Engl. 2. Mitt. vgl. vorst. Ref.

Es wird eine einfache Methode zur quantitativen Bestimmung von Phosphatiden aus tierischen Organen beschrieben. Die Auftrennung der Lipoidextrakte erfolgt zweidimensional auf Formaldehyd-imprägniertem Papier in den Fließmitteln Butanol-Eisessig-Wasser (4:1:5) und Tetrahydrofuran-Diisobutylketon-Wasser (45:5:6). Die Substanzen werden nach Auftrennung und Veraschung der Chromatogrammflecke über eine spektrophotometrische Phosphatbestimmung quantitativ bestimmt. Die unterste Nachweisgrenze für ein Phosphatid liegt bei 25 μg, die höchste Lipoidmenge, die pro Startfleck aufgetragen werden kann, beträgt 6 mg. Die quantitative Verteilung aller bekannten Phosphatide einschließlich der Phosphatidsäuren in Gehirn, Herzmuskel, Lunge, Leber und Niere der Ratte sowie des Ganztieres wird angegeben. Im Durchschnitt wurde folgender Lipoidanteil (in g/100 g Trockengewicht) bei Ratten festgestellt (Gesamtphosphatide in g/100 g Trockengewicht sind in Klammern angegeben): Ganztier 18,5 (4,83), Gehirn 40,1 (22,0), Herzmuskel 22,4 (8,9), Lunge 22,0 (10,8), Leber 18,5 (8,5), Niere 27,4 (11,5). E. Kolb. 6032.

4-64/10-0314 Völker, R. und Wirth, W.; Hannover, Tierärztl. Hochschule, Klin. für Kleine Haustiere. **Das Ionogramm in der Kleintierpraxis.** Dtsch. tierärztl. Wschr. **70** (1963) Nr. 15/16. S. 447-450. – 4 Abb., 19 Lit. Zus. in Engl.

Die Extracellularflüssigkeit regelt mit Unterstützung der Ausscheidungsorgane durch ihre Zusammensetzung die chemisch-physikalischen Bedingungen des pericellulären Raumes. Die Konstanz dieser Verhältnisse ist lebensnotwendig. Da enge Beziehungen zwischen Plasmawasser-Interstitialflüssigkeit-Serum in den Elektrolytkonzentrationen bestehen, wurde letztes als Vertreter für den gesamten Extracellularraum angesehen. – Ein Ionogramm faßt Kationen, Anionen und den osmotischen Druck zusammen und enthält Natrium-, Kalium-, Calcium-, Magnesium-, Bicarbonat-, Chlorid-, Phosphat-, Eiweißkonzentrationen und den Anionenrest, der in organischen Säuren und Sulfationen besteht. Veränderungen sind bei Erkrankungen des Extracellularraumes (bei Unfällen, Operationen) und der Nieren zu erwarten. Bei fortgeschrittenen Nephropathien mit einsetzender Urämie stellen sich typische Veränderungen ein: Stark vergrößerter Anionenrest, erhöhter Phosphatgehalt, verringerte Bicarbonatkonzentration. Bei Absinken des pH und zunehmender Acidose treten die cellulären Ionen vermehrt in der Extracellulärflüssigkeit auf. Nach Operationen sind besonders die Natrium-, Kalium- und Calciumkonzentrationen gegenüber den Ausgangswerten herabgesetzt. Ein Elektrolytverlust ist daraus nicht nachzuweisen. Die erfolgreiche Elektrolyttherapie läßt sich beim Hund nur unter ständiger Kontrolle des Serumspiegels und der Elektrolytbewegungen durchführen. H. Trolldenier. 6050.

4-64/10-0315 Haiba, M. H., El-Rawii, K. A. und Osman, H. G.; Dokki, Cairo, Egypt, U.A.E., Nat. Res. Center. A comparative study on the levels of Ca, inorganic P and Mg in the blood serum and bile of the normal healthy buffalo (Bos bubalus) and those of buffaloes infested with liver fluke (Fasciola gigantica). **(Vergleichende Untersuchungen über den Gehalt an Ca, anorganischem P und Mg im Blutserum und in der Gallenflüssigkeit von leberegelfreien gesunden Büffeln [Bos bubalus] und bei mit dem Leberegel [Fasciola gigantica] befallenen Büffeln.)** Z. Parasitenkunde **23** (1964) Nr. 6. S. 527-531. – 3 Tab., 9 Lit.

Vff. sammelten auf dem Schlachthof von Kairo von 20 leberegelfreien gesunden weibl. Büffeln und von 20 mit dem Leberegel *F. gigantica* befallenen Tieren Blut und Gallenflüssigkeit zu vergleichenden Untersuchungen. Die Blutproben wurden nach der Entnahme zentrifugiert und der Gehalt an Ca und Mg im Serum nach der Methode von Korbl und Pribil (1958) ermittelt. Die Bestimmung des Gehaltes an anorganischem P erfolgte nach der von King (1959) beschriebenen Methode, die auf Angaben von Fiske und Subbarow basiert. Die Durchführung der genannten Methoden wird ausführlich dargelegt. Die aus den Gallenblasen isolierte Flüssigkeit wurde gleichfalls auf ihren Ca- und Mg-Gehalt untersucht. Die Erhebungen ergaben folgende Befunde: Der Leberegelbefall bedingte bei den Büffeln eine signifikante Verminderung des Ca-Gehaltes im Blutserum und in der Gallenflüssigkeit. Deutliche Unterschiede im Gehalt an Mg und anorganischem P im Blutserum konnten bei beiden Tiergruppen nicht beobachtet werden. Der Mg-Gehalt der Gallenflüssigkeit war bei den mit Leberegeln befallenen Büffeln höher als bei den gesunden Vergleichstieren. S. Nickel. 6050.

4-64/10-0316 Schierig, H.; Dresden, VEB Berlin-Chemie. **ε-Aminocapronsäure (ε-ACS) hemmt die Fibrinolyse und die Freisetzung von Histamin.** Dtsch. Gesundheitswes. **19** (1964) Nr. 9. S. 406-410. — 15 Lit. Zus. in Russ.
Die fibrinolytischen Reaktionen des Blutes, die klinisch zu ernsten Zwischenfällen Anlaß geben können, werden durch die sog. Antiplasmine gehemmt. Dabei kann es sich um biologische Hemmstoffe, wie das Antiplasmin selbst, Antiplasminogen, Antifibrinolysokinase und α_2-Globulin oder um körperfremde Substanzen, wie basische Aminosäuren, handeln. Unter Fibrinolyse wird die Lösung des Fibrins durch das spezifische Ferment Fibrinolysin und die durch hohe Fibrinolysinkonzentration mögliche proteolytische Spaltung des Fibrinogens verstanden. Gute antifibrinolytische Wirkung besitzt die ε-Aminooapronsäure (ε-ACS), die als Hemmer von bestimmten Endopeptidasen erkannt wurde. ε-ACS ähnelt sehr der körpereigenen Aminosäure Lysin (fehlt nur eine 2. NH_2-Gruppe in α-Stellung). Chemie, Pharmakodynamik, Indikationsgebiete (Störungen der Blutgerinnung; Hypo- bzw. Afibrinogenämien, Allergien, hämorrhagische Diathesen) und Verträglichkeitsteste (Kaninchen, Ratten, Mäuse) werden beschrieben. Für den Gebrauch beim Menschen werden Dosierungsvorschläge unterbreitet. Chr. Garlt. 6062.

4-64/10-0317 Frommhagen, Laurence H. und Fudenberg, Hugh; Berkeley, California State Dep. of Public Health; San Francisco, Univ. of California, School of Med. The rôle of aggregated γ-globulins in the anticomplementary activity of human and animal sera. **(Die Rolle der aggregierten γ-Globuline in der antikomplementären Aktivität menschlicher und tierischer Seren.)** J. Immunol. [Baltimore] **89** (1962) Nr. 3. S. 336-343. — 2 Abb., 3 Tab., 11 Lit.
Die Bildung von antikomplementären Aggregaten, die beim Erhitzen von 7 S-γ-Globulin auftreten, wird bei Gegenwart von Albumin oder α- und β-Globulin verhindert. Folglich kann eine antikomplementäre Aktivität in einem Serum nicht durch Erhitzung induziert werden. Ist sie in einem Serum vorhanden, so kann sie durch Erhitzung auf 60-65 °C aufgehoben werden. Für die antikomplementäre Aktivität ist nicht die Molekülgröße an sich verantwortlich, diese ist vielmehr auf die 7-S-Komponenten der Immunglobuline beschränkt. Chr. Lehnert. 6065.

4-64/10-0318 Brummerstedt-Hansen, E.; Copenhagen, Denmark, Roy. Veterin. and Agric. Coll. Studies on the time of appearance of fetal blood proteins in pigs. **(Untersuchungen über den Zeitpunkt des Auftretens von fetalen Bluteiweißkörpern bei Schweinen.)** Acta veterin. scand. **4** (1963) Nr. 3. S. 253 bis 262. — 3 Abb., 1 Tab., 9 Lit. Zus. in Franz., Dtsch.
Serum von Ferkelfeten (65 Tiere) in verschiedenen Entwicklungsstadien von 25-112 Tagen wurden immunoelektrophoretisch untersucht. Elektrophorese: modif. Methode n. Scheidegger; 1% Agargel; Veronalpuffer pH 8,6 mit einem Zusatz von Ca-Lactat; 2 Std. Laufzeit; 5 V/cm. Es konnte festgestellt werden, daß eine bedeutende Entwicklung der Serumproteine in einem frühen Embryonalstadium stattfand. Bei 35 Tage alten Feten waren 10 verschiedene Fraktionen nachweisbar. Gegen Ende der Trächtigkeit traten 15 und bei erwachsenen Schweinen 20 Fraktionen auf. Variationen von Wurf zu Wurf innerhalb derselben Altersklasse ließen sich nicht ausschließen. Mit kombinierter Diffusion wurde festgestellt, welchen Fraktionen im Serum erwachsener Tiere die beiden großen Fetusbogen 1 und 3 entsprachen. Nicht geklärt werden konnte, welcher Komponente im Serum von Erwachsenen der Bogen 2 entsprach. Mehrere Bogen in der Curvatur von Nr. 2 ließen sich dagegen mit Komponenten im Serum von erwachsenen Tieren identifizieren. Der Albuminbogen des Fetus wurde in der Curvatur des Bogens 1 gebildet. Dieser Bogen verminderte sich nach der Geburt und verschob sich lateral zum Albuminbogen. Die Anwendung von Antikörpern gegen Serum erwachsener Tiere

bewirkte, daß nur Fetusproteine mit dem gleichen antigenen Verhalten wie Serumproteine bei erwachsenen Tieren präzipitiert werden konnten.
Chr. Garlt. 6068.

4-64/10-0319 Linscott, William D.; La Jolla, Calif., Scripps Clin. Contamination of commercial rabbit albumin preparations by bovine albumin. **(Verunreinigung handelsüblicher Kaninchenalbumine durch Rinderalbumin.)** Science [Washington] **142** (1963) Nr. 3596. S. 1170-1172.
Sieben mittels Cohnscher Fraktionierung hergestellte Chargen Kaninchenalbumin verschiedener Herkunft waren, wie die Kontrolluntersuchungen ergaben, durch Beimengungen von 0,35-0,54% Rinderalbumin verunreinigt. Eine im eigenen Laboratorium hergestellte Charge war einwandfrei. Als Ursache der Verunreinigungen wird eine ungenügende Säuberung der Fraktionierungsgeräte angenommen. G. Train. 6068.

4-64/10-0320 Ronneberger, H. und Bott, G. **Modifizierte Schnellmethode zur Bestimmung des Rest-N-Wertes im Blutplasma.** Kleintier-Prax. 8 (1963) Nr. 8. S. 229-231. — 5 Lit.
Vff. beschreiben eine Methode, bei der sie von den Prinzipien der Rest-N-Bestimmung im Serum nach Weltmann-Barenscheen ausgehen. Da in den meisten Fällen bei der klinischen Untersuchung ohnehin zur Bestimmung der Senkungsgeschwindigkeit Blut abgenommen wird, läßt sich die Bestimmung gut durchführen, wenn eine größere Menge Citratblutgemisch (4 ml; 1:5; Natr. citr. 3,8%ig) abgenommen wird. Ein Teil des Blutes wird zur Senkung verwendet, der Rest wird in ein Zentrifugenglas gegeben und mit etwa der gleichen Menge 20%iger Trichloressigsäure versetzt. Nach der Enteiweißung wird mit 3000 U/min. 5 Min. lang zentrifugiert. Bei fehlender Zentrifuge kann auch filtriert werden. 1 ml des wasserklaren Zentrifugats wird mit einem Tropfen Ehrlichschem Aldehydreagens versetzt. Die auftretende Gelb- oder Grünfärbung entspricht in ihrer Intensität der Rest-N-Erhöhung. Eine Farbreaktion entsteht nicht bei geringgradiger Stickstoffrentention (bis ca. 45 mg%). Beim positiven Ausfall sollte stets die genauere Bestimmung nach Kowarski anschließend durchgeführt werden. Chr. Garlt. 6072.

4-64/10-0321 Ash, R. W., Pennington, R. J. und Reid, R. S.; Bucksburn, Aberdeens., Rowett Res. Inst. The effect of short-chain fatty acids on blood glucose concentration in sheep. **(Die Wirkung kurzkettiger Fettsäuren auf die Glukosekonzentration im Blut von Schafen.)** Biochem. J. **90** (1964) Nr. 2. S. 353-360. — 1 Abb., 8 Tab., 32 Lit.
Bei Insulin-behandelten Schafen führte die i.v. Verabreichung von Butyrat (0,25 mMol/kg) zu einem schnellen Anstieg des Blutzuckers bis auf etwa 40 mg/100 ml. Hexanoat erwies sich gleichfalls als wirksam, etwas weniger Propionat; Acetat, Succinat, Lactat oder Na-Dodecylsulfat erwiesen sich als wenig oder gar nicht wirksam. Die Injektion von Glukose (0,125 mMol/kg) führte zu einem Anstieg des Blutzuckers von weniger als 20 mg/100 ml. Die wirksamen Fettsäuren erhöhten unter den genannten Bedingungen den Lactatgehalt des Blutes. Nach Injektion markierten Butyrats oder Propionats enthielt die Glukose des Blutes nur einen kleinen Anteil des verabreichten markierten Kohlenstoffs. In der Leber wurden nur 2% des markierten C in der säurelöslichen Fraktion gefunden; die Markierung in Herz und Skelettmuskel sowie in der Niere lag im gleichen Bereich wie in der Leber. In Leberschnitten von Schafen und Kaninchen wurden durch Zugaben von Butyrat keine signifikanten Veränderungen der Glukoseabgabe nachgewiesen. Es wird angenommen, daß der butyratabhängige Blutzuckeranstieg nicht durch eine Zunahme der Glukoneogenese aus dieser Fettsäure, sondern durch andere Mechanismen, die im einzelnen diskutiert werden, bedingt ist.
E. Kolb. 6090.

4-64/10-0322 Lupke, H. und Hoffmann, R.; Berlin-Dahlem, Univ., Klin. für Tiergeburtshilfe und Klauentierkrankh. **Vergleichende Untersuchungen verschiedener Blutzuckerbestimmungsmethoden im Rinderblut.** Zbl. Veterinärmed., R. A **11** (1964) Nr. 1. S. 49-56. – 5 Tab., 29 Lit. Zus. in Engl., Franz.
Die Brauchbarkeit und Reproduzierbarkeit verschiedener Blutzuckerbestimmungsmethoden werden an gesunden, laktierenden Rindern und an Kälbern der SBN-Rasse überprüft. Die Untersuchungen werden an Venenblut mit der Methode nach Hagedorn/Jensen und der enzymatischen Methode zur Bestimmung von D-Glukose (UV-Test) vorgenommen. Beim Untersuchungsgang nach Hagedorn/Jensen wird mittels verschiedener Enteiweißungsverfahren (Zinkhydroxyd und Cadmiumhydroxyd) gearbeitet. Die hierbei ermittelten Werte liegen nach Cadmiumhydroxydenteiweißung niedriger als nach Proteinfällung mittels Zinkhydroxyd. Eindeutig höhere Gesamtreduktionswerte gegenüber den enzymatischen Bestimmungsmethoden zeichnen sich gleichzeitig durch eine bessere Reproduzierbarkeit aus. Die mit der Hagedorn/Jensen-Methode und dem UV-Test ermittelten Blutzuckerkonzentrationen liegen annähernd in gleichen Bereichen. Ergebnisse der beiden enzymatischen Methoden lassen dagegen keinerlei Zusammenhänge erkennen. Als Methode der Wahl für klinisch-diagnostische Untersuchungen wird der UV-Test empfohlen, da die Blutglukose mit dieser Methodik exakt erfaßt wird. W. Verter. 6095.

4-64/10-0323 Saba, N.; Weybridge, Surrey, Min. of Agric., Fisheries and Food. The estimation of cortisol and cortisone in bovine and ovine plasma. **(Die Bestimmung von Cortisol und Cortison in Rinder- und Schafplasma.)** J. Endocrinol. [London] 28 (1964) Nr. 2. S. 139-148. – 3 Abb., 2 Tab., 19 Lit.
Es wird eine Methode zur quantitativen Ermittlung von Cortisol und Cortison im Plasma des Jugularvenenblutes von Rindern und Schafen beschrieben, die eine Kombination der in der Steroidanalyse üblichen Standardverfahren darstellt. Bei Einsatz von 50 ml Plasma oder weniger ergab eine partielle Reinigung der Plasmaextrakte an einer Florisilsäule ausreichend gereinigte Fraktionen. Bei einer Ausgangsmenge von 100 ml Plasma und mehr wurde ein weiterer Reinigungsschritt, eine Gradienten-Elutionschromatographie, notwendig. Die gereinigten Fraktionen wurden der Papierchromatographie unterworfen und Cortison sowie Cortisol fluorimetrisch mit Hilfe der sehr spezifischen Soda-Fluoreszenzreaktion nach Bush bestimmt. Die Methode besitzt eine ausreichende Genauigkeit: Bei Zugabe von 0,5-1 μg der Steroide zu 100 ml Plasma konnten 88% des Cortisons und 76% des Cortisols wiedergefunden werden. Die Methode wurde angewandt, um die Plasmakonzentration beider Steroide bei Schafböcken nach Injektion von ACTH bzw. Cortisonacetat zu untersuchen. Die Cortisolkonzentration betrug in normalem Rinderplasma 0,5 μg/100 ml und im Schafplasma 1,15 μg/100 ml. Cortison konnte bei beiden Tierarten gerade noch nachgewiesen werden, während im Rinderplasma Corticosteron nicht mehr aufzufinden war. E. Grün. 6110.

4-64/10-0324 Crawley, Gerald J. und Swenson, Melvin J.; Ames, Iowa State Univ., Coll. of Veterin. Med. Blood serum enzymes as diagnostic aids in canine heart disease. **(Blutserum-Enzyme als diagnostische Hilfen bei Herzkrankheiten der Hunde.)** Amer. J. veterin. Res. 24 (1963) Nr. 103. S. 1271 bis 1279. 6115.

4-64/10-0325 Lebeda, M. und Hrevus, R. Vliv zimní na letní krmné dávky na alkalickou reservu krve dojnic. **(Einfluß der Winter- und Sommerfutterration auf die Alkalireserve des Blutes bei Milchkühen.)** Veterinární Med. 8(36) (1963) Nr. 5. S. 349-354. – 7 Abb., 9 Lit. Zus. in Russ., Dtsch.
Von 2 Rinderherden (Schönhengster Schlag), die auf verschiedene Weise gefüttert wurden und verschiedene Nutzleistungen aufwiesen, wurde im Laufe

von 13 Mon. 6mal Blut entnommen und die Alkalireserve (AR) des Blutes und Plasmas bestimmt. Die beiden Herden waren im Durchschnitt gleichaltrig (4,03-4,033 Jahre). Die Kühe befanden sich in der zweiten Laktation, doch gab es Unterschiede in der Futtergabe (höhere Kraftfuttergaben, Mineralzusätze und Silagegaben) und demzufolge auch in der Milchleistung. Die AR wurde durch potentiometrische Titrierung ermittelt. Es hat sich gezeigt, daß die AR im Laufe des Jahres entsprechend dem Futterwechsel und der Phase des Sexualzyklus stark schwankt. Die AR-Amplituden des Gesamtblutes sind bei der die höhere Milchleistung aufweisenden Herde höher. Wiederholt fand man die niedrigsten AR-Werte des Gesamtblutes im April-Mai vor dem Übergang und zur Zeit des Überganges zum Grünfutter und zum Weidegang. Der Anteil der AR des Blutplasmas an der Gesamtblut-AR erreichte bei besser gefütterten Kühen durchschnittlich 37,2% und bei den schlechter gefütterten 35%. Bei Kühen, die schlechter gefüttert wurden, fand man eine hohe Abhängigkeit zwischen den Durchschnittswerten der Blut-AR und der Zahl der trockenstehenden Kühe. Von diesen Beobachtungen müssen Anregungen zur weiteren Forschung abgeleitet werden, die sich mit der geeigneten Futterzusammensetzung befassen, um den Rückgang der Blut-AR, der mit Resistenzverringerung gegen Krankheitsprozesse verbunden ist, einzuschränken.
ČSSR/ÚVTI. 6120.

4-64/10-0326 Fischer, M. H. **Blutersatzmittel (Plasmaexpander) in der Veterinärmedizin.** Berliner Münchener tierärztl. Wschr. **77** (1964) Nr. 3. S. 54 bis 55.

Kollaps und Schock sind regelmäßig mit mehr oder weniger schweren Kreislaufstörungen und konsekutiven Schäden in den Körpergeweben (Gehirn, Herz, Leber, Niere, Lunge) verbunden. Die dünnen, nur 1-2 mm langen Kapillaren sind der ausschlaggebende Teil des ganzen Kreislaufsystems. Die Erhaltung einer ausreichenden Mikrozirkulation in den kleinen Gefäßen hat als entscheidender Faktor für die lebenswichtige Versorgung der Gewebe zur Voraussetzung, daß alle zur Hämodynamik gehörenden Geschehnisse miteinander in Einklang stehen. Die Kreislaufregelung erfolgt im wesentlichen automatisch durch vornehmlich nervöse Selbststeuerung. Es ist zu verstehen, daß man zur ersten Bekämpfung des Kollapses die zusammengebrochene Hämodynamik wieder aufzurichten versuchte. Durch Ersatz verlorener Blutmengen wollte man den abgesunkenen Blutdruck wieder zur Norm bringen. In der richtigen Erkenntnis, daß die mangelnde Viscosität die physiologische Kochsalzlösung ungeeignet erscheinen läßt, verwendete man schon vor Jahrzehnten solche mit 6% bis 7% Zusatz von Gummi arabicum. Heute nehmen die Dextrane einen hervorragenden Platz ein. Einen nahezu idealen Blutersatz kann nur die moderne Bluttransfusion erfüllen. In der Veterinärmedizin sind die Voraussetzungen für Bluttransfusionen noch nicht genügend gegeben. Für die Eignung eines Plasma-Expanders sind verschiedene Faktoren maßgebend: der kolloid-osmotische Druck, die Molekülformen, die Verweildauer im Kreislauf, die Ausscheidung, die Permeabilität in den Kapillaren, eine eventuelle Speicherung in den Geweben, die Möglichkeit eines fermentativen Abbaues und einer energetischen Verwendung, die Verträglichkeit, gebunden an eine etwaige Bildung von Antikörpern, Sterilisierbarkeit, Haltbarkeit. Die Anwendung von Plasmaexpandern muß den jeweiligen Erfordernissen angepaßt werden. Die im Wasser gut löslichen Dextrane Macrodex und Rheomacrodex sind chemisch sauber charakterisiert, ihre Eigenschaften sind konstant. Sie werden nicht gespeichert, aber abgebaut. Die Lösungen sind sterilisierbar und unbegrenzt haltbar. O. Dietz. 6121.

4-64/10-0327 Schmid, D. O.; München, Inst. für Blutgruppenforsch. der Tierzuchtforsch. **Fruchtbarkeit beim Rind und Blutgruppen.** Mh. Tierheilkunde **15** (1963) Nr. 11. S. 302-305. — 26 Lit.

Von allen Blutgruppenfaktoren (BF) des Rindes wurde lediglich der BF J im Spermaplasma des Bullen gefunden. Es lag daher der Gedanke nahe, daß immunbiologische Vorgänge bei der Befruchtung eine Rolle spielen. Die Vorbehandlung des Bullensamens mit Isoimmunseren der mit Bullensamen immunisierten Rinder oder mit Heteroimmunseren von Kaninchen hatte oft Unfruchtbarkeit zur Folge. Dabei handelt es sich, wie Untersuchungen an Kaninchen ergaben, wahrscheinlich um einen frühembryonalen Fruchttod. Wurde das Sperma mit Serum von Tieren vorbehandelt, die nicht mit Sperma immunisiert waren, trat eine Befruchtung ein. Gegenüber Sperma wirksame Immunseren wiesen niemals Erythrocytenantigene auf. Es handelt sich also um eine Antigen-Antikörper-Reaktion zwischen Spermaantigen und den korrespondierenden Serum-Agglutininen. Die Blutgruppenantigene dagegen sind ursächlich nicht beteiligt. Der J-Faktor läßt sich nur im Hämolyse-Hemmungstest mit Rindernormalseren mit dem Normalantikörper-anti-J und Kaninchenserum als Komplement nachweisen. Ob ein Übertritt von Antikörpern aus dem Blut in den Genitaltrakt erfolgt, ist noch umstritten. Auch die Konglutinationsreaktion mit Spermatozoen konnte in vitro nicht beobachtet werden und ist auch in vivo ausgeschlossen, weil Konglutinin und Komplement im Genitaltrakt des Rindes fehlen. G. Becker. 6125.

4-64/10-0328 Naik, S. N., Baxi, A. J., Bhatia, H. M. und Naik, P. V.; Bombay, Indian Cancer Res. Centre; Bombay Veterin. Coll. Blood groups, haemoglobin variants and glucose-6-phosphate dehydrogenase study in the imported „Jersey" cattle. **(Untersuchung der Blutgruppen, Hämoglobinvarianten und der Glukose-6-Phosphat-Dehydrogenase beim importierten „Jersey" Rind.)** Indian veterin. J. **40** (1963) Nr. 11. S. 680-684. 6125.

4-64/10-0329 Matoušek, J., Čuta, J. und Schröffel, J. Dalši rozšíření krevně skupinových systémů B a S červenostrakatého skotu. **(Weitere Verbreitung der Blutgruppensysteme B und S beim Rotfleckvieh.)** Živočišná Výroba **8(36)** (1963) Nr. 9. S. 531-534. — 2 Tab., 9 Lit. Zus. in Russ., Franz., Dtsch.

Im Rahmen des B- und S-Systems wurden die Blutfaktoren einerseits mit Antiseren gegen die klassischen, international registrierten Blutfaktoren, andererseits mit neuen Antiseren, welche entweder das Spektrum der klassischen Faktoren, oder neue, bei anderen Rinderrassen bisher nicht nachgewiesene Blutfaktoren aufdecken, bestimmt. Mit Hilfe von insgesamt 26 in der Arbeit aufgezählten Reagenten (Antiseren), die zur Aufdeckung der in das B-System gehörigen Blutfaktoren verwendet wurden, wurden bei den Erythrocyten des Rotfleckviehs bis jetzt 133 Phänogruppen entdeckt. Diese im Vergleich mit den ausländischen Rinderrassen bedeutend hohe Anzahl ist bei weitem nicht abgeschlossen, da der Genotyp der Blutgruppen dieses Systems nur bei 652 von insgesamt 3182 Kühen und Bullen bestimmt wurde. Mit 6 spezifischen Antiseren wurden im S-System bei der Genotypbestimmung von 1147 Tieren 24 Phänogruppen festgestellt. Die ermittelten Phänogruppen sind in der vorliegenden Arbeit in Tabellen zusammengefaßt. ČSSR/ÚVTI. 6125.

4-64/10-0330 Hojný, J. und Hála, K.; Liběchov, ČSSR, Lab. für Physiol. und Genetik der Tiere der ČSAV. **Isoimmunantikörper und Blutgruppen weißer Edelschweine.** Mh. Veterinärmed. **18** (1963) Zusatz-H. S. 10-15. — 4 Tab., 27 Lit.

Isoimmunantikörper konnten durch i.m. Immunisierungen und Reimmunisierungen bei Schlachtschweinen schlecht, besser jedoch bei Sauen erzeugt werden. Vff. teilen die Blutgruppenfaktoren nach dem Immunisierungserfolg in schwache, mittelstarke und starke Antigenfaktoren ein. Die gebildeten Antikörper reagierten als komplette oder inkomplette Agglutinine. Insgesamt wurden 196 (109 Schlachttiere, 87 Sauen) Schweine immunisiert. Daraus konnten Testseren gegen folgende Faktoren hergestellt werden: Bb, Ea, Eb, Ee, Ed, Fa, Ga, Gb, Ha, Hb, Ia, Ib, Ka, Kb, La, Lc, Ld, Ma, Mc, CZ_1, CZ_2, CZ_3, CZ_4, CZ_5, CZ_6, CZ_7. Von nicht immunisierten Tieren wurden anti- A- und anti Ed-Seren gewonnen. An einer Gruppe von 558 Schweinen wurde die Häufigkeit der Faktoren und bei den meisten von ihnen die Genfrequenz der Allelen bestimmt. Vff. sind der Meinung, daß zwischen einzelnen Schweinerassen und in den Rassen zwischen einzelnen Familien und Linien wesentliche Blutgruppendifferenzen bestehen. B. Busch. 6125.

4-64/10-0331 Brucks, R. und Koch, J.; Göttingen, Univ., Tierärztl. Inst.; Inst. für Tierzucht und Haustiergenetik. **Elternschaftsnachweis durch Blutgruppenbestimmung beim Schwein.** Tierzüchter **15** (1963) Nr. 17. S. 635-636. — 1 Abb., 3 Tab.
Beim Schwein sind bisher 26 Blutgruppenfaktoren bekannt, die sich in 11 Blutgruppensysteme eingliedern lassen. Von besonderem Interesse ist bei dieser Tierart der Elternschaftsnachweis, der wie in der Humanmedizin als Ausschlußverfahren angewendet wird. Das Verfahren wird anhand einer Tabelle erklärt. In Göttingen werden Blutgruppenuntersuchungen zu diesem Zweck durchgeführt. G. Becker. 6125.

4-64/10-0332 Wiener, A. S.; New York, Univ., School of Med. Blood groups in chimpanzees. **(Blutgruppen bei den Schimpansen.)** Exp. Med. Surgery [New York] **21** (1963) Nr. 2/3. S. 159. 6125.

4-64/10-0333 Kojčev, K. und Pejnikova, C. Vŭrchu prelivaneto na sŭvmestima i nesŭvmestima izogenna krŭv pri konja i govedoto. II. Proučvanija pri govedoto. **(Die Transfusion von verträglichem und nicht verträglichem isogenem Blut bei Pferd und Rind. 2. Mitt. Untersuchungen bei Rindern.)** Naučni trudove. Visš veterinarnomedicinski institut „Prof. d-r G. Pavlov", Sofija **11** (1963) S. 213-222. — 5 Abb., 6 Lit.
Die Übertragung von einem Liter nicht verträglichen Salicylatblutes (2,5:10) wird bei Rindern von einem leichten Transfusionsschock begleitet. Die Übertragung von nicht verträglichem und verträglichem Citratblut ruft dem Charakter nach ähnliche Veränderungen hervor. Im Blut des Rezipienten wird eine Erhöhung der Hämoglobinmenge und eine Erhöhung der Erythrocytenzahl beobachtet. Die Leukopenie wird durch eine beständige Leukocytose ersetzt und die phagocytäre Aktivität der Leukocyten steigt bedeutend. Wird 7-10 Tage nach der ersten Transfusion nochmals nichtverträgliches Blut übertragen, so treten Posttransfusionsstörungen auf. NRB/ZSNTI. 6135.

4-64/10-0334 Omar, A. R. und Lim, S. Y.; Ipoh, Federation of Malaya, Veterin. Res. Inst. Sulphamezathine blood concentrations in buffaloes. **(Die Sulphamezathin-Blut-Konzentration bei Büffeln.)** Brit. veterin. J. **120** (1964) Nr. 1. S. 36-42. — 5 Abb., 2 Tab., 15 Lit.
Das Verhalten des Blut-Sulphamezathin (Sulphadimidin-Na)-Spiegels nach oraler und parenteraler Verabreichung an 1-3 Jahre alte Büffel beiderlei Geschlechts wurde verfolgt. Nach einmaliger s.c. Injektion von 0,1 g/kg Kgw. steigt der Blutspiegel kontinuierlich bis auf ein Maximum von 13 mg/100 ml, das in der 8. Std. erreicht wird, an und fällt dann auf das minimal wirksame Niveau von 5 mg/100 ml bis zur 26. Std. ab. Ein ähnliches Verhalten ist nach i.p. Injektion zu beobachten. Nach einmaliger i.v. Injektion ist der Maximalspiegel unmittelbar p. inj. festzustellen (25 mg/100 ml) und fällt innerhalb 24 Std. auf 5 mg/100 ml ab. Bei oraler Zufuhr wird 8 Std. nach der Verabreichung das Maximum (7 mg/100 ml) und 20 Std. danach noch ein Blutspiegel von 5 mg/100 ml erzielt. Ein sinngemäßes Verhalten ist nach Verabreichung der doppelten Dosis (0,2 g/kg Kgw.) zu beobachten. Ebenso ist eine Kombination der i.v. und i.p. Injektion mit einer 24 Std. später folgenden oralen Gabe möglich. Die angegebene Dosierung von 0,1 g/kg Kgw. (in **33** $^1/_3$%iger

Lösung parenteral oder als Aufschwemmung des Pulvers oral zu verabreichen) ist am besten geeignet, da bis zu 24 Std. ein wirksamer Blutspiegel erzielt und das Medikament von den Tieren gut vertragen wird. E. Grün. 6135.

4-64/10-0335 Falk, J. E. und Porra, R. J.; Canberra, A. C. T., Australia, Div. of Plant Ind. The effects of oxygen concentration on porphyrin biosynthesis in chicken-erythrocyte preparations. **(Die Wirkungen der Sauerstoffkonzentration auf die Biosynthese der Porphyrine in Erythrocytenpräparaten vom Huhn.)** Biochem. J. **90** (1964) Nr. 1. S. 66-69. — 2 Abb., 2 Tab., 18 Lit.

Untersuchungen an Erythrocyten vom Huhn ergaben, daß Sauerstoff bei der Synthese von δ-Aminolävulinsäure aus Acetat und Glycin und bei der Umwandlung von Koproporphyrinogen III in Protoporphyrin IX eine Rolle spielt. In vorliegenden Untersuchungen wurde der Einfluß wechselnder Sauerstoffspannungen auf die Überführung von Porphobilinogen in Uroporphyrinogen III in Hämolysaten von Erythrocyten des Huhnes untersucht. An Gasgemischen kamen solche mit unterschiedlichem O_2- und N_2-Gehalt bei einheitlichem CO_2-Gehalt (5%) zur Anwendung. Bei einem O_2-Anteil von über 5-7% im Gasgemisch wurde die Überführung von Porphobilinogen in Uroporphyrinogen gehemmt. Durch Verringerung der O_2-Spannung konnte die Hemmung aufgehoben werden. Bei den gewählten Sauerstoffspannungen (von 7-20% Anteil im Gasgemisch) erwiesen sich die Uro-, Kopro- und Protoporphyrine als stabil. Es wird angenommen, daß die Stimulierung der Hämatopoese in großen Höhen auf eine Abnahme der O_2-Spannung und auf eine Förderung der Umwandlung von Porphobilinogen in Uroporphyrinogen wenigstens zum Teil zurückzuführen ist. Bekanntlich werden die Abgabe von Eisen aus dem Ferritin der Leber und der Einbau von Fe^{++} in Protoporphyrin durch Anoxie begünstigt. E. Kolb. 6135.

4-64/10-0336 Bisping, W.; Hannover, Tierärztl. Hochschule, Inst. für Mikrobiol. und Tierseuchen. **Stellung und Wesen der Infektallergie im Spiegel serologischer und experimenteller Untersuchungen.** Dtsch. tierärztl. Wschr. **70** (1963) Nr. 21. S. 592-595.

Im Rahmen eines Kurzreferats werden die Gemeinsamkeiten und Unterschiede zwischen humoralen und cellulären Allergieformen herausgearbeitet. Vf. geht hierbei besonders auf die Frage der sessilen Antikörper und deren passive Übertragbarkeit ein. Anhand von Beispielen aus der experimentellen Kasuistik weist er nach, daß die Infektallergie nicht ohne weiteres mit dem sog. Spätreaktionstyp der Allergie gleichgesetzt werden kann. G. Train. 6140.

4-64/10-0337 Szumowski, P. Les nucléoprotéines des liquides biologiques de l'homme et des animaux. **(Die Nucleoproteine der biologischen Flüssigkeiten des Menschen und der Tiere.)** Écon. Méd. animales **4** (1963) Nr. 6. S. 357-367. — 1 Abb., 48 Lit.

Wenn Vögeln das Blut oder die Blutkörperchen einer anderen Vogelart eingespritzt werden, zeigen die Empfänger bestimmte morphologische Veränderungen in ihrer Vererbung (Pigmentierung, Melaninverteilung). Die im Blutkörperchen der Vögel vorhandene Desoxyribonucleinsäure (DNS) wirkt auf die Bildung der Nucleoproteine in den Sexualzellen. Ebenso werden Pantoffeltierchen durch Extrakte aus Carcinomgeweben (pathologische Nucleoproteine) zur vermehrten Teilung und Bildung anomaler Formen veranlaßt. Um die Art und Weise des Transportes der sehr großen DNS-Moleküle auf dem humoralen Weg zu den Geschlechtszellen zu erkennen, wird der Aufbau und der Abbau der Nucleoproteine beschrieben. DNS und Ribonucleinsäure (RNS) sind die wichtigsten Baustoffe der Zelle, besonders des Zellkerns. Die Chromosomen, d. h. die Gene, bestehen aus Desoxyribonucleoproteinen. Die RNS hat ein viel niedrigeres Molekulargewicht als die DNS und dringt durch Dialyse durch die

Zellwände. Man nimmt an, daß die Nucleoproteine als Nucleotide oder Nucleoside auf humoralem Wege transportiert und im Körper wieder resynthetisiert werden. Die Blutkörperchen der Vögel enthalten unvergleichbar größere Mengen DRS und RS als die menschlichen Erythrocyten. Im Plasma sind auch bei Vögeln normalerweise keine DRS und RS, dagegen im Eiweiß des Hühnereies. Im durchsichtigen Sekret von Eileiter und Uterus der Kühe findet sich mehr DRS als im Sperma. In den Spermatozoen sind Nucleoproteide, die bei Zerfall der Spermatozoen im Plasma des Spermas zu finden sind. Mit Elektrophorese in Gelose und spezifischer Färbung der Nucleoprodeide könnten diese Substanzen in verschiedenen organischen Flüssigkeiten und Gewebsextrakten festgestellt werden. K. Preißler. 6140.

XI. VIRUSKRANKHEITEN

4-64/10-0338 Hummeler, Klaus; Philadelphia, Univ. of Pennsylvania, School of Med., Children's Hospital. Relationship of animal virus structures to their immunological properties as determined by electron microscopy. **(Beziehung der Strukturen von Tierviren zu ihren immunologischen Eigenschaften, nachgewiesen durch Elektronenmikroskopie.)** Bacteriol. Rev. **27** (1963) Nr. 4. S. 381-390. — 14 Abb.

In zusammenfassender Form werden die Morphologie der Synthese einzelner Virusbestandteile in der Wirtszelle und ihre immunologischen Eigenschaften anhand von drei Viren dargestellt, die sich hinsichtlich Struktur und antigener Zusammensetzung erheblich voneinander unterscheiden. Die intracelluläre Entwicklung des Influenzavirus beginnt mit der Synthese des löslichen Antigens, dem Ribonucleoprotein, im Nucleus. Das hat sich mit Hilfe fluoreszierender Antikörper und im Elektronenmikroskop mittels ferritingekoppelter Antikörper feststellen lassen. Es können jedoch keine spezifischen morphologischen Virusstrukturen nachgewiesen werden. Die verschiedenen Viruskomponenten werden an der Zellwand zusammengesetzt und dann freigesetzt. Die Antigenität der Zellwand wird hier virusspezifisch. Die Synthese des Herpes-Simplex-Virus beginnt ebenfalls im Zellkern, jedoch als morphologisch faßbares Nucleoid mit umhüllender Membran. Die äußere Hülle wird nach Epstein bei der Liberation des Virus aus Material der Zellwand gebildet. Das Poliomyelitisvirus unterscheidet sich von den genannten Viren u.a. auch dadurch, daß die reifen Viruspartikel durch Ruptur der Zelle freigesetzt werden. Das Virusprotein wird im Cytoplasma synthetisiert. Das Virus besitzt zwei verschiedene antigene Komponenten, die morphologisch im Negativkontrast darstellbar sind. Das H-Antigen besteht aus leeren Schalen, das N-Antigen aus den kompletten Viruspartikeln. P. Schulze. 6205.

4-64/10-0339 Mathews, John und Buthala, D. A.; Kalmazoo, Mich., Upjohn Co. Studies on Herpesvirus simiae (B-virus). Cell surface reaction to infection. **(Untersuchungen am Herpesvirus simiae [B-Virus]. Reaktion der Zelloberfläche auf die Infektion.)** Cornell Veterinarian **53** (1963) Nr. 4. S. 481 bis 494. — 6 Abb.

Die Geschehnisse an den Zelloberflächen von HeLa-Zellen, embryonalen Rattennierenzellen und Kaninchennierenzellen nach Infektion mit Herpesvirus simiae (B-Virus) wurden morphologisch dargestellt. Bereits 4 Std. p.i. sind phasenkontrastmikroskopisch Zellveränderungen zu finden. Die elektronenmikroskopische Untersuchung der Zelloberfläche mittels Kohle-Replica-Technik ergab, daß die drei Zellarten unterschiedlich auf die Infektion reagieren. Trotz einer Beimpfung mit 200 infektiösen Einheiten pro Zelle wurde lediglich an Kaninchennierenzellen wenig an der Zelloberfläche anhaftendes Virus gefunden. Hier trat nach 6 Std. p.i. das erste Virus aus der Zelloberfläche aus; bei embryonalen Rattennierenzellen geschah dies etwas später. Mit dieser

Methode ist es möglich, die Menge adsorbierten Virus pro Zelle quantitativ zu erfassen und Adsorption, Penetration und Liberation zu beobachten.
P. Schulze. 6205.

4-64/10-0340 Buthala, D. A. und Mathews, John; Kalamazoo, Mich., Upjohn Co. Studies on Herpesvirus simiae (B-virus). Intracellular development. **(Untersuchungen am Herpesvirus simiae [B-Virus]. Intracelluläre Entwicklung.)** Cornell Veterinarian **53** (1963) Nr. 4. S. 494-505. – 12 Abb. Vgl. vorst. Ref.
Die verschiedenen Stadien der intracellulären Entwicklung des Herpesvirus simiae (B-Virus) in embryonalen Rattennierenzellen und Changs menschlichen Leberzellen wurden ultrahistologisch untersucht. Die elektronenmikroskopische Technik bestand in Osmiumtetroxyd-Fixierung, Methacrylateinbettung und Nachkontrastierung der Schnitte mit Bleihydroxyd. 4 bis 6 Std. p.i. wurden im Nucleus 30 bis 40 mμ große Körper als erstes Virusmaterial, wahrscheinlich Virusnucleinsäure, sichtbar. In weniger als 5 Std. waren sie mit einer Hülle umgeben. Im Kern entstanden kristalloide Virusaggregationen. Die Kernmembran unterlag dann einer progressiven Degeneration, und die Viruspartikel gelangten so in das Cytoplasma. Sie wurden in der Nähe der Zellmembran wiedergefunden. Das freie oder extracelluläre Virus besitzt zwei Membranen. Das intranucleäre Virus mißt 103 mμ im Durchmesser und sein Nucleoid 36 mμ, das extracelluläre Virus dagegen 155 mμ und sein Nucleoid 30 mμ.
P. Schulze. 6205.

4-64/10-0341 Goret, P. und Provost, A.; Alfort, Seine, France, École Nat. Vétérin. La culture cellulaire a-t-elle tenu ses promesses en virologie? **(Hat sich die Gewebekultur in der Virologie bewährt?)** Recueil Méd. vétérin. **139** (1963) Nr. 8. S. 615-633. – 3 Abb., 2 Tab., 11 Lit.
Anknüpfend an eine 5 Jahre zurückliegende Publikation über „Eine revolutionierende Technik in der Virologie, die Gewebekultur" stellen die Vff. fest, daß die seinerzeit diffizilen Techniken heute wesentlich vereinfacht worden sind. Durch Entwicklung geeigneter Verfahren und besonders durch die kommerzielle Herstellung der verschiedensten Kultursysteme sowie kompletter Medien und steriler Gefäße und Geräte für Kultivationszwecke ist die erfolgreiche Anwendung der Virus-Gewebezüchtung für die meisten Laboratorien möglich. Mit Hilfe zahlreicher permanenter Zellinien kann man die heute bereits schwer zu beschaffenden und relativ teuren Affennieren-Primärkulturen ersetzen. Dem Original ist eine tabellarische Aufstellung der bekanntesten Zellinien beigefügt. Auch wird auf die Schwierigkeiten der Etablierung solcher Zellinien hingewiesen wie auf ihre biologischen Besonderheiten. Bei ihrer Verwendung für Zwecke der Vaccineproduktion ist namentlich im humanmedizinischen Sektor die Möglichkeit einer Malignisierung zu beachten. Auch muß dem Vorkommen spontaner Virusinfektionen Rechnung getragen werden. In diesem Zusammenhang wird die Geschichte des simian virus 40 abgehandelt, das als Kontaminant in Polio-Kulturvaccinen amerikanischer Produktion eine Rolle spielt. Den stabilen Zellinien werden die diploiden Zellstämme gegenübergestellt und ihre Vorzüge eingehend erwähnt. Das Schlußkapitel befaßt sich mit den in der Veterinärmedizin verwendeten auf Gewebekulturbasis hergestellten Impfstoffen, von denen ebenfalls eine größere Anzahl in einer Tabelle mit Literaturhinweisen aufgeführt ist.
E. Hahnefeld. 6210.

4-64/10-0342 Niederman, R. A., Luginbuhl, R. E. und Helmboldt, C. F.; Storrs, Univ. of Connecticut. The separation and characterization of two enteric cytopathic bovine viruses isolated from a sample of bovine feces. **(Abgrenzung und Charakterisierung von zwei aus einer Kotprobe isolierten cytopathogenen Rinder-Enteroviren.)** Cornell Veterinarian **53** (1963) Nr. 4. S. 550-560. – 2 Abb., 1 Tab., 19 Lit.

Aus einer Rinder-Kotprobe konnten mittels Plaqueisolierung auf Affennieren-Gewebekulturen 2 Enterovirus-Stämme isoliert werden. Beide Stämme differierten nicht nur im Neutralisationstest hinsichtlich ihrer Antigenstruktur, sondern bildeten auch unterschiedlich große Plaques in Affennierenkulturen. Beide Isolate verursachten ferner im gleichen Kultursystem voneinander abweichende cytopathologische Veränderungen. Der Nachweis einer Hämagglutination mit Rinder- und Meerschweinchenerythrocyten in der Kälte und bei Zimmertemperatur sowie einer Hämadsorption von Meerschweinchenerythrocyten gelangen nicht. Adaptationsversuche beider Virusisolate an das bebrütete Hühnerei durch Inoculation in den Allantoissack verliefen trotz Blindpassagen negativ. Junghähne bildeten jedoch bei Verimpfung der Virusstämme hochtitrige neutralisierende Antikörper und wurden deshalb zur Immunserumgewinnung herangezogen. Bei Übertragung auf Kälber durch intranasale Applikation erwiesen sich die Isolate als apathogen. Das Impfvirus konnte jedoch in beiden Fällen aus den Faeces isoliert und identifiziert werden. E. Hahnefeld. 6210.

4-64/10-0343 Spradbrow, P. B. The isolation of a bovine enterovirus in Australia. **(Isolierung eines bovinen Enterovirus in Australien.)** Austral. J. **39** (1963) Nr. 10. S. 398-399. – 4 Lit.

Aus dem Kot einer gesunden Färse konnte mit Hilfe von fetalen Rindernierenkulturen nach einer Blindpassage ein cytopathogenes Agens isoliert werden. Das Isolat erreichte in Gewebekulturen Infektiositätstiter von 10^5-10^6 KID_{50}/ml. Es war gegen Aether und Chloroform resistent und passierte 50 mμ Milliporefilter. In Gegenwart von Mg-Ionen in 1 M-Konzentration blieb das Agens für 3 Std. bei + 50 °C stabil. Auf Grund dieser Eigenschaften wurde es als Enterovirus charakterisiert. E. Hahnefeld. 6210.

4-64/10-0344 Graffi, A. und Schramm, T.; Berlin-Buch, Inst. für Exp. Krebsforsch. der Dtsch. Akad. der Wiss. zu Berlin. **Züchtung des Virus der myeloischen Leukämie der Maus auf homologer Grundlage in der Gewebekultur.** Acta biol. med. german. [Berlin] **11** (1963) Nr. 5/6. S. 929-933. – 1 Abb., 1 Tab., 5 Lit.

Zellfreies leukämisches Material aus Lymphknoten, Milz, Leber und Thymus infizierter Babymäuse wurde auf 3-15 Tage alte Kulturen aus embryonalem Mäusegewebe geimpft. Die Kultivierungszeit betrug 20-30 Tage. Neben zellfreier Kulturflüssigkeit wurden auch aus dem Gefäß abgekratzte Zellen neugeborenen Mäusen appliziert oder auf neue Kulturen übertragen. Als Kontrolle dienten unbeimpfte bzw. mit leukämiefreiem Material beimpfte Kulturen. Von 110 Tieren trat hierbei nur in einem Fall Leukämie auf. Bei Applikation zellfreien Virusmaterials von Kulturen betrug die Leukämierate dagegen 44% und bei den Kulturpassagen 26%. G. Becker. 6210.

4-64/10-0345 Škoda, R., Sádecky, E. und Molnár, J.; Bratislava, Tschechoslow. Akad. der Wiss., Virol. Inst. **Über die bei Mutterschweinen nach natürlicher Infektion serologisch nachweisbare Immunität gegen die Aujeszkysche Krankheit.** Arch. exp. Veterinärmed. **17** (1963) Nr. 6. S. 1363 bis 1370.

Mit Hilfe des Gewebekultur-Neutralisationstests konnten in Schweinezuchtbetrieben bei Sauen 3 Mon. bis 4½ Jahre nach Erlöschen der Aujeszkyschen Krankheit neutralisierende Aujeszky-Antikörper mit hohen Titern ermittelt werden. Obwohl die Möglichkeit einer Reinfektion nicht ausgeschlossen werden konnte, lassen die Ergebnisse den Schluß zu, daß das Überstehen einer Aujeszky-Infektion eine langanhaltende kräftige Immunität hinterläßt, die von Sauen über das Colostrum auf die Ferkel übertragen werden kann. Es werden die epizootiologische Bedeutung der Befunde und die Möglichkeit der Persistenz des Aujeszky-Virus im Organismus besprochen. E. Benndorf. 6458.

4-64/10-0346 Schramm, T. und Graffi, A.; Berlin-Buch, Inst. für Exp. Krebsforsch. der Dtsch. Akad. der Wiss. zu Berlin. **Züchtung des Virus der myeloischen Leukämie der Maus auf heterologen Grundlagen in der Gewebekultur.** Acta biol. med. german. [Berlin] **11** (1963) Nr. 5/6. S. 934-936. – 1 Abb., 1 Tab., 2 Lit.

Zellfreies leukotisches Material von Mäusen wurde auf Rattenembryonal-, HeLa-, Kälbernieren- und vereinzelt auf Mischkulturen verimpft. Infizierte Babymäuse erkrankten ziemlich häufig an Leukämie, besonders nach Applikation der Nährlösung bzw. der Sedimente von HeLa-Kulturen. Hierbei war auch die Latenzzeit sehr kurz. Die niedrigste Leukämiequote wurde mit Kälbernierenkulturen erreicht. Ob die hohe Leukämiequote bei den HeLa-Kulturen mit der Malignität dieser Zellen zusammenhängt, konnte nicht geklärt werden. Wie bei den Mäuseembryonalzellkulturen traten neben der myeloischen Leukämie verschiedene Leukämieformen auf, z.B. Chloro-, Paramyeloblastenleukämie, reticulocelluläre oder gemischte Formen.

G. Becker. 6210.

4-64/10-0347 Závada, J. Quantitative dependences of interference between myxoviruses in tissue culture. **(Quantitative Abhängigkeit der Myxovireninterferenz in Gewebekulturen.)** Acta Virol. [Praha] **7** (1963) Nr. 6. S. 498-503. – 2 Abb., 1 Tab., 7 Lit.

Es werden zwei Linien des Newcastle-Virus (NDV) beschrieben, und zwar mildes NDV-h^+ und sein Mutant NDV-h. Bei der Anwendung von Závadas Spezialtechnik bildet nur das NDV-h Plaques in den HeLa-Zellen, während das NDV-h^+ keine Plaques bildet und die Bildung von NDV-h-Plaques interferiert. Es wurde festgestellt, daß der log der Plaqueszahl die lineare Funktion der Gabe des interferierenden Virus darstellt. Eine ähnliche Interferenz fand man zwischen dem NDV-h^+- und A PR8-Influenza-Virus in Monolayers aus embryonalen Kükenzellen, doch war das Interferenzfeld in diesem Falle sehr klein. ČSSR/ÚVTI. 6210.

4-64/10-0348 Burke, C. N. und Luginbuhl, R. E.; Storrs, Univ. of Connecticut. Cell cultures from stored calf kidneys. **(Gewebekulturen aus aufbewahrten Kälbernieren.)** Cornell Veterinarian **53** (1963) Nr. 4. S. 463-468. – 2 Tab., 3 Lit.

Für Untersuchungen über die Eignung aufbewahrter Kälbernieren zur Herstellung von Gewebekulturen wurden Nieren von Tieren unter einem Alter von 6 Mon. verwendet. Das Material gelangte 18-24 Std. nach Schlachtung der Tiere zur Verarbeitung und wurde nach dem üblichen Verfahren aufbereitet. Die günstigsten Wachstumsergebnisse wurden mit Kälberserum in 15%iger Konzentration im Wachstumsmedium erzielt, während sich Hühner-, Pferde- und Rinderserum als weniger geeignet erwiesen. Komplette Monolayerkulturen wurden selbst nach 10-tägiger Aufbewahrung der Nieren erzielt, jedoch betrug die Zellausbeute bei Verarbeitung 3 Tage lang aufbewahrter Organe nur noch 56% der Zellrate, die bei Verarbeitung am 1. Tage ermittelt wurde. Die Haltbarkeit der Kulturen aus bis zu 10 Tagen altem Organmaterial wird mit 2 Wochen angegeben. Nähere Angaben über die Art der Nierenaufbewahrung werden nicht gemacht. E. Hahnefeld. 6210.

4-64/10-0349 Vrba, M. Titration of Rous sarcoma virus on the chick embryo chorioallantoic membrane. **(Titrierung des Rous-Sarkom-Virus auf der Chorioallantoismembran des Kükenembryos.)** Acta virol. [Praha] **7** (1963) Nr. 6. S. 525-533. – 8 Abb., 3 Tab., 14 Lit.

Es wurde die morphologische und quantitative Reaktion der Chorioallantoismembran des Kükenembryos (CAM) auf die Mikrosomalfraktion des Rous-Sarkom-Virus (RSV) untersucht. Es wird die Verteilung der malignen Zentren beschrieben. Die Infektionsanfälligkeit von Embryonen verschiedener

Rassen auf das RSV war verschieden. Die quantitative CAM-Reaktion auf das Virus gleicher Verdünnung hängt vom CAM-Alter zur Zeit der Inoculierung ab. Die Zahl der malignen Zentren steht annähernd in einem linearen Verhältnis zur RSV-Verdünnung, wenn auch die Durchschnittsabweichung groß ist. Man konnte die Neutralisierungskapazität einiger Entenseren bestimmen und die biochemische Inhibition der RSV-Wirkung mittels 6-Asauridins verfolgen, das ein Antimetabolit der Ribonucleinsäure ist. ČSSR/ÚVTI. 6210.

4-64/10-0350 Bouters, R. Experimentele onderzoekingen over de degeneratieve invloed van een entero-virus op het spermaepitheel van stieren. **(Experimentelle Untersuchungen über den degenerativen Einfluß eines Enterovirus auf das Spermaepithel bei Bullen.)** Meded. Veeartsenijschool Rijksuniv. Gent **7** (1963) Nr. 4. S. 1-140. — 74 Abb., 17 Tab., 274 Lit. Zus. in Engl., Franz., Dtsch.
Bei Übertragungsversuchen mit dem I.P.V.-I.B.R.-(infectious pustular vulvovaginitis — infectious bovine rhinotracheitis) Virus auf Versuchsbullen wurde bei einem Bullen aus dem Scrotum und bei weiteren 3 aus den Testes und Samenblasendrüsen ein Enterovirus isoliert, mit welchem Vf. 21 geschlechtsreife Bullen infizierte, indem er jeweils 4 ml Viruskultur in die Präputialschleimhaut massierte. 14 Tage nach der experimentellen Infektion wurden eine Verschlechterung der Spermaqualität (in Bezug auf Menge, Dichte, Beweglichkeit, Morphologie) sowie biochemische Veränderungen (vornehmlich des DNS-Gehalts der Spermien) festgestellt. Histologische Untersuchungen ergaben starke degenerative Prozesse am Spermaepithel. Es handelt sich demnach um eine Infektionskrankheit, die zur Impotentia generandi führt. Vf. konnte aus spontanen Fällen einer im allgemeinen als Impotentia generandi e causa ignota bezeichneten Erkrankung der Deck- oder Besamungsbullen gleichfalls ein Virus isolieren, welches dem für die experimentellen Untersuchungen dienenden Enterovirus zumindest nahe verwandt war. Von der Widerstandskraft der Bullen hängt es ab, ob diese erworbene Sterilität von vorübergehender Dauer ist oder nicht. W. Kuhlmann. 6215.

4-64/10-0351 Huck, R. A., Cartwright, S. F., Yamanouchi, K., Bankowski, R. A. und Howarth, J. A.; Davis, Univ. of California, School of Veterin. Med.; Weybridge, England, Centr. Veterin. Lab. Polioencephalomyelitis of pigs — the identification of viruses related to the Teschen and T80 groups in the United States. **(Schweine-Polioencephalomyelitis. — Identifizierung von mit Teschen- und T80-Virus verwandten Stämmen aus den USA.)** Amer. J. veterin. Res. **24** (1963) Nr. 103. S. 1207-1211. — 3 Tab., 34 Lit.
Eines der zu identifizierenden Virusisolate aus Californien (E 1) wurde in einem Schweinebestand mit epizootischer Enteritis isoliert, das andere Agens stammte von einem gesunden Tier. Im Kreuzneutralisationstest erwies sich das Isolat E 1 als ein Talfan-Virus der Teschengruppe. Das zweite, als E 4 bezeichnete Virus zeigte dabei antigenische Beziehungen zur T80-Gruppe, nicht aber zum Talfanvirus. E. Hahnefeld. 6220.

4-64/10-0352 Pavri, K. M. und Anderson, C. R.; Poona, Virus Res. Centre. Haemagglutination-inhibition tests with different types of African horse-sickness virus. **(Hämagglutinationshemmungsteste mit verschiedenen Typen des Virus der Afrikanischen Pferdesterbe.)** Indian J. veterin. Sci. Animal Husbandry **33** (1963) Nr. 3. S. 113-117.
Unter Verwendung von 8 verschiedenen Typen des Virus der Afrikanischen Pferdesterbe wurden Hyperimmunseren und Seren von natürlich infizierten sowie vakzinierten Pferden mit Hilfe des Hämagglutinationshemmungstestes erfolgreich auf ihre immunologische Spezifität getestet. R. Kokles. 6220.

4-64/10-0353 Mussgay, Manfred; Mainz, Univ., Inst. für Med. Mikrobiol. **Struktur und Vermehrungsmodus animaler Virusarten. V. Experimenteller**

Teil: Untersuchungen über die Vermehrung des Virus der venezolanischen Pferdeencephalitis, des Virus der vesikulären Stomatitis und des Virus der Maul- und Klauenseuche. Arch. Hyg. Bakteriol. **147** (1963) Nr. 8. S. 616-644. – 4. Mitt. vgl. 4-64/09-0325.

Als wichtigste experimentelle Voraussetzungen für Virusvermehrungsstudien werden homogene Viruspopulationen und Zellstämme gefordert, die aus einer Stammzelle gezüchtet sind. Der „Ein-Schritt-Vermehrungsversuch" mit gleichzeitiger Infektion aller Zellen der Gewebekultur und Entfernung des überschüssigen und neugebildeten Virus erlaubt die Beurteilung eines einzelnen Entwicklungszyklus. Die Zellinfektion kann durch „Exklusion" infolge Adsorption inaktiver Partikel oder durch Interferenz mit inkompletten Partikeln, z.B. der Influenza, der vesiculären Stomatitis, des Rift Valley Fever, der W.E.E. und der klass. Geflügelpest kompliziert werden. Deshalb ist das Verhältnis von aktivem zu inaktivem Virus in der Infektionsdosis zu prüfen. Die Untersuchung der Vermehrung von VEE-Virus (Virus der venezolanischen Pferdeencephalitis) in KB-Zellkulturen ergab im „Ein-Schritt-Verfahren" eine Eklipse von 4-5 Std., ein Maximum des Infektiositätstiters bei 11 Std. p.i. und 2700 plaquebildende Einheiten pro Zelle. Die Dauer der Virusablösung von der Zelle wurde mit der Formel nach Rubin u.a. mit 20 Sek. berechnet. Elektronenmikroskopisch erschienen 4 Std. p.i. Partikel von 25 mμ ∅ in Haufen und an Cytoplasmamembranen. Außen an Zellvacuolen lagen dichte Partikel von 30-45 mμ∅ und darinnen Partikel von 40-45 mμ∅ mit einem dichten Innenkörper von 25 mμ∅. Die Größendifferenz zu isolierten VEE-Partikeln (65-75 mμ ∅) wird durch die unterschiedliche Präparation erklärt. Die typischen stäbchenförmigen Partikel des VS-Virus (Vesiculäre Stomatitis) waren 10, 14 und 20 Std. p.i. im Cytoplasma, an der Zellmembran und extracellulär zu sehen. Außerdem gab es im Cytoplasma Partikel von 65 mμ ∅ und von 90-100 mμ ∅ mit einer Membran sowie einem dichten Innenkörper (60-65 mμ ∅) und leere Gebilde mit 2 Membranen. Fluoreszenzmikroskopische Aufnahmen nach Coons in MKS-infizierten Kälbernierenkulturen zeigten eine Anreicherung von Virusantigen im Cytoplasma mit einem Maximum um 10 Std. p.i. Die historischen Perioden der Virusforschung u. Fragen der Einordnung des VS-Virus werden besprochen. W. Vetterlein. 6225.

4-64/10-0354 Gucevič, A. V. Nasekomye kak perenosčiki virusov – parazitov čeloveka i životnych. **(Insekten als Vektoren animaler Viren.)** Zoologičeskij žurnal, Moskva **43** (1964) Nr. 3. S. 429-442. – 1 Tab., 57 Lit. Zus. in Engl.

Vf. setzt sich mit folgenden Fragen kritisch auseinander: Das Schicksal der Viren im Organismus der Insekten; Bedingungen für den Viruskreislauf; die Rolle der Insekten in der Aufrechterhaltung von Virus-Naturherden. Außerdem werden vorläufige Angaben über die Bedeutung der Insekten für Virusinfektionen in der UdSSR und in den anliegenden Ländern gemacht sowie aktuelle Probleme bezüglich der Vektorrolle der Insekten bei menschen- und tierpathogenen Viren diskutiert. R. Kokles. 6225.

4-64/10-0355 Bürki, Franz; Bern, Univ., Veterin.-Bakteriol. Inst. **Studien über bovine Enteroviren. 1. Mitt. Isolierung, Reinzüchtung, cytopathische Veränderungen, Plaque-Morphologie.** Zbl. Veterinärmed. **9** (1962) Nr. 8. S. 748 bis 759.

Vom Vf. wurden 56 bovine Enterovirusstämme aus 311 Rectaltupferproben auf Kälbernierenkulturen isoliert. Die Isolate wurden bezüglich ihrer cytopathogenen Effekte und ihrer Plaque-Morphologie besprochen und teilweise gruppiert. H. Liebermann. 6225.

4-64/10-0356 Bürki, Franz; Bern, Univ., Veterinär-Bakteriol. Inst. **Studien über bovine Enteroviren. 2. Mitt. Serologische Gruppierung von 56**

eigenen Virusstämmen. Zbl. Veterinärmed. **9** (1962) Nr. 10. S. 999-1008. – 5 Tab., 25 Lit. 1. Mitt. vgl. vorst. Ref.
Es wird über Kreuzneutralisationen mit 56 Virusstämmen, die aus Rinderkot mit Hilfe der Gewebekultur isoliert wurden, berichtet. Hierbei wurden 4 Prototypen ermittelt; es konnte mit 50 Isolaten eine Gruppierung vorgenommen werden, die restlichen 6 Virusstämme blieben noch unklassiert. Vf. ist der Ansicht, daß die gleichzeitige Ausscheidung eines einzigen Virustyps die Regel bildet und nicht eine Ausscheidung von Virusgemischen vorliegt.
V. Falk. 6225.

4-64/10-0357 Bürki, Franz; Bern, Univ., Veterin-.Bakteriol. Inst. **Studien über bovine Enteroviren. 3. Mitt. Epizootologische Erhebungen.)** Pathol. Microbiol. [Basel] **25** (1962) Nr. 5. S. 789-795. – 2 Tab., 15 Lit. 2. Mitt. vgl. vorst. Ref.
Vf. berichtet über jahreszeitliche Manifestation von Enteroviren in einem Rinderbestand B. Bei einer orientierenden Kotuntersuchung im Monat März konnten von 66 Tieren nur 2 Virusausscheider ermittelt werden. Unmittelbar vor dem Weidegang erbrachten Untersuchungen bei 13 Jungtieren des gleichen Bestandes keine positiven Resultate. In der Kälbergruppe, die dann eine Tagesweide benutzte, wurden im Monat Mai 6 Virusausscheider festgestellt. Nach einem Aufenthalt von 4 Mon. auf einer Alpenweide zusammen mit Jungvieh aus 2 anderen Rinderbeständen waren bei den Kälbern und Jungtieren des Bestandes B. in 9 Fällen Virusisolierungen möglich. Gegen die Prototypen 1, 2 und 4 waren einige Neutralisationstiter diagnostisch verwendbar.
V. Falk. 6225.

4-64/10-0358 Bürki, Franz; Bern, Univ., Veterin.-Bakteriol. Inst. **Studien über bovine Enteroviren. 4. Mitt. Kreuzneutralisationen zwischen 4 eigenen und 9 ausländischen Virusstämmen.** Mh. Tierheilkunde **14** (1962) Nr. 10. S. 321 bis 327. – 2 Tab., 28 Lit. 3. Mitt. vgl. vorst. Ref.
Durch den Kreuzneutralisationstest wurden 4 bovine, vom Vf. isolierte Enterovirusstämme mit 9 ausländischen ECBO-Virusstämmen verglichen. Nur in vereinzelten Fällen konnte eine serologische Verwandtschaft zwischen den Stämmen herausgefunden werden. Versuche, eine Virushemmung mit einem Rinderkolostrum zu erzielen, das nach Aschaffenburg und Fey ein reiches und billiges Antikörperreservoir darstellt, sind gelungen. Die Hemmung scheint spezifisch zu sein und eröffnet neue Möglichkeiten der Immunprophylaxe.
E Wittmann. 6225.

4-64/10-0359 Mehrotra, P. N.; Bikaner, Coll. of Veterin. and Animal Sci. The effect of desiccation on porcine entero-viruses. **(Wirkung der Desiccation auf porcine Enteroviren.)** Indian J. veterin. Sci. Animal Husbandry **33** (1963) Nr. 3. S. 118-122. – 2 Abb., 2 Tab., 9 Lit.
Die Austrocknungsversuche wurden mit virushaltigen Kotproben von experimentell mit ECPO-5- und ECPO-6-Virus infizierten Schweinen durchgeführt. Es wurden Proben von 1 g Faeces 12-96 Std. bei 37 ° incubiert, der Gewichtsverlust registriert und die Infektiosität auf Ferkelnierenkulturen mit der Plaquetechnik titriert. 98,6% des ECPO-5-Virus unterlagen nach 12 Std./37° unter Austrocknung der Inaktivierung. Nicht desiccierte Kontrollproben wiesen nur 60% Inaktivierung auf. Kulturvirus mit einem Gehalt von 23000000 PFU/ml (ECPO-5) wurde bei 37° nach 6 Tagen unter Austrocknung ebenso vollständig inaktiviert wie nicht ausgetrocknetes ECPO-5- und ECPO-6-Virus.
E. Hahnefeld. 6225.

4-64/10-0360 Mitscherlich, E.; Göttingen, Univ., Tierärztl. Inst. **Vergleichende Prüfung von Impfstoffen gegen den Virusabort der Schafe im Mäusevaccinationsversuch.** Berliner Münchener tierärztl. Wschr. **76** (1963) Nr. 20. S. 411-415.

Da die Prüfung der Wirksamkeit von Schafabortvaccinen am Schaf erhebliche Kosten verursacht, unternahm Vf. den Versuch, eine Anzahl von Vaccinen (Präzipitatvaccinen und Lebendvirusvaccinen) im Mäusevaccinationsversuch vergleichend auf Wirksamkeit zu untersuchen. Dabei ergab sich, daß Lebendvaccinen besser immunisieren als Totvaccinen. Die nötige Viruskonzentration in der Lebendvaccine lag zwischen 2 und 20%. E. Benndorf. 6225.

4-64/10-0361 Harbutt, Patricia R. A clinical appraisal of feline infectious anaemia and its transmission under natural conditions. **(Klinische Betrachtungen zur infektiösen Anämie der Katzen und deren Übertragung unter natürlichen Bedingungen.)** Austral. veterin. J. **39** (1963) Nr. 10. S. 401-404. 6260.

4-64/10-0362 Wagner, Robert R.; Baltimore, Md., Johns Hopkins Univ., School of Med.; School of Hyg. and Public Health. Biological studies of interferon. II. Temporal relationships of virus and interferon production by cells infected with Eastern equine encephalomyelitis and influenza viruses. **(Biologische Studien am Interferon. 2. Mitt. Die zeitlichen Beziehungen zwischen Virus- und Interferon-Produktion durch mit dem Virus der östlichen Pferdeencephalomyelitis und dem Influenza-Virus infizierte Zellen.)** Virology **19** (1963) Nr. 2. S. 215-224. – 1. Mitt. vgl. LZ. Abt. IV **7** (1962) Nr. 7. S. 1476.

Vergleichende Untersuchungen an Hühnerembryonal- und L-Zellen, infiziert mit EEE-(eastern equine encephalomyelitis)Virus, und der Chorioallantoismembran des bebrüteten Hühnereies, infiziert mit Influenza-A-Virus, zeigten, daß, unabhängig von den Versuchsbedingungen, Interferon immer erst nachzuweisen war, wenn die Virusproduktion den Höhepunkt erreicht hatte. In L-Zellen induzierte das EEE-Virus die Interferonbildung, ohne daß es zu einem sichtbaren cytopathischen Effekt kam, wenn auch die Menge des gebildeten Interferons nach der völligen Zellzerstörung durch Verwendung einer hohen Infektionsmultiplizität größer war. Untersuchungen am System Chorioallantoismembran-Influenzavirus ergaben, daß der Beginn der Interferon-Produktion mit dem Verschwinden des Influenza-Hämagglutinins zeitlich zusammenfiel, während das Influenza-S-Antigen durch das endogene Interferon nicht beeinflußt wurde. E. Benndorf. 6270.

4-64/10-0363 Marois, P., Pavilanis, V., Boudreault, A. und Franco, Edi; Montreal, Univ., Inst. de Microbiol. et d'Hyg. An outbreak of type A_2 influenza among horses. **(Ein Ausbruch einer A_2-Influenza bei Pferden.)** Canad. J. comparat. Med. veterin. Sci. **27** (1963) Nr. 11. S. 257 bis 260.

Nach dem Hinweis auf die Isolierung des „A-equi-Praha-56"-Stammes in der ČSSR, eines A_2-Influenza-Stammes durch Domrachewa in der UdSSR und des Stammes „A-Miami-63" teilen die Vff. Befunde über einen ansteckenden Katarrh der Luftwege unter etwa 800 Pferden auf der Richelieu-Rennbahn in Montreal mit, der nach dem Ergebnis der serologischen Untersuchungen (Hi-Test, KBR) durch einen Influenza-A_2-Typ hervorgerufen wurde. Dieser von den Pferden isolierte Stamm Richelieu erwies sich im Hämagglutinations-Hemmtest den 1957-1963 isolierten A_2-Stämmen sehr ähnlich. Im Hämagglutinations-Hemmtest neutralisierten die von den erkrankten Pferden gewonnenen Seren sowohl das homologe Virus, als auch das 1957 isolierte humane A_2-Virus. Klinik und Verlauf der Erkrankung weichen nur geringfügig von ähnlichen Influenza-A-Infektionen bei Pferden ab. Vff. verweisen darauf, daß diese A_2-Infektion sich sehr schnell und in großem Umfange ausdehnen konnte, weil das Virus auf eine Population von Pferden traf, die bisher keinerlei Kontakt mit dem Influenza-Virus gehabt hatte. Sie verweisen ferner auf die Möglichkeit, daß Pferde u. U. ein Reservoir für die Infektion des Menschen darstellen könnten. K.-H. Pehl. 6270.

4-64/10-0364 Spalatin, J., Burton, A. M., McLintock, J. und Connell, R.; Saskatoon, Univ. of Saskatchewan; Canada Dep. of Agric., Entomol. Res. Inst.; Ottawa, Canada Dep. of Agric., Centr. Exp. Farm, Entomol. Res. Inst. Isolation of Western equine encephalomyelitis (WEE) virus from mosquitoes in Saskatchewan, 1962. **(Die Isolierung des Virus der westlichen equinen Encephalomyelitis (WEE) aus Mosquitos im Gebiet von Saskatschewan im Jahre 1962.)** Canad. J. comparat. Med. veterin. Sci. **27** (1963) Nr. 12. S. 283-289.
Im Sommer 1962 kam es in der Gegend von Saskatschewan (Kanada) zu umfangreichen Ausbrüchen von WEE unter Pferden. In diesem Zusammenhang wurden an 564 Pools verschiedener Mosquito-Arten Isolierungsversuche auf WEE-Virus durchgeführt. Der Erreger konnte insgesamt aus 6 Pools, und zwar aus 3 Pools von *Culex tarsalis*, aus 1 Pool von *Culisetta inornata*, aus 1 Pool von *Aedes flavescens* und aus 1 Pool von *Aedes dorsalis*, isoliert werden. Regional verteilten sich die positiven Befunde auf St. Walburg (*C. inornata*), Saskatoon (2mal *C. tarsalis*, 1mal *A. dorsalis*), Outlook (*C. tarsalis*) und Kisbey (*A. flavescens*). Die Virusidentifizierung erfolgte mit Hilfe des Neutralisationstests an 10 Tage alten Hühnerembryonen.
R. Kokles. 6282.

4-64/10-0365 Seelemann, M., Heeschen, W. und Krüger, K. E. **Die Leukose des Rindes — ein tierzüchterisches Problem.** Berliner Münchener tierärztl. Wschr. **76** (1963) Nr. 24. S. 489-491. — 4 Tab., 3 Lit. Zus. in Engl.
Von 457 in Schleswig-Holstein bis zum 1. 8. 1963 untersuchten Rinderbeständen erwiesen sich 34,5% als mit Leukose verseucht. Zu einem beträchtlichen Teil handelte es sich um Großbetriebe. Viehhandel, Im- und Export sind als besonders gefahrbringende Einschleppwege zu betrachten. Es wurden auch Einzelfälle beobachtet, in denen tumoröse Leukose vorkamen, weitere hämatologisch positive Fälle aber nicht ermittelt werden konnten. Den Bullen der Besamungsstationen ist in Zukunft durch systematische Untersuchungen besondere Beachtung zu schenken, da evtl. durch hämatologisch positive Bullen eine Weiterverbreitung auch durch infiziertes Sperma möglich ist. Die große Zahl der Blutuntersuchungen waren nur deshalb zu bewerkstelligen, weil 2 Celloskope (Fa. Ljungberg, Stockholm) zur Verfügung standen, die eine elektronische Zählung der Leukocyten in kurzer Zeit mit verhältnismäßig wenig Laborkräften ermöglichten. Jungtiere bis zu einem Jahr wurden bei über 13000, Jungtiere von 1-2 Jahre bei über 11000 Leukocyten/mm^3 als hämatologisch positiv angesehen. Rinder über 2 Jahre mit 60-75% Lymphocyten wurden bei über 16000 Leukocyten, Tiere mit über 75% Lymphocyten bereits bei 10-16000 Leukocyten als hämatologisch positiv betrachtet. Schwierigkeiten bestehen in der diagnostischen Beurteilung der Tiere im Alter von 2-3 Jahren. Hier sind am ehesten Fehldiagnosen möglich. Das ist um so schwerer wiegend, als gerade Tiere dieser Altersgruppen viel auf Auktionen gehandelt werden. Echte aleukämische Leukosen kommen nur selten vor. Um die Sicherheit der Diagnose zu erhöhen, wurde das von Lehnert, Stockholm, angeregte spezifische Agglutinationsverfahren von Heesche an Ort und Stelle überprüft. Die serodiagnostischen Ergebnisse sind so ermutigend, wie bei keinem anderen serologischen Verfahren je zuvor. In leukosenegativen Beständen fielen die serologischen Befunde ausnahmslos negativ aus. In Leukosebeständen waren neben den positiven hämatologischen Befunden auch die Agglutinationen positiv. Das neue Verfahren hat natürlich für die Durchführung der Bekämpfungs- und Sanierungsmaßnahmen und den Aufbau leukosefreier Herden größte Bedeutung. H. Busse. 6288.

4-64/10-0366 Tolle, A., Rojahn, A. und Hasse, G.; Göttingen, Univ., Tierärztl. Inst.; Niedersächsischer Tierseuchenbekämpfungsdienst. **Reihenuntersuchungen auf Rinderleukose in einem geschlossenen südniedersächsi-**

schen Gebiet. Mh. Tierheilkunde **15** (1963) Nr. 10. Rindertuberkulose, Brucellose Leukose **12** S. 192-200. – 7 Tab., 12 Lit.

In einem geschlossenen Gebiet des südniedersächsischen Raumes werden insgesamt 11159 Blutproben von über 2 Jahre alten Rindern aus 1693 Beständen in 71 Gemeinden der Leukoseuntersuchung zugeführt. Die Blutproben werden von Tierärzten entnommen und in mit Titriplex beschickten Röhrchen zur Untersuchung eingesandt. Die Auswertung erfolgt in der Regel 8-18 Std. nach der Entnahme. Bestände, in denen positive Tiere ermittelt werden, kommen nach 3-4 Mon. zur Zweituntersuchung. Die Bestimmung der Gesamtleukocytenzahl erfolgt mit dem Coulter-Counter. Die Differenzierung der Blutausstriche wird nur bei Tieren mit Leukocytenzahlen über 10000 vorgenommen. Die bei dieser Methodik auftretende Fehlermöglichkeit beinhaltet die nach dem Beurteilungsverfahren von Götze ermittelten nl-Tiere. Von 10219 untersuchten Rindern werden nur 1,80% aller Tiere als nl-Tiere ermittelt. Da ein Teil dieser Tiere in positiven Beständen steht, wird eine Fehlerquelle von höchstens 1% angenommen. Bei der Erstuntersuchung werden 2,45% hämatologisch positive Tiere in 7,44% der Bestände und 3,96% hämatologisch verdächtige Tiere aus 12,87% der Bestände ermittelt. 93,57% aller Rinder aus 79,68% der Bestände sind hämatologisch negativ. Bei der Wiederholung der Untersuchung fällt der Prozentsatz der positiven und verdächtigen Blutbefunde etwa um 1%. Ein Vergleich beider Untersuchungen ergibt die relativ gleichmäßige Verteilung der leukose-positiven Tiere auf den Lebensabschnitt zwischen 2-7 Jahren. Der höchste Prozentsatz der erkrankten Rinder entfällt auf die Altersgruppe von 2-3 Jahren. Ein Mangel in der hämatologischen Beurteilung nach dem Leukoseschlüssel von Götze bilden die Grenzbereiche der absoluten Leukocytenzahlen um 10000 und der relativen Lymphocytenzahlen um 75%, da hier die Tiere unmittelbar vom negativen in den positiven Bereich wechseln können und umgekehrt. Die Anwendung des Leukoseschlüssels sollte daher elastisch erfolgen. Die mehrmalige Bestandsuntersuchung ist zur Sicherung der Diagnose von großer Bedeutung. W. Verter. 6288.

4-64/10-0367 Seils, H.; Eberswalde, Bezirkstierklin. **Untersuchungen über die Leukose des Rindes. 5. Mitt. Die Nutz- und Zuchtleistung im Stadium der Präleukose.** Mh. Veterinärmed. **19** (1964) Nr. 5. S. 168-173. – 18 Tab.

Im nur hämatologisch erkennbaren oder präleukotischen Stadium werden Rinder nach ihrem Blutbild als verdächtig oder höchstwahrscheinlich leukosekrank bezeichnet, obwohl sie klinisch einen völlig gesunden Eindruck machen. Vf. untersuchte aus einem Zuchtbestand des SBN-Rindes mit bester Fütterung, Pflege und Haltung 27 Kühe im präleukotischen Stadium auf ihre Leistungen. Die Ermittlung der Milchleistung erfolgte nach Melktagen und Gesamtmilchmenge des Kalenderjahres sowie nach Fettprozenten der Milch und der im Kalenderjahr produzierten Fett-Kilogramm-Menge. Bei der Zuchtleistung wurden Zwischenkalbezeiten und Lebensfähigkeit der Kälber berücksichtigt. Die Untersuchungen erstreckten sich auf 5 Jahre. In der Berichtszeit wurden von 27 Rindern 111 Kälber geboren, von denen 3 gleich nach der Geburt verendeten, 1 tot geboren und 1 abortiert war. Weder hinsichtlich der Zucht- noch der Nutzleistung konnte bei den Rindern im präleukotischen Stadium eine Einbuße festgestellt werden, so daß in dieser Beziehung kein Hinweis auf eine Erkrankung oder einen Leukoseverdacht vorliegt. Das präleukotische Stadium, das ohne Beeinträchtigung des Wohlbefindens und der Leistung der Tiere jahrelang bzw. zeitlebens bestehen bleiben kann, läßt die Vermutung zu, daß der Organismus des infizierten Tieres in der Lage ist, in verschiedenem Umfang einen Abwehrstoff gegen den Erreger zu bilden. Dafür spricht auch, daß bei einigen Tieren die Blutbildveränderungen zurückgehen und bei anderen der Übergang zur tumorösen Form sich vollzieht. A. Meyer. 6288.

4-64/10-0368 Ueberschär, S.; Hannover, Tierärztl. Hochschule, Inst. für Pathol. **Elektronenoptische Untersuchungen an den Zellen der tumorösen Form der Leukose des Rindes.** Dtsch. tierärztl. Wschr. **70** (1963) Nr. 15/16. S. 417-422. — 7 Abb., 1 Tab. Zus. in Engl.

Von 4 Kühen mit tumoröser Leukose wurden 17 Organproben, weiterhin 9 Lokalisationen von 3 Lymphknoten gesunder Kühe elektronenoptisch untersucht. Die Leukosezellen in tumorösem Gewebe zeigen gegenüber entsprechenden Normalzellen auch ultrastrukturell keine spezifischen Merkmale. Das Cytoplasma enthält reichlich diffuse Ribonucleinsäure, wenig vacuolisiertes Ergastoplasma, meist runde, granuläre Mitochondrien und einen normalen Golgiapparat. Die Kerne zeigen oft eine polylobuläre Gestalt, mäßige Randverdichtung des Chromatins und vergrößerte, granuläre, seltener filamentöse Nucleoli. Bei 3 Tieren wurden in einzelnen Leukosezellen cytoplasmatische Einschlußkörper von der Größe eines Mitochondriums gefunden. Sie enthielten ca. 55,8 μm große Elementarpartikel, die den Viruseinschlüssen bei Mäuseleukämien ähneln. C.-H. Becker. 6288.

4-64/10-0369 Bindrich, H. (unter techn. Mitarb. von Gensel, Ch.); Hannover, Tierärztl. Hochschule, Inst. für Mikrobiol. und Tierseuchen. **Ergebnisse virologischer Untersuchungen über die Rinderleukose.** Mh. Tierheilkunde **15** (1963) Nr. 9. Rindertuberkulose, Brucellose Leukose **12** S. 169 bis 182. — 3 Abb., 5 Tab., 12 Lit.

Blutproben, Leukocytensuspensionen sowie Lymphknotenzubereitungen leukotischer Rinder wurden auf Einschichtzellkulturen (embryonales Nierengewebe von Rinderfeten und Hodengewebe 14 Tage alter Schlachtkälber), auf Mäuse (Säuglingsmäuse der Stämme C 57/BL/6 und NMRI) sowie entmilzte NMRI-Jungmäuse, auf 6 Tage bebrütete Hühnereier und auf 4 Wochen alte Kälber verimpft. Die zumeist proliferativen Veränderungen in den Zellkulturen scheinen auf Grund eines infektiösen Agens zu entstehen und sind zu passagieren, während die bei den Mäusen in Subpassagen beobachteten Veränderungen durch lymphocytenähnliche Organinfiltrationen (bes. Niere) imponieren. Auf Hühnerembryonen wurde das Material durch intravenöse Applikation gebracht und führte zu ähnlichen Veränderungen wie bei den Mäusen. Von den Kälbern, die den Überstand des Zentrifugates der Zellkulturflüssigkeit erhielten, konnte bei einem Tier 5 Mon. p.i. ein hämatologisch leukosepositiver Blutstatus erhoben werden. Auf Grund der Befunde ist der Vf. der Meinung, daß im flüssigen Medium der Einschichtzellkulturen ein vermehrungsfähiges Agens enthalten sein muß. W. Wittmann. 6288.

4-64/10-0370 Siegmann, O.; Celle, Bundesforsch.-Anst. für Kleintierzucht; Berlin-Dahlem, Univ., Inst. für Veterin.-Hyg. **Untersuchungen über den Gesundheitszustand der Tiere in Geflügelzuchtbetrieben unter besonderer Berücksichtigung der Leukose und konstitutioneller Gesichtspunkte.** Arch. Geflügelkunde **27** (1963) Nr. 4. S. 265-294.; Nr. 5. S. 348-387. — 16 Abb., 25 Tab., 140 Lit. Zus. in Engl.

Im Verlauf von 3 Jahren wurden von insgesamt 5259 Abgängen aus Geflügelzuchtbetrieben die Abgangsursachen ermittelt. Mit Hilfe von Hand- und Maschinenlochkarten wurden die Auswertungen vorgenommen. Es konnte festgestellt werden, daß die Infektions- und besonders die Invasionskrankheiten nur während der Jugendentwicklungen der Hühner eine Rolle spielen. In den weiteren Entwicklungsstadien nehmen diese Krankheitsursachen stark ab und betragen im 3. Lebensjahr nur noch $^1/_{10}$ der Gesamtabgänge. Die Häufigkeit der Abgangsursache sowie der Nebenbefunde wurde tabellarisch festgehalten und die Zusammenhänge zwischen dem Alter der Tiere und bestimmten Krankheiten biometrisch ausgewertet. Bei den Leukoseanalysen konnte festgestellt werden, daß die nodöse und diffuse Stammzellenleukose vorherrscht. Beziehungen zwischen dem Ansteigen der Leukosefälle in den Herbstmonaten und der Beteiligung des Hormonhaushaltes bei der Krankheitsmanifestation konnten hergestellt werden. Weiterhin wurden die Einflüsse verschiedener Krankheiten, der Fütterung und parasitärer Schäden auf die Leukose analysiert. Vorschläge zur Bekämpfung der Leukose werden unterbreitet. M. Richter. 6297.

4-64/10-0371 Wallbank, Alfred M., Sahl, Jacob, Hubben, Klaus, Hollister, Charles J., Sperling, F. George und Stubbs, E. L.; Kennett Square, Univ. of Pennsylvania, New Bolton Center, School of Veterin. Med. Use of lactic dehydrogenase for detection of avian leukosis. **(Die Anwendung von Milchsäuredehydrogenase zur Feststellung der Geflügelleukose.)** Nature [London] **201** (1964) Nr. 4921. S. 844-846. — 3 Abb., 10 Lit.
Die Verluste an Geflügel durch den Leukosekomplex belaufen sich in den USA auf 1000000 Dollar wöchentlich. Leider gibt es noch keine zuverlässige diagnostische Methode zur Feststellung dieser Krankheit. Frühere Forscher haben von erhöhten Werten von Plasma-Milchsäuredehydrogenase bei Tumorwachstum berichtet. Plasma-Milchsäuredehydrogenase wird nach der Methode von Berger und Broida im Blut festgestellt. Hämolytische Proben eignen sich nicht dafür. Die Proben werden mit dem Spektrophotometer von Colemann jr. beurteilt. Auf diese Art und Weise werden Küken von 2 Leghorn-Zuchten und einer Kreuzung von New Hampshire-Barred Roch untersucht. An Hand von Histogrammen werden die ermittelten Werte bei normalen und mit klinischer Leukose behafteten Küken gegenübergestellt. Bei den letzteren ist der Plasma-Milchsäuredehydrogenase-Wert höher als 500. Vereinzelt finden sich auch erhöhte Zahlen bei anderen Krankheiten. Ein anderer Forscher hat über die Möglichkeit der Anwendung des Milchsäuredehydrogenase-Wertes bei der Diagnostik der Leukämie der Rinder berichtet. E. Tempel. 6297.

4-64/10-0372 Liess, B.; Muguga, Kenya, East African Veterin. Res. Organization. **Fluoreszenzserologische Untersuchungen an Zellkulturen nach Infektion mit Rinderpestvirus.** Zbl. Bakteriol., Parasitenkunde, Infektionskrankh. Hyg., I. Abt., Orig. **190** (1963) Nr. 4. S. 424-444.
Bei der fluoreszenzimmunologischen Untersuchung von Kälbernierenzellkulturen, die mit Rinderpestvirus infiziert worden waren, ließen sich 12 Std. post inoculationem spezifisch fluoreszierende Granula und später größere, leuchtende Aggregate im Cytoplasma feststellen. Kräftige Fluoreszenz besonders am Zellrand fand sich verschiedentlich bei spindel- und sternförmigen sowie abgekugelten Zellelementen. In späteren Infektionsstadien war gelegentlich ein granuläres Leuchten im Zellkern nachzuweisen. Mit dem Rinderpestvirus infizierte HeLa-Zellen zeigten eine cytoplasmatische Fluoreszenz, die mit dem nach anschließender May-Grünwald-Giemsa-Färbung feststellbaren Einschlußmaterial korrespondierte. Die Ergebnisse werden mit denen anderer Virusarten der Myxo-Gruppe verglichen und diskutiert. Zwischen Masern- und Rinderpestvirus bereits von mehreren Autoren nachgewiesene antigene Beziehungen konnten auch mit der in dieser Arbeit angewandten „indirekten immunohistologischen Methode“ bestätigt werden.
R. Kokles. 6330.

4-64/10-0373 Provost, A., Queval, R., Borredon, C. und Maurice, Y.; Farcha-Fort-Lamy, Rép. du Tchad, Lab. de Rech. Vétérin. Recherches en vue d'une méthode rapide de diagnostic de la pest bovine. **(Untersuchungen über eine Schnellmethode zur Diagnose der Rinderpest.)** Rev. Élevage Méd. vétérin. Pays trop. [N.S.] **16** (1963) Nr. 3. S. 287-297. — 2 Abb.

Die ausgedehnten Schutzimpfungen gegen Rinderpest in Afrika haben die Grundlage für die Widerstandsfähigkeit des Rinderstapels geschaffen, so daß die Krankheit in etwas milderer Form verläuft und klinisch nicht immer einwandfrei zu diagnostizieren ist. Zur schnelleren Feststellung hat Vf. die z. Z. am häufigsten benutzte Agar-Gelpräzipitation nach Scott und Brown etwas abgeändert, so daß sie weniger temperaturempfindlich ist und sich in der Praxis durchführen läßt. Das Medium besteht aus 2 g Difco Noble Agar, 0,16 g Thimerosal (Merthiolat) und 400 ml Aqua dest. Auf Vorrat werden Antibiogrammscheiben aus Löschpapier von 1 cm Durchmesser und 0,5 mm Dicke je mit präzipitierendem Serum sowie mit positivem und bekannt negativem Antigen beschickt. Für den Test wird je eine dieser Scheiben auf das Medium gebracht und vier weitere mit dem verdächtigen Material präparierte Scheiben werden um die ersten drei herum deponiert. Wenn die zu testende Probe von einem Rind mit Pest stammt, erscheint zwischen Serum und verdächtigem Material ein weißer Streifen in dem Medium. — Die Hämagglutinationsreaktion bei der Rinderpest hat zwar gegenüber dem Agar-Gel-Test den Vorteil der erheblich kürzeren Dauer, die Ergebnisse sind aber zu unsicher. Günstiger sind die Versuche verlaufen, eine Agglutination unter Zusatz von Bariumsulfat vorzunehmen. Diese Untersuchungsmethode scheint spezifisch und empfindlich zu sein, aber sie ist schwierig in der Auswertung.

A. Meyer. 6330.

4-64/10-0374 Menon, M. S. und Sagar, R. H.; Mukteswar, Indian Veterin. Res. Inst.; Allahabad, Agric. Inst. Vaccination against rinderpest with lapinised vaccine and immunity test at the Allahabad agricultural institute, Allahabad. **(Vaccination gegen Rinderpest mit einer lapinisierten Vaccine und Immunitätsprüfung an dem Allahabad Agricultural Institut, Allahabad.)** Indian veterin. J. **40** (1963) Nr. 1. S. 15-22. — 3 Tab., 4 Lit.

Der Vaccine lag der lapinisierte Rinderpestvirusstamm Nakamura III zugrunde. Nach der Impfung traten bei hochempfänglichen Tieren keine Reaktionen und nur ein unbeträchtlicher Rückgang der Milchmenge auf. Die Tiere erwiesen sich bis 7 Jahre und 2 Mon. — das ist die längste Periode, die geprüft wurde — als immun. J. Beer. 6330.

4-64/10-0375 Abdel Rahman Mohamed El-Taher Khater: Hannover, Tierärztl. Hochschule, Inst. für Pathol. **Vergleichende histopathologische Untersuchungen am Gehirn bei Bösartigem Katarrhalfieber, Rinderpest und Mucosal disease des Rindes.** Arch. exp. Veterinärmed. **17** (1963) Nr. 6. S. 1241-1271.

Nach einer Literaturübersicht werden die Ergebnisse umfassender vergleichender histologischer Untersuchungen der Gehirnveränderungen bei Mucosal disease (24 verendete Rinder), Bösartigem Katarrhalfieber (4 notgeschlachtete Rinder) und Rinderpest (3 experimentell infizierte Kälber) mitgeteilt. Bei der Mucosal disease konnte nur in 15% der Fälle eine herdförmige nichteitrige Encephalitis vorwiegend in der weißen Substanz festgestellt werden. Die anderen Tiere wiesen unspezifische Veränderungen in Form von perivasculärem Ödem, Hyperämie, kleinen Blutungen und Aktivierung der Gefäßwandmesenchymzellen auf. In wenigen Fällen waren beginnende encephalitische Prozesse ausgebildet. An den Gehirnen der an Rinderpest erkrankten Tiere wurden nur unspezifische, durch Kreislaufstörungen bedingte Veränderungen nachgewiesen. Eine Encephalitis scheint deshalb bei der Rinderpest selten zu sein. Beim Bösartigen Katarrhalfieber trat regelmäßig eine stark ausgeprägte, disseminierte, nichteitrige Panencephalitis und Meningitis auf, wobei die Gefäßinfiltrate gegenüber der herdförmigen Gliaproliferation und den Ganglienzelldegenerationen im Vordergrund standen. Bei 3 Tieren wurden acidophile intracytoplasmatische Einschlußkörperchen in den motorischen Ganglienzellen des Nucleus vagoglossopharyngicus nachgewiesen, deren Spezifität in weiteren Untersuchungen zu prüfen ist. D. Urbaneck. 6335.

4-64/10-0376 Harr, James R.; Corvallis, Oregon State Univ. Two cases of bovine malignant catarrh. **(Zwei Fälle von malignem Katarrh bei Rindern.)** J. Amer. veterin. med. Assoc. **143** (1963) Nr. 10. S. 1090-1093. 6335.

4-64/10-0377 Wittmann, G.; Tübingen, Bundesforsch.-Anst. für Viruskrankh. der Tiere. **Die Eignung des indirekten Neutralisationstestes zur Variantenklassifizierung von Maul- und Klauenseuchevirus.** Mh. Tierheilkunde **15** (1963) Nr. 11. S. 285-291.
Mit dem indirekten Neutralisationstest (INT) kann inaktiviertes MKS-Virus quantitativ nachgewiesen werden. Eine optimale Antikörperbindung ist durch Zugabe von 2% aktivem Meerschweinchen-Normalserum zum Virus-Immunserum-Gemisch in der primären Bindungsphase zu erzielen. Der INT ist der Komplementbindungsreaktion und dem Neutralisationstest hinsichtlich der Variantenspezifität überlegen. Es wurden Untersuchungen über die Brauchbarkeit des INT für die Variantenfeststellung bei dem MKS-Virusstamm O-Hannover durchgeführt. Dieser reagierte nur mit den O_1-, nicht aber mit den O_2- und O_3-Seren. Das an Mäuse adaptierte, inaktivierte Rindervirus zeigte nach der 15. Passage im INT keine Variantenspezifität mehr.
D. Weyhe. 6345.

4-64/10-0378 Prunet, P. (unter techn. Mitarb. von Guerche, M. und Barthe, E.). Modifications du comportement des virus aphteux lors des passages successifs en culture de tissu à diverses températures. Recherche de mutants „froids". **(Abänderungen des Verhaltens des MKS-Virus durch Dauerpassagen in Gewebekulturen bei verschiedenen Temperaturen. Untersuchungen der Kälte-Mutanten.)** Ann. Inst. Pasteur **106** (1964) Nr. 1. S. 18-28.
Die 3 MKS-Virustypen O_2, A_5 und C wurden bei 25 °C durch Dauerpassagierung an primäre Kälbernierenkulturen angepaßt. Durch Klon-Selektion mittels der Plaque-Technik erhielt der Vf. Virus, das für Rind und Meerschweinchen, nicht aber für Säuglingsmäuse apathogen war und bei 37 °C und 40 °C in den Gewebekulturen keinen cytopathischen Effekt mehr verursachte. — Rinder, die mit ca. $10^{7,5}$ Einheiten dieses „Kälte"-Virus geimpft worden waren, erkrankten nicht an MKS und widerstanden 14 Tage p.i. einer Testinfektion mit 10000 ID_{50}. — Die Verwendung der Kälte-Mutante für die MKS-Vaccination wird angestrebt. D. Weyhe. 6345.

4-64/10-0379 Rampichini, Luigi; Perugia, Univ., Fac. di Med. Veterin. Ricerche biochimiche ed istochimiche sulla glossite aftosa spontanea e sperimentale dei bovini. **(Biochemische und histochemische Untersuchungen über spontane und experimentell verursachte Maul- und Klauenseuche-Glossitis bei Rindern.)** Veterin. ital. **14** (1963) Nr. 12. S. 965-979.
In den Zungen von 16 gesunden, von 5 mit dem Virustyp C intradermolingual infizierten und von 10 spontan erkrankten Rindern wurde der Gehalt an Histamin und die Zahl der Mastzellen bestimmt. Bei allen infizierten Rindern war ein deutliches Absinken der Histaminkonzentration und der Menge der Mastzellen zu beobachten. Außerdem zeigten 7 an MKS erkrankte Rinder regressive Veränderungen in der Leber, und zwar Steatosis, Glykogenosis und Ansammlung von P.A.S.-positivem Material, das gegenüber der „Speichelreaktion" unempfindlich war. D. Weyhe. 6345.

4-64/10-0380 Bengelsdorff, H.-J.; Marburg/Lahn, Behringwerke AG. **Über die Bildung und Fortzüchtung von Plaques des Maul- und Klauenseuche-Virus in Tylose[(R)]-überschichteten Kälbernierenkulturen.** Zbl. Bakteriol., Parasitenkunde, Infektionskrankh. Hyg., I. Abt., Orig. **190** (1963) Nr. 2. S. 139-148.
Im Hinblick auf die Entwicklung von Maul- und Klauenseuche-Lebendimpfstoffen können durch fortlaufende Plaque-Selektionspassagen an Gewebekulturen adaptierte MKS-Virusstämme genetisch gereinigt werden. Die

Plaques werden im allgemeinen nach der recht arbeitsaufwendigen Methode von Dulbecco isoliert. — Vf. verwendete statt Agar ein methylcellulosehaltiges (Tylose MH 4000, Kalle AG., Wiesbaden) Überschichtungsmedium, das unter anderem Neutralrot enthielt. — Nach Beimpfung von primären Kälbernierenkulturen mit MKS-Virus war das Überschichtungsmedium nur über den Plaques virushaltig, nicht aber über plaquefreien Stellen des Zellrasens. Die Plaques wurden durch Ansaugen des Mediums über dem Zerstörungsherd mit Kapillarpipetten isoliert und in unvorbehandeltenKulturen weitergezüchtet. Voraussetzung für Plaque-Passagen war, während der Bebrütung der streng waagerecht gelagerten Gewebekulturen und während der Virusentnahme das Kulturgefäß nicht zu bewegen. — Die Vorteile dieser modifizierten Methode nach Schwöbel sind: Einsparung einer zusätzlichen Färbung der plaquehaltigen Zellkultur auf Grund des aus dem Überschichtungsmedium durch die intakten Zellen adsorbierten Neutralrotes, leichte makroskopische Beobachtung des Plaque-Wachstums, einfache Plaque-Isolierungstechnik. D. Weyhe. 6345.

4-64/10-0381 Lorenz, Rolf J. und Bülow, Vicco v.; Tübingen/N., Bundesforsch.-Anst. für Viruskrankh. der Tiere. **Versuch einer mathematischen Analyse der Virulenzänderung des Maul- und Klauenseuchevirus im Verlauf von Mäusepassagen.** Arch. ges. Virusforsch. [Wien] **14** (1963) Nr. **3**. S. 376 bis 393.

MKS-Virus der Typen O und C wird an Säuglingsmäusen passagiert und durch Infektionsversuch werden die „Überlebensgeraden" der verschiedenen Passagen bestimmt. In jedem Fall wird eine lineare Abhängigkeit zwischen dem Logarithmus der Virusverdünnung und der mittleren Überlebenszeit bei der je Verdünnung eingesetzten Versuchstiergruppe beobachtet. Die verschiedenen Passagen beider Virustypen unterscheiden sich in der Neigung und in der Lage ihrer Überlebensgeraden. Vff. entwickeln ein Modell, in dem bestimmte quantitative Annahmen über die Adsorption, Penetration und die intrazelluläre Vermehrungsgeschwindigkeit von Virusteilchen gegenüber empfänglichen Wirtszellen gemacht werden, welche die geometrischen Eigenschaften der Überlebungsgeraden zu deuten erlauben. Das Modell enthält als wesentliche Arbeitshypothese die Annahme, daß der Tod eines Versuchstieres dann eintritt, wenn die Konzentration der Virusteilchen eine gewisse Schwelle erreicht hat, deren Höhe für die Passage spezifisch sein kann. Die „Virulenz" beruht nach diesem Modell auf wenigstens 3 Teileigenschaften des Virus: 1. Verhalten an der Zellmembran (Adsorption, Penetration), 2. Verhalten im Zellinnern (Vervielfältigungsfaktor und Dauer des Vermehrungszyklus) und 3. spez. Toxizität, welche sich in der Höhe der Schwellkonzentration ausdrückt. Wenn das Modell richtig ist, so müssen die Virulenzunterschiede zwischen verschiedenen Passagen dahingehend gedeutet werden, daß mit zunehmender Adaptierung des Virus an den Wirt eine beträchtliche Intensivierung der Vorgänge im Zellinnern (Steigerung der je Zelle synthetisierten Gesamtzahl von Virusteilchen oder Erhöhung des Anteils an wirksamen Teilchen) erfolgt, welche nach wenigen Passagen ihr Maximum erreicht. Über mögliche Veränderungen der Toxizität während der Adaptierung läßt die Versuchsanordnung keine Schlüsse zu. A.-F. Olechnowitz. 6345.

4-64/10-0382 Bengtsson, S., Dinter, Z. und Philipson, L.; Uppsala, Univ., Inst. of Virol.; Stockholm, Sweden, State Veterin. Inst. Genetic markers associated with virulence of foot-and-mouth disease Virus. **(Virulenzassoziierte genetische Marker bei Maul- und Klauenseuche-Virus.)** Proc. Soc. exp. Biol. Med. **113** (1963) Nr. 4. S. 1019-1022. — 4 Abb., 2 Tab., 20 Lit.

Es wird geprüft, ob typengleiche virulente und attenuierte MKS-Virusstämme in Analogie zu den Verhältnissen beim Poliovirus Differenzen hinsichtlich

bestimmter genetischer Marker erkennen lassen. Hierzu wurden die Wärmeinaktivierung, die Vermehrungsfähigkeit bei höheren Temperaturen, die Inaktivierung in saurem Milieu und der Einfluß sulfatierter Polysaccharide auf die Virusvermehrung wilder und attenuierter Stämme vergleichend untersucht. Von den durch Mayr mittels laufender Kulturpassagen abgeschwächten MKS-Stämmen vom Typ A_4, C und O_3 erwiesen sich namentlich die beiden ersteren hitzelabiler als typenhomologes Wildvirus. Kinetische Studien zeigten eine innerhalb der ersten 10 Min. wesentlich höhere Inaktivierungsrate auf. Im Bereich von pH 6,3 bis pH 7,1 unterlag attenuiertes MKS-Virus einer rascheren Inaktivierung als ein virulenter Stamm. Unter dem Einfluß von 0,01% Dextransulfat kam es bei den attenuierten C- und O_3-Stämmen im Vergleich zu virulenten Stämmen gleichen Typs zu einer Verzögerung der Virusvermehrung und im Auftreten des cytopathogenen Effekts. Bei Inkorporation des sulfatierten Polysaccharids in den Agaroverlay zeigten die avirulenten C- und O_3-Stämme eine Verminderung ihrer Plaquegröße, während die Plaques von Wildstämmen gleichen Typs unbeeinflußt blieben. Diese Befunde wurden übereinstimmend mit Kälber- und Ferkelnierenkulturen sowie mit BHK-21-Zellkulturen erhoben. Vereinzelt auftretende große Plaquemutanten des attenuierten C-Virus behielten auch in der Nachfolgepopulation ihre Resistenz gegen Dextransulfat bei.
E. Hahnefeld. 6345.

4-64/10-0383 Philipson, L. und Dinter, Z.; Uppsala, Univ., Inst. of Virol.; Stockholm, Sweden, State Veterin. Inst. The role of interferon in persistent infection with foot-and-mouth disease virus. **(Die Rolle des Interferons bei der persistenten Infektion mit Maul- und Klauenseuchevirus.)** J. gen. Microbiol. **32** (1963) Nr. 2. S. 277-285.
Persistent mit MKS-Virus infizierte Kälbernierenzellen erweisen sich gegenüber einer Challengeinfektion mit verwandtem oder nichtverwandtem Virus als resistent. Da die Anlagerung des Challengevirus an die persistent infizierten Zellen nicht beeinträchtigt ist, weiterhin die Resistenz durch eine Challengeinfektion mit Virus-RNS nicht überwunden werden kann und zwischen dem Persistentwerden der Infektion und der in den Zellen produzierten Interferonmenge eine Korrelation besteht, kann gefolgert werden, daß diese Resistenz auf eine intracelluläre Blockade der Virussynthese und auf die Interferonproduktion zurückzuführen ist. E. Benndorf. 6345.

4-64/10-0384 Pledger, R. A. und Polatnick, J.; Greenport, Long Island, N.Y., U.S. Dep. of Agric. Metabolism of ^{14}C-glucose in normal and foot-and-mouth disease virus infected bovine kidney culture vells. **(Stoffwechsel von ^{14}C-Glukose in normalen und MKS-Virus-infizierten Rindernieren-Zellkulturen.)** Exp. Cell Res. **32** (1963) Nr. 3. S. 448-456.
Mit Hilfe von Glukose, welche am Kohlenstoffatom 1, 2 bzw. 6 mit ^{14}C radioaktiv markiert ist, untersuchen Vff. die Frage, inwieweit der Embden-Meyerhof- (EM), Pentosephosphat- und Nichttriosephosphat-Weg in normalen und MKS-Virus-infizierten Rindernierenzellen an der Verwertung der Glukose beteiligt sind. Pentose- und Nichttriosephosphat-Weg tragen zu 4% bzw. mindestens 1% am Gesamtstoffwechsel der Glukose bei. Der Beitrag des EM-Weges wird indirekt zu 95% bestimmt. Infizierte und normale Zellen zeigen den gleichen Glukose-Stoffwechsel. Die relative molare spez. Aktivität der Milchsäure beträgt zwischen 30% und 50% im Vergleich zur eingesetzten Glukose. Vff. diskutieren die Möglichkeit, daß nicht markierte Vorläufer diese Variabilität hervorrufen. Eine Vorbehandlung der Kulturen, z. B. Hungern, hat keinen Einfluß auf das Ergebnis. Sowohl nach 3h- wie auch nach 18h-Incubationszeiten wird die Glukose bevorzugt in Milchsäure umgewandelt. Intracelluläre Komponenten und CO_2 sind nur wenig radioaktiv markiert. A.-F. Olechnowitz. 6345.

4-64/10-0385 Kouba, V. Příspěvek ke klinickému obrazu slintavky u skotu. **(Beitrag zum klinischen Bild der Maul- und Klauenseuche beim Rind.)** Veterinářství **13** (1963) Nr. 9. S. 408-415. – 12 Abb., 5 Tab.
Um den Verlauf der Maul- und Klauenseuche in der ČSSR aufzuklären, verfolgte der Vf. 6 Jahre lang (1957-1963) das Vorkommen und die Häufigkeit der Veränderungen bei Tieren, die an Maul- und Klauenseuche in 100 Seuchenherden (23,5%), erkrankt waren. Besonders verfolgt wurden 2685 kranke Rinder aus 69 ausgewählten Seuchenherden, und man stellte bei ihnen Freßunlust in 94,3%, Fieber in 81,4%, Veränderungen der Maulhöhle in 95,9%, Veränderungen an der Maulaußenseite in 37,2%, Veränderungen innerhalb der Milchdrüse in 21,48%, Veränderungen an den Gliedmaßen in 14,6% und andere Veränderungen in 2,7% der Fälle fest. Es handelt sich überwiegend um MKS vom Typus O (in 59 Seuchenherden). In 5 Seuchenherden handelte es sich um die MKS vom Typus A (bei 113 Rindern). Die Veränderungen waren annähernd ähnlich. Im Laufe von 4 Jahren (1957-60) erkrankten von der Gesamtzahl (10043 Stück), die in den Seuchenherden untergebracht waren, 49,73% ± 0,49% bei einer Mortalität von 1,32% ± 0,16%. Am Tage, an dem die Untersuchung der Tiere durch den Tierarzt erfolgte, waren bereits insgesamt 22,32% ± 0,59% aller Tiere erkrankt. Der MKS-Verdacht wurde dem Züchter durchschnittlich 3 Tage nach den ersten Erkrankungssymptomen, d. h. nach dem Auftreten der Freßunlust und des Fiebers, gemeldet. Weiterhin werden die oben erwähnten Veränderungen näher beschrieben. Laut Mitteilung des Vf. hat sich ihr Bild als Folge einer langjährigen Immunisierung und einer Modifizierung der Rinderhaltung in den Großbetrieben zum Teil verändert. ČSSR/ÚVTI. 6355.

4-64/10-0386 Röhrer, H.; Insel Riems bei Greifswald, Friedrich-Loeffler-Inst. **Zum Maul- und Klauenseuche-Geschehen in der Deutschen Demokratischen Republik im Jahre 1962/63.** Mh. Veterinärmed. **19** (1964) Nr. 6. S. 201 bis 208.
Vf. nimmt zu den heute geübten Bekämpfungsverfahren gegen die MKS Stellung und betont, aufbauend auf die geschichtlichen Erfahrungen der MKS-Bekämpfung in Deutschland, daß für unser Land auf Grund seiner geographischen, epizootologischen und ökonomischen Gegebenheiten die ständige prophylaktische Vaccinierung des Rinderstapels die optimale Methode der MKS-Vorbeuge darstellt. Ramon (OIE) fordert die generelle Durchführung der Keulung, da nur mit ihr ein wirksamer Kampf gegen die MKS geführt werden könne. Zu dieser Forderung werden die kritischen Stellungnahmen von Vertretern der Veterinärmedizin Englands, Dänemarks, Belgiens, der Niederlande und der UdSSR wiedergegeben. Seit 1950, als die DDR als erstes Land der Welt begann, die obligatorische Schutzimpfung durchzuführen, hat sich die Gesamtsituation weiter zugunsten der systematischen Vaccinierung geändert. An der Entwicklung eines geeigneten Impfstoffes für Schweine wird gearbeitet. In zwei Großversuchen wurden zwei verschiedene Impfstoffarten (Mäusegehirn-Lebendvirusvaccine, Gewebekultur-Lebendvirusimpfstoff) erprobt. J. Krüger. 6360.

4-64/10-0387 Dimitrov, N. Epizootologija, profilaktika i borba sreštu šapa v Bŭlgarija. **(Epizootiologie, Prophylaxe und Bekämpfung der Maul- und Klauenseuche in Bulgarien.)** Meždunarodno selskostopansko spisanie, Sofija **7** (1963) Nr. 4. S. 55-59.
Im Lande sind keine ständigen Infektionsherde vorhanden, der Erreger gelangt aus den Nachbarstaaten, von Norden, Westen und Süden, auf das Gebiet Bulgariens. Im Laufe der letzten Jahre erlangte die Maul- und Klauenseuche, dank einer Reihe von Maßnahmen, keine weite Verbreitung im Lande; sie wurde schon in den Grenzbezirken getilgt. In der Bekämpfung der Maul- und Klauenseuche wird die Komplexmethode angewendet, die in der Sowjet-

union entwickelt worden ist und durch die es gelang, die Seuche im Lande rasch zu tilgen. Die wechselseitige internationale Grenzprophylaxe hat gleichfalls zur Verhinderung schwerer Maul- und Klauenseucheepizootien beigetragen. Bulgarien hält die Maßnahmen der internationalen Prophylaxe genau ein und trägt damit dazu bei, daß auch die anderen europäischen Staaten vor der Maul- und Klauenseuche bewahrt bleiben. Es wird darauf hingewiesen, daß es der Maul- und Klauenseuchewelle vom Typ SAT-1 nicht gelang, die bulgarische Grenze zu überschreiten. NRB/ZSNTI. 6360.

4-64/10-0388 Dimitrov, N., Conev, C., Minev, M. u.a. Proučvanija vŭrchu epizootologijata, profilaktikata i borbata sreštu šapa po dvukopitnite v Bŭlgarija prez 1959-1960 g. **(Untersuchungen über die Epizootiologie, die Prophylaxe und die Bekämpfung der Maul- und Klauenseuche bei Paarhufern in Bulgarien in den Jahren 1959-1960.)** Izvestija na Veterinarnija institut za zarazni i parazitni bolesti, Sofija **9** (1963) S. 33-48. — 4 Tab., 18 Lit. Zus. in Russ., Engl. NRB/ZSNTI. 6360.

4-64/10-0389 Born, J. M. van den; 'sGravenhage, Veeartsenijkundige Dienst. De wering van exotisch mond- en klauwzeer. **(Die Verhütung der exotischen Maul- und Klauenseuche.)** Tijdschr. Diergeneeskunde **88** (1963) Nr. 25. S. 1954 bis 1962.
Die Viehbestände Westeuropas sind zur Zeit unmittelbar durch zwei exotische MKS-Virustypen (Typ Asia und SAT-1) bedroht. Deshalb ist bei der Kontrolle und Bekämpfung der MKS unbedingt eine internationale Zusammenarbeit erforderlich. In diesem Zusammenhang ist dem MKS-Institut in Pirbright, England, eine besondere Bedeutung beizumessen. Mit Hilfe der von der „Europäischen Kommission zur Bekämpfung der MKS" und von dem „Office International des Epizooties" ausgearbeiteten Bekämpfungsmaßnahmen konnte bisher die exotische MKS vom westeuropäischen Kontinent abgewehrt werden. Die F.A.O. hat die Einrichtung eines Hilfsfonds für Tierkrankheiten gefordert, um in Notfällen schneller und wirksamer helfen zu können. D. Weyhe. 6360.

4-64/10-0390 Babini, Alessandro; Liguria, Ist. Zooprofilattico Sperimentale del Piemonte. Il valore immunogeno dell' eluizione nel vaccino antiaftoso adsorbito all'idrossido di alluminio. **(Der immunogene Wert der Elution von Maul- und Klauenseuchevirus aus der MKS-Aluminiumhydroxyd-Adsorbatvaccine.)** Veterin. ital. **14** (1963) Nr. 12. S. 945-956.
Vf. wies experimentell nach, daß die Theorie der langsamen Elution des Virus aus dem Aluminiumhydroxydgel (AHG) der MKS-Adsorbatimpfstoffe fraglich ist. Die Versuche wurden mit den MKS-Virustypen O, A und C durchgeführt, die im aktiven und inaktiven Zustande an Aluminiumhydroxyd adsorbiert waren. — Die Virus-AHG-Bindung war in Gegenwart von Proteinsubstanzen sowohl in vivo als auch in vitro sehr labil, so daß dem AHG in Adsorbatvaccinen nur eine adjuvante Wirkung in Form einer unspezifischen histogenen Reaktion zukommt. — Die MKS-Immunität stieg infolge eines starken, einheitlichen Antigenreizes an, der zur Bildung von neutralisierenden Antikörpern führte. Ihre größte Menge wurde tatsächlich in den ersten Tagen nach der Vaccination beobachtet. D. Weyhe. 6360.

4-64/10-0391 Bekkum, J. G. van, Frenkel, S. und Nathans, I.; Amsterdam, Centr. Diergeneeskundig Inst. De entig van varkens tegen mond- en klauwzeer. **(Vaccination der Schweine gegen Maul- und Klauenseuche.)** Tijdschr. Diergeneeskunde **88** (1963) Nr. 25. S. 1936-1945.
Vier Versuchs-MKS-Vaccinen vom Typ C mit der zehnfachen Antigenmenge und mit Saponin-Zusatz schützten im Experiment 69 von 70 Schweinen gegen eine 3-4 Wochen p.v. erfolgte Kontaktinfektion. — Nach Zusatz von Saponin zu Aluminiumhydroxyd-Adsorbatvaccinen war ein Anstieg der

Antikörpertiter zu beobachten, der kaum zu einer Verbesserung des Impfschutzes führte. – Bei über 3 Mon. alten Ferkeln von wiederholt mit Adsorbat-Vaccine geimpften Sauen wurden im Blutserum neutralisierende Antikörper gefunden. Von einer Gruppe solcher 2 Mon. alten Ferkel erkrankte über die Hälfte nach Kontaktinfektion. – Die Vaccination mit Adsorbatvaccinen von 6 oder 10 Wochen alten Ferkeln, die von immunisierten Muttertieren stammten, verursachte weder Erhöhung des Antikörpertiters noch Steigerung der Immunität. – Nach den epizootologischen Erfahrungen in den Niederlanden werden bei systematischer Impfung der Schweine gegen MKS nur 60-80% der Tiere geschützt. Deshalb halten die Autoren eine Ringimpfung um die verseuchten Gehöfte in Verbindung mit veterinärpolizeilichen Maßnahmen für wirksamer. D. Weyhe. 6360.

4-64/10-0392 Turner, A. W. und Etheridge, J. R.; Parkville, Victoria, C.S.I.R.O., Animal Health Res. Lab. Slide agglutination tests in the diagnosis of contagious bovine pleuropneumonia. **(Objektträger-Agglutinations-Test für die Diagnose der contagiösen Pleuropneumonie des Rindes.)** Austral. veterin. J. **39** (1963) Nr. 12. S. 445-451. – 2 Abb., 2 Tab., 11 Lit.
Es wurden vergleichende diagnostische Untersuchungen mit einem Objektträger-Serum-Agglutinations-Test und einem Objektträger-Blut-Agglutinations-Test unter Verwendung eines gefärbten Antigens durchgeführt. Als Vergleichsgrundlage dienten die Komplementbindungsreaktion und der Röhrchen-Agglutinations-Test. Beide Objektträger-Agglutinations-Tests hatten den Nachteil, daß schwer erkrankte Rinder im Endstadium des Krankheitsverlaufes mitunter nicht mehr positiv reagierten, und daß bei vaccinierten Tieren die Impftiter über eine extrem lange Zeit nachweisbar waren. Dagegen erwiesen sich die Objektträger-Agglutinations-Tests als sehr empfindlich und sicher im Nachweis von Rindern mit aktiven Lungenprozessen. Nach Sequestration der Lungenläsionen war jedoch eine Abnahme der Anzeigeempfindlichkeit festzustellen. Viele Tiere mit älteren Lungenprozessen (6 Wochen) reagierten in den Objektträger-Agglutinations-Tests negativ. Der Objektträger-Blut-Agglutinations-Test reagiert weitgehend spezifisch und kann mit Erfolg für die Bestandsdiagnose sowie den schnellen Nachweis infizierter Tiere während eines Seuchenausbruches bis zur Durchführung der Komplementbindungsreaktion angewandt werden. Obwohl der Objektträger-Serum-Agglutinations-Test zuweilen empfindlicher reagierte als der Agglutinations-Test mit Blut, traten besonders bei älteren Rindern zahlreiche unspezifische Reaktionen auf, die einer Anwendung des Objektträger-Serum-Agglutinations-Tests entgegenstehen. Als eine Ursache für das Auftreten der unspezifischen Reaktionen wurde die Infektion mit *Actinobacillus lignieresi* ermittelt. E. Kunter 6370.

4-64/10-0393 Wise, D. H. Situation report on hog cholera. **(Lagebericht über die Schweinepest.)** J. Amer. veterin. med. Assoc. **142** (1963) Nr. 12. S. 1423 bis 1424. – 6 Abb.
Im Nov. 1962 wurde bei einer Aussprache zwischen dem National Hog Cholera Advisory Committee, dem Committee on the Nationwide Eradication of Hog Cholera of the United States Livestock Sanitary Association und Vertretern des Agricultural Research Service, USDA, ein Minimalstandard für das gemeinsame Programm zur Bekämpfung der Schweinepest festgelegt. Von Nov. 1962 bis März 1963 haben sich 26 Staaten und Puerto Rico diesem Programm angeschlossen. Innerhalb eines Jahres wurden der Animal Disease Eradication Division 4195 Meldungen über Schweinepestfälle zugeleitet. In den Staaten, die keine Schweinepestfälle zu verzeichnen haben, befinden sich nur etwa 1% des gesamten Schweinebestandes der Vereinigten Staaten. Ein Vergleich der verschiedenen Arten der Vaccinierung gegen Schweinepest zeigt von 1955 bis 1962 eine stetige Zunahme der Impfung mit attenuiertem Virus zusammen mit

Serum. Es wird abschließend darauf hingewiesen, daß noch mehr Wert auf die Vaccinierung der Schweinebestände in den Gebieten gelegt werden muß, in denen die Schweinepest enzootisch auftritt. H. Bergmann 6382.

4-64/10-0394 Reppin, K. **Die Schweinepest in Niedersachsen.** Berliner Münchener tierärztl. Wschr. **76** (1963) Nr. 20. S. 423-425. – 1 Tab.
Die derzeitigen Bekämpfungsmaßnahmen gegen Schweinepest in Niedersachsen bestehen in der Keulung der erkrankten Bestände in Verbindung mit den entsprechenden veterinärpolizeilichen Maßnahmen. Bislang wurde auf diese Weise eine stärkere Verseuchung des Landes verhindert. Eine wesentliche Beeinflussung des Seuchengeschehens mit Hilfe einer Impfung ist nach Ansicht des Vf. nur dann möglich, wenn alle Schweine in einem bestimmten Gebiet auf diese Weise gegen Schweinepest geschützt werden. Die Kosten für eine derartige Impfung würden aber weit den Betrag übersteigen, der gegenwärtig für Seuchenentschädigungen ausgegeben wird. Eine zusätzliche Schutzimpfung gegen Schweinepest wird daher nicht für nötig erachtet.
H. Bergmann. 6382.

4-64/10-0395 Mengeling, W. L., Pirtle, E. C. und Torrey, J. P.; Ames, Iowa, U.S. Dep. of Agric., A.R.S., Animal Disease and Parasite Res. Div., Nat. Animal Disease Lab. Identification of hog cholera viral antigen by immunofluorescence. Application as a diagnostic and assay method.. **(Die Identifizierung des Schweinepest-Virus-Antigens durch Immunofluoreszenz als diagnostische Methode und Prüfungs-Methode.)** Canad. J. comparat. Med. veterin. Sci. **27** (1963) Nr. 10. S. 249-252. – 3 Abb.
Deckglaskulturen mit Schweinenierenzellen wurden mit verschiedenen Feld- und Laborstämmen des Schweinepestvirus infiziert. In allen Fällen konnte das Virus fluoreszenzserologisch im Cytoplasma dieser Zellen festgestellt werden. Die spezifische Fluoreszenz der infizierten Zellen wurde durch vorherige Behandlung der Präparate mit conjugiertem Antischweinepestglobulin gehemmt. Ebenso wurde keine spezifische Fluoreszenz in nichtinfizierten Zellkulturen beobachtet, die mit dem conjugierten Antischweinepestglobulin behandelt wurden. Ein auf dieser Technik beruhender Serumneutralisationstest wird näher beschrieben. Dabei gilt als Serumneutralisationstiter die Serumverdünnung, die nach vorheriger Mischung und Incubation mit 2000 TCID Schweinepestvirus pro ml einen Virusnachweis in der Gewebekultur mit fluoreszierenden Antikörpern verhindert. H. Bergmann. 6385.

4-64/10-0396 Wittmann, E., Schmidt, D. und Bergmann, H.; Insel Riems, Friedrich-Loeffler-Inst. der Dtsch.Akad. der Landwirtsch.-Wiss. zu Berlin. **Die Anwendung des Agar-Gel-Tests zur Diagnose der Schweinepest.** Arch. exp. Veterinärmed. **17** (1963) Nr. 6. S. 1345-1355. – 2 Abb., 2 Tab., 15 Lit.
Unter Benutzung experimentell infizierter Tiere wurde die Anwendbarkeit des AGT für die Diagnose der Schweinepest geprüft. Mit der beschriebenen Methode gaben 93-100% der am 5. Tage p.i. entbluteten Schweine, 72% der moribund getöteten und 75% der unmittelbar nach dem Verenden untersuchten Tiere eine positive Reaktion. Die Zahl der unspezifisch positiven Reaktionen bei gesunden Tieren betrug 22%. Tiere, die an anderen Krankheiten als SP leiden, lieferten noch weniger unspezifische Reaktionen. Vff. weisen darauf hin, daß der Reaktionsausfall weitgehend von der Verwendung eines hochwertigen, phenolfreien SP-Hyperimmunserums abhängt.
E. Wittmann. 6385.

4-64/10-0397 Gutekunst, Donald E. und Malmquist, Winston A.; Ames, Iowa, U.S. Dep. of Agric., A.R.S. Complement-fixing and neutralizing antibody response to bovine viral diarrhea and hog cholera antigens. **(Komplementbindende und serumneutralisierende Antikörper bei Rinder-Virusdiarrhoe**

und Schweinepest.) Canad. J. comparat. Med. veterin. Sci. 28 (1964) Nr. 1. S. 19–23.
Die experimentelle Infektion von Kälbern mit virulentem Rinderdiarrhoe (BVD)-Virus provoziert die Produktion von komplementbindenden sowie serumneutralisierenden Antikörpern, während die Verabreichung von löslichem Antigen nur zur Bildung von komplementbindenden Antikörpern führt. Durch Infektion von Kälbern mit einer acytopathogenen BVD-Variante und durch Kreuzproben wurde festgestellt, daß die komplementbindenden Antikörper gruppen-, die neutralisierenden Antikörper jedoch stammspezifisch reagieren. Die löslichen Antigene des BVD- und des Schweinepest (HC)-Virus besitzen einen gemeinsamen Faktor, so daß Vff. 5 HC-Antiseren in den Bereich ihrer Untersuchungen einbezogen. Mit Ausnahme eines handelsüblichen Hyperimmunserums bestanden bei diesen gegenüber löslichem BVD-Antigen keine neutralisierenden Antikörper, während bei allen komplementbd. Antikörper in verschiedener Höhe nachgewiesen werden konnten. Vff. schlagen die genannten serologischen Reaktionen als Klassifikationsgrundlage in der Virusdiagnostik vor und empfehlen sie bei Untersuchungen auf Schweinepest. BVD-Virusträger würden komplementbindende sowie serumneutralisierende, HC-verdächtige Schweine jedoch nur komplementbindende Antikörper entwickeln. G. Train. 6385.

4-64/10-0398 Korn, G.; Tübingen/N., Bundesforsch.-Anst. für Viruskrankh. der Tiere. **Über die afrikanische Schweinepest und die Spezifität des Hämadsorptionstestes zu ihrer Diagnose.** Mh. Tierheilkunde **15** (1963) Nr. 9. S. 225 bis 232.
Durch die weitgehende Übereinstimmung der pathologisch-anatomischen Veränderungen der an afrikanischer Schweinepest verendeten mit denen der an europäischer Schweinepest verendeten Schweine wird die Differentialdiagnose zwischen beiden Krankheiten sehr erschwert. Eine Diagnose soll durch das unterschiedliche Verhalten der Erythrocyten dieser Tiere in Blutleukocytenkulturen möglich sein. Eine Prüfung der Blutleukocytenkulturen von 50 verschiedenen Schweinen ergab in 48 Fällen 3 bis 7 Tage lang eine spontane Hämadsorption. Gleichfalls wurde diese Hämadsorption bei 4 verschiedenen virulenten Virusstämmen der europäischen Schweinepest beobachtet. Es kann demnach der beschriebene Test nicht als spezifisch für die afrikanische Schweinepest angesehen werden. H. Bergmann. 6385.

4-64/10-0399 Haralambiev, H. und Ivanov, Il.; Vratza, Bulgarien, Veterin.-Bakteriol. Inst. **Aktivierung des Virus der enzootischen Pneumonie beipestkranken Schweinen.** Arch. exp. Veterinärmed. **17** (1963) Nr. 6. S. 1399bis 1403.
Vff. berichten über Untersuchungen, inwieweit der Erreger von enzootischer Pneumonien, wie er von Genev und Mitarbeitern (1962) als Verwandter der *Miyagawanella*gruppe ermittelt worden ist, durch Infektionen mit dem Schweinepestvirus oder aber durch Impfungen mit dem lapinisierten SP-Virus aktiviert werden kann. Bei Vergleichsuntersuchungen von zur SP-Virusgewinnung infizierten Ferkeln und von Schlachthausferkeln, die in beiden Gruppen Veränderungen einer akuten Bronchopneumonie zeigten, konnten von den zur SP-Virusproduktion verwendeten 22 Tieren auf Hühnerembryonen 5 Pneumonistämme isoliert werden, während das bei den 12 Schlachthausferkeln nur in einem Falle möglich war. Bei 4 von 10 etwa 40 kg schweren, vor Versuchsbeginn klinisch gesunden Schweinen ließen sich nach Impfung mit lapinisiertem Virus (Rowac) frische Bronchopneumonieherde feststellen und in 2 Fällen ließ sich auch das Pneumonievirus aus den Lungenlymphknoten bzw. aus der entsprechenden Blutprobe isolieren. In einer 3. Versuchsreihe wurden 4 zwanzig Tage alte Ferkel künstlich mit dem „Ljudmila"-Stamm dieses Pneumonievirus infiziert und am 30. Tage p.i. mit negativem Erfolg auf die Anwesenheit des Erregers in Blutproben und peritonaealem Exsudat getestet.

Nach der Infektion mit dem SP-Virus war jedoch die Reisolierung des „Ljudmila"-Stammes aus der Blutprobe eines Ferkels auf 4-5tägigen Hühnerembryonen möglich. Aus den Ergebnissen folgern die Vff., daß sowohl die reine Virusinfektion als auch die Impfung mit lapinisiertem SP-Virus latente Pneumonieformen aktivieren können. K.-H. Pehl. 6385.

4-64/10-0400 Sheffy, Ben E., Coggins, Leroy und Baker, James A.; Ithaca, Cornell Univ., New York State Veterin. Coll., Veterin. Virus Res. Inst. Relationship between hog cholera virus and virus diarrhea virus of cattle. **(Eine Beziehung zwischen dem Schweinepest-Virus und dem Virus der Virusdiarrhoe der Rinder.)** Proc. Soc. exp. Biol. Med. **109** (1962) Nr. 2. S. 349 bis 352. — 2 Abb.

Werden Ferkel mit dem Virusdiarrhoe-Virus des Rindes infiziert, so überleben sie eine 4 Wochen später erfolgte Infektion mit virulentem Schweinepest-Virus. Antikörper gegen Schweinepest traten 7 Tage nach der Infektion auf. Beim umgekehrten Test verlieh das vorher injizierte Schweinepest-Virus den Versuchskälbern einen Schutz gegen das 4 Wochen danach verabreichte Virusdiarrhoe-Virus. Die spezifischen Antikörper gegen letzteres Virus wurden 4 Tage nach der Testinfektion beobachtet. Im Kreuzneutralisationstest konnte gezeigt werden, daß beide Viren keine gemeinsamen Antikörper erzeugen. H. Bergmann. 6385.

4-64/10-0401 Gavrilov, N. Zavisimost meždu kliničnata kartina, patologoanatomičnite izmenenija i koncentracijata na čumnija virus v krŭvta na eksperimentalno infektirani praseta. **(Die Abhängigkeit zwischen dem klinischen Bild, den pathologisch-anatomischen Veränderungen und der Konzentration des Schweinepestvirus im Blut von experimentell infizierten Ferkeln.)** Izvestija na Veterinarnija institut za zarazni i parazitni bolesti, Sofija 8 (1963) S. 133 bis 140. — 5 Tab., 18 Lit.

Man hat festgestellt, daß bei 20% der Ferkel, die mit dem Schweinepestvirus infiziert wurden, die klinischen Merkmale der Krankheit den pathologisch-anatomischen Veränderungen nicht entsprachen; histopathologische Untersuchungen haben aber in den inneren Organen Veränderungen aufgedeckt, die sonst nur bei Tieren mit ausgeprägten pathologisch-anatomischen Veränderungen beobachtet werden. Die Viruskonzentration im Blut der Ferkel ohne pathologisch-anatomische Veränderungen, aber mit erhöhter Temperatur und klinischen Merkmalen, ist die gleiche wie bei Ferkeln mit deutlich sichtbaren pathologisch-anatomischen Veränderungen (Infektionstiter 1:4000000 — $10^{-6,4}$). Eine von solchen Ferkeln bereitete Kristall-Violett-Vaccine besitzt die gleichen immunogenen Eigenschaften wie die Vaccine, die von Ferkeln mit deutlich sichtbaren pathologisch-anatomischen Veränderungen erhalten wurde. NRB/ZSNTI. 6390.

4-64/10-0402 Schmidt, D. und Bergmann, H.; Insel Riems, Friedrich-Löffler-Inst. der Dtsch. Akad. der Landwirtsch.-Wiss. zu Berlin. **Experimentelle Untersuchungen über die Anwendung der Kristallviolettvaccine gegen Schweinepest in infizierten Beständen.** Mh. Veterinärmed. **19** (1964) Nr. 4. S. 139 bis 143.

Das Verhalten von Schweinen, die in einer mit Schweinepest (SP) verseuchten Umgebung mit Kristallviolettvaccine vacciniert wurden, ist überprüft worden. Dabei wurde ermittelt, daß eine Vaccinierung im Incubationsstadium ohne Erfolg ist, selbst wenn nach Erkennbarwerden der Krankheit diese Tiere entfernt worden sind. Gleichfalls versagte eine Vaccinierung in einem Stall, in dem pestinfizierte Schweinegruppen vorhanden waren. Bei Verminderung der Infektionsgefahr durch Unterbringung der zu vaccinierenden Versuchstiere in einem Stall, der zwar im infektionsgefährdeten Bereich gelegen war, jedoch keine SP-kranken Schweine enthielt, starben nur 30% der Schweine.

Aus dem frühzeitigen Verenden der Tiere wurde geschlossen, daß die Infektionsbelastung dieser Gruppe schon kurze Zeit nach der ersten Vaccinierung erfolgte. Die überlebenden Schweine zeigten mit dem Auftreten von Fieberanfällen, daß sie sich ebenfalls mit einer Infektion auseinanderzusetzen hatten. Die vollständige Isolierung der zu vaccinierenden Tiere innerhalb eines Stallraumes während der Zeit der Immunitätsbildung durch Einhaltung strenger veterinärhygienischer Maßnahmen hatte den Erfolg, daß kein Tier starb. Dieses Ergebnis zeigte, daß bei verantwortungsbewußter und konsequenter Einhaltung entsprechender Isolierungsmaßnahmen eine Vaccinierung im infizierten Bereich möglich wäre, wenn die fraglichen Tiere mit Sicherheit keiner Infektion ausgesetzt waren. Da aber die Schaffung dieser Voraussetzungen in der Praxis oft große Schwierigkeiten bereitet, kann das günstige Ergebnis des letztgenannten Versuches in der praktischen Seuchenbekämpfung keine Anwendung finden. H. Bergmann. 6395.

4-64/10-0403 Sanchez Botija, C.; Madrid, Min. dell'Agric. La peste suina Africana. **(Die afrikanische Schweinepest.)** Zooprofilassi [Rom] 18 (1963) Nr. 9. S. 587-607.
Vf. berichtet ausführlich über das Auftreten der afrikanischen Schweinepest in Portugal und Spanien, über die Epizootologie und Bekämpfungsmaßnahmen. Die Diagnose auf Grund der pathologisch-anatomischen Veränderungen und des Hämadsorptionstestes in Leukocytenkulturen wird durch Farbabbildungen belegt. S. Wagner. 6395.

4-64/10-0404 Wohn, Herbert; Schleißheim, Bayer. Landesanst. für Tierseuchenbekämpf.; München, Univ., Tierärztl. Fak., Inst. für Mikrobiol. und Infektionskrankh. der Tiere. **Untersuchungen zum Tollwutseuchengang in Bayern von 1951–1961.** Diss. München **1963** 90 S. — 19 Abb., 3 Tab., 64 Lit.
Im März 1951 drang aus den Waldgebieten der Tschechoslowakei und Oberösterreichs erstmals nach Kriegsende die Tollwut in Bayern ein. Der große von Osten nach Westen fortschreitende Seuchenzug hatte Bayern erreicht. Obwohl erstmals ein Hund als tollwütig amtlich ermittelt wurde, muß angenommen werden, daß die Tollwut primär durch Füchse eingeschleppt wurde. Im Laufe der Jahre konnte die Seuche unter den Füchsen endemisch werden. Die Jahre 1954, 1957 und 1960 weisen deutliche Spitzen der Seuchenkurve auf. In den Jahren 1951-1961 wurden in Bayern 2952 tollwutpositive Tier ermittelt (2115 Füchse, 381 Rehe, 63 Dachse, 20 Marder, 9 Iltisse, 2 Hirsche, 1 Frischling, 181 Katzen, 168 Hunde, 7 Schafe, 3 Rinder, 1 Pferd, 1 Ziege). Statistische Aufzeichnungen und graphische Darstellungen erläutern den Verlauf des Tollwutgeschehens. Zu Fragen der veterinärpolizeilichen Tollwutbekämpfung, der lebensmittelrechtlichen Begutachtung des Wildbrets und der präinfektionellen Hundeimpfung wird Stellung genommen. J. Krüger. 6412.

4-64/10-0405 Greathead, M. M. und Ehret, W. J.; Johannesburg, Municipal Abattoir. Rabies in slaughter cattle at the Johannesburg Municipal Abattoir. **(Tollwut bei Schlachtkälbern im öffentlichen Schlachthaus der Stadt Johannesburg.)** J. South African veterin. med. Assoc. **34** (1963) Nr. 4. S. 627 bis 634. — 6 Lit.
Auf Grund der bei Schlachtkälbern nachgewiesenen Tollwutinfektion wird kurz über die allgemeine Tollwutsituation in der Union berichtet. Im Zusammenhang mit den festgestellten Rabieserkrankungen wird außerdem auf klinische und diagnostische Einzelheiten eingegangen und über veterinärpolizeiliche, prophylaktische und fleischbeschauliche Maßnahmen diskutiert.
W. Wittmann. 6412.

4-64/10-0406 Depoux, Raymond; Québec, Univ. Laval, Fac. de Méd. Multiplication du virus rabique fixe dans les cellules de glandes salivaires de chien cultivées in vitro. **(Multiplikation des Tollwut-Virus fixe in vitro in**

kultivierten Speicheldrüsenzellen von Hunden.) C.R. hebd. Séances Acad. Sci. **257** (1963) Nr. 18. S. 2757-2759. — 1 Abb., 5 Lit.
Der Tollwut-Virusstamm Louis Pasteur in der 2017. Kaninchenhirnpassage konnte in Hunde-Speicheldrüsenzellkulturen angezüchtet und zur Vermehrung gebracht werden. Die Kultivation der Zellen erfolgte in Eagle-Hanks-Lösung mit 20% Rinderserum. Als Erhaltungsmedium virusbeimpfter Kulturen diente Eagle-Earle-Lösung mit 10% Rinderserum. Nach Aufimpfung einer 1%igen Kaninchenhirnsuspension kam es zu einer im Mäuseversuch nachweisbaren Virusvermehrung ohne Auftreten cytopathischer Alterationen. Das Virus im Kulturüberstand konnte durch antirabisches Serum neutralisiert werden. Der Titer des extracellulären Virus stieg am 3. und 4. Tage nach der Inoculation an und blieb bis zum 12. Tage stationär. Das intracelluläre Virus erreichte seinen Maximaltiter am 2. Tage und blieb im Verlauf der Vermehrung um 2 Zehnerpotenzen unter den Werten des freien Virus.
E. Hahnefeld. 6415.

4-64/10-0407 Kantorovich, R. u.a. Experimental investigations into rage and rabies in polar foxes, natural hosts of the infection. **(Untersuchungen über die Tobsucht und Tollwut bei Polarfüchsen als natürliche Infektionsträger.)** Acta virol. [Praha] **7** (1963) Nr. 6. S. 554-560. — 3 Tab., 4 Lit.
Es wurden 101 Polarfüchse mit dem Virus der Polartobsucht versuchsweise infiziert. Nach einer intracerebralen oder intramuskulären Inoculation entwickelte sich bei den Polarfüchsen die akute Erkrankung mit ähnlichem Bild wie bei der natürlichen Infektion (irritatives und paralytisches Stadium). In einigen Fällen verlief die Erkrankung ohne Symptome, doch konnte man im Blut virusneutralisierende Antikörper nachweisen. Die perorale Inoculation rief weder die Erkrankung, noch die Antikörperbildung hervor. Das Virus lokalisierte sich bei den infizierten Tieren im Hirn, Rückenmark und in den Speicheldrüsen; in den inneren Organen und im Blut wurde es nicht festgestellt. Die Anwesenheit des Virus im Gewebe wurde durch Titrieren der Organsuspensionen an weißen Mäusen festgestellt. Patho-morphologisches Bild: Tiefe entzündliche und nekrotische Veränderungen im Hirnstamm und in den cervicalen Rückenmarkssegmenten. Inclusionen vom Typus der Negri-Körper konnte man weder im Hirn noch in anderen Organen feststellen.
ČSSR/ÚVTI. 6415.

4-64/10-0408 Bass, E. P. und Ray, J. D.; White Hall, Ill., Affiliated Lab. A new cytopathogenic canine distemper vaccine virus. **(Ein neues cytopathogenes Hundestaupe-Vaccine-Virus.)** Veterin. Med. [Kansas City] **57** (1962) Nr. 5. S. 426-430. — 8 Abb., 2 Tab., 5 Lit.
Die Isolierung des Virusstammes erfolgte aus einem gewöhnlichen Staupefall, Züchtung und cytopathischer Effekt auf Hundenierenzellkulturen; Abschwächung durch Serienpassagen auf Gewebekultur gewachsenen Hundenierenzellen, die bei empfänglichen Hunden ausreichend Antikörper erzeugen. — Mittels Fluoreszenz und mit Acridinorange gefärbte Zellen zeigen vielkernige Riesenzellen (Syncytien), die bis zu 75 und mehr Kerne enthalten, oft ringförmig angeordnet und vom Cytoplasma umgeben sind. Cytoplasmatische Einschlußkörperchen, die denen — wie sie in Geweben von Tieren beobachtet werden, die an Staupe erkrankten — ähnlich und unterscheidbar sind. Zur Virusvermehrung wurde Staupevirus in das Kulturmedium im Verhältnis von ungefähr 100 $TCID_{50}$ auf 1 ml gegeben. Nach 4-6 Tagen Incubation trat ein cytopathischer Effekt ein, das Medium wurde geerntet und zur Vaccine vorbereitet. Der Durchschnittstiter verschiedener Vaccine-Chargen betrug um 10^{-5} TCID (Gewebekultur infektiöse Dosis) pro Dosis. Bebrütung der Vaccine bei 37 °C für 14 Tage (gleichbedeutend für 1 Jahr im Kühlschrank) resultierte mit einem Titerverlust von 1 log. — Zur Prüfung des Titerverhältnisses der Vaccine gegenüber ihrer immunisierenden Fähigkeit wurden

7 Gruppen von je 4 empfänglichen Welpen verwendet. Gruppe 1 erhielt die reguläre Vaccinedosis (Titer von $10^{-5,6}$), die anderen Gruppen jeweils die 10fachen Vaccine-Verdünnungen. Nach 3 Wochen Test mit Challenge-Virus und 3 Kontrollen. Die Gruppen 1-6 zeigen keine Reaktion, nur in Gruppe 7 reagierten 2 Tiere nicht, 2 dagegen zeigten Temperaturanstieg, erholten sich aber. Die Kontrollen zeigten typische Staupe, 2 davon starben am 12. Tage post challenge. Bei Serum-Neutralisationsversuchen unter praktischen Verhältnissen lagen diese bei einer Serumverdünnung von 1 bis zu 100, was besagt, daß bei allen Hunden vollkommene Immunität erzeugt wurde. Um die Wirksamkeit und Sicherheit der Vaccine aufzuzeigen, wurden 4 Gruppen je 5 empfänglicher Hunde (9-16 Wochen alt) vacciniert und getestet. Challenge Ergebnisse: Nach 1, 3, 7 und 13 Tagen p.vacc., und 2 Kontrollen eingeschlossen, wurde mittels intracranialer Injektion mit dem Snyder-Hill-Stamm getestet. Die vaccinierten Tiere zeigten keine Reaktion, beide Kontrollen starben mit sichtbaren Staupeanzeichen. Die Vaccine schützte Welpen unmittelbar nach der Vaccination gegen Challenge-Virus. Staupeantikörper konnten innerhalb von 2 Wochen nachgewiesen werden.

W. Winkler. 6435.

4-64/10-0409 Schneider, L., Schönherr, W. und Uhlemann, J.; Karl-Marx-Stadt, Veterinäruntersuchungs- und Tiergesundheitsamt. **Aujeszkysche Krankheit bei Schweinen in einem Mastbetrieb.** Mh. Veterinärmed. **19** (1964) Nr. 3. S. 90-93.

Es wird über einen Ausbruch von Aujeszkyscher Krankheit in einem Schweinemastbetrieb berichtet und Klinik, pathologische Anatomie und Epizootiologie beschrieben. Es wird auf die Schwierigkeit der klinischen Diagnose hingewiesen und in Verdachtsfällen die histologische Untersuchung des Gehirns und der Tierversuch am Kaninchen gefordert. E. Benndorf. 6458.

4-64/10-0410 Saurat, P., Lautié, R. und Géral, F. La maladie d'Aujeszky en France. Mise en évidence d'un nouveau cas dans le Sud-Ouest. **(Die Aujeszkysche Krankheit in Frankreich. In Erscheinung getreten in einem neuen Fall im Südwesten.)** Rev. Méd. vétérin. [N.S.] **26(114)** (1963) Nr. 6. S. 401-411.

Es wird über einen Fall von Aujeszkyscher Krankheit bei einer Kuh in Südwest-Frankreich und in diesem Zusammenhang anhand der Literatur über Häufigkeit des Vorkommens dieser Virusinfektion in Frankreich in den letzten Dezennien, Epizootiologie und Virusreservoir berichtet.

E. Benndorf. 6458.

4-64/10-0411 Benndorf, E. und Hantschel, H.; Insel Riems, Friedrich-Loeffler-Inst. der Dtsch. Akad. der Landwirtsch.-Wiss. zu Berlin. **Zum Verhalten des Aujeszkyvirus bei verschiedenen Wasserstoffionenkonzentrationen.** Arch. exp. Veterinärmed. **17** (1963) Nr. 6. S. 1357-1362. — 1 Abb., 2 Tab., 23 Lit.

Auf Ferkelnierenkulturen gezüchtetes Aujeszkyvirus wurde 1, 2 und 24 Std. bei pH-Werten von 2 bis 14 bei Zimmertemperatur incubiert. Es erwies sich dabei im Bereich von pH 6-11 als stabil; d.h., bei 23 °C und einstündiger Einwirkung blieben mindestens 50% der Infektiosität erhalten.

H. Hantschel. 6458.

4-64/10-0412 Kojnok, J. und Surján, J.; Budapest, „Phylaxia" State Serum Inst. Investigations concerning the colostral immunity of pigs in the cases of the Aujeszky's disease. **(Untersuchungen über die Colostralimmunität der Schweine bei Fällen von Aujeszkyscher Krankheit.)** Acta veterin. [Beograd] **13** (1963) Nr. 2. S. 111-118.

Tragende Sauen, die zur Zeit des Gebärens neutralisierende Antikörper gegen Aujeszkyvirus im Blutserum haben, haben spezifische Antikörper auch

in Colostrum und Milch, die nach der Geburt auf die Ferkel übertragen werden. Auf diese Weise erwerben die Ferkel in den meisten Fällen eine passive Immunität, die 5 bis 7 Wochen anhält. Durch die aktive Immunisierung tragender Sauen lassen sich somit Saugferkel gegen eine Aujeszky-Infektion schützen.
E. Benndorf. 6458.

4-64/10-0413 Zuffa, A.; Nitra, Tschechoslow. Forschungsabt. von Bioveta. **Immunisierung gegen die Aujeszkysche Krankheit. I. Gewinnung des modifizierten Virus der Aujeszkyschen Krankheit.** Arch. exp. Veterinärmed. **17** (1963) Nr. 6. S. 1325-1344. – 15 Tab., 29 Lit.
Es wird über den Einfluß der Zusammensetzung des Kulturmediums auf die Virulenzminderung des Virus der Aujeszkyschen Krankheit im Verlauf von Serienpassagen über Hühnerembryonalzellen berichtet. Es wurde beobachtet, daß außer der Passagezahl des Virus auch die Kultivierungsmethode von ausschlaggebender Bedeutung für die Abschwächung der Virulenz war: Nach 200 Kulturpassagen in Gegenwart von Parker-Medium und weiteren 200 Kulturpassagen in Gegenwart von Earle-Medium erwies sich das Virus für Schafe und Kälber nach intramuskulärer Applikation als unschädlich, nach 400 Passagen in Gegenwart von Parker-Medium dagegen verursachte das Virus bei 50% der geimpften Schafe den Tod. Nach einmaliger Verabreichung des Virus an Schweine, Kälber und Schafe wurden niedrige Antikörpertiter gefunden, nach Revaccination dagegen sehr viel höhere.
A. Veckenstedt. 6458.

4-64/10-0414 Bazylev, P. M. und Tjul'panova, A. F. Ėmbriogidrookisaljuminievaja formolvakcina protiv bolezni aueski. **(Eivirus-Al[OH]$_3$-Formol-Vaccine gegen die Aujeszkysche Krankheit.)** Veterinarija, Moskva **40** (1963) Nr. 9. S. 22-23. – 1 Tab.
Nach Berichten aus der Praxis war die Wertigkeit der bisher vom VIEW hergestellten Aluminiumhydroxyd-Formol-Vaccine nicht ausreichend. Da ein an das Hühnerbrutei adaptierter Praxisstamm höhere Infektiositätstiter aufwies als das von Schafen (als Virusspender für die Vaccine) stammende Virus, wurden Versuchsvaccinen mit diesem Embryonenvirus hergestellt. In vergleichenden Untersuchungen wurden die Eivirusvaccine und die bisher hergestellte Schafvirusvaccine im Labor und in verseuchten Praxisbeständen an Saugferkeln, Schafen, Füchsen, Blaufüchsen und Nerzen geprüft. In den Versuchen schützte die Eivirus-Vaccine bei der Testinfektion Schafe zu 84-100%, Füchse zu 80-100%, Blaufüchse zu 70-85% und Nerze zu 70-100%. Die Versuche ergaben insgesamt eine höhere immunogene Wertigkeit der Eivirus-Vaccine. Es erfolgte eine zweimalige Impfung in Mengen von 1-3 ml je nach Tierart und Alter bei subcutaner oder i.m. Applikation. Die Immunität erreichte dabei 10-12 Tage nach der zweiten Impfung ihren Höhepunkt und hält ungefähr 5 Mon. an. In Schweinezuchten sollen alle Tiere einschl. der Sauen, mit Ausnahme der 15 Tage vor dem Abferkeln stehenden Sauen, geimpft werden.
K.-H. Pehl. 6458.

4-64/10-0415 Stojanov, D. P.; Sofia, Forsch.-Inst. für Epidemiol. und Mikrobiol. **Über die pathomorphologischen und histochemischen Veränderungen bei den zur Gewinnung von Pockendetritus verwendeten Kälbern.** Arch. exp. Veterinärmed. **17** (1963) Nr. 1. S. 1-9.
Gegenstand der Arbeit sind die pathohistologischen und einige histochemische Veränderungen in der Haut, in regionalen und anderen entfernten Lymphknoten sowie in parenchymatösen Organen nach experimenteller Pockeninfektion bei Kälbern. Die feingeweblichen Prozesse stehen im Rahmen der typischen Pockenveränderungen der Säugetiere (primäre Hyperplasie, sekundäre Nekrobiose und entzündliche Prozesse in der Epidermis). In den proliferierten Epithelzellen sind der Glykogengehalt und die Aktivität der alkalischen Phosphatase stark erhöht. Mit Beginn der degenerativen Prozesse verliert diese

Reaktion an Intensität und verschwindet schließlich völlig. In den hyperplastischen regionalen Lymphknoten ist eine gesteigerte Aktivität der alkalischen Phosphatase im lymphatischen Gewebe der Rinde, in der Umgebung der Lymphfollikel und der Sinus feststellbar. D. Urbaneck. 6463.

4-64/10-0416 Čenčev, I., Genov, I., Mateev, M. u.a. Proučvanija vŭrch šarkata po svinete u nas. **(Untersuchungen über die Schweinepocken in Bulgarien.)** Izvestija na Veterinarnija institut za zarazni i parazitni bolesti, Sofija 8 (1963) S. 141-146. – 4 Abb., 6 Lit.
Das Auftreten von Schweinepocken in zwei Betrieben wird beschrieben. Die Krankheit kommt im Frühjahr und Herbst zum Ausbruch, was nach Vff. mit einer Vergrößerung der Zahl der Saugferkel zusammenhängt. Das Virus wurde in Hühnerembryos isoliert; die Krankheit konnte durch das Virus der zweiten Passage reproduziert werden. NRB/ZSNTI. 6470.

4-64/10-0417 Steck, K.; Frankfurt/M., Paul-Ehrlich-Inst., Staatl. Anst. für Exp. Therapie; Georg-Speyer-Haus, Chemotherap. ent. Forsch.-Inst. **Tierexperimentelle Untersuchungen zur Herstellung antirabischer Gehirnimpfstoffe.** Mh. Tierheilkunde **15** (1963) Nr. 11. S. 291-301. – 4 Tab., 14 Lit.
In Versuchen mit Gehirn von Kaninchen, die mit dem Virus-fixe Stamm „Novi Sad" infiziert waren, über Inaktivierungsmethoden (Phenol, Merthiolat, Sagrotan, Methylenblau u.a.) konnten durch das Autolyseverfahren bei 37 °C und durch die Inaktivierung mit β-Propiolakton (4 °C) gute immunisierende Vaccinen erhalten werden. Durch eine Lyophilisierung werden solche Vaccinen im Vergleich zur Hempt-Vaccine (Behringwerke AG.) in ihrer Antigenität nicht bedeutend geschädigt, so daß eine Eignung zur Herstellung von Trockenimpfstoffen durchaus möglich erscheint. W. Wittmann. 6425.

4-64/10-0418 Železnik, Z. und Jung, M.; Ljubljana, Veterin. Zavod NR Slovenije. Izolacija i pokušaj determinacije dva soja virusa, koji vjerojatno pripadaju grupi bovinih enterovirusa. **(Über Isolierung und Differenzierungsversuch zweier vermutlich der Gruppe der bovinen Enteroviren angehörender Virusstämme.)** Veterin. Arh. [Zagreb] **33** (1963) Nr. 1/2. S. 20-26. – 5 Abb., 4 Tab., 9 Lit. Zus. in Engl., Dtsch.
Bei der Untersuchung von Analabstrichen von Kälbern wurden 2 cytopathogene Virusstämme isoliert, die embryonale Rindernierenzellen und Zellen der primären menschlichen Amnionhaut pathologisch veränderten. An Schweinenierenzellen und menschlichen HeLa-Zellen verursachten beide Stämme keinerlei Veränderungen. Die Art der Zellschädigung und die Chloroformresistenz der Stämme sprechen für deren Zugehörigkeit zur ECBO-Gruppe. Erste Versuche zur Klärung der Pathogenität erbrachten keine eindeutigen Ergebnisse. P. Schmidt. 6485.

4-64/10-0419 Bögel, K., Straub, O. C. und Dinter, Z.; Tübingen/N., Bundesforsch.-Anst. für Viruskrankh. der Tiere; Stockholm, Veterinärmed. Staatsinst.; Uppsala, Univ., Virol. Inst. **Das G-UP-Virus — ein Enterovirus des Rindes.** Zbl. Bakteriol., Parasitenkunde, Infektionskrankh. Hyg., I. Abt., Orig. **190** (1963) Nr. 1. S. 1-6. – 1 Abb., 2 Tab., 25 Lit.
An dem von Florent isolierten G-UP-Virusstamm 6976 wurde eine Bestimmung klassifikatorisch wichtiger Eigenschaften durchgeführt unter Berücksichtigung der Empfehlungen des Komitees für die Klassifizierung der Enteroviren des Menschen. Aus Vergleichsgründen wurden entsprechende Paralleluntersuchungen an MKS-, Rhino- und einem Rinderenterovirus vorgenommen. Das G-UP-Virus konnte aufgrund seiner Insensitivität gegen 5-jodo-desoxyuridin als RNS-Virus bestimmt werden. Die Sedimentationskonstante ließ sich im D_2O-H_2O Dichtegradienten mit 145 S ermitteln. Gegen Lipoidlösungsmittel war es resistent; ebenso gegenüber Trypsin. Von dem MKS- und dem Rhinovirus unterschied es sich durch seine Tenazität bei pH 5,2 und +37°C sowie

durch die Stabilisierung durch 1 M $MgCl_2$ bei + 50 °C. In Kälbernierenkulturen verursachte das G-UP-Virus einen enterovirus-ähnlichen cytopathogenen Effekt. Infektionsversuche an 6-16 Mon. alten Kälbern erbrachten den Nachweis einer mehrere Wochen anhaltenden Virusexkretion mit dem Kot. Im Präputialsekret gelang der Virusnachweis für 7 Tage p.i., im Nasensekret bis zum 4. Tag. In Kreuzneutralisationsversuchen konnten keine antigenen Beziehungen zu den Typen A, O und C des MKS-Virus sowie zu verschiedenen ECBO-Viren, dem VD-Virus und dem Rhinovirus aufgezeigt werden. Die mögliche ätiologische Bedeutung des G-UP-Virus bzw. der Enteroviren bei Affektionen der Schleimhäute des Genital-, Respirations- oder Digestionstraktes von Rindern wird diskutiert. E. Hahnefeld. 6485.

4-64/10-0420 Charton, A., Faye, P. und Lecoanet, J.: Alfort/Seine, École Nat. Vétérin., Inst. Nat. de la Rech. Agronomique. Entérite hémorragique infectieuse hivernale des bovins (Winter dysentery). **(Hämorrhagische infektiöse Winter-Enteritis der Rinder [Winter-Dysenterie].)** Recueil Méd. vétérin. **139** (1963) Nr. 10. S. 803-812. — 19 Lit. Zus. in Engl., Span.
Die Krankheit kann von den klassischen bakteriellen Enteritiden (E) und von E. auf Grundlage von Myxovirus, von Virus der Gruppe „Virus diarrhoea-mucosal disease", von Virus TPL gut unterschieden werden. Über die Rolle der Enteroviren ist dabei aber nichts bekannt. Im folgenden wird der Verlauf der Winter-Dysenterie in einer Milchviehherde beschrieben, wobei das Virus isoliert, kultiviert und weitergeimpft werden konnte. Die Krankheit ist in den USA, in Canada, Australien, England und Israel verbreitet. Sie erscheint plötzlich in der Herde und befällt in 3-4 Tagen den gesamten Bestand. Die Milchkühe erkranken schwer, die Kälber leicht. Die Mortalität liegt unter 1%, die Krankheitsdauer beträgt 5 bis 10 Tage, aber der Verlust an Milch ist groß und oft anhaltend. Die Temperatur steigt erst bis 40,5 °C. Bei Einsetzen des bisweilen schleimig-blutigen Durchfalls geht die Temperatur zur Norm zurück. Neben dem Durchfall zeigt sich manchmal Tränenfluß, Husten und Auswurf. Nasen- und Backenschleimhäute sind nicht angegriffen. Die Schleimhaut von Ileum und Jejunum ist katarrhalisch entzündet. Häufig wird bei der Winter-Dysenterie auch *Vibrio jejuni* gefunden. Es ist noch nicht geklärt, ob die Krankheit viralen oder bakteriellen (Vibrio) Ursprungs ist, oder ob beides zusammenwirken muß. Die Frage der Übertragung durch Zwischenträger ist noch nicht bewiesen. Als Behandlung wird zuerst, zur Schließung der Schlundrinne, 100 ml 1% Kupfersulfatlösung und dann sofort hinterher 360 g bis 480 g durch die Verdauungsschleimhaut nicht resorbierbares Sulfamid (Sulfathalidin oder Sulfaguanidin) in ½ l Wasser eingegeben. Damit wird der Durchfall auf 1 Tag beschränkt und das Absinken der Milchleistung abgekürzt. K. Preißler. 6485.

4-64/10-0421 Charton, A., Faye, P., Lecoanet, J., Desbrosse, H. und Le Layec, Cl.; Alfort/Seine, École Nat. Vétérin. Étude clinique et expérimentale d'une entérite hémorragique hivernale des bovins, associée à la présence, dans le tube digestif, d'un ultra-virus pathogène. **(Klinische und experimentelle Untersuchungen über eine hämorrhagische Winterenteritis der Rinder, die mit der Gegenwart eines pathogenen Ultravirus im Verdauungskanal verbunden ist.)** Recueil Méd. vétérin. **89** (1963) Nr. 11. S. 897-908. — Zus. in Engl., Span.
In einem Bestand von 22 Milchkühen wurde eine der Winter-Dysenterie der Angelsachsen deutlich verwandte Krankheit festgestellt und labormäßig und epizootologisch bearbeitet. Die Tiere wurden im Stall mit Auslauf in einen Birnengarten gehalten. Das Futter war reichlich, mit Kraftfutter in Form von Oelkuchen versehen. Im Auslauf konnten gefrorene Birnen aufgenommen werden. Ohne Temperatursteigerung stellte sich für 3-6 Tage ein nicht flüssiger Durchfall von bräunlicher Farbe, mit viel Schleim und einigen Blut-

spuren ohne Tenesmus ein. Am Atmungsapparat war bei keinem Tier etwas Krankhaftes festzustellen. Die Morgenmilchleistung aller Kühe sank von insgesamt 125 kg auf 85 kg. Eine Kuh starb am 3. Krankheitstag an einer Superinfektion mit Cl. welchii (Cl. perfringens Typ A). Die Krankheit griff nach Abheilung der Kühe auf die Jungtiere über, die außer Durchfall noch einen trockenen Husten zeigten. Aus Faeces kranker Rinder wurde das Virus gewonnen und auf Kälbernierenzellen und auf humane Zellen des Stammes KB überimpft, wonach sich ein cytopathogener Effekt einstellte. Die Zellen rundeten sich ab, lösten sich auf, die ganze Zellenfläche wurde zerstört. Besonders die cytopathogenen Eigenschaften eines Stammes 42 ähnelten denen der Enteroviren und werden weiter geprüft. Dieser Stamm 42 wurde intravenös zwei Färsen überimpft und erzeugte das typische Bild der spontanen hämorrhagischen Winter-Enteritis der Rinder. Bakterielle und alimentäre Faktoren haben also nur eine sekundäre Rolle beim Ausbruch dieser Krankheit gespielt. Von der „maladie muqueuse" wird diese Krankheit durch die Fieberfreiheit und das Fehlen von Erosionen der Schleimhäute abgegrenzt. Obwohl *Vibrio jejuni* nicht gefunden wurde, erinnert sie doch am meisten an die „winter-dysentery", bei der Vibrionen meist nur in der Darmschleimhaut und kaum in den Faeces gefunden werden. K. Preißler. 6485.

4-64/10-0422 Darbyshire, J. H. und Shanks, P. L.; Weybridge, Surrey, Centr. Veterin. Lab.; Bucksburn, Aberdeen, North of Scotland Coll. of Agric. The isolation of infectious bovine rhinotracheitis virus in Scotland. **(Isolierung des Virus der infektiösen Rhinotracheitis des Rindes in Schottland.)** Veterin. Rec. **75** (1963) Nr. 36. S. 897-899. — 2 Tab., 7 Lit.
Aus Conjunctivalabstrichen eines unter rhinitischen und conjunctivitischen Erscheinungen erkrankten Rindes und eines Kalbes wurde der IBR-Stamm Aberdeen isoliert. Das Virus war cytopathogen für Kälbernierenkulturen und führte zur Bildung von eosinophilen und amphophilen intranucleären Inclusionen. In Kreuzneutralisationsversuchen mit stammspezifischen Kaninchen-Antiseren ergaben sich enge antigenische Beziehungen des Stammes Aberdeen zum IBR-Stamm Oxford. Die Seren von 3 erkrankten Rindern wiesen vergleichbare Neutralisationstiter gegen beide Virusstämme auf. Neutralisierende IBR-Antikörper waren bei 7 von 11 gesunden Kontakt-Rindern bis zu Titern von 1:52 nachweisbar, während die Seren der übrigen Tiere keinen Neutralisationseffekt zeigten. E. Hahnefeld. 6485.

4-64/10-0423 Stevens, J. G. und Groman, N. B.; Seattle, Univ. of Washington, School of Med. Properties of infectious bovine rhinotracheitis virus in a quantitated virus-cell culture system. **(Eigenschaften des Virus der infektiösen Rhinotracheitis des Rindes unter quantitativen Bedingungen eines Virus-Zellkultur-Systems.)** Amer. J. veterin. Res. **24** (1963) Nr. 103. S. 1158 bis 1163. — 5 Abb., 23 Lit.
Für quantitative virologische Untersuchungen mit dem Erreger der infektiösen bovinen Rhinotracheitis (IBR) fand der Rindernieren-Zellstamm von Madin und Darby Verwendung. Die Generationszeit des Zellsystems bei 37 °C wurde mit 21-25 Std. bestimmt. Plaqueversuche mit diesem Zell-Virussystem wurden unter Verwendung der Färbetechnik nach Holland und McLaren durchgeführt. Die Resultate erwiesen sich als reproduzierbar. Zwischen Virusdosis und Plaquezahl bestand eine direkte Beziehung. Wenn das Agarmedium unmittelbar nach der Virusbeimpfung auf die Kulturen gegeben oder aber das Virus in den Overlay inkorporiert wurde, so blieb die Plaquebildung aus. Bei Prüfung der Thermosensitivität bei 37 °C wurde eine Halbwertzeit des Virus von ca. 10 Std. ermittelt. Untersuchungen über die Adsorptionskinetik ergaben eine höhere Adsorptionsrate bei kleinerem Inoculationsvolumen nach 40 Min. als bei größerem Inoculum trotz gleicher Viruskonzentration. Die Adsorptionskonstante ermittelten Vff. mit 3.7×10^{-9} ml/Min.

Damit übereinstimmend zeigten Einstufen-Vermehrungsexperimente eine Adsorption von 6 PFU pro Zelle nach 60 Min. Die Latenzperiode des IBR-Virus betrug in dem Rindernieren-Zellstamm 3 Std. Intracelluläres Virus nahm während der folgenden 7 Std. zu. Freies Virus dagegen wurde frühestens nach 4 Std. nachweisbar und erreichte nicht die Titerhöhe des zellgebundenen Virusanteils. Neutralisationsversuche mit IBR-Virus und Herpes- bzw. Pseudorabies-Antiserum verliefen negativ. 20% Aether inaktivierten bei 14-stündiger Exposition und 4°C 99,9% des IBR-Virus. E. Hahnefeld. 6485.

4-64/10-0424 Crane, C. S., Lukas, G. N. und Watkins, W. W.; Fresno, State of California, Livestock Pathol. Lab. Infectious bovine rhinotracheitis abortion in California beef cattle. **(Aborte bei kalifornischen Rindern nach Erkrankung an boviner Rhinotracheitis.)** J. Amer. veterin. med. Assoc. **144** (1964) Nr. 1. S. 13-18.

Gehäuftes Vorkommen von ungeklärten Aborten bei Rindern in Kalifornien geben zu intensiven Untersuchungen Anlaß, als deren Ergebnis sich herausstellte, daß in der Mehrzahl der Fälle eine Infektion mit dem bovinen Rhinotracheitisvirus als Ursache anzusehen ist. Als Hilfsursachen für hohe Verluste sind eine Colibacillose und Ernährungsstörungen von Bedeutung. Der Einsatz von Rhinotracheitisvirusvaccine nach Diagnosestellung bringt kaum eine Senkung der Abortrate. E. Benndorf. 6485.

4-64/10-0425 Dawson, P. S. und Darbyshire, J. H.; Weybridge, Centr. Veterin. Lab. The occurrence and distribution in the United Kingdom of antibodies to parainfluenza 3 and infectious bovine rhinotracheitis viruses in bovine sera. **(Das Vorkommen und die Verteilung von Antikörpern gegen das Virus der Parainfluenza 3 und der infektiösen Rhinotracheitis des Rindes bei Rindern im Vereinigten Königreich von England.)** Veterin. Rec. **76** (1964) Nr. 4. S. 111-115. — 6 Abb., 2 Tab., 18 Lit.

Die Untersuchungen wurden mit dem Parainfluenza-3 (PI 3)-Virus-Stamm SF 4 vom Rind und dem Virus-Stamm Oxford der infektiösen Rhinotracheitis des Rindes (IBR) durchgeführt. Die Bestimmung der Antikörper gegen PI 3-Virus erfolgte mit dem Hämagglutinations-Hemmungstest und gegen das IBR-Virus im Neutralisationstest. Es wurden 2000 Rinderseren auf ihren Antikörpergehalt gegen PI 3- und IBR-Virus getestet. 1672 Seren (= 86,3%) enthielten einen Antikörper-Titer von 1:32 und höher gegen PI 3-Virus. Es bestanden keine gesicherten Zusammenhänge zwischen den positiven Seren und ihrer geographischen Verteilung. Die Ergebnisse der Untersuchungen auf PI 3-Virus-Antikörper lassen eine weit verbreitete PI 3-Virusinfektion erkennen, die wahrscheinlich endemisch ist. 42 (= 2,1%) der 2000 untersuchten Rinderseren wiesen Antikörper gegen das Virus der IBR auf. Trotz der geographisch weiten Verbreitung scheint das IBR-Virus im Vergleich zum PI 3-Virus nur in geringem Maße vorzukommen. Der bei den einzelnen positiven Seren nachweisbare Antikörper-Titer war relativ niedrig. Nur bei 11 von den 42 positiven Seren war der Antikörper-Titer höher als 1:32. Bei 27 Seren betrug der Titer weniger als 1:8. E. Kunter. 6485.

4-64/10-0426 Bögel, K. und Liebelt, J.; Tübingen, Bundesforsch.-Anst. für Viruskrankh. der Tiere; Aulendorf, Staatl. Tierärztl. Untersuchungsamt. **Ein Parainfluenza-3-Lebendimpfstoff für Rinder.** Zbl. Bakteriol., Parasitenkunde, Infektionskrankh. Hyg., I. Abt., Orig. **190** (1963) Nr. 3. S. 322-333. — 1 Abb., 2 Tab., 15 Lit.

Es wird über die Entwicklung einer Parainfluenza (PI)-3-Lebendvaccine und ihre Prüfung an Kälbern mit unterschiedlichem Immunitätsstatus berichtet. Als Ausgangsmaterial diente Kulturvirus der 92. und 93. Kälbernierenkulturpassage, das zur Ausschaltung von PPLO- und L-Formen entsprechende Dosen

Tetracyclin sowie zur Stabilisierung 10 Teile 1 M Tris-Puffer pH 7,5 auf 90 Teile Virussuspension enthielt. Der Impfstoff wurde bei −20°C gelagert, nach dem Auftauen jedoch kurzfristig verimpft. Der Impfstoff, der intranasal oder intramuskulär appliziert wurde, erwies sich an über 600 Kälbern als unschädlich. Die Wirksamkeit des Lebendimpfstoffes wurde anhand des Verhaltens der hämagglutinationshemmenden Antikörper und nach dem Haften der Impfinfektion auf der Nasenschleimhaut beurteilt. Von 135 prävaccinal nicht aktiv immunen Tieren zeigten 52 einen Antikörperanstieg von $2^{-2,4}$ auf $2^{-4,4}$ im Mittel 3 Wochen nach der Impfung. Bei Tieren mit prävaccinalen mittleren Titern von $2^{-4,64}$ war der Impfeffekt serologisch nicht meßbar. Auch die Existenz materner Antikörper beeinflußte die Produktion von Serumantikörpern eindeutig. Bei prävaccinal aktiv immunen Kälbern ergab sich besonders nach intranasaler plus intramuskulärer Anwendung der Vaccine ein stimulierender Effekt. Nach der Impfung kam es in der Regel zu einer lokalen Immunität der Nasenschleimhäute. Reinfektionen waren dann serologisch festzustellen, ohne daß dabei Virus im Nasensekret nachweisbar wurde. Von Jungtieren, die vor der Vaccination noch nicht immun waren, schieden 77% das Impfvirus mit dem Nasensekret aus.

E. Hahnefeld. 6485.

4-64/10-0427 Jenney, E. W. und Mott, L. O.; Ames, Iowa, U.S. Dep. of Agric., A.R.S. Serologic studies with the virus of vesicular stomatitis. II. Typing of vesicular stomatitis convalescent serum by direct complement fixation. **(Serologische Studien mit dem Virus der Stomatitis vesicularis. 2. Mitt. Typisierung des Rekonvaleszentenserums der Stomatitis vesicularis durch die direkte Komplementbindung.)** Amer. J. veterin. Res. 24 (1963) Nr. 101. S. 874 bis 879. — 3 Tab.

Bislang diente zur Identifizierung eines unbekannten Virustyps der Stomatitis vesicularis die Komplementbindungsreaktion (KBR), mit der durch ein bekanntes Antiserum das unbekannte Virus bestimmt wurde. In vorliegender Arbeit berichten Vff. über eine diagnostische Methode, die dann Anwendung finden kann, wenn das Bläschenepithel der erkrankten Tiere für die KBR nicht mehr brauchbar ist. Dabei werden mit dem Antigen eines bekannten Virustyps die Antikörper in dem zu untersuchenden Rekonvaleszentenserum bestimmt. Dadurch, daß die Antikörper erst nach einer bestimmten Zeit im Serum erscheinen und nur für eine gewisse Zeit einen bestimmbaren Wert besitzen, ist dieser Test zeitlich begrenzt. Nach dem Grad der KBR wurde zwischen typenspezifischen, typenverdächtigen, spezifisch für die Stomatitis vesicularis, unspezifischen und negativen Seren unterschieden. Typenspezifische und verdächtigte Reaktionen wurden zwei Wochen p.i. bei 70% der infizierten Rinder und 50% der infizierten Pferde beobachtet. Nach 2 Mon. steigen diese Werte bei Rinderseren auf 85% und bei Pferdeseren auf 100% an. Nichtinfizierte Kontrollen gaben bei Rindern in 96% und bei Pferden in 100% der Fälle eine negative Reaktion.

H. Bergmann. 6485.

4-64/10-0428 Straver, P. J., Bekkum, J. G. van und Claessens, A.M.J.M.; Amsterdam, Centr. Diergeneeskundig Inst. Enkele recent onderkende virusinfecties van de Niederlandse rundveestapel. I. **(Einige kürzlich aufgedeckte Virusinfektionen bei den Rindern in den Niederlanden. 1. Mitt.)** Tijdschr. Diergeneeskunde 89 (1964) Nr. 6. S. 331-352. — 3 Abb., 3 Tab., 41 Lit. Zus. in Engl., Franz., Span., Dtsch.

Seit langem vermutete man in den Niederlanden das Vorkommen einiger Virusinfektionen, die zuerst bei Rindern in den USA aufgetreten und dort beschrieben worden sind. Vff. gelang es nun, die Virus-Diarrhoe (Mucosal-Disease-Komplex) virologisch, serologisch, pathologisch-anatomisch und klinisch unter den Rinderbeständen Hollands festzustellen. In den letzten

5 Jahren wurden über 50 Seuchenausbrüche registriert, wobei zunächst Verdacht auf MKS bestand. Am häufigsten erkrankten Jungrinder und oft nur einzelne Tiere. Auffallend war, daß mehr als die Hälfte dieser Rinder zuvor transportiert worden war. Von 100 Schlachtrindern wiesen 80 neutralisierende Antikörper auf und von 50 Schlachtkälbern 8 Tiere. Auch in Zuchtbetrieben, wo die Krankheit bislang nicht diagnostiziert worden war, fiel die serologische Untersuchung positiv aus. Von den 3 isolierten Virusstämmen wurden 2 näher untersucht und mit dem Oregon-Stamm verglichen. Jene 2 Stämme zeigten einen cytopathogenen Effekt. Der Übertragungsversuch zum Virusnachweis war der Gewebekultur überlegen. W. Kuhlmann. 6485.

4-64/10-0429 Charton, A., Faye, P., Lecoanet, J., Parodi, A. und Le Layec, Cl.; Alfort, École Nat. Vétérin. Étude expérimentale d'une „maladie muqueuse" bovine. 1. Reproduction expérimentale de la maladie en série. **(Experimentelle Untersuchungen über die „Schleimhauterkrankung des Rindes". 1. Mitt. Künstliche Übertragung der Krankheit.)** Bull. Acad. vétérin. France [N.S.] **36** (1963) Nr. 7. S. 293-301. — 4 Abb.

Von einem notgeschlachteten Jungrind, das an einer Erkrankung aus dem Virusenteritis-Mucosal Disease-Komplex gelitten hatte, wurden Teile von der Zungenschleimhaut und der Milz, Lymphknoten und die Thyreoidea entnommen und nach entsprechender Vorbehandlung an 2 Jungrinder intravenös und intraperitonaeal verimpft. Beim ersten Fieberanstieg wurden von diesen Jungrindern 50 ml Blut auf weitere Tiere übertragen und wiederum nach Auftreten von Fieber bei diesen insgesamt noch 4 Passagen vorgenommen. Die Krankheit trat bei den Versuchsrindern in erheblich milderer Form als bei der natürlichen Infektion auf. Typisch waren zwei Fieberanstiege am 6.-7. und 8.-10. Tage. Am 15.-16. Tag war die Temperatur wieder zurückgegangen. In mäßigem Umfang kam schleimiger Durchfall vor. Einer geringgradigen Leukopenie folgte eine starke Leukocytose (30000 L.) mit bis zu 20% jugendlichen Lymphocyten. Das Allgemeinbefinden der Tiere verschlechterte sich nur während des zweiten Fieberanstiegs. 2 Jungrinder wurden geschlachtet, die übrigen heilten aus. Bei der Zerlegung lagen Veränderungen der Nasen- und Maulschleimhaut, der Zunge, des Schlundes und des Colons vor. Die meisten Lymphknoten waren vergrößert und ödematös. Auf Grund des Verlaufes, der klinischen Erscheinungen und des Zerlegungsbefundes sowie der mit großer Sorgfalt durchgeführten Übertragung wird mit Sicherheit angenommen, daß es sich bei dem Erreger um ein Virus aus dem Virusenteritis-Mucosal Disease-Komplex handelt. A. Meyer. 6485.

4-64/10-0430 Charton, A., Faye, P., Lecoanet, J. und Le Layec, Cl.; Alfort, École Nat. Vétérin. Étude expérimentale d'une „maladie muqueuse" bovine. II. Reproduction expérimentale par inoculation en retour au bovin de virus de culture. **(Experimentelle Untersuchungen über die „Schleimhauterkrankung des Rindes". 2. Mitt. Rückübertragung des Erregers auf das Rind mit Viruskulturen.)** Bull. Acad. vétérin. France [N.S.] **36** (1963) Nr. 7. S. 303-309. — 2 Abb., 1 Tab. 1. Mitt. vgl. vorst. Ref.

Von einem natürlich erkrankten und einem künstlich infizierten Jungrind wurde Material entnommen, zerkleinert, mit Antibiotica behandelt und mehrmals zentrifugiert. Die bakteriol. Untersuchung des Zentrifugates war negativ. Die Züchtung und Passage des Erregers in Nierenzellkulturen vom Rind gelang vor allem mit Material aus der Milz und den Tonsillen. Mit diesen Viruskulturen wurden 2 Rinder infiziert (20 ml i.v.). Vom 3.-4. Tag danach zeigten sich Verminderung der Lebhaftigkeit und Störungen des Verdauungsapparates mit Speicheln, unregelmäßiger Futteraufnahme und schleimigem, z. T. blutigem Kot. Die Tiere nahmen in der nächsten Woche 30-50 kg ab. Am 6.-7. Tag trat bei beiden Rindern Fieber auf, verbunden mit einer Leukopenie, der eine starke Vermehrung der Leukocyten auf 18000-19000 folgte. Der Anteil der Lymphocyten ging anfangs zurück, während der Prozentgehalt an jugendlichen Lymphocyten anstieg. Bei beiden Versuchstieren waren Erosionen in der Backenschleimhaut vorhanden. Die Krankheit war nach 14tägiger Dauer abgeheilt. Eine Schlachtung der Tiere unterblieb, da noch serologische und immunologische Untersuchungen durchgeführt werden sollten. Es wird aber aus diesen klinischen Erscheinungen geschlossen, daß auch im Digestionsapparat Veränderungen vorgelegen haben. Damit ist die Züchtung des Virus der Schleimhauterkrankung und seine Rückübertragung auf das Rind gelungen. A. Meyer. 6485.

4-64/10-0431 Mayr, A.; Tübingen/N., Bundesforsch.-Anst. für Viruskrankh. der Tiere. **Virusinfektionen bei Kälbern.** Tierärztl. Umschau **18** (1963) Nr. 1. S. 16-19. — 9 Lit.

In dem auf neuesten experimentellen Studien basierenden Artikel werden eingangs die Besonderheiten der Epidemiologie, Pathogenese und der Immunologie viraler Kälberinfektionen abgehandelt. Unter den bisher isolierten Erregern finden die Viren besondere Berücksichtigung, die namentlich im süddeutschen Raum eine Rolle bei Kälber-Virusinfektionen spielen: die ECBO-, Parainfluenza-3- und Rhinoviren sowie die Miyagawanellen. Hinsichtlich der Immunoprophylaxe bei Parainfluenza-3-Infektionen wird auf die von Bögel entwickelte Lebendvaccine verwiesen.

E. Hahnefeld. 6485.

4-64/10-0432 Bögel, K. und Liebelt, J.; Tübingen, Bundesforsch.-Anst. für Viruskrankh. der Tiere; Aulendorf, Staatl. Tierärztl. Untersuchungsamt. **Über die passive und aktive Immunität des Kalbes gegenüber dem Parainfluenza-3-Virus.** Mh. Tierheilkunde **15** (1963) Nr. 8. S. 191-199. — 4 Tab., 7 Lit.

Im Rahmen von Feldversuchen zur Erprobung eines Parainfluenza-Lebendimpfstoffes wurden Ermittlungen über den Immunstatus der Versuchs-Rinderbestände angestellt. Hierbei stützten sich Vff. auf die Virusausscheidung der Probanden nach parenteraler Applikation des abgeschwächten Virusmaterials sowie auf das Verhalten der hämagglutinationshemmenden Antikörper vor und nach der Behandlung. In 3 von 6 untersuchten Beständen fanden sich Virusausscheider nur bis zu einer bestimmten Altersgrenze, die als „Durchseuchungsgrenze" bezeichnet wird. Tiere oberhalb des Grenzalters wiesen bereits vor der Impfung mit Lebendvaccine Serumantikörper auf, die nach der Behandlung einen Anstieg im Sinne eines booster effects erkennen ließen. Jüngere Tiere dagegen hatten keine Antikörper-Titeranstiege. Die bereits prävaccinal vorhandenen Werte gingen mit zunehmendem Alter bis zu 5-6 Mon. vielmehr zurück und werden daher auf materne Provenienz zurückgeführt. Ferner erwiesen sich jüngere Tiere als voll empfänglich für das verabfolgte Virus. Es kam hier in 77,7% zur Virusexkretion über die Nasenschleimhaut, bei den älteren Tieren dagegen in keinem Falle. Aufgrund dieser Feststellungen kommen Vff. zu dem Schluß, daß eine passive Immunisierung von Kälbern mit Immun- bzw. Rekonvaleszentenserum von geringem Effekt sein muß. Demgegenüber spielt die Entwicklung einer lokalen Immunität der Schleimhäute bei der Parainfluenza-Virusinfektion eine wesentliche Rolle, die bei der Entwicklung von Lebendimpfstoffen in Rechnung zu ziehen ist. E. Hahnefeld. 6485.

4-64/10-0433 Hetrick, F. M., Chang, S. C., Byrne, R. J. und Hansen, P. A.; College Park, Univ. of Maryland. The combined effect of Pasteurella multocida and Myxovirus parainfluenza-3 upon calves. **(Die kombinierte Wirkung von Pasteurella multocida und Myxovirus parainfluenza-3 auf Kälber.)** Amer. J. veterin. Res. **24** (1963) Nr. 102. S. 939-947. — 4 Abb., 6 Tab., 16 Lit. Zus. in Interlingua.

Bei einer Gruppe Kälber, die mit einem bovinen Stamm von *Myxovirus parainfluenza-3* (Stamm SF-4) und 48 Std. später mit *Pasteurella multocida* infiziert wurden, entwickelte sich eine fieberhafte Reaktion und eine Erkrankung der Atmungsorgane von unterschiedlicher Stärke, wobei das Fieber etwa 2-3 Tage nach der zweiten Infektion auftrat. Eine andere Gruppe Kälber, die mit den gleichen Erregern in umgekehrter Reihenfolge infiziert wurde, reagierte ähnlich, jedoch traten Fieber und Krankheitserscheinungen nicht vor dem 11. Tag nach Infektion mit den Pasteurellen auf. In einer weiteren Gruppe, die gleichzeitig mit beiden Erregern infiziert wurde, entwickelte sich nur eine geringe fieberhafte Reaktion ohne Erkrankung. Sämtliche Gruppen, die nur mit einem der beiden Erreger infiziert worden waren, blieben normal. Von den Kälbern, die mit beiden Erregern infiziert worden waren, wurde sowohl *P. multocida* als auch *Myxovirus parainfluenza-3* Stamm SF-4 isoliert, und zwar oft gleichzeitig. Die serologischen Untersuchungen zeigten unterschiedliche Grade von Antikörperbildung gegen die Erreger, mit denen die betreffenden Kälber infiziert worden waren. Die Befunde werden diskutiert. Die Frage, ob die beiden Erreger für einen Teil der natürlich auftretenden Fälle von shipping fever verantwortlich zu machen sind, kann nicht sicher beantwortet werden; einige Beobachtungen sprechen jedoch dafür.

W. Wittig. 6485.

4-64/10-0434 Padgett, Billie L., Wright, Margaret J., Jayne, Anne und Walker, Duard L.; Madison, Univ. of Wisconsin. Electron microscopic structure of myxoma virus and some reactivable derivatives. **(Elektronenmikroskopische Struktur des Myxom-Virus und einiger seiner reaktivierbaren Derivate.)** J. Bacteriol. 87 (1964) Nr. 2. S. 454-460.

Das Virus wurde in Kaninchennierenzellen gezüchtet, durch Ultraschall befreit und in der Zentrifuge gereinigt. Eine reversible Inaktivierung wurde durch folgende Verfahren erreicht: 1.) Durch Erhitzung auf 65 °C für 12 Min. im Medium 199 + 10% Kalbsserum. 2.) Durch Aufnehmen von ultrazentrifugierten Myxom-Pellets in 1% Natriumdodecylsulfat + 0,001 M Aethylendiamintetraessigsäure (EDTA) bei pH 10,2 und Erwärmung auf 60 °C für 2 Min. 3.) Durch Behandlung von Myxom-Pellets mit 8 M Harnstoff + 0,001 M EDTA bei pH 10,2 und Erwärmung auf 37 °C für 2 Std. und 4.) durch Ausschütteln mit Aether für 30 Min. Der restliche Aether in der wäßrigen Phase wurde mit Stickstoff beseitigt. Das intakte Virus war im Elektronenmikroskop nach Negativkontrastierung mit PWS dem Vaccine-Virus sehr ähnlich. Man sah 2 Typen: 1.) ein mehr oder minder abgerundetes Rechteck, das mit Tubuli umwickelt war und manchmal einen dichten, zentralen Bezirk und eine eng anliegende Membran zeigte, und 2.) in etwa 10% der Partikel ein hohles, abgerundetes Rechteck mit gewelltem Rand und einer Außenzone von 15 mμ Breite mit parallelen Projektionen von 4 mμ Ø. Der Typ 1 war 250-330 (296) × 218-293 (254) mμ, der Typ 2 285-355 (325) × 245-328 (278) mμ groß. Die Breite der Tubuli betrug 12-14 mμ. Die hitzeinaktivierten Partikel waren elektronenmikroskopisch kaum verändert, das chemisch inaktivierte Virus hatte eine verwaschene Struktur und lag meist in Aggregaten zusammen. Mit Aether behandelte Viren waren im Elmi nicht darzustellen, obwohl sie reaktivierbar waren. Die reversible Inaktivierung betrifft das Virusprotein (Joklik, vgl. Biochim. biophysica Acta [Amsterdam] **61** [1962] S. 290.; Bawden u. Pirie, vgl. Biochem. J. **34** [1940] S. 1278.).

W. Vetterlein. 6485.

4-64/10-0435 Berthelon, M. und Royal, L. Les avortements par ultravirus, chez la jument. **(Die bei der Stute durch Virus hervorgerufenen Aborte.)** Rev. Méd. vétérin. [N.S.] **26(114)** (1963) Nr. 4. S. 241-261.

In einem Übersichtsreferat analysieren Vff. den gegenwärtigen Stand des Wissens über den Virusabort der Stuten. Sie kommen zu der Ansicht, daß

die Trächtigkeitsunterbrechung nur eine Begleiterscheinung der allgemeinen Infektion mit dem Rhinopneumonitis- oder dem Arteritis-Virus der Pferde ist und dadurch zustande kommt, daß das Virus, bedingt durch die große Permeabilität der Placenta, die Frucht infiziert und zum Absterben bringt.
E. Benndorf. 6485.

4-64/10-0436 Kaji, Takashi. Epizootiological investigation of equine rhinopneumonitis by complement fixation test. II. Pattern of antibody response and accumulation of infection in horses observed consecutively four times. **(Epizootiologische Untersuchungen der Rhinopneumonie der Pferde mit Hilfe der Komplementbindungsreaktion. 2. Mitt. Die Form der Antikörperreaktion und der Akkumulation der Infektion bei Pferden im Verlaufe von 4 aufeinanderfolgenden Untersuchungen.)** Nat. Inst. Animal Health Quart. [Tokyo] **3** (1963) Nr. 2. S. 64-70. – Orig.: engl. 1. Mitt. vgl. 4-64/03-0404.
Periodische Untersuchungen mit Hilfe der Komplementbindungsreaktion in bestimmten Zonen bzw. Ställen eines mit Rhinopneumonie verseuchten Gebietes Japans ergaben, daß die Verteilung der positiven Reagenten dieselbe war wie in der gesamten Pferdepopulation des Gebietes, und daß es aufgrund besonderer Bedingungen, wie spezielle topographische Verhältnisse, Verkehr usw., nicht zu einer Kumulierung des Infektionsgeschehens kam. Es wird daraus gefolgert, daß das Virus verhältnismäßig dicht über das ganze Gebiet verbreitet ist, und daß sich daraus das konstante Steigen und Fallen der Antikörperspiegel erklärt. E. Benndorf. 6485.

4-64/10-0437 Eernstman, T.; Wageningen, Centrum voor Landbouwpublikaties en Landbouwdocumentatie. De invloed van het micro- en het macroklimaat en van isoleringsmaatregelen op het optreden van enzoötische of viruspneumonie bij varkens. Een kritisch literatuuroverzicht. III. **(Der Einfluß des Mikro- und Makroklimas auf das Auftreten von enzootischer oder Viruspneumonie bei Schweinen. Eine kritische Literaturübersicht. 3. Mitt.)** Tijdschr. Diergeneeskunde **88** (1963) Nr. 21. S. 1344-1365. – 2 Tab., 51 Lit. Zus. in Engl., Franz., Ital., Dtsch. 2. Mitt. vgl. LZ. Abt. IV **8** (1963) Nr. 5. S. 1043.
Vf. bespricht an Hand der Literatur den Einfluß der Luftfeuchtigkeit auf das Auftreten der enzootischen Pneumonie bei Schweinen in Zusammenwirkung mit der Temperatur und der Luftgeschwindigkeit. Der Einfluß verschiedener Kombinationen von Luftfeuchtigkeit und Temperatur wird besonders diskutiert. W. Wittig. 6485.

4-64/10-0438 Guillon, J. C., Renault, L. und Legoy, M.; Juvisy-sur-Orge, Seine-et-Oise, Soc. Sanders, Lab. de Diagnostic et de Rech. Vétérin. Rhinite à inclusions chez le porc en France. **(Rhinitis mit Einschlüssen bei Schweinen in Frankreich.)** Recueil Méd. vétérin. **139** (1963) Nr. 10. S. 813-817. – 2 Abb., 5 Lit. Zus. in Engl., Span.
Das Vorkommen von intranucleären Einschlüssen in den Drüsenzellen der Nasenschleimhaut ist in den USA, in Canada und Deutschland schon festgestellt worden. Die Vff. haben anläßlich einer Enzootie respiratorischer Erkrankungen in Schweinebeständen, die mit akuter Rhinitis und Conjunctivitis begannen und mit Lungensymptomen endeten, Schleimhaut von Nasenöffnungen und -muscheln entnommen. Bei allen Schweinen konnten voluminöse intranucleäre Einschlüsse in den Drüsenzellen des Chorion sichtbar gemacht werden. Die Einschlüsse liegen ausschließlich in den Drüsen-Acini. Die betreffenden Zellen erscheinen hypertrophiert bis auf 46 μ, gegenüber 15 μ normal. Der Kern selbst ist bis auf 22 μ vergrößert. Nach einfacher Hämalaun-Eosin-Färbung färben sich die Einschlüsse rosa-violett. Die Einschlüsse sind in der Mucosa der Nasenmuscheln zahlreicher. In anderen Organen wie Gehirn, Conjunctiva, Tränendrüsen, Speicheldrüsen, Niere usw. wurden trotz der bedeutsamen Lungenaffektionen keine Einschlüsse gefunden.

Die Einschlüsse erinnern an die von Adeno-Viren verursachten. Es wird vermutet, daß die Rhinitis mit Einschlüssen und die Viruspneumonie zwei Stadien derselben Krankheit sind. K. Preißler. 6485.

4-64/10-0439 McQueen, James L. und Davenport, Fred M.; Ann Arbor, Univ. of Michigan, School of Public Health. Experimental influenza in sheep. **(Experimentelle Influenza bei Schafen.)** Proc. Soc. Exp. Biol. Med. **112** (1963) Nr. 4. S. 1004-1006.
Auf Grund der Mitteilungen ungarischer Autoren (Romvary, Takatsy, Barb und Farkas; vgl. Nature [London] **193** [1962] S. 907.) über die Isolierung eines Asia (A_2)-Influenzavirus von Schafen versuchten die Vff. die experimentelle Übertragung verschiedener Influenzastämme durch intratracheale Applikation auf Merino- und Suffolk-Lämmer im Alter von 6 bis 10 Wochen. Vornehmlich fanden die Stämme A/PR-8, A/Borzsony/111/60 und A/Swine/Wis. Verwendung. Während sich bei zwei 10 Wochen alten Merinoschafen eine leichte febrile Reaktion, aber ohne respiratorische Symptome, einstellte, blieben alle anderen Schafe symptomlos. Versuche, 48 und 72 Std. post inoculationem das Virus aus der Nasenwaschflüssigkeit zu reisolieren, blieben erfolglos. Dagegen resultierten bei der serologischen Prüfung Antikörperanstiege im Blut aus ein- und zweimalig mit dem homologen Virus behandelten Schafen. In einem Falle war auch ein Anstieg gegenüber einem heterologen Stamm (PR-8 ↔ A/Swine/Wis.) nachweisbar. Die erzielten Antikörpertiter weisen auf die Möglichkeit hin, Lämmer für die Großproduktion von Anti-Influenza-Typen-Seren zu verwenden.
K. H. Pehl. 6485.

4-64/10-0440 Salenstedt, C. R.; Stockholm, School of Med., Caroline Inst. Studies on the virus of Hepatitis contagiosa canis (HCC). III. The viraemic phase of HCC virus infection in guinea pigs. **(Untersuchungen über das Virus der Hepatitis contagiosa canis [HCC]. 3. Mitt. Die virämische Phase einer HCC-Virus-Infektion bei Meerschweinchen.)** Acta veterin. scand. **4** (1963) Nr. 4. S. 356-370. 6485.

4-64/10-0441 Salenstedt, C. R.; Stockholm, School of Med., Caroline Inst. Studies on the virus of Hepatitis contagiosa canis (HCC). IV. The pathogenesis of Hepatitis contagiosa canis in dogs. **(Untersuchungen über das Virus der Hepatitis contagiosa canis [HCC]. 4. Mitt. Die Pathogenesis von Hepatitis contagiosa canis bei Hunden.)** Acta veterin. scand. **4** (1963) Nr. 4. S. 371-383. — 3. Mitt. vgl. vorst. Titel. 6485.

4-64/10-0442 Salenstedt, C. R.; Stockholm, School of Med., Caroline Inst. Studies on the virus of Hepatitis contagiosa canis (HCC). V. A study with the aid of fluorescent antibodies on some features of HCC virus infection in the dog and guinea pig. **(Untersuchungen über das Virus der Hepatitis contagiosa canis [HCC]. 5. Mitt. Eine Untersuchung über einige Wesenszüge der HCC-Virus-Infektion beim Hund und beim Meerschweinchen mit Hilfe fluoreszenter Antikörper.)** Acta veterin. scand. **4** (1963) Nr. 4. S. 384-394. — 4. Mitt. vgl. vorst. Titel. 6485.

XII. TUBERKULOSE UND IHRE BEKÄMPFUNG

4-64/10-0443 Clayette, M. J. Note sur le problème de la tuberculose bovine. **(Bemerkung über das Problem der Rindertuberkulose.)** Bull. mens. Soc. vétérin. prat. France **47** (1963) Nr. 10. S. 429-431.
Vf. meint, daß es utopisch erscheine, die Rinder zeitlebens vom Kontakt mit dem Tbc-Bakterium fernzuhalten. Besonders in Gebieten mit Winterstallhaltung sei das unmöglich. Die Tuberkulinisierung sei zwar wirksam, aber teuer. Die in den Schlachthöfen häufig genug festgestellten Irrtümer hätten aber schon zu Beschwerden der Interessenten geführt. Beim Ankauf negativ-

reagierender Kühe reagierten diese nach Einstellung in amtlich kontrollierte Tbc-freie Abmelkställe nach 4-8 Wochen positiv. Sie wurden nach Absinken der Milchleistung geschlachtet. Der Schlachtbefund zeigte zu über 50% einen oder mehrere verkalkte oder käsig-verkalkte Lymphknoten oder gleichartige Knoten in der Lunge, also anscheinend alte Veränderungen, die längst die Reaktion hätten ändern müssen. 20% waren lt. Schlachtprotokoll frei von Tbc, 5% zeigten eine frische Primärinfektion. Die Primärinfektion gibt eine starke Tuberkulinreaktion. Bei verkalkten Herden nimmt Vf. an, daß die Tbc-Bakterien in eine Bindegewebs-Kalk-Schale eingeschlossen seien und die Antigene nicht diffundieren könnten. So reagierten nach Bildung der Verkalkung positive Tiere später nicht mehr, ohne jedoch anergisch geworden zu sein. Bei den Reagenten ohne jeden Tbc-Schlachtbefund wurde oft Distomatose festgestellt. Vf. diskutiert, daß nach Marseille gebrachte Milchkühe durch Veränderung der Umwelt, Aufstallung, Zusammentreffen mit vielen anderen Kühen, ungenügende Desinfektion der Ställe und Geräte sich infizieren und infolge eines Primärherdes schnell positiv reagieren konnten. Bei Tieren mit verkalkten Herden, die erst nicht reagierten, wird eine Entkalkung durch forcierte Milchleistung und damit Diffusion der Antigene und positive Reaktion vermutet. Die Züchter behaupten, daß nach Umstellung auf die Weide auch mehr positive Tbc-Reaktionen zu erwarten sind. K. Preißler. 6513.

4-64/10-0444 Simintzis, G. · Tuberculose bovine évolutivé à bacilles de Koch de type humain. **(Tuberkulose des Rindes, verursacht durch den Typus humanus des Kochschen Bacillus.)** Bull. Soc. Sci. vétérin. Méd. comparée Lyon **65** (1963) Nr. 3. S. 167-177.
Früher war man der Meinung, daß der Typus bovinus der Tuberkelbakterien spezifisch für Wiederkäuer, insbesondere Rinder, ist. Zahlreiche Arbeiten haben den Beweis erbracht, daß dieser Typ auch für den Menschen pathogen ist. In Frankreich sind 1,3% der Lungentuberkulose auf den Typus bovinus zurückzuführen, in den angelsächsischen, skandinavischen und deutschen Gebieten 2,6% der Lungentuberkulose und 16,5% der extrapulmonalen Formen. Menschen mit einer bovinen Tuberkulose können Rinder infizieren. Früher war man der Meinung, daß der Typus humanus nicht pathogen für das Rind ist. Während der Typus humanus bei Rindern nur abortive Veränderungen hervorruft, verursacht er bei Ziegen eine schwere tuberkulöse Erkrankung. Die Unterscheidungsmerkmale beider Typen werden ausführlich geschildert. Vf. hat eine Infektion eines Rindes mit dem Typus humanus beobachtet, der bei diesem Tier eine schwere verkäsende und verkalkende Pneumonie mit erheblicher Hyperplasie der Mediastinallymphknoten hervorgerufen hat. Es wird für notwendig erachtet, die Tuberkulose des Rindes schärfer darauf zu überprüfen, ob sie durch den Typus humanus verursacht worden ist. E. Tempel. 6513.

4-64/10-0445 Berthelon, M., Royal, L. und Rampin, D. Tuberculose expérimentale du foetus de brebis. **(Experimentelle Tuberkulose des Schaffetus.)** Rev. Méd. vétérin. [N.S.] **26(114)** (1963) Nr. 11. S. 737-742. – 3 Lit. Zus. in Engl., Ital.
Nach Laparotomie gesunder tragender Mutterschafe wird *Mycobact. tuberculosae*, Typus bovinus, in Feten oder in das Amnionwasser injiziert. Bei den Mutterschafen wird dadurch eine Metritis tuberculosa caseosa hervorgerufen. Einige Wochen p.inf. reagieren die Muttertiere tuberkulinpositiv (Intradermotuberkulinprobe). Beim Schlachten werden außer der Metritis tuberculosa auch in den Lymphknoten spezifische Veränderungen nachgewiesen. Die Placenta ist also in umgekehrter Richtung für die Erreger der Tuberkulose durchlässig geworden. *Mycobact. tub.*, Typus bovinus, veranlaßt Verlammen. In den abortierten Feten lassen sich spezifische Veränderungen nicht ermitteln. E. Tempel. 6514.

4-64/10-0446 Morin, M. J., Havet, G. und Dupuy, J.-P. Un cas de tuberculose „aiguë" du chien. **(Ein Fall von akuter Tuberkulose beim Hunde.)** Bull. mens. Soc. vétérin. prat. France **48** (1964) Nr. 2. S. 102-104.

In dieser Arbeit wird über Anamnese, klinische Erscheinungen und Sektionsbefunde bei zwei Fällen von akuter Tuberkulose des Hundes berichtet, welche die Schwierigkeiten einer exakten Diagnose intra vitam aufzeigen. Die sehr schwach ausgeprägten Symptome, Tuberkulinpr. neg., Komplementbdg. neg., und der rasche Verlauf (1,5 Mon.) gemahnen zu um so größerer Vorsicht, als bei dem engen Kontakt mit Hunden im Haushalt des Menschen eine erhöhte Ansteckungsgefahr bestehen kann.

K. Reinhardt. 6514.

4-64/10-0447 Morin, M. J. Un cas de tuberculose „aiguë" du chien. **(Ein Fall von akuter Tuberkulose beim Hunde.)** Bull. mens. Soc. vétérin. prat. France **48** (1964) Nr. 2. S. 104-105. 6514.

4-64/10-0448 Schweizer, R.; St. Gallen, Kanton St. Gallen, Bakteriol. Inst. **Tuberkulose beim Wild.** Schweiz. Arch. Tierheilkunde **106** (1964) Nr. 2. S. 79-84. — 1 Tab.

Das vermehrte Auftreten von Tbc-Reinfektionen bei Rindern in einer bestimmten Gegend gab Veranlassung, die Frage zu prüfen, ob die Ansteckung etwa durch tuberkulöses Wild geschah. Es wurde daher angeordnet, daß aus diesem Bereich alles Fallwild und zeitweise auch alle erlegten Tiere dem Kontrolltierarzt vorzulegen sind. Dieser veranlaßte bei verdächtigen Erscheinungen die bakteriol. und histologische Untersuchung einschl. Tierversuche. Eine Tabelle weist die Zahl der kontrollierten Rehe, Füchse, Dachse, Hasen, Gemsen und einiger Krähen ohne Trennung zwischen erlegten Tieren und Fallwild aus. Bei den positiven Fällen lag stets *Typ. bovinus* vor. Einzelheiten werden beschrieben; es schließen sich die Untersuchungsergebnisse der verdächtigen Tiere an. Unter 250 näher untersuchten Rehen von 977 kontrollierten fanden sich 9 sicher tuberkulöse, 5 verdächtige Tiere. Von 16 kontrollierten Hasen war einer an Lungen-Tbc erkrankt. Über die Zusammenhänge zwischen den festgestellten Tbc-Fällen und der Neuinfektion bei bisher tbc-freien Rinderbeständen wird eine spätere Arbeit berichten. Das eingelieferte Wild wurde zusätzlich auf Parasiten aller Art und andere Befunde auswertend untersucht, wobei unspezifische Enteritiden und in harten Wintern völlig kachektische Tiere häufig waren. Praktisch alle untersuchten Rehlungen wiesen Lungenwurmbefall auf, der aber auf den allgemeinen Gesundheitszustand keinen nachweisbaren Einfluß hatte. Außerdem wurden pneumonische Veränderungen durch Pasteurellen, *Corynebakt. pyogenes* und Pilze verursacht. Zwei Rehe litten an verdickten Lippen infolge Actinomykose. In einem Falle wurde eine Metastase eines Carcinoma adenomat. cylindrocellulare in einem Darmlymphknoten ermittelt. W. Mathieu. 6514.

4-64/10-0449 Rossi, L. Vyhodnocení čištěného tuberkuloproteinu a Koch vetus bovinního tuberkulínu srovnávací intrakutánní tuberkulinací. **(Bewertung des gereinigten Tuberkuloproteins und Koch'schen Rindertuberkulins mit Hilfe der vergleichenden intracutanen Tuberkulinisierung.)** Veterinární Med. **8(36)** (1963) Nr. 5. S. 363-368. — 1 Abb., 2 Tab., 15 Lit. Zus. in Russ., Engl., Span.

Bei 980 tuberkulosekranken Rindern wurde die allergische Wirksamkeit des Koch'schen Rindertuberkulins (50% zum Intracutantest) mit dem nach der Herstellungsmethode der DDR erzeugten Tuberkuloprotein verglichen. Dieses Tuberkuloprotein zeigte eine höhere Aktivität und entdeckte um 8,9% mehr positive Fälle. Eine höhere Aktivität bewies auch das gleichzeitig geprüfte sowjetische und deutsche Tuberkuloprotein, die höhere Reaktionszahlen verursachten. ČSSR/ÚVTI. 6522.

4-64/10-0450 Beier, Bodo; Berlin, Humboldt-Univ., Veterinärmed. Fak., Med. Tierklin.; Inst. für Gerichtl. Tierheilkunde. **Der Simultantest bei der Rindertuberkulose mit seiner Beziehung zur Verbreitung der Geflügeltuberkulose in 3 Ortschaften Mecklenburgs.** Diss. Berlin **1964** 100 S. – 9 Tab., 168 Lit.

In 3 geschlossenen Ortschaften wurden 89 Bestände mit 910 Rindern mit der Simultanprobe untersucht. Der Verseuchungsgrad der Rinder mit Rindertuberkulose betrug 46%. Weiterhin wurden in diesen Ortschaften 145 Hühnerbestände mit 5621 Tieren mit der Tuberkulinkehllappenprobe getestet. Der Verseuchungsgrad der Hühner mit Geflügeltuberkulose betrug 14%. Alle unspezifischen Reaktionen auf die intracutane Tuberkulinprobe beim Rind konnten durch die Simultanprobe und mit Hilfe des Beurteilungsschlüssels nach Lauterbach schnell geklärt werden. Geflügelreaktionen traten mitunter erst nach 4 × 24 Std. in Erscheinung. Reagenten mußten nach 3 × 24 Std. beurteilt werden, da nach 4 × 24 Std. die Reaktion auf Rindertuberkulin gegenüber der auf Geflügeltuberkulin zu undeutlich wurde. Bei vergleichender Verwendung von gereinigtem und ungereinigtem Geflügeltuberkulin bei der Simultanprobe konnte ein stärkeres Reagieren der Rinder auf gereinigtes Geflügeltuberkulin festgestellt werden. Die Geflügeltuberkulose als große Störungsquelle bei der Sanierung der Rinderbestände konnte nachgewiesen werden. Von 500 untersuchten tuberkulosefreien Rindern reagierten 27 Geflügelreagenten = 5,4% positiv und 38 Geflügelreagenten = 7,6% zweifelhaft auf Rindertuberkulin. Auch die besondere Empfänglichkeit der jungen Rinder gegenüber der Geflügeltuberkulose konnte ebenso bestätigt werden, wie das stärkere Reaktionsvermögen der jungen Rinder im allgemeinen. Von 65 aller Geflügelreagenten, die auf Rindertuberkulin positiv oder zweifelhaft reagierten, waren 51 Tiere = 78,5% < 3 Jahre alt.

E. Wiesner. 6522.

4-64/10-0451 Viallier, J., Oudar, J., Joubert, L., Ferney, J., Cordier, M.-Th. und Augagneur, J. Étude bactériologique de trois souches de „Mycobacterium aquae" (Galli Valerio, 1912) isolées dans la thélite nodulaire tuberculoide de la vache laitière. **(Bakteriologische Untersuchung von 3 Stämmen des „Mycobacterium aquae" [Galli Valerio, 1912], isoliert aus tuberkuloiden Knötchen der Milchkuh.)** Bull. Soc. Sci. vétérin. Méd. comparée Lyon **65** (1963) Nr. 4. S. 241-262. – 10 Tab., 13 Lit.

In Ausstrichen und histologischen Schnitten lassen sich verhältnismäßig leicht in den tuberkuloiden Knötchen der Milchkühe alkohol- und säurefeste Bakterien nachweisen. Drei Stämme von atypischen Mycobakterien werden kulturell, biochemisch sowie auf ihre Pathogenität und den Allergengehalt geprüft. Auf Grund dieser Eigenschaften handelt es sich dabei um 3 Varietäten von *Mycobacterium aquae*. Durch Injektion einer Suspension der Keime in Paraffinöl in die Zitze werden analoge Veränderungen hervorgerufen. Die Bakterien scheinen für Meerschweinchen und Mäuse eine gewisse lokale Pathogenität zu haben. Beim Meerschweinchen und der Kuh wird die sensibilisierende Wirkung der 3 Stämme besonders eingehend geprüft. Zwischen dem *M. aquae* und den anderen Mycobakterien sowie den 3 Varietäten der Tuberkelbakterien, insbesondere dem Typus avium, besteht eine gekreuzte Allergie, die in bezug auf den Johneschen Bacillus geringgradiger ist. Die Häufigkeit der bovinen Affektion und die gemeinsame Allergie mit den anderen Mycobakterien führt in gewissen Fällen zu falschen Ergebnissen beim Tuberkulinisieren mit bovinem Tuberkulin. Es wird deshalb empfohlen, außerdem mit Geflügeltuberkulin zu arbeiten.

E. Tempel. 6530.

4-64/10-0452 Savov, D. Proučvane ustojčivostta na Mycobact. tuberculosis pri termičnata obrabotka na mesoto i kolbasite. **(Untersuchung der Widerstandsfähigkeit von Mycobacterium tuberculosis bei thermischer Behandlung**

von Fleisch und Wurst.) Izvestija na Veterinarno-chigiennija institut za životinski produkti, Sofija 3 (1963) S. 5-19. — 13 Abb., 4 Tab., 3 Lit.
Es wurden Laboratoriumsversuche mit Fleisch- und Wurstwaren durchgeführt, die zuvor mit den drei Haupttypen der Tuberkelbakterien so infiziert worden waren, daß ein Gramm Fleisch 800-1500 und 1 g Wurstwaren 400, 800, 1000, 5000, 8000, 9000, 80000, 400000 und 3 Millionen Keime enthielten. In gekochtem Fleisch gehen die *Mycobact. tub.* bei einer Temperatur von 98 °C in 150-650 g schweren Stücken in 1½ Std., in 700-800 g schweren Stücken in 2½ Std. und in 1-2 kg schweren Stücken in 3 Std. zugrunde. Beim Kochen von Wurst mit einem Durchmesser von 15-20 mm bei einer Temperatur von 85 °C sterben die *Mycobact. tub.*-Keime in 30 Min. ab; wenn der Durchmesser 30-40 mm beträgt, geht der Erreger in 60 Min. zugrunde, bei einem Durchmesser von 50-80 mm bei einer Temperatur von 90-95 °C in 90 Min. Wenn die Zahl der Bakterien in den Würsten die immense Zahl von 3 Mill. erreichte und die Temperatur 98 °C betrug, starben die Bakterien in Würsten mit einem Durchmesser von 15-40 mm in 60 Min. und in Würsten mit einem Durchmesser von 50-80 mm in 90 Min. ab. Es wird empfohlen, größere Fleisch- und Wurststücke mit großem Durchmesser nach dem Kochen langsam abzukühlen. NRB/ZSNTI. 6530.

4-64/10-0453 Naškova, O. und Ganovska, M. Vŭrchu komplementfiksiraštija antigen na Mycobacterium tuberculosis. **(Das Komplementbindungs-Antigen von Mycobacterium tuberculosis.)** Izvestija na Veterinarnija institut za zarazni i parazitni bolesti, Sofija 8 (1963) S. 117-120. — 1 Tab., 14 Lit.
Untersucht wurde der Einfluß der Temperatur, der Dialyse, von Basen, von Trypsin und Ribonuclease, um die chemische Struktur des komplementbindenden Antigens der Tuberkelbakterien festzustellen. Es wurde ermittelt, daß unter dem Einfluß dieser Faktoren, mit Ausnahme der Ribonuclease, eine Inaktivierung des Antigens stattfindet. Daraus wird der Schluß gezogen, daß die Struktur des komplementbindenden Antigens der Tuberkelbakterien eiweißartig ist, während sie bei den Viren ribonucleoproteidartig ist. NRB/ZSNTI. 6530.

4-64/10-0454 Savov, K., Sorokin, P. und Kalyčeva, I. Izsledvane na različni mikobakterii, izoliraki ot reagirali na tuberkulina životni. **(Untersuchung verschiedener Mycobakterien, die aus auf Tuberkulin reagierenden Tieren isoliert wurden.)** Izvestija na Veterinarnija institut za zarazni i parazitni bolesti, Sofija 8 (1963) S. 17-24. — 9 Abb., 1 Tab., 17 Lit.
Es wurden kulturelle, mikroskopische, elektronenmikroskopische, biologische, allergische, biochemische und chromatographische Untersuchungen an 14 säureresistenten Stämmen von Mycobakterien durchgeführt, die von positiv reagierenden Rindern isoliert worden waren. 4 Stämme wurden als Mycobacterium tuberculosis, var. hominis, bestimmt, 3 Stämme als M. tuberculosis, var. bovis (3 Stämme der Form-R und 1 Stamm der Form-S), 2 Stämme als Mycobact. avium und 4 Stämme als apathogene Mycobakterien. In der Zusammensetzung der Proteine wurden bei allen Stämmen folgende Aminosäuren festgestellt: Leucin, Isoleucin, Phenylalanin, Valin, Methionin, Tyrosin, Prolin, Alanin, Glutaminsäure, Threonin, Asparaginsäure, Serin, Glycin, Arginin, Lysin, Histidin und Cystin. Die Zahl der Lipoide war in der Struktur verschiedener Mycobakterien direkt proportional der durch sie hervorgerufenen Pathogenität, während die Empfindlichkeit gegen Antibiotica sich in einem umgekehrten Verhältnis zur Pathogenität befindet. Die Lipoide der apathogenen Mycobakterien besitzen die gleichen allergenen Eigenschaften wie die Lipoide von Mycobact. avium. NRB/ZSNTI. 6530.

4-64/10-0455 Procházka, Z. und Pavlas, M. Sledování vlivu ionizujícího záření na biologické vlastnosti M. bovis. **(Verfolgung des Einflusses ionisierender Strahlen auf biologische Eigenschaften von Mycobacterium bovis.)** Veterinární Med. **8(36)** (1963) Nr. 5. S. 367-376. — 3 Abb., 1 Tab., 17 Lit. Zus. in Russ., Engl.

Als Versuchsobjekt dienten Mycobakterienstämme bovinen Typs, die aus Sputum und Milch von Kühen isoliert wurden. Lyophilisierte Suspensionen von Mycobakterien wurden mit einem Kobaltstrahler (Gammacell) in Gaben 100000-1000000 r bei Durchfluß von $3{,}9 \cdot 10^5$ r/h bestrahlt. Die devitalisierende Wirkung der Strahlen auf die Mycobakterien wurde mit Hilfe der Kultivierung und der biologischen Eigenschaften (nach der Virulenz und den Antigeneigenschaften) verfolgt. Bei einer subcutanen Infektion stellte sich bereits nach 3 Wochen eine prägnante Allergie ein, wenn mit 100000-400000 r bestrahlte Mycobakterien angewandt wurden. Diese Allergie zeigte sich auch bei der Tuberkulinisierung, die 9 Wochen nach der Infektion erfolgte. Nach einer Gabe von 500000 r waren die allergogenen Eigenschaften der Mycobakterien abgeschwächt, und nach einer Gabe von 1000000 r konnten sie überhaupt nicht mehr festgestellt werden. Sämtliche, mit der letzterwähnten Gabe infizierten Meerschweinchen reagierten negativ auf das Tuberkulin. Die Gaben von 100000 und 200000 r beeinflußten die Wachstumsfähigkeit der Mycobakterien nicht; nach der Bestrahlung mit 300000-600000 r war ihre Wachstumsfähigkeit geschwächt, und bei 700000-1000000 r erfolgte ihre Devitalisation. Versuche mit Meerschweinchen ergaben eine ausgeprägte Herabsetzung der Virulenz nach einer Gabe von 400000-500000 r, wobei man Veränderungen nur in Form eines primären Affektes oder Komplexes feststellte. Nach Gaben von 600000 r fand man bei den Meerschweinchen auch an der Inoculationsstelle keine Veränderungen. Durch Orientierungsversuche fand man die stärkste Antikörpervermehrung, die sich durch Hämagglutination nach Middlebrook-Dobuse nachweisen ließ, bei Meerschweinchen, die durch die mit 500000 r bestrahlten Mycobakterien infiziert worden waren.

ČSSR/ÚVTI. 6543.

4-64/10-0456 Bourgeois, G.; Talant, Côte-d'Or, Serv. Vétérin. municipaux de la ville de Dijon. Tuberculose nodulaire de la moelle épinière chez les jeunes bovins. **(Knötchenförmige Tuberkulose des Rückenmarkes bei Jungrindern.)** Recueil Méd. vétérin. **89** (1963) Nr. 11. S. 933-947. — 3 Abb., 16 Lit. Zus. in Engl., Span.

In der Tuberkuloseforschung haben lange Zeit die Häute von Gehirn und Rückenmark die Aufmerksamkeit von den tuberkulösen Veränderungen in den nervösen Zentren selbst abgelenkt. Nach Anführung schon früher beschriebener derartiger Fälle werden drei neue Fälle von knotiger Tuberkulose des Rückenmarks beschrieben. Ein Kalb von 6 Mon. mit Paralyse der Nachhand weist generalisierte Tbc auf (Bauchfell, Leber, Milz, Lnn. mesenterici, iliaci und der einer Niere, Brustfell, Lnn. bronchiales, mediastinales.). In der Gegend des Promunturium (Articulus lumbosacralis) findet sich innerhalb des Rückenmarks ein Tuberkel von 1,5 cm Durchmesser und noch weitere. Das Rückenmark erscheint von außen völlig ohne besonderen Befund. Pathologisch-anatomisch wird verkäsende Tbc festgestellt und bakteriologisch mit der Färbung nach Ziehl Tbc-Bakterien gefunden. Bei einem zweiten, vorher klinisch behandelten Kalb werden neben Tbc-Meningitis, Lunge, Leber, verschiedene Lymphknoten tuberkulös verändert und dazu 7 Tuberkel im Rückenmark vorgefunden. Bei einem Kalb von 3 Mon. wird ebenfalls ein Tuberkel im Rückenmark entdeckt, Weitere neuere derartige Funde werden erwähnt. Die Tuberkel liegen häufig in der Hals- oder in der Lendenanschwellung des Rückenmarkes und entwickeln sich in unmittelbarer Nähe des Ependyms. Die Entwicklung des Tuberkels führt zur Läsion des Ependyms und später auch der Rückenmarkshäute. Dem kommt aber bei den Tieren meist die Notschlachtung zuvor. Die Entwicklung der Tuberkel geht also vom Zentrum aus. Diese Tuberkel sind sekundäre Erscheinungsformen einer Generalisation. Der Infektionsweg kann nur der Rückenmarkskanal gewesen sein. Es wird vermutet, daß bei einer Tbc-Bacillämie auf hämatogenem Wege die Hirnhäute ebenso wie die Rückenmarkssubstanz entlang des Ependyms infiziert werden. Wenn nur Teile eines Tierkörpers wegen Tbc beanstandet werden, erscheint es dem Vf. als Schlußfolgerung nötig, Gehirn und Rückenmark zu überprüfen. Das Rückenmark soll herausgenommen und minutiös durchtastet werden. K. Preißler. 6545.

4-64/10-0457 Pozzi, Luigi und Dotta, Utillio; Torino, Univ. degli Studi, Ist. di Patol. Spec. e Clin. Chirurg. Veterin.; Clin. Med. Veterin. Su di un caso di linfoadenite mediastinica tuberculare nel cane. **(Über einen Fall von tuberkulöser Lymphoadenitis des Mediastinums beim Hund.)** Ann. Fac. Med. Veterin. Torino **12** (1963) S. 213-228. 6545.

XIII. Chirurgie

4-64/10-0458 Roberts, Dan. Wound management in ranch horses. **(Wundbehandlung bei landwirtschaftlich genutzten Pferden.)** Veterin. Med. [Kansas City] **58** (1963) Nr. 12. S. 939-941. — 2 Abb.
Blutungen sollten zunächst durch Gegendruck zum Stillstand gebracht werden. Bei größeren Blutverlusten sollte man die Anwendung von Tranquilizern vermeiden. Die Wunde muß auf ihre Ausdehnung untersucht werden. Knochensplitter und Fremdkörper sind zu entfernen. Auf Verletzungen von Nervenstämmen muß geachtet werden. Alte Verletzungen unterhalb des Knies und des Sprunggelenkes neigen zu Hypergranulationen. Auch bei älteren Wunden verabreicht man Tetanusantitoxin. Hämatome können nach einigen Tagen punktiert werden. Nach Stichverletzungen treten häufig Phlegmonen und Gasödeme auf. Wunden im Bereich des Kopfes, der Sattellage, des Knies und und des Sprunggelenkes sollten stets vernäht werden. Wunden in der Brustregion näht man niemals. Bei tiefen Muskelwunden ist eine Apposition des Muskelgewebes erforderlich. Bei großen Hautlappenwunden sollten wenigstens einige Situationshefte gesetzt werden, wenn auch in derartigen Fällen keine Primärheilung erzielt werden kann. Eine allgemeine Antibiose ist nur bei stark infektionsgefährdeten Wunden notwendig. Bei Wunden unterhalb des Tarsalgelenkes muß unbedingt unter Verband behandelt werden. Es werden in diesem Zusammenhang zwei Verbandarten beschrieben, wobei ein sog. Luft-Kompressionsverband besonders erwähnenswert ist. O. Dietz. 6607.

4-64/10-0459 Ormrod, A. Noel. Electro-surgery: Its usefulness and limitations for the small-animal surgeon. **(Elektrochirurgie: Ihre Anwendung und Grenzen für den Kleintierchirurgen.)** Veterin. Rec. **75** (1963) Nr. 43. S. 1095 bis 1099. — 8 Lit.
Im Gegensatz zur Elektrokauterisation wird bei der Elektrochirurgie die Erwärmung im Gewebe selbst erzeugt, die Elektroden bleiben im Gebrauch kalt. Die moderne Ausrüstung gibt die Möglichkeit der Wahl zwischen monopolarem oder bipolarem System und die Wahl der Wellenform, der Spannung und der Milliampere. Das bipolare System wird häufiger als das monopolare angewandt. Zwischen den Elektroden, Elektroinstrument und indifferenter Platte, fließt durch das Gewebe, das als Konduktor wirkt, entlang der Linien des geringsten Widerstandes von der Elektrode zur geerdeten Platte der Strom. Instrumente, wie Klemmen, Zangen, können durch punktförmige Ableitung, wenn der Chirurg nicht durch Gummihandschuhe isoliert ist, zu Verbrennungen führen. Tiere müssen zur besseren elektrischen Ableitung vor dem Anlegen der indifferenten Platte rasiert werden. Beim monopolaren System fällt die Ableitung über eine Platte fort; der Patient ist über alle möglichen Kontakte geerdet, jedoch müssen die Operierenden isoliert sein. Da die gesamte Körperoberfläche Kondensator ist, tritt auf ihr der Erwärmungseffekt ein. Eine Hämostasis wird nur bei Gefäßen unter einem Querschnitt von 1 mm erreicht. Bei der Bauch- und orthopädischen Chirurgie sollte die

Elektrosektion nicht verwandt werden, sie ist aber bei plastischer Operation (Entropium, Otitisop., Mundwinkel, Analbeutel) die Methode der Wahl. Brennbare Narkotica sind auszuschließen. H. Trolldenier. 6740.

4-64/10-0460 Roberts, E. James; Newmarket, Animal Health Trust Equine Res. Stat. Some modern surgical operations applicable to the horse. **(Einige moderne chirurgische Eingriffe am Pferd.)** Veterin. Rec. **76** (1964) Nr. 5. S. 137-142.
Für die Zahnextraktion ist es erforderlich, Zahnzangen zu besitzen, die sich in der Mundhöhle bequem handhaben lassen, und mit denen Zahnfrakturen vermieden werden und trotzdem der Zahn genügend erfaßt werden kann. Frakturen des Schneidezahnteils des Unterkiefers können durch Drahtumschlingung behandelt werden. Bei Alveolarcysten im Bereich des Unterkiefers darf nicht der Zahn extrahiert werden. Das Leiden wird danach schlimmer. Über der Cyste erfolgt ein Hautschnitt, dann wird trepaniert und die Wurzel des entsprechenden Zahnes reseziert. Die Krone wird belassen, und der cariöse Kanal wird mit Amalgan gefüllt. Die Cystenhöhle wird kürettiert. Wenn die Cystenhöhle ausgranuliert ist, wird die stehengebliebene Zahnkrone extrahiert. — Aus dem Gebiet der Kopfchirurgie werden die Trepanation der Kopfhöhlen und die Resektion der Nasenmuscheln beschrieben. Bei Obliteration des Ductus nasalacrimalis führt man einen Kunststoffkatheter oder einen Stahlmandrain von der Tränenkarunkel aus ein. Im Röntgenbild kann die Länge des Tränennasenkanals dargestellt werden. Im Bereiche des Nasenloches wird eine Gegenöffnung angelegt. Der Katheter bleibt 2 Mon. liegen. Bei offenen Frakturen im Bereich der Kopfhöhlen empfiehlt sich eine Hautplastik. — Bei Mißerfolgen nach Exstirpation der Stimmtasche (Kehlkopfpfeiferoperation) wird eine Schleimhautplastik empfohlen. — Beim Ödem des Gaumensegels bzw. bei Parese des freien Teils des Gaumensegels entsteht in der Bewegung ein gurgelndes Geräusch. Dies kann gleichzeitig mit einer Stimmbandlähmung vorhanden sein. In diesem Fall erfolgt nach Eröffnung des Kehlkopfes die partielle Resektion des Gaumensegels. Liegt nur eine alleinige Lähmung des Gaumensegels vor, so wird von der Mundhöhle aus kauterisiert. Nasenbluten wird beim Pferd durch Kapillarblutung im Bereich des Einganges zur Tuba Eustachii oder durch Blutung aus dem Luftsack verursacht. Im ersten Falle wird unter Sicht mit Hilfe des Laryngoskopes kauterisiert, im zweiten Falle sollte man die A. carotis interna im Bereiche des Viborgschen Dreiecks unterbinden. — Der Spannrücken entsteht nach Läsion der Lendenwirbeldornfortsätze. Man kann diese resezieren. — Von den abdominalen Eingriffen werden die Blasenresektion, der Kaiserschnitt, die Kryptorchidenoperation und Ovariotomie erwähnt. — Die Blasenruptur entsteht bei Fohlen bei der Geburt, wobei die dorsale Curvatur einreißt. — Die Operation der Mastdarmscheidenfistel wird angegeben. Bei den Frakturen im Bereich der Vordergliedmaßen werden die des Humerus, der Ulna, einiger Karpalgelenksknochen, der Griffelbeine, der Gleichbeine, der Zehenknochen bzw. des Hufbeines angegeben und Behandlungsmöglichkeiten aufgezeichnet. Bei Tendinitis sind die Mikrowellentherapie, die Ultraschalltherapie und die Kurzwellentherapie erprobt worden. Keine Methode befriedigte bisher vollständig. Bei Tendinitis bzw. Tendovaginitis adhaesiva überzeugte die blutige Mobilisation nicht. Femur- und Tibiafrakturen können mit Marknägeln bzw. mit Rush-pins behandelt werden. Bei Luxatio patellae nach dorsal wird tenotomiert. Bei lateraler Dislokation der Patella kann versucht werden, das mediale Kniescheibenband wieder zu vereinigen. O. Dietz. 6762.

4-64/10-0461 Das, S. C. und Chaturvedi, D. K.; Badshahbagh, Lucknow, Biol. Products Sect.; Veterin. Hospital. A case of trigeminal paralysis in a dog. **(Ein Fall von Trigeminuslähmung bei einem Hund.)** Indian veterin. J. **40** (1963) Nr. 11. S. 728-730. 6780.

4-64/10-0462 Dun, R. B.; Trangie, New South Wales, Dep. of Agric. The surgical dehorning of Merino ram lambs. **(Die blutige Enthornung von Merinoschafböcken.)** Austral. J. exp. Agric. Animal Husbandry **3** (1963) Nr. 11. S. 266-268.

Bei über 8 Tage alten Schafböcken haben die Hörner häufig schon eine beträchtliche Größe. Die Enthornung mit einem trepanähnlichen Instrument hat sich beim Schaf nicht bewährt. Im vorliegendem Falle wurde die Wolle um die Hornanlage herum kurz geschnitten. Mit einem scharfen Messer wird die Haut um die Hornknospe herum quadratisch bis auf den Knochen durchschnitten. Dann wird die Hornanlage mit einem zangenähnlichen Instrument entfernt. Die Enthornung dauert somit pro Schaflamm eine Minute. An Personal sind dafür insgesamt drei Mann erforderlich. O. Dietz. 6783.

4-64/10-0463 Robin, Y. Trois cas, chez le chien, d'obstruction basse de l'oesophage thoracique par corps étranger deux cures chirurgicales par voie rétrograde à la faveur d'une gastrotomie. **(Drei Fälle von Verlegung des Brustteiles des Oesophagus durch Fremdkörper beim Hund; zwei chirurgische Behandlungen auf dem retrograden Wege der Gastrotomie.)** Rev. Méd. vétérin. [N.S.] **26** **(114)** (1963) Nr. 11. S. 743-756. — 8 Abb. Zus. in Engl., Span.

Alle 3 Fremdkörper waren Knochen und lagen vor dem Durchtritt der Speiseröhre durch das Zwerchfell. Zur Diagnostik gehört eine Röntgenuntersuchung, ein Fütterungsversuch, eine allgemeine Untersuchung auf weitere eingetretene Folgen, besonders bei verschleppten Fällen, eine Sondierung mit halbstarrer Sonde von 1-2 cm Durchmesser. Bei einem verschleppten Fall (über 48 Std.) wurde wegen eingetretener Nekrosen die Tötung angeraten. Die beiden anderen Hunde wurden auf retogradem Wege durch Gastrotomie operiert. Die Operation findet am besten im Röntgenraum statt, um die Extraktion des Fremdkörpers zu überwachen. Das Tier wird mit Nembutal langfristig anästhesiert, Sauerstoff durch eine Metallmaske zugeführt, eine hohe Laparotomie und anschließende Gastrotomie durchgeführt. Die Magenwand muß an 2 Fäden hochgehalten werden, damit der Inhalt nicht überfließt. Unter Röntgenkontrolle, ohne den Operateur zu gefährden, wird mit einer 20-30 cm langen Zange oder Pinzette der Fremdkörper vom Magen aus herausgezogen, was bis zu 30 Min. beanspruchen kann. Gastrotomie- und Laparotomiewunde werden zugenäht. Antibiotica intramuskulär eine Woche gegeben, 48 Std. Nahrungsentzug angeordnet, Glukose und physiol. Kochsalzlösung gegeben und vom 8. bis 12. Tag über flüssige Ernährung zur normalen Ernährung übergegangen. Beide Hunde wurden ohne Komplikationen geheilt.
K. Preißler. 6792.

4-64/10-0464 Pettit, Ghery D. und Whitaker, Robert P.; Pullman, Washington State Univ., Coll. of Veterin. Med. Hemilaminootomy for cervical disc protrusion in a dog. **(Hemilaminektomie bei cervicalem Discusvorfall eines Hundes.)** J. Amer. veterin. med. Assoc. **143** (1963) Nr. 4. S. 379-383. — 4 Abb., 10 Lit.

Beim Discusvorfall der Halswirbel tritt sehr schnell heftiger Schmerz am Hals und an den Vordergliedmaßen auf; in über 20% wird zusätzlich eine Lahmheit beobachtet. Im Röntgenogramm ließ sich bei einem Cocker-Spaniel die Bandscheibe zwischen 2. und 3. Halswirbel als verknöchert nachweisen, wobei es zu einem pilzförmigen Vorfall in den Wirbelkanal gekommen war. Eine Fenestration mit Ausräumung des calcifizierten Materials führte zu keiner klinischen Besserung. Die postoperative Röntgenkontrolle zeigte den Hauptteil der Bandscheibe noch im Wirbelkanal. Der Fensterung wurde nach 9 Tagen die dekomprimierende Hemilaminektomie angeschlossen. Dabei erfolgte nach Freilegung der Wirbelbögen von den Dorn- bis zu den Gelenkfortsätzen ein Abtragen der kaudalen bzw. kranialen Hälfte des 2. bzw. 3. Wirbelbogens, ausgehend von der 2. Intervertebralspalte, mit einer Colclough-Zange und einem Michele-Trepan. Das freigelegte Halsmark war geschwollen und hämorrhagisch. Eine Entfernung des prolabierten Discusmaterials wurde nicht versucht. Ein eingetretener Atemstillstand sprach auf Sauerstoff und Narlophinhydrochlorid an. Postoperativ konnte eine Quadriplegie anfangs nicht gebessert werden, jedoch war der Patient am Ende der 6. Woche in seiner Motilität annähernd normal. H. Trolldenier. 6801.

4-64/10-0465 Woodward, Mark B.; Philadelphia, Univ. of Pennsylvania, School of Veterin. Med. Diaphragmatic and abdominal hernia with cardiac complications in a dog. **(Diaphragmatische und abdominale Hernien mit Herzkomplikationen bei einem Hund.)** J. Amer. veterin. med. Assoc. **144** (1964) Nr. 1. S. 38-41. 6810.

4-64/10-0466 Carbone, M. Gregory. Perineal urethrostomy to relieve urethral obstruction in the male cat. **(Perineale Urethrotomie zur Behebung der Obstruktion der Urethra beim Kater.)** J. Amer. veterin. med. Assoc. **143** (1963) Nr. 1. S. 34-39. – 10 Abb., 3 Lit.

Die Harnröhrenverlegung durch Harnsteine wird versuchsweise durch „Melken" des Penis, Katheterisierung und retrograde Spülung behandelt. Bei bekannter Steinbildung richtet sich die Vorbeugung auf Beseitigung einer Infektion und Bildung eines sauren Harnes durch Fütterung einer gesalzenen Fleischkost. In hartnäckigen Fällen erfolgt die dorsale Penisspaltung an seinem distalen Ende. Ein chirurgischer Eingriff bei Rezidiven kann methodisch unterschiedlich ausgeführt werden: 1. Präpubale Urethrotomie (Urethra wird in die Bauchhaut eingepflanzt), 2. Urethrocolostomie (Mündung der Urethra ins Colon), 3. Urethraeröffnung am Arcus ischiadicus. In der vorgeschlagenen Methode wird die Urethra distal des membranösen Stückes und proximal des Corpus cavernosum durchtrennt. Präparativ wird die Haut vom äußeren Afterschließmuskel bis zum Sitzbeinausschnitt, die Medianlinie der Mm. recti cavernosi und bulbocavernosi sorgfältig durchtrennt und die Bulbourethraldrüsen abgetragen. Vor diesen Drüsen wird die Harnröhre quer durchschnitten und diese in einer fortlaufenden Naht an der äußeren Haut angeheftet. Der normale Harnabsatz beginnt gewöhnlich innerhalb eines Tages. Bei 5 erkrankten und 2 gesunden kastrierten Tieren wurde die Operation erfolgreich ausgeführt. H. Trolldenier. 6815.

4-64/10-0467 Buide, Raúl. Fractura del pene (verga) en el toro. **(Penisfraktur beim Bullen.)** Rev. Med. veterin. **44** (1963) Nr. 5. S. 333-337. 6818.

4-64/10-0468 Matera, E. A., Stopiglia, A. V. und Veiga, J. S. M.; Sao Paulo, Brazi, Univ., Coll. of Veterin. Med. Inguinal hysterocele in the bitch. **(Inguinale Hysterocele bei der Hündin.)** Veterin. Med. Small Animal Clinician **59** (1964) Nr. 1. S. 36-37. – 12 Lit.

Beim Hund, der wahrscheinlich unter den Haustieren den größten Prozentsatz von Brüchen aufweist, kommt neben der Perinealhernie des Rüden die Inguinalhernie bei der Hündin am häufigsten vor. Die große Verbreitung wird durch den vorhandenen inneren Leistenring am vorderen Rand des Os pubis bedingt, in den das runde Mutterband zieht. Hierdurch kann sich eine Inguinalhernie, z.T. aus angeborener Disposition bei einigen Rassen, mit Einlagerung von Uterusteilen entwickeln. In 10 Jahren wurden 12 Hysterocelen, davon 6 durch Trächtigkeit, 3 durch Pyometra, 2 durch abgestorbene Feten u.a. Gründe, beobachtet. Die Operationsmethode wird durch die vorliegenden Verhältnisse bestimmt. Gewöhnlich erfolgt eine inguinal bedeckte Bruchoperation. Bei Pyometra oder fortgeschrittener Trächtigkeit wird zuerst diese durch Hysterektomie oder Kaiserschnitt beseitigt und dann die Bruchoperation ausgeführt. H. Trolldenier. 6820.

4-64/10-0469 Pichard, R. Fractures du radius et du cubitus traitement chirurgical. **(Brüche des Radius und der Ulna. Chirurgische Behandlung.)** Bull. mens. Soc. vétérin. prat. France **47** (1963) Nr. 10. S. 393-419. — 13 Abb. Nach Schilderung von Ätiologie, Symptomatologie und pathologischer Anatomie wird die Operationstechnik beschrieben. Obwohl die Fraktur meist beide Knochen betrifft, genügt meist die Marknagelung eines Knochens. Am besten erreichbar ist dazu die Elle vom Olecranon aus. Bei Diaphysen- und unteren Epiphysenfrakturen ist die Marknagelung die einzig praktische und wirksame Methode. Obere Epiphysenbrüche und die Fraktur nach Monteggia (Querbruch von Radius und Ulna in der proximalen Epiphyse und damit verbundene Luxation des Radius nach vorn) werden auch durch Marknagelung der Ulna vom Olecranon aus behandelt. Bei ganz hohen Brüchen am Olecranon genügen auch Schrauben. Nur wenn aus anatomischen oder pathologischen Gründen die Ulna nicht benutzt werden kann, muß der Radius zur Fixierung des Bruches verwendet werden. Eine Nagelung von oben bzw. proximal ist am Radius nicht möglich, weil das Gelenk getroffen werden würde. Hier wird ein Kirschner- oder Leightonnagel von der freigelegten Bruchstelle aus erst in die Markhöhle des einen, dann in die des anderen Bruchstückes eingeführt. Eine Fixierung von außen mit dem Fixationsapparat nach Kirschner wird wegen der Länge der Zeitdauer und des hohen Preises abgelehnt. Nach der Operation wird vorgeschrieben: Verband, Antibiotica während 4 Tagen, Calcium, Vitamine, Maulkorb und Beruhigungsmittel. 5 Wochen später werden die Nägel und Apparate wieder entfernt. 10 postoperative Zwischenfälle und 6 Fälle von fehlerhafter Kallusbildung werden beschrieben.

K. Preißler. 6827.

4-64/10-0470 Roy, H., Guesdon, J. und Brillot, J. Traitement chirurgical de l'hygroma du genou chez les bovins. Quelques résultats. **(Chirurgische Behandlung des Hygroms am Carpalgelenk der Rinder. Einige Resultate.)** Bull. mens. Soc. vétérin. prat. France **47** (1963) Nr. 10. S. 426-428. — 1 Tab. Das Hygrom am Carpalgelenk ist insofern wirtschaftlich wichtig, als bei eiterndem Hygrom Tiere unter dem Preis abgestoßen werden müssen. Die rein medizinische Behandlung hat nur im Anfang Erfolg und besteht aus einer oder mehreren Injektionen von Corticoiden, verbunden mit einem Antibioticum (Didromyzin, 1 g). Dadurch werden akute Entzündungen und ein Übergang in chronische Entzündungen kupiert. Vff. haben diese Hygrome in allen Stadien operiert, von der cystischen Form bis zum Fibrom. Nach Transquilisation (Cianatil) und Infiltrationsanästhesie (mit 100 cm^3) wird auf den Vorarm ein Esmarch gelegt. An der Vorderseite der Gliedmaße wird ein oben und unten 15 cm über die Geschwulst hinaus gehender senkrechter Schnitt geführt. Dann wird die Haut bis zum Gesunden vorsichtig vom Hygrom abpräpariert. Unter Schonung der Gelenkkapsel und der Sehnenscheiden wird das Hygrom selbst stückweise abgetragen und alles fibröse Gewebe entfernt. Die nach Entfernung des Tumors überflüssige Haut wird in Form von Melonenschnitten herausgeschnitten. Erst dann, wenn Haut und zu bedeckende Fläche übereinstimmen, wird mit Perlonfäden (Nr. 12) oder Leinenfäden genäht, nachdem zuvor Puder 1162 F und Aureomycin (1 g) in die Wunde gebracht worden sind. Mit Jodcollodium wird ein Gazestreifen auf die Naht geklebt, mit Heftpflaster ein Verband gelegt und der Esmarch abgenommen. Mit einem Maulkorb wird das Lecken verhindert. Der Verband bleibt je nach Erfordernis 3-15 Tage liegen. Die Operation war in allen 6 Fällen ökonomisch erfolgreich.

K. Preißler. 6829.

4-64/10-0471 Rooney, James R.; Lexington, Kentucky Agric. Exp. Stat. Epiphyseal compression in young horses. **(Kompression der Epiphysen bei jungen Pferden.)** Cornell Veterinarian **53** (1963) Nr. 4. S. 567-574. — 6 Abb., 1 Lit.

Die Erkrankung beginnt gewöhnlich einseitig mit einer nicht schmerzhaften Vergrößerung des distalen Endes eines Röhrenknochens. An den Vorderbeinen wird sie meist innen am distalen Radius oder distalen Metacarpus, hinten am distalen Metatarsus beobachtet. Es besteht entweder keine oder geringe Lahmheit. Eine Beziehung zwischen dem Auftreten der Veränderungen, bodenenger Stellung und schnellem Wachstum mastiger Tiere läßt sich herstellen. Röntgenologisch ist eine stärkere Dichte und Verbreiterung der Epiphyse vorhanden. Pathologisch läßt sich eine Abflachung des Epiphysenknorpels und Verdichtung des epiphysären und diaphysären Knochensaumes nachweisen. Histologisch tritt eine starke Impression und ausgedehnte Destruktion des Knorpels in den Vordergrund. Der Zustand wird in einem gesteigerten Druck auf den Epiphysenfugenknorpel vermutet. Eine Tötung des Tieres entfällt, da sich die Krankheit „verwächst". Dem Bericht liegen 3 Fälle zugrunde. H. Trolldenier. 6831.

4-64/10-0472 Richter, W. und Weser, H.; Berlin, Humboldt-Univ., Chirurg. Tierklin. **Dislokation (Luxation) der Gleichbeine nach Ruptur der distalen Gleichbeinbänder.** Mh. Veterinärmed. **19** (1964) Nr. 6. S. 224-228.
Von den sog. Berufskrankheiten des Rennpferdes stehen die Schäden der Beugesehnen an erster Stelle. Diese sind nicht nur einer Dehnungs-, sondern auch einer Druckbelastung ausgesetzt. Am meisten betroffen ist dabei die oberflächliche Beugesehne. Weniger treten Veränderungen an der tiefen Beugesehne oder am Fesselträger auf. Die meisten in der Literatur beschriebenen Veränderungen am Fesseltrageapparat stellen Zusammenhangstrennungen der Gleichbeine selbst dar. Diese müssen als Frakturen angesprochen werden. Über die Symptomatologie, die Therapie und die Prognose bei Gleichbeinfrakturen ist in den letzten Jahren ausführlich berichtet worden. Pape beobachtete im Gefolge von Gleichbeinfrakturen manchmal eine Luxation bzw. Dislokation der Gleichbeine nach dorsal. Es wird in diesem Zusammenhang über eine Zerreißung der distalen Gleichbeinbänder mit anschließender Dislokation der Gleichbeine bei einem Rennpferd berichtet. Während sich das mediale schräge Gleichbeinband unter Abtrennung kleiner Knochenpartikel von seiner Anheftungsstelle löste, waren das laterale und das gerade Band in der Mitte geborsten. Der Untersuchungsbefund und die Symptomatologie der Erkrankung zeigen, daß Rupturen der Gleichbeinbänder und Zusammenhangstrennungen der Gleichbeine selbst im engen Zusammenhang stehen. Zum Schluß der Betrachtungen wird eine Trennung des Krankheitskomplexes der sog. Gleichbeinlähme angeregt. O. Dietz. 6833.

4-64/10-0473 Gallo, Guillermo C. Tratamiento original en un caso de fractura de sesamoideo de un pura sangre de carrera. **(Behandlung der Fraktur von Sesambeinen bei reinblütigen Rennpferden.)** Gac. veterin. [Buenos Aires] **26** (1964) Nr. 162. S. 10-19. 6833.

4-64/10-0474 Kruiningen, H. J. van; Ithaca, New York State Veterin. Coll. Practical techniques for making injections into joints and bursae of the horse. **(Praktische Injektionstechniken für Gelenke und Schleimbeutel beim Pferd.)** J. Amer. veterin. med. Assoc. **143** (1963) Nr. 10. S. 1079-1083.
Intraarticuläre oder intrabursale Injektionen setzen eine gute Antisepsis voraus, damit Infektionen vermieden werden. In den meisten Fällen genügt es, das Pferd durch eine Nasenbremse abzulenken. Beim Vorschieben der Nadel sollte mit einer leeren Spritze aspiriert werden, da damit leicht festgestellt werden kann, ob der Synovialraum erreicht worden ist. Es werden nunmehr die bekannten Injektions- bzw. Punktionsstellen für das Schultergelenk, die Bursa bicipitalis, das Ellenbogengelenk, den proximalen und mittleren Carpalgelenksabschnitt, das Fesselgelenk und das Hufgelenk beschrieben. Zur Punktion der Bursa podotrochlearis werden 2 Verfahren beschrieben.

Einmal kann die Nadel parallel zum Kronsaum durch die tiefe Beugesehne hindurch bis in die Bursa eingeführt werden, andererseits kann die Nadel am Rand der Beugesehne entlang bis in den Schleimbeutel hinein vorgeschoben werden. Am Hüftgelenk wird die Injektion in die Gelenkshöhle und die Injektion in die Bursa trochanterica beschrieben. Vf. ist der Meinung, daß zur Anästhesie des Kniegelenkes lediglich eine Injektion in das Femoropatellargelenk erforderlich sei. Diese Punktion wird zwischen dem lateralen und mittleren Kniescheibenband durchgeführt. — Das Tarsalgelenk anästhesiert man, indem das Tibiotarsalgelenk punktiert wird. O. Dietz. 6833.

4-64/10-0475 Hendrikse, R. P. Het tussenklauwpanaritium bij het rund. (Een praktijkonderzoek naar het klinische beeld, het voorkomen, de aetiologie en de therapie van tussenklauwpanaritium.) **(Das Zwischenklauenpanaritium beim Rind. [Praxis-Untersuchungen über das klinische Bild, das Vorkommen, die Ätiologie und Therapie des Zwischenklauenpanaritiums].)** Tijdschr. Diergeneeskunde **89** (1964) Nr. 4. S. 212-222. — Zus. in Engl., Franz., Span., Dtsch.

Als Zwischenklauenpanaritium versteht Vf. einen akut und in der Regel mit erhöhter Temperatur verlaufenden, phlegmonösen Entzündungsprozeß im Zwischenklauenspalt oder in dessen unmittelbarer Umgebung am Übergang von den Klauen zu den weichen Teilen der Unterfüße. Bakteriologische Untersuchungen ergaben als Ursache dieser Prozesse eine Infektion mit *Streptococcus uberis*, *Spherophorus necrophorus* und *Clostridium tetanomorphum*, wobei am häufigsten *Spherophorus necrophorus* nachgewiesen wurde. Die Haut im Zwischenklauenspalt ist als Infektionspforte anzusehen, und Verletzungen dieser Haut wirken prädisponierend. Rinder im Alter von 2-4 Jahren stellen die Mehrzahl der Patienten mit Zwischenklauenpanaritium, welches insbesondere an den Hinterextremitäten auftritt. In den Monaten April bis Sept. fallen die meisten Patienten an. Verlauf und Prognose der Krankheit hängen von der Tiefe und dem Umfang der Prozesse ab. Spontanheilung ist möglich. Bei der Behandlung hat sich Penicillin (Procain-Penicillin-G) bewährt. Kranke Tiere sollen aufgestallt und isoliert werden. Nach Möglichkeit sind die Rinder bei Weidehaltung täglich durch ein desinfizierendes Klauenbad zu treiben, während bei Stallhaltung die Unterfüße regelmäßig mit desinfizierenden Lösungen zu begießen sind. W. Kuhlmann. 6835.

4-64/10-0476 Schmidt, W.; München, Chirurg. Univ., Klin. **Ligamentum teres und Gelenkkapsel im gesunden und arthrotischen Hüftgelenk des Hundes mit einem Beitrag zur Kenntnis der subchondralen Zysten.** Berliner Münchener tierärztl. Wschr. **76** (1963) Nr. 13. S. 245-250. — 6 Abb., 27 Lit.

Vf. untersuchte makroskopisch und mikroskopisch das Lig. teres und die Gelenkkapsel des Hüftgelenkes und die Veränderungen bei der Arthrosis deformans des Hundes. Danach hat das Lig. teres im wesentlichen mechanische Bedeutung. Gefäße sind immer vorhanden und konnten auch an Injektionspräparaten nachgewiesen werden. Ein Eintritt dieser Gefäße in das Caput femoris wurde nicht beobachtet. Vf. stellte fest, daß die Gelenkkapsel proportional dem Grad der Arthrosis deformans hypertrophiert, besonders wenn das Lig. teres geschädigt oder zerstört ist. Diese Kapselverdickung wird als Ersatzbildung angesehen, die den Kopf an einer Luxation hindert. Die beim Menschen mit Hüftgelenkserkrankungen regelmäßig auftretenden cystenartigen Bildungen werden am Hüftgelenk des Hundes nur in seltenen Ausnahmefällen beobachtet. S. Schlaaff. 6842.

4-64/10-0477 Rex, M. A. E.; Sydney, Univ. Spreull's excision arthroplasty of the hip joint in the dog and cat. **(Spreulls Excisionsarthroplastik des Hüftgelenkes bei Hund und Katze.)** Austral. veterin. J. **39** (1963) Nr. 7. S. 275-278. — 17 Lit.

9 Hunde und 2 Katzen mit Hüftgelenkserkrankungen wurden zufriedenstellend mit der Excisionsplastik nach Spreull behandelt. Bei dieser Technik, die die Bildung eines synsarkotischen Gelenkes an Stelle des Kugelgelenkes beabsichtigt, wird der Femurhals dicht am Femurschaft abgesetzt und der Femurkopf entfernt. Versuche zur Schließung der Gelenkkapsel werden nicht unternommen. Bei den op. Tieren erfolgte der Zugang zum Gelenk teils von dorsal, teils von lateral. Nach Gelenkseröffnung wurde das Lig. teres femoris durchtrennt und der Femurhals am Femurschaft bei Vermeidung von scharfen Knochenspitzen abgesetzt. Als Indikationen werden die Hüftgelenksdysplasie, Osteochondritis (Coxa plana), Epiphysenfrakturen, Femurhalsfrakturen u.a. genannt. Zwischen beidseitigen Hüftgelenksoperationen lagen 8 Wochen. Eine Kasuistik aller zehn Patienten führt die Anamnese, die Indikation und den Verlauf an. Bis auf eine Ausnahme erzielte diese Arthroplastik sehr gute klinische Erfolge. H. Trolldenier. 6842.

4-64/10-0478 Rex, M. A. E.; Sydney, Univ. Surgical treatment of three common orthopaedic conditions of the dog's stifle. **(Chirurgische Behandlung dreier gewöhnlicher orthopädischer Erkrankungen am Kniegelenk des Hundes.)** Austral. veterin. J. **39** (1963) Nr. 7. S. 268-274. — 6 Abb., 13 Lit.
Von den Kniegelenkserkrankungen kommen die Ruptur des vorderen gekreuzten Ligamentes, die mediale Patellaluxation und Fraktur der distalen Femurepiphyse ziemlich häufig bei Hunden vor. Die Ruptur des gekreuzten Bandes erzeugt sehr akute Schmerzsymptome neben dem bekannten Schubladeneffekt. Drei Patienten wurden nach der Methode von Paatsama operiert. Die mediale Patellaluxation ist gewöhnlich ein- oder beiderseits bei bestimmten kleineren Rassen (Toy-Pudel, Chihuahua) angeboren, wobei sie temporär oder permanent auftritt. Die temporäre wird durch den Hund selbst durch Extension des Beines im Stehen behoben. Die permanente Luxation wurde in 4 Fällen nach der Methode von Singleton, die eine Verpflanzung der Tuberositas tibiae mit dem anhaftenden geraden Kniescheibenband an die laterale Tibiaepiphyse vorsieht, behandelt. 6 Fälle einer distalen Femurfraktur wurden mit einer Platte nach Hickmann, die 3 Löcher enthält, geschraubt. H. Trolldenier. 6844.

4-64/10-0479 Bateman, J. K. Repair of fractured right os calcis in the racing greyhound. **(Frakturbehandlung des rechten Calcaneus beim Greyhound.)** Veterin. Rec. **75** (1963) Nr. 39. S. 1001-1003. — 4 Abb., 3 Lit.
Die Fraktur des Calcaneus entsteht wiederholt beim Rennen. Die Frakturlinie liegt an typischer Stelle in Fortsetzung der hinteren Tibiakontur; es entsteht ein größeres proximales Frakturende. Eine operative Behandlung kann nach mehreren Methoden ausgeführt werden: Transfixation durch Markschraubung oder Schienung an der Kaudal- oder Lateralfläche des Calcaneus. Die geschilderte Methode stellt eine Vervollkommnung der Lateralfixation dar. Eine Spezialschiene wird subcutan unter Vollnarkose nach einem 11 cm langen Hautschnitt am Calcaneus verschraubt, wobei 1 oder 2 Schrauben in den freiliegenden Metatarsalknochen gesenkt werden. Nach 12 Wochen wird die Platte entfernt. Der Greyhound ist nach 5 Mon. wieder rennfähig. H. Trolldenier. 6848.

4-64/10-0480 Carter, H. E. Induction of anaesthesia in dogs by the inhalation of nitrous oxide, halothane and oxygen. **(Einleitung der Narkose bei Hunden durch Inhalation von Stickstoffoxydul, Halothan und Sauerstoff.)** Veterin. Rec. **76** (1964) Nr. 5. S. 147-148. — 1 Tab., 3 Lit.
Um bei der Halothannarkose, die zur Einleitung ein Kurzbarbiturat benötigt, ein noch weicheres und leichteres Nachschlafstadium zu erzielen, ersetzte der Vf. das Barbiturat durch Stickstoffoxydul. Alle Hunde hatten Promazin und Atropin 1 Std. vor der Anästhesie erhalten. Unter einer Maske atmeten die Tiere 15 Sek. Lachgas-Sauerstoff, dann wurde Halothan beigegeben. Innerhalb

von 90-120 Sek. waren die Hunde relaxiert. Die Fortsetzung der Narkose erfolgte als Intubationsnarkose mit Halothan oder mit Stickstoffoxydul-Aether. Das Bewußtsein kehrte 10 Min. nach Narkoseschluß zurück, und nach 30 Min. standen die Tiere. Alle Altersklassen, Rassen sowie parenchymgeschädigte Tiere zeigten einen sicheren Narkoseverlauf. Bei 556 Narkosen traten nur 2 Todesfälle auf, 2 Atem- und Herzstillstände konnten durch transthorakale Herzmassage und reine Sauerstoffzufuhr behoben werden.

H. Trolldenier. 6876.

4-64/10-0481 Fabry, Andras; Glasgow, Univ., Veterin. School. Methohexital sodium, Anaesthesia in greyhounds. **(Methohexitalnatrium-Narkose bei Greyhounds.)** Veterin. Rec. **75** (1963) Nr. 41. S. 1049-1051. – 6 Tab., 11 Lit.

Thiobarbitalnatrium und Methohexitalnatrium, die beide als Ultrakurznarkotica gelten, wurden in einem Doppelversuch an 8 Greyhounds in ihrer Wirkung gegenübergestellt. Es erwies sich, daß Thiobarbitalnatrium einen verlängerten Nachschlaf bewirkt. Seine kurze Wirkungsdauer wird mit der schnellen Lokalisation am Körperfett des Tieres erklärt. Da aber Greyhounds fettarm sind, bleibt eine narkotische Wirkung infolge langsamer Abnahme der Plasmakonzentration länger bestehen. Da Methohexital jedoch durch die Leber entgiftet wird, tritt bei Greyshound kein längerer Nachschlaf auf. Die Narkosen wurden wöchentlich einmal in steigenden Dosen an denselben Tieren ausgeführt. Das Aufsetzen der Hunde erfolgte bei Methohexital bei 9 mg/kg bereits nach 14 bis 38 Min., während es bei Thiobarbital mit 22 mg/kg 79 bis 280 Min. dauerte. Die volle Wirkung, 3. Narkosestadium, war ½ bis 1 Min. nach Injektionsende ausgebildet und wurde durch die Intubation überprüft.

H. Trolldenier. 6876.

4-64/10-0482 Kuebler jun., W. F. und Bendure, J. D.; Kansas City, Mo., Div. of Richardson-Merrell Inc. The effect of dimefline on acute canine barbiturate depression. **(Die Wirkung von Dimefline auf die akute Barbiturat-Depression des Hundes.)** Amer. J. veterin. Res. **24** (1963) Nr. 103. S. 1227-1231.

6876.

4-64/10-0483 Hofmeyr, C. F. B.; Onderstepoort, Fac. of Veterin. Sci. Clinical observations chlorpothixene as an anaesthesia potentiator in dogs. **(Klinische Beobachtungen über Chlorprothixen als ein narkosepotenzierendes Mittel beim Hund.)** J. South African veterin. med. Assoc. **34** (1963) Nr. 4. S. 621-625.

Chlorprothixen ist ein Tranquilizer der Thioxanthengruppe. Über seine Anwendung ist bisher schon beim Hund, Rind und Schwein berichtet worden. Chlorprothixen wurde bei 91 Hunden als Prämedikation vor einer anschließenden Pentobarbital-Narkose gegeben. Irgendwelche Nebenerscheinungen wurden nicht festgestellt. Das Präparat wurde i.v. appliziert. Dabei wurden 0,5, 0,75 und 1,0 mg/kg Kgw. verabreicht. Signifikante Unterschiede wurden bei den genannten drei Dosierungsarten nicht festgestellt.

O. Dietz. 6876.

4-64/10-0484 Smith, Robert H. und Cullen, Stuart C.; San Francisco, Univ. of California, Med. Center. Electrical anaesthesia produced by a combination of direct and alternating currents. **(Elektroanästhesie durch Kombination von Gleich- und Wechselstrom.)** J. Amer. veterin. med. Assoc. **143** (1963) Nr. 7. S. 712-716. – 3 Abb., 7 Lit.

Die Elektroanästhesie wurde bei Kaninchen, Katzen, Hunden, Rhesusaffen und Schimpansen klinisch erprobt und angewandt. Die Vorzüge dieser Methode sind: Relativ schneller Narkosebeginn, geringe physiologische Veränderungen und schnelles Erwachen. Erst beim Hinzutreten von Gleichstrom zum ansteigenden Wechselstrom, der allein Konvulsionen erzeugt, entsteht eine Anästhesie. Der Sitz der Elektroden am Kopf variiert bei den angegebenen Tierarten. Die meisten Eingriffe können im Stadium I, 3. Stufe, beim Hund ausgeführt werden; nach Anrufen ist Schwanzwedeln noch möglich. Die Vertiefung der Anästhesie ins Stadium III führt über das Excitationsstadium II. Die Hauptprobleme sind die Elektrodenanordnung, die Methode der Stromapplikation und Bestimmung der Narkosetiefe. Schockgefahr besteht bei Wiederherstellung des Stromflusses, nachdem sich die Elektrode gelockert hat. Neuropathologische Veränderungen sowie Veränderungen der Sinnesorgane wurde selbst bei einer Narkose bis zu 30 Std. nicht beobachtet.

H. Trolldenier. 6888.

4-64/10-0485 Collin, C. W.; Khartoum, Univ. A technique to produce analgesia of the hind digits of cattle. **(Ein Verfahren zur Erzeugung einer Analgesie an den Hinterextremitäten des Rindes.)** Veterin. Rec. **75** (1963) Nr. 33. S. 833 bis 835. — 1 Abb.

Nach Darstellung einzelner Methoden der gezielten oder ungezielten Leitungsanästhesie schlägt Vf. die Blockade des N. tibialis und N. fibularis in der Annahme vor, hiermit eine neue Methode der Analgesie der Hinterextremität beim Rind entwickelt zu haben. Der N. fibularis wird caudal des Epicondylus lateralis tibiae, der leicht durchgetastet werden kann, mit 20 ml anästhesiert. Der Erfolg (Paralyse der Mm. extensores digitales) tritt nach 5 bis 20 Min. ein. Der N. tibialis wird handbreit oberhalb des Tuber calcanei, unmittelbar auf der Achillessehne, mit 20 ml umspritzt. Bei erfolgreicher Blockade tritt ein Sensibilitätsverlust unterhalb des Fesselgelenkes ein. H. Trolldenier. 6888.

4-64/10-0486 Czekala, Zb. und Gabryś, K. J.; Chorzów, Krankenhaus Nr. 3.; Katowice, Zool. Garten. **Die Technik der Osteomedullographie beim Hund.** Mh. Veterinärmed. **19** (1964) Nr. 5. S. 187-190.

Z.Zt. werden zur Diagnostik der Knochenerkrankungen neben den Standardaufnahmen noch eine Anzahl von Spezialuntersuchungsverfahren herangezogen. Zu diesen Spezialuntersuchungesmethoden zählt man auch die Osteomedullographie. Sie erlaubt die Darstellung des venösen Kreislaufes im Markraum der langen Röhrenknochen. Die Versuche der Vff. hatten den Zweck: 1. Die Ermittlung des normalen, physiologischen Röntgenbildes des Markraumes, 2. Die Feststellung der ungefähren Durchgangszeit des Kontrastmittels durch den Markraum und dessen Abflußwege, 3. Die Einarbeitung in die Untersuchungstechnik und 4. die Prüfung der Anwendungsmöglichkeiten und der Toleranz des Kontrastmittels „Triuropan 300" polnischer Produktion. Triuropan ist ein trijodiertes Benzolsäurederivat. Der Markraum wird mit einer Sternalpunktionskanüle angebohrt. Um die Darstellung des ganzen Markraumes zu erreichen, wurde erst eine Nativaufnahme des untersuchten Knochens angefertigt und dann auf Grund dieser Aufnahme die Einstichstelle so proximal verlegt, daß die Kanüle unmittelbar in den Markraum dringen konnte. Dadurch wurde die gleichzeitige Darstellung des Markraumes und der beiden Epiphysen möglich. Ein Großteil des Kontrastmittels verläßt den Knochen über die Epiphysen, der Rest geht über die Vv. emisariae aus der Diaphyse in die tiefen Venen der Extremität über. Die Osteomedullographie könnte besonders bei der Differenzierung der tumorartigen und entzündlichen Erkrankungen, die vom Markraum ausgehen, behilflich sein.

O. Dietz. 7000.

4-64/10-0487 Bodurov, N. und Binev, K. Rentgenova limfografija na zadnija krajnik pri kučeto. **(Röntgenlymphographie der hinteren Extremitäten beim Hund.)** Naučni trudove. Visš veterinarnomedicinski institut „Prof. d-r G. Pavlov", Sofija **11** (1963) S. 237-246.— 5 Abb., 12 Lit.

Es wurde eine Röntgenlymphographie der hinteren Extremitäten beim Hund durchgeführt. Als Kontraststoff verwendete man „Triopak 300", wodurch es möglich war, einige anatomisch-physiologische Besonderheiten der Lymphgefäße und -knoten festzustellen. Um die Geschwindigkeit des Kontraststoffes und der Lymphe zu ermitteln, wurde das gebildete Depot mit UKW bestrahlt. Die Versuche haben ergeben, daß UKW eine Wärmewirkung ausüben und die damit in Zusammenhang stehenden neurotrophischen Veränderungen der Funktion des Lymphsystems beeinflussen. NRB/ZSNTI. 7000.

4-64/10-0488 *Muther, Ewald.* **Über die Nervenquetschung als symptomatische und therapeutische Maßnahme bei bestimmten chronischen Lahmheiten des Pferdes.** Diss. Veterinärmed. Fak. Bern. 1963. (40 S.) 8°. (Diss. 9620)

4-64/10-0489 *Gruenigen, Alfred von.* **Die an der veterinär-ambulatorischen Klinik der Universität Bern von 1871—1957 verwendeten Narkotica und Anaesthetica beim Rind und Schwein.** Diss. Veterinärmed. Fak. Bern. 1963. (27 S.) 8°. (Diss. 9628)

XIV. HUF-, KLAUEN- UND ZEHENKRANKHEITEN, HUF- UND KLAUENBESCHLAG

4-64/10-0490 Collet, M. P. Une nouvelle ferrure sans clou: Le sabotier rébé. **(Ein neuer Hufbeschlag ohne Nägel: Der Hufschuh nach Rebeillard.)** Bull. Soc. Sci. vétérin. Méd. comparée Lyon **65** (1963) Nr. 3. S. 193-197. — 3 Abb.

Gute Beschlagschmiede werden immer seltener, deshalb hat Rebeillard eine moderne Pferdesandale konstruiert, die besonders für Sportpferde geeignet ist. Ein Schutzschuh aus Gummi verläuft mit seinem Oberteil bis zum Fesselbein und wird mit je einem Reißverschluß auf der Vorder- und Hinterseite befestigt. Außerdem werden noch zwei Sicherheitsriemen, von der Rückseite über Kreuz kommend, angelegt. An der inneren Bodenfläche des Schuhes befindet sich ein Duraluminiumeisen von 7 mm Dicke und 25 mm Breite. Die Sohle ist bedeckt mit Gummizacken von ungefähr 15 mm Höhe. Eisen und Sohle des Schuhes werden mit kleinen Bolzen und Muttern angeschraubt. Der Hufschuh wird in verschiedenen Größen hergestellt und muß gut passen. Zur Pflege des Hufhorns wird wöchentlich einmal etwas Klauenöl appliziert und auch die Krone damit eingerieben. Um die Fertigung des Hufschuhes zu vereinfachen, ist es notwendig, die Hufform zu vereinheitlichen. Die Vorderhufe müssen etwas mehr oval und die Hinterhufe abgerundet werden. Wenn der Schutzschuh verpaßt ist, ist seine Haltbarkeit fast unbegrenzt. Es ist notwendig, von Zeit zu Zeit Strahl und Sohle auszuwirken und den Tragerand möglichst täglich abzuraspeln. Dieser Hufschuh schützt den Huf ausgezeichnet gegen Verletzungen an der Krone und in der Fesselbeuge sowie gegen Risse und Spalten im Hufhorn. Sein großer Vorteil besteht darin, daß es keines Spezialisten mehr bedarf, um ihn anzulegen. A. Meyer. 7180.

XV. GEBURTSHILFE, KRANKHEITEN DER MUTTERTIERE UND DER NEUGEBORENEN

4-64/10-0491 Ewbank, Roger; Liverpool, Univ., School of Veterin. Sci. Predicting the time of parturition in the normal cow: A study of the precalving drop in body temperature in relation to the external signs of imminent calving. **(Vorausbestimmung des Geburtszeitpunktes bei der gesunden Kuh. Eine Studie über die Beziehungen des präpartalen Temperaturabfalles zu den äußeren Anzeichen der beginnenden Geburt.)** Veterin. Rec. **75** (1963) Nr. 14. S. 367-371. — 1 Abb., 3 Tab., 15 Lit.

Bei 25 Abkalbungen wurden 2mal täglich (zwischen 9 bis 10 h vormittags und 9 bis 10 h abends), beginnend 10 Tage vor der Geburt, die rectalen Temperaturen der Partustiere gemessen. Alle Tiere gehörten der Ayrshire-Rasse an, hatten zumindest einmal abgekalbt, standen normal trocken, waren frei von Krankheitserscheinungen, die die Körpertemperatur beeinflussen könnten und wurden unter gleichen Haltungs- und Fütterungsbedingungen gehalten. Die höchsten Rectaltemperaturen wurden gewöhnlich zwischen dem 2. und 4. präpartalen Tag ermittelt. Die durchschnittliche Temperatur während dieser Periode betrug 39,9 °C. Durchschnittlich 54 Std. vor der Geburt beginnt die

Rectaltemperatur um durchschnittlich 0,5 °C abzufallen. Gleichzeitig wurden bei 20 Kühen die äußeren Anzeichen der nahenden Geburt (Einbrechen der Beckenbänder, Erschlaffung von Damm und Vulva, Aufeutern, Verflüssigung des Cervicalschleimes) beurteilt. Dabei wurden bei den einzelnen Kühen beträchtliche Abweichungen sowohl hinsichtlich des zeitlichen Auftretens als auch hinsichtlich des Fortschreitens dieser Zeichen festgestellt. Auf Grund der großen Variabilität scheint die präpartale Temperatursenkung nur von bedingtem Wert für die Vorausbestimmung des Geburtszeitpunktes. Aus den Untersuchungen kann jedoch gefolgert werden, daß gesunde Kühe, die die äußeren Anzeichen der nahenden Geburt erkennen lassen, wahrscheinlich innerhalb der nächsten 12 Std. kalben werden, wenn die Rektaltemperaturen 38.9 °C oder weniger betragen. J. Wollrab. 7260.

4-64/10-0492 Short, Charles E.; Oak Ridge, Univ. of Tennessee. Superfetation in the burro. **(Superfetation beim Burro.)** J. Amer. veterin. med. Assoc. **144** (1964) Nr. 3. S. 257-258. 7260.

4-64/10-0493 Ramamurti, A.; Ootacamund, Sheep Farm. Gestation period in Nilgiri sheep. **(Die Trächtigkeitsdauer beim Nilgiri-Schaf.)** Indian veterin. J. **40** (1963) Nr. 11. S. 711-714. 7260.

4-64/10-0494 Král, J. und Kolář, J. Poznatky z laboratorního vyšetření zmetků. **(Erfahrungen aus labormäßigen Untersuchungen von abortierten Früchten.)** Veterinářství **13** (1963) Nr. 9. S. 418-420. — 2 Tab.
Die rechtzeitige Feststellung des infektiösen Aborts hat für die Seuchenprophylaxe und Sterilität erstrangige Bedeutung. Dazu ist jedoch die labormäßige Untersuchung der abortierten Früchte unbedingt notwendig. Um das ansteckende Verkalben genau bestimmen zu können, muß man außer der abortierten Frucht auch einen Teil der Fruchthüllen mit Cotyledonen (entweder frisch oder konserviert) zwecks bakteriologischer und histologischer Untersuchung einsenden. Von den insgesamt 49 777 Aborten und totgeborenen Kälbern, die im Jahre 1961 registriert wurden, konnten 5,98% labormäßig untersucht werden; von im Jahre 1962 registrierten 51 788 Fällen wurden nur 5,56% untersucht, so daß die Untersuchungsergebnisse nur ein informatives Bild über einen kleinen Teil der Fälle bieten. Unter den 5849 labormäßig im Jahre 1961-1962 untersuchten Fällen stellte man in 281 Fällen *Cornynebacterium pyogenes*, in 223 Fällen Streptokokken und Staphylokokken, in 95 Fällen *Brucella abortus*, in 53 Fällen Tbc-Erreger, in 40 Fällen *Listeria monocytogenes*, in 61 Fällen *Vibrio fetus*, in 25 Fällen *Trichomonas fetus*, in 20 Fällen Mykosen und in 98 Fällen andere Mikrobenarten fest. Ferner wird darauf aufmerksam gemacht, daß das Untersuchungsmaterial rechtzeitig und in vorgeschriebenem Infektionsverpackungsmaterial einzusenden ist. ČSSR/ÚVTI. 7275.

4-64/10-0495 McTackett, A. R. The incidence of infectious diseases associated with abortion and service return in dairy herds of South-Eastern Queensland. **(Das Auftreten von Infektionskrankheiten mit Verwerfen und Wiederkehr der Brunst bei Milchrindern im südöstlichen Queensland.)** Austral. veterin. J. **39** (1963) Nr. 11. S. 438-440. — 2 Tab., 18 Lit.
Bei im Anschluß an Aborte und Wiederkehr der Brunst vorgenommenen serologischen Untersuchungen auf Brucellose, Vibriose und Leptospirose war bei Aborten Brucellose, bei Wiederkehr der Brunst Vibriose am häufigsten nachweisbar. 19% der Aborte waren durch *Leptospira pomona* bedingt, ernstere Sterilitätserscheinungen mit Brunstwiederkehr scheint dieser Erreger nicht hervorzurufen. Häufig traten 2 oder alle 3 dieser Infektionen gleichzeitig auf. Negative serologische Untersuchungsergebnisse lassen bei Wiederkehr der Brunst eine Infektion mit anderen Erregern vermuten.
J. Jürgens. 7275.

4-64/10-0496 Kolář, J. Význam C. pyogenes jako původce abortů u skotu. **(Bedeutung von C. pyogenes als Aborterreger beim Rind.)** Veterinární Med. 8(36) (1963) Nr. 5. S. 301-310. – 4 Tab., 32 Lit. Zus. in Russ., Dtsch.
In den Jahren 1955-1962 wurden im Prager Veterinäruntersuchungsinstitut 2152 abortierte Feten untersucht. Davon wurde in 24,3% der Fälle eine bakterielle Ursache des Abortes festgestellt. In diesen Fällen wurde am häufigsten das *Corynebacterium pyogenes* (39,1% der Fälle) gefunden, dann folgten die Brucellen (34,3%), Streptokokken (9,4%), die Tbc (5,5%) und Listeriose (4,6%). Der Anteil von *C. pyogenes* an den infektiösen Aborten nahm im Laufe der Jahre zu, das Auftreten dieser Abortart war jedoch meistens sporadisch und hatte nur in drei Fällen einen enzootischen Charakter. Sie kamen im 6.-8. Mon. zu jeder Jahreszeit vor. Ihre Folgen waren oft Unfruchtbarkeit und auch schwerere Komplikationen. Der Prophylaxe dieser Abortusfälle muß erhöhte Aufmerksamkeit gewidmet werden. Die Hygiene der künstlichen Besamung sowie während der Trächtigkeit und der Geburt muß verbessert werden. ČSSR/ÚVTI. 7275.

4-64/10-0497 Bhim Reddy, D., Ramachander Rao, V., Ashraf Alam, M. I. und Zahoor Ali, Mohd.; Hyderabad, Andhra Pradesh, Osmania Univ.; Univ. Coll. of Veterin. Sci. and Animal Husbandry. A rare case of uterine torsion. **(Ein seltener Fall von Uterus-Torsion.)** Indian veterin. J. **40** (1963) Nr. 11. S. 725-728. 7275.

4-64/10-0498 Lucas, M. Jean. Hémorragies de la jument en gestation. **(Blutungen bei der tragenden Stute.)** Bull. mens. Soc. vétérin. prat. France **48** (1964) Nr. 1. S. 29-30.
Bei alten, mehrgebärenden Stuten, vor allem bei Arbeitspferden kommen Hämorrhagien der Vaginalschleimhaut vor, die teils varizenähnlich, teils flächig auftreten und bei größerem Umfange eine Gefahr für das Muttertier darstellen, Anämien, ja mitunter sogar lebensbedrohende Blutungen bei der Geburt werden beobachtet. Bei derartigen Stuten ist die Untersuchung mit einem Vaginalspeculum angezeigt. Ligaturen (chir. Seide) der mit gebogener Pinzette mitsamt der Vaginalschleimhaut stumpf erfaßten Varizen werden in der Praxis mit Erfolg angewendet. In einer kürzlich bei einer Vollblutstute praktizierten Therapie führte die parenterale Applikation von Argochrom, eines spezif. Antihaemorrhagicums sowie orale Gaben von Methionin und Vitamin B_{12} zum Ziele. K. Reinhardt. 7275.

4-64/10-0499 Mahaffey, Leo W. und Adam, Neil M.; Balaton Lodge, Newmarket, Suffolk, England, Animal Health Trust. Abortions associated with mycotic lesions of the placenta in mares. **(Aborte, die von mykotischen Verletzungen der Stutenplacenta begleitet sind.)** J. Amer. veterin. med. Assoc. **144** (1964) Nr. 1. S. 24-32. 7275.

4-64/10-0500 Leibrecht, R. H. und Watt, R. Cesarean section on an aged mare. **(Kaiserschnitt bei einer alten Stute.)** J. Amer. veterin. med. Assoc. **144** (1964) Nr. 3. S. 266-267. 7375.

4-64/10-0501 Prandžev, I. Sectio caesarea pri drebnite preživni. **(Sectio caesarea bei kleinen Wiederkäuern.)** Naučni trudove. Visš veterinarnomedicinski institut „Prof. d-r G. Pavlov", Sofija **11** (1963) S. 247-257. – 6 Abb., 1 Tab., 20 Lit.
Um bei Schafen und Ziegen bei fehlender Eröffnung des Gebärmutterhalskanals und einer Umstülpung der Gebärmutter die Frucht herauszuholen, wendete man die Sectio caesarea an. Bei 27 Schafen und 7 Ziegen wurde sowohl nach der konservativen als auch nach der radikalen Operationsmethode gearbeitet. Nach Anwendung der konservativen Methode traten in 72,4% der

Fälle eine Befruchtung und das Ablammen ein. Zur Eröffnung der Bauchhöhle bediente man sich sowohl des seitlichen als auch des ventrolateralen operativen Zuganges. NRB/ZSNTI. 7375.

4-64/10-0502 Minčev, P. und Prandžev, I. Rupturi na matkata pri govedoto po vreme na raždane i operativnoto im lekuvane. **(Gebärmutterriß beim Rinde während der Geburt und seine operative Behandlung.)** Selskostopanska nauka, Sofija **2**(8) (1963) Nr. 5/6. S. 669-677. – 2 Abb., 3 Tab., 8 Lit.
26 Fälle eines vollständigen Risses der Gebärmutterwand bei Kühen werden beschrieben. Die Risse wurden am häufigsten (88,8%) bei jungen Kühen, die das erste bis dritte Mal kalbten, beobachtet, seltener (30,7%) bei Kühen mit vier oder mehr Kalbungen. Bei schweren Geburten, die durch die Knochen des Hüftgelenks (großes Kalb) und ungenügende Öffnung des Gebärmutterhalses bedingt sind, beobachtet man meist Längsrisse der dorsalen, seltener der ventrolateralen Wand. Bei einer Überdrehung der Gebärmutter wurden 2 Fälle eines spontanen Risses und 4 Fälle bei der Geburtshilfe beobachtet. Wenn der Kopf des Kalbes zur Seite gekehrt ist und die Gliedmaßen nicht in der richtigen Lage sind (Einbiegen der Gliedmaßen im Becken- und Sprunggelenk), werden vorwiegend Quer- und Kreisrisse der ventralen Wand beobachtet. Eine operative Behandlung hat gezeigt, daß bei Anlage einer Naht durch die Vagina in 88,8% der Fälle eine Heilung eintrat. Bei großen Rissen wurde die Naht nach dem Kaiserschnitt angelegt; der Prozentsatz der geheilten Tiere betrug 66,6%. Bei einer kombinierten Behandlung (Kaiserschnitt und Naht durch die Vagina) war der Prozentsatz der geheilten Tiere der gleiche. NRB/ZSNTI. 7380.

4-64/10-0503 Prokopanov, A. und Gŭlŭbinov, G. Vŭrchu priloženieto na vakuumnata vodna pompa pri lekuvaneto na sledrodilnite vŭzpalenija na matkata u kravite. **(Die Anwendung der Vakuumwasserpumpe bei der Behandlung von Gebärmutterentzündungen nach der Geburt bei Kühen.)** Veterinarna sbirka, Sofija **60** (1963) Nr. 8. S. 16-20. – 3 Abb.
Eine neue, leichte und wirksame Methode zur Behandlung einer nach der Geburt auftretenden Gebärmutterentzündung bei Kühen wird empfohlen. Zum Spülen der Gebärmutter nach der Geburt und zur Beseitigung ihres Inhaltes verwendet man eine gewöhnliche Vakuumwasserpumpe, deren Konstruktion auf dem Prinzip eines Zerstäubers beruht. Das freie Ende des Gummischlauches wird tief in die Gebärmutter eingeführt, während das Vakuum mit Hilfe eines Wasserstrahles aus der Wasserleitung erzeugt wird. Auf diese Weise gelang es den Vff., manchmal 12 bis 15 l Gebärmutterinhalt zu entfernen. Nach der Entfernung des Inhaltes wurde die Gebärmutterhöhle mit 3 bis 4 l einer schwachen, nicht reizenden, desinfizierenden Lösung (Rivanol, Entozon, Lotagen u.a.) gespült, die vorher bis zur Körpertemperatur erwärmt worden war. Um einen rascheren und vollständigeren Heilungseffekt zu erreichen, wurden in die Gebärmutterhöhle nach dem Spülen antibioticahaltige Stäbe eingeführt. Das rasche Entfernen des Gebärmutterinhaltes führte zu einer schnellen Involution der Gebärmutterwand sowie zu einem Abklingen der Entzündung. Falls erforderlich, wird empfohlen, eine Wiederholung der Manipulation nach 3 bis 4 Tagen vorzunehmen. Die Heilung tritt gewöhnlich am 5. bis 12. Tage nach dem Beginn der Behandlung ein. NRB/ZSNTI. 7400.

XVI. TRÄCHTIGKEITSDIAGNOSTIK, STERILITÄT, BESAMUNG

4-64/10-0504 Kuhlmann, W. **Beitrag zur histologischen Diagnose der Trächtigkeit beim Schwein durch Vaginalbiopsie. Vorl. Mitt. Bemerkungen zu der gleichnamigen Arbeit von W. Busch in dieser Zeitschrift, Jg. 18, S. 813 bis 817 (1963).** Mh. Veterinärmed. **19** (1964) Nr. 7. S. 247-248. 7515.

4-64/10-0505 Hendrikse, J.; Utrecht, Rijksuniv., Fac. der Diergeneeskunde, Klin. voor Verloskunde en Gynaecol. Enkele oorzaken van afwijkende ejacu-

laten. **(Über einige Veränderungen im Ejakulat.)** Tijdschr. Diergeneeskunde 88 (1963) Nr. 23. S. 1721-1727. – 25 Lit. Zus. in Engl., Franz., Dtsch.
Von ihrer normalen Beschaffenheit abweichende Ejakulate können entweder durch eine fehlende oder gestörte Spermiogenese, durch Störungen im ableitenden System oder durch anomale Beimengungen bedingt sein. In der vorliegenden Arbeit bespricht Vf. die verschiedenen Veränderungen am Hoden, sowie deren Ursachen. Es werden erwähnt die Hypoplasie, die Orchitis und sehr kurz die Hodenatrophie, die Fibrose und die Calcifikation. Hypoplasie bedingt eine Verminderung der Spermiogenese und damit Veränderungen am Chromosomensatz, insbesondere auch am Geschlechtschromosom. Hypoplasie wird nach Angaben des Vf. bei 0,3-0,6% aller Bullen beobachtet. Die Orchitis kann traumatische und infektiöse Ursachen haben, wobei in letzterem Fall sowohl Bakterien als auch verschiedene Virusarten in Frage kommen.
E. Wiesner. 7608.

4-64/10-0506 Amann, R. P. und Almquist, J. O. Reproductive capacity of dairy bulls. VI. Effect of unilateral vesectomy and ejaculation frequency on sperm reserves; aspects of epididymal physiology. **(Über die Fortpflanzungsfähigkeit von Bullen. 6. Mitt. Die Wirkung einer unilateralen Vasektomie und Ejaculationshäufigkeit auf die Spermareserven. Ausblicke auf die Physiologie der Nebenhoden.)** J. Reproduct. Fertility 3 (1962) Nr. 2. S. 260-268. – 5 Abb., 1 Tab., 21 Lit. 5. Mitt. vgl. 4-64/03-0089.
An 23 36 Mon. alten Holsteiner Bullen wurden die gonadalen und extragonadalen Spermareserven nach unilateraler Vasektomie bestimmt. Es konnte ermittelt werden, daß eine hohe Korrelation zwischen den gonadalen Reserven und dem Hodengewicht bestand. Sie wurden weder beeinflußt durch die unilaterale Vasektomie noch durch die vor dem Schlachten durchgeführten häufigen Ejaculationsentnahmen. Die Spermareserven im Nebenhodenkopf und im -körper blieben durch diese Behandlungen unbeeinflußt. Es wurden weiterhin Versuche zur Ermittlung der Spermamengen in der Cauda epididymis unternommen. Aus den Ergebnissen wurden die Schlußfolgerungen gezogen, daß ein umgekehrtes Verhältnis besteht zwischen Spermaresorption und Gesamtzahl der Spermien. Die Rate der Spermaresorption war abhängig von der Zahl der Spermien, die sich im Nebenhodenschwanz befanden.
W. Richter/Kleinmachnow. 7680.

4-64/10-0507 Amann, R. P. und Almquist, J. O.; University Park, Pennsylvania State Univ. Reproductive capacity of dairy bulls. VII. Morphology of epididymal sperm. **(Über die Fortpflanzungsfähigkeit von Bullen. 7. Mitt. Die Morphologie des Nebenhodenspermas.)** J. Dairy Sci. 45 (1962) Nr. 12. S. 1516-1526. – 1 Abb., 4 Tab., 24 Lit. 6. Mitt. vgl. vorst. Ref.
An 34 Bullen wurden unter verschiedener Belastung Spermauntersuchungen durchgeführt. 14 Bullen wurden kaum abgesamt, bei 5 wurde 6 7mal in der Woche Sperma gewonnen und 15 vor der Schlachtung bis zur sexuellen Erschöpfung gebracht. Es konnte festgestellt werden, daß bei den bis zur Erschöpfung gebrachten Bullen ein hoher Prozentsatz toter und morphologisch veränderter Spermien im Nebenhodenschwanz angetroffen wurden. Eine unilaterale Vasektomie an 9 weiteren Bullen hatte keinerlei Veränderungen in der Spermienstruktur zur Folge. In den anderen Nebenhodenabschnitten konnten andere Verhältnisse beobachtet werden. Aus den Versuchen wurden die Schlußfolgerungen gezogen, daß die physiologische Signifikanz der Veränderungen in der Spermamorphologie in den verschiedenen Teilen des Nebenhodens bei den verschiedenen Versuchen nicht erklärt werden konnten.
W. Richter/Kleinmachnow. 7680.

4-64/10-0508 Amann, R. P. und Almquist, J. O.; University Park, Pennsylvania State Univ., Dep. of Dairy Sci., Dairy Breeding Res. Center. Reproductive capacity of dairy bulls. VIII. Direct and indirect measurement of testicular sperm production. **(Über die Fortpflanzungskapazität bei Besamungsbullen. 8. Mitt. Direkte und indirekte Messung der Spermaproduktion.)** J. Dairy Sci. **45** (1962) Nr. 6. S. 774-781. – 3 Tab., 20 Lit. 7. Mitt. vgl. vorst. Ref.

In vorliegender Arbeit wurde einmal die tägliche Spermaproduktion bestimmt und zum anderen damit die tägliche Samenabgabe verglichen. Einen breiten Raum nahmen in der Arbeit die Berechnungsschemata ein, deren Aufbau und Größenkorrelationen dem Original zu entnehmen sind. Es konnte festgestellt und errechnet werden, daß die tägliche Spermaproduktion zwischen 9,98 bis 12,76 Md. Spermien/Tier liegt. Es werden diese Ergebnisse mit einigen leicht zu bestimmenden Grundwerten (z. B. dem Hodengewicht) korreliert, um bestimmte Abhängigkeitsfaktoren festzulegen. Die tägliche Spermaabgabe wurde bei 6maliger Abnahme auf durchschnittlich 4,81 $\pm$ 0,35 Md. berechnet, das sind nur 42% der durchschnittlichen täglichen Samenproduktion.

W. Richter/Kleinmachnow. 7680.

4-64/10-0509 Salisbury, G. W. und Graves, C. N.; Urbana, Univ. of Illinois. Substrate-free epididymal-like bovine spermatozoa. **(Substratfreie Spermatozoen des Rindes, die den Nebenhodenspermatozoen entsprechen.)** J. Reproduct. Fertility **6** (1963) Nr. 3. S. 351-359. – 1 Abb., 1 Tab., 22 Lit.

Durch Gewinnung ejaculierten Rinderspermas in einem Verdünner, der die Bewegung der Zellen und die Aufnahme von Kohlenwasserstoffen aus dem Samenplasma verhinderte, wurde ein stoffwechselphysiologisches Verhalten der Zellen bewirkt, das den Nebenhodenspermatozoen glich. Dieses Verhalten kennzeichnet sich auch nach Beseitigung des Inhibitors durch eine niedrige endogene Atmung, die bei Zugabe von Fructose zum Incubationsmedium oder durch Vorincubation in einer Fructoselösung deutlich anstieg. Bewahrte man die Spermatozoen 24 Std. bei 5 °C auf, so zeigte sich nach Beseitigung des inhibitorischen Mediums, daß die endogene Atmung dieses Spermas in Gegenwart von Fructose höher war als der initiale Atmungswert.

G. Becker. 7680.

4-64/10-0510 Salisbury, G. W., Graves, C. N., Nakabayashi, N. T. und Gragle, R. G.; Urbana, Univ. of Illinois. Observations on the aerobic metabolism of bull and goat epididymal spermatozoa. **(Beobachtungen zum aeroben Stoffwechsel von Nebenhodenspermatozoen des Bullen und Ziegenbockes.)** J. Reproduct. Fertility **6** (1963) Nr. 3. S. 341-349. – 4 Tab., 2 Lit.

An 21 Bullen und 5 Ziegenböcken wurde festgestellt, daß physiologische Zugaben von Sulfiden, Sulfiten, Sulfaten und Gluthathion in verschiedenen Medien keinen Einfluß auf die Atmung hatten. Eine deutliche Stimulierung des Sauerstoffverbrauches ließ sich durch Zugabe von Cystein erzeugen, das autooxydiert wurde. Während Calcium und Magnesium in einem Ringer-Phosphatmedium keine Auswirkungen auf den Stoffwechsel hatten, führte Phosphat zur Abnahme des Sauerstoffbedarfs und zur Vermehrung der Glykolyse und Milchzuckeransammlung in Gegenwart des glukosehaltigen Substrates. Das Substrat, das vor seiner Beseitigung stets kurzzeitig einwirken konnte, stimulierte den Stoffwechsel während der nachfolgenden Incubation merklich. G. Becker. 7680.

4-64/10-0511 Fulka, J. und Pavlok, A. Charateristika byčích ejakulátů získaných při opakovaných vyčerpávajících zkouškách. **(Charakteristik der bei wiederholten sogenannten Erschöpfungstests gewonnenen Bullen-Ejaculate.)** Živočišná Výroba **8(36)** (1963) Nr. 9. S. 523-530. – 2 Abb., 2 Tab., 11 Lit. Zus. in Russ., Franz., Dtsch.

In 38 bei 8 zwei- bis dreijährigen Bullen in wöchentlichen Intervallen durchgeführten Erschöpfungstests wurden bei den einzelnen Bullen innerhalb 2-4 Std. 10-26 Ejaculate gewonnen. Auf einen Erschöpfungstest entfielen durchschnittlich 41,05 ml Ejaculat mit einem Spermiengehalt von $30{,}15 \times 10^9$.

Der Anteil der ersten 10 Ejaculate am Gesamtvolumen betrug 64%, der an der Gesamtmenge der Spermien 76%. In der Anzahl lebender (ungefärbter) Spermien wurde ebenfalls eine Verringerung festgestellt. Dasselbe betrifft die Fructose. Bei der Bewertung der ersten 12 und letzten 12 Erschöpfungstests wurde nur ein geringer Unterschied in der Spermienanzahl je Ejaculat zu Gunsten der letzten Tests festgestellt. Die Anzahl lebender Spermien war bei der zweiten Gruppe der Tests höher. Statistisch signifikant ist aber nur der Unterschied im Fructosegehalt, welcher bei der zweiten Testgruppe durchschnittlich um 77 mg% niedriger war. ČSSR/ÚVTI. 7700.

4-64/10-0512 Kazda, J. Vliv mikrobů, nejčastěji isolovaných ze spermatu býků, na spermie. **(Einfluß von Mikroben, die am häufigsten vom Bullensperma isoliert werden, auf Spermien.)** Veterinární Med. **8(36)** (1963) Nr. 5. S. 325-330. — 2 Abb., 1 Tab., 16 Lit. Zus. in Russ., Engl.
Man untersuchte den Einfluß der Mikroben *Corynebacterium species, C. pyogenes, Escherichia freundii*, der Gattung *Proteus* und *Escherichia coli* auf Bullenspermien in hohen Konzentrationen und unter Bedingungen des Wärmetests. Die stärkste spermicide Wirkung fand man bei den untersuchten Angehörigen der Familie *Enterobactriaceae* und ferner bei *Corynebacterium pyogenes*. Diese Feststellung wird als wichtig betrachtet, da die Kontamination des Samens mit diesen Mikroben leicht möglich ist, und zwar besonders bei einer Infektion der Harnröhre und des Gebärmutterhalses. Abweichend wirkte *Corynebacterium species*, das eine größere Zahl von beweglichen Spermien übrig ließ als die Kontrolle. ČSSR/ÚVTI. 7700.

4-64/10-0513 Kazda, J. Příspěvek k mikrobiologii pohlavních orgánů a spermatu býků s nizkou plodností. **(Beitrag zur Mikrobiologie der Geschlechtsorgane und des Spermas bei Bullen mit niedriger Fruchtbarkeit.)** Veterinární Med. **8(36)** (1963) Nr. 5. S. 317-324. — 2 Tab., 18 Lit. Zus. in Russ., Dtsch.
Um über den mikrobiellen Einfluß auf die Fruchtbarkeit der Zuchtbullen Übersicht zu gewinnen, wurden in 69 Fällen die Geschlechtsorgane untersucht (Ausstrich des Präputiums, der Schleimhaut der Harnröhre, von der äußeren und inneren Fläche des Nebenhodenschwanzes, aus dem Inneren der Hoden und aus Samensäckchen) sowie 426 Spermaproben, die aus verschiedenen Zuchtstationen stammten. In 10% der Fälle wurden die Geschlechtsorgane und Spermien derselben Bullen untersucht. Am häufigsten fand man Corynebakterien und *Pseudomonas aeruginosa*, dann folgten die zur Familie *Enterobacteriaceae* gehörigen Mikroorganismen und *Corynebacterium pyogenes*, weniger häufig die Streptokokken. Aus den pathologisch veränderten Samensäckchen wurde *Escherichia coli* und aus der entzündlich veränderten Schleimhaut der Harnröhre *Pseudomonas aeruginosa* isoliert. Der letztgenannte Mikroorganismus wurde auch aus dem Präputium isoliert. Der Einfluß der Mikroben wird in einer weiteren Arbeit beschrieben. ČSSR/ÚVTI. 7700.

4-64/10-0514 Tampion, Doreen; Shinfield, Reading, Nat. Inst. for Res. in Dairying. Swimming rate of boar spermatozoa. **(Bewegungsgeschwindigkeit der Eberspermatozoen.)** J. Reproduct. Fertility **6** (1963) Nr. 3. S. 471-472. — 6 Lit.
Die Fortbewegungsaktivität der Spermatozoen wurde 1 bzw. 4 Std. nach der Samengewinnung in physiol. Kochsalzlösung und Samenplasma zu gleichen Teilen mit der Stoppuhr gemessen. Aus 10 Ejaculaten wurden bei 37 °C Proben von 1 cm³ hergestellt, die je 10000 Spermatozoen enthielten. Es zeigte sich, daß Ebersperma eine geringere Neigung zur Verklumpung entwickelte und weniger zielstrebig als Bullenspermatozoen wandert. Die Fortbewegungsgeschwindigkeit betrug im Mittel 74,9-128,9/Sek. Das entspricht etwa den Befunden am Bullensamen wo 99,8 u. 108,6/Sek. gemessen wurden.
G. Becker. 7700.

4-64/10-0515 Perek, M. und Snapir, N.; Jerusalem, Hebrew Univ.; Rehovot, Israel, Fac. of Agric. Seasonal variations in semen production of different breeds of cocks and the effect of vitamin C feed supplementation upon the semen of White Rocks. **(Saisonbedingte Veränderungen in der Samenproduktion bei verschiedenen Hühnerrassen und die Wirkung der Vitamin-C-Beifütterung auf die Samen von White Rocks.)** Brit. Poultry Sci. 4 (1963) Nr. 1. S. 19-26. – 2 Abb., 4 Tab., 18 Lit.

An Hähnchen der Rassen White Cornish, New Hampshire, White Rock und Leghorn wurden Untersuchungen am Sperma angestellt, inwieweit ein möglicher Einfluß der Umgebungstemperatur auf die Samenproduktion und -qualität besteht. Weiterhin wurde der Einfluß von Vit.-C-Gaben auf die Spermaqualität und -quantität untersucht. Es wurde festgestellt, daß die Umgebungstemperatur keine signifikante Wirkung auf das Sperma während einer 11monatigen Untersuchungsperiode ausübte. Unterschiedliche Ergebnisse traten zwischen den einzelnen Rassen auf. Die Vit.-C-Beifütterung hatte einen statistisch gesicherten positiven Effekt auf die Spermaproduktion. Über den Weg der Gonadenbeeinflussung wird diskutiert. M. Richter. 7700.

4-64/10-0516 Silva, P. L. G. de; Cambridge, Univ., School of Agric. Evidence for absence of an effect of temperature shock on fertilizing ability of fowl spermatozoa. **(Nachweis des Fehlens von Auswirkungen eines Temperaturschockes auf die Befruchtungsfähigkeit von Geflügelspermatozoen.)** J. Reproduct. Fertility 6 (1963) Nr. 3. S. 371-374. – 2 Tab., 15 Lit.

Das bei 35 °C gewonnene Sperma wurde einerseits innerhalb von 5 Min. zur Befruchtung von 12 Hennen verwendet, andererseits zunächst einer 10minütigen Abkühlung bei 4-5 °C unterworfen, bevor innerhalb von 5 Min. 12 weitere Hennen damit befruchtet wurden. Das Sperma war zuvor gründlich durchmischt worden; es kamen 0,05 cm^3 in unverdünntem Zustand zur Anwendung. Die Prozedur wurde 6mal in wöchentlichen Abständen mit denselben Tieren wiederholt. 87,8% der mit gekühltem Sperma befruchteten Hennen erwiesen sich als befruchtet, der entsprechende Prozentsatz bei den Kontrolltieren betrug 91,9%. G. Becker. 7700.

4-64/10-0517 Nevo, Abraham C., Caplan, S. Roy und Schindler, H.; Beit Dagan, Israel, Nat. and Univ. Inst. of Agric.; Weizmann Inst. of Sci. Duration of motility and glycolysis of fowl spermatozoa in vitro under anaerobic conditions, constant pH and constant glucose concentration. **(Dauer der Beweglichkeit und Glykolyse von Geflügelspermatozoen in vitro unter anaeroben Bedingungen, konstantem pH-Wert und konstanter Glukosekonzentration.)** J. Reproduct. Fertility 6 (1963) Nr. 3. S. 361-370. – 4 Abb., 14 Lit.

Während der ersten Stunden der Incubation in einem ungepufferten durch einen automatischen Titrator konstant bei pH 7,1 enthaltenem Milieu nahmen Beweglichkeit und Stoffwechsel allmählich ab, um sich dann auf einen bleibenden Wert einzustellen. Nach 40-50 Std. sank die Beweglichkeit innerhalb weniger Stunden auf Null. Währenddessen war keine Veränderung der Säureproduktion nachweisbar. Die Säureproduktion hielt sich bis zum Ende des Versuches nach 58 Std. in gleicher Höhe. Das Ende der Beweglichkeit war nicht auf die Ansammlung toxischer Substanzen im Medium zurückführbar. G. Becker. 7700.

4-64/10-0518 Bonadonna, Telesforo; Milano, Univ. degli Studi, Ist. di Zootecn. Gen.; Ist. Sperimentale Ital. „L. Spallanzani" per la Fecondazione Artificiale. Odierne nozioni sulla diluizione e sul congelamento del meteriale spermatico di Bos taurus. **(Heutige Kenntnisse über das Verdünnen und Gefrieren des Bullenspermas.)** Zootecn. e Veterin. 18 (1963) Nr. 11/12. S. 389 bis 406. 7710.

4-64/10-0519 Dikov, V. und Danov, D. Vlijanie na njakoi veštestva vŭrchu preživjaemostta na spermatozoidi ot bik i koč. **(Der Einfluß einiger Stoffe auf die Lebensfähigkeit der Spermien von Bulle und Schafbock.)** Selskostopanska nauka, Sofija **2(8)** (1963) Nr. 7. S. 847-854. — 6 Abb., 13 Lit.
Untersucht wurde der Einfluß einiger Stoffe, die zum Einfetten der künstlichen Vagina verwendet werden, auf die Lebensdauer der Spermien von Bullen und Schafböcken. Es wurde festgestellt, daß bei Lagerung des Spermas in halbflüssigen Substanzen (Vaseline und Schweineschmalz) dieses länger lebensfähig bleibt als bei seiner Lagerung in flüssigen Stoffen (Pflanzenöl und flüssigem Paraffin). Eine Sterilisierung von flüssigem Paraffin übt keinen Einfluß auf die Lebensdauer der Spermien aus. Eine mehrmalige Sterilisierung von Pflanzenöl verkürzt die Lebensdauer der Spermien von Bullen und Schafböcken, während eine Sterilisierung von Vaseline sie verlängert.
NRB/ZSNTI. 7710.

4-64/10-0520 Martin, I. C. A.; Sydney, Australia, Univ. Effects of lecithin, egg-yolk, fructose and period of storage at 5 °C on bull spermatozoa deep-frozen to —79 °C. **(Auswirkungen von Lecithin, Eigelb, Fructose und periodischer Lagerung bei 5 °C auf Bullenspermatozoen, die auf —79 °C tiefgefroren wurden.)** J. Reproduct. Fertility **6** (1963) Nr. 3. S. 441-449. — 6 Tab., 10 Lit.
Von einer 0; 1 und 4stündigen Equilibrierung bei 5 °C vor dem Einfrieren von Bullensamen wurden hinsichtlich Bewegungsprozentsatz und der Kongorotnigrosinfärbeprobe die besten Ergebnisse nach 4stündiger Equilibrierung beobachtet. Die meisten bewegungstüchtigen Spermatozoen erhielt man bei einer Mischung des gepufferten Natriumcitratverdünners mit 62 mM-Fructose. Die Überlebensrate war besser, wenn der Verdünner 1% (w/v) Eilethicin, als wenn er 25% (v/v) Eidotter enthielt. Die meisten ungefärbten Spermatozoen wurden bei Verwendung lecithinhaltiger Verdünner nach 4stündiger Aufbewahrung bei 5 °C gewonnen. Ersetzt man einen Teil des Citratpuffers durch 185 mM-Fructoselösung, so ergeben sich nach dem Auftauen signifikant höhere Aktivitäten der Spermatozoen als bei Verwendung von 62 oder 123 mM-Fructoselösung. Der Prozentsatz ungefärbter Spermatozoen war bei 185 mM-Fructoselösung ein deutlich geringerer. Eine 1%ige Lecithinzugabe führte zu besseren Bewegungsresultaten als Versuche mit 0,5 oder 2% Lecithin. Ungefärbte Spermatozoen fanden sich bei Anwendung von 2% Lecithin am zahlreichsten. Der Prozentsatz ungefärbter Samenfäden war am höchsten nach 12stündiger Verdünnung und Equilibrierung in einer Mischung von 62 mM-Fructose, 20 mM-Phosphatpuffer, 60 mM-Natriumcitrat und 2,0 M-Glycerol.
G. Becker. 7710.

4-64/10-0521 Bajpai, P. K. und Brown, K. I.; Wooster, Ohio Agric. Exp. Stat. The effect of egg yolk on semen characteristics of turkeys. **(Über die Wirkung des Eigelb auf die Samenqualität bei Truthähnen.)** Poultry Sci. **42** (1963) Nr. 4. S. 888-893. — 3 Abb., 2 Tab., 15 Lit.
Vff. stellten Untersuchungen über den Einfluß von Eigelb auf die Spermaqualität bei Truthähnen an. Die Beweglichkeit der Spermien, sowie der Prozentsatz der toten Spermatozoen waren das Charakteristikum der Bewertung. Aus den Ergebnissen konnte entnommen werden, daß eine Zugabe von 50% Eidotter zur Konservierungsflüssigkeit zu einem Anstieg der toten Spermien und zu einem Abfall ihrer Fortbewegung führt. Diese Verhältnisse waren bei einem Zusatz von 10% am niedrigsten und stiegen dann linear an. Es werden weitere Versuche mit Lecithin sowie Eidotter mit Lecithin beschrieben und Vergleiche mit den Konservierungsergebnissen von Bullensperma angestellt.
M. Richter. 7710.

4-64/10-0522 Bajpai, P. K. und Brown, K. I.; Wooster, Ohio Agric. Exp. Stat. The effect of some diluents on semen characteristics of turkeys. **(Die**

Wirkung von einigen Samenverdünnern auf die Spermaeigenschaften der Truthähne.) Poultry Sci. **42** (1963) Nr. 4. S. 882-888. — 3 Abb., 1 Tab., 16 Lit.
5 verschiedene Verdünner wurden am Truthahnsperma ausprobiert. In einer Tabelle sind diese Verdünner (Lakes Lösung, L-1 Verdünner, I.V.T., G-1-Verdünner und Milch) mit ihrer Zusammensetzung aufgeführt. Es wurde die Fortbewegung und die Anzahl der toten Spermien als Untersuchungsgrundlage gewählt. Die Spermien wurden 96 Std. diesen Verdünnern ausgesetzt. Die Tests zeigten, daß der G-1-Verdünner die besten Eigenschaften besaß. Sowohl der G-1- als auch der I.V.T.-Verdünner zeigten bei der Spermafortbewegung in den ersten Stunden gleiche Verhältnisse, wobei jedoch der I.V.T.-Verdünner nach 8 Std. einen sehr starken Beweglichkeitsabfall erkennen ließ. Auf Grund der verschiedenen Zusammensetzungen werden die hemmenden Faktoren herausgesucht. M. Richter. 7710.

4-64/10-0523 Mašek, N. Studium některých ukazatelů charakterizujících jakost ejakulátu kanců. **(Untersuchung einiger die Qualität des Eberejaculats charakterisierender Kennziffern.)** Sborník Vysoké Školy zemědělskě Brně, Řada A **1963** Nr. 3. S. 321-329. — 3 Abb., 41 Lit. Zus. in Russ., Dtsch.
In den beschriebenen Untersuchungen wurde ein Durchschnittsvolumen des Ejaculats bei Ebern von 158,12 cm³ ermittelt. Das Ejaculat ist milchig-weiß mit einem mäßigen Stich ins Blaue bis grauweiß. Die durchschnittliche Spermienkonzentration beträgt 272000 (Schwankungen von 28000-448000) Spermien je cm³. Der pH-Wert der Ejaculate schwankte zwischen 0,91 und 7,91 (Mittel 7,378). 1-1½ Std. nach der Abnahme des Ejaculats variierte die Zeit der Dehydrogenation (Entfärbung, Reduktion) von 4-35 Min. (Durchschnitt 12 Min.). Der Prozentsatz toter Spermien im Ejaculat schwankte von 1,92-18,56. Die durchschnittliche Anzahl pathologischer Spermien betrug 9,435%, die Zahl der unreifen Spermien 12,63%, die Durchschnittsmasse der Spermien 54,072, die Kopflänge 8,579 μ, die größte Breite des Spermienkopfes 4,25 μ, die Länge des Schwanzes 45,459 μ. ČSSR/ÚVTI. 7750.

4-64/10-0524 Kaplan, F. Příspěvek ke studiu vlivu některých bílkovinných krmiv na produkci semene u plemenných kanců. **(Beitrag zum Studium des Einflusses einiger Eiweißfuttermittel auf die Samenproduktion bei Zuchtebern.)** Živočišná Výroba **8(36)** (1963) Nr. 9. S. 535-544. — 4 Abb., 1 Tab., 46 Lit. Zus. in Russ., Dtsch.
Bei 4 Ebern der weißen Edelschweinrasse wurde der Einfluß der Verfütterung von Futtererbsen, Wicken, Pferdebohnen, Leinsamen, einem Eiweißfuttergemisch und Trockenmagermilch auf die Samenproduktion untersucht. Diese Futtermittel wurden den Rationen der Versuchseber während der Versuchsperioden in einer Menge beigegeben, welche 22,18%-29,33% des Gesamteiweißgehaltes der Futterrationen entsprach. Der Eiweiß- und Stärkewertgehalt der Gesamtrationen blieb während der Versuchs- und Kontrollperioden auf gleicher Höhe. Die geprüften Futtermittel verursachten eine Steigerung der Ebersamenmenge von 194,7 ml auf 213,6 ml, d. h. um 9,71% eine Erhöhung der Spermienkonzentration um 5,31% und Erhöhung der Gesamtanzahl von Spermien im Ejaculat um 13,75%. Aus den Versuchsergebnissen geht demnach ein günstiger Einfluß der angeführten Futtermittel auf die Samenproduktion bei Ebern hervor. ČSSR/ÚVTI. 7750.

4-64/10-0525 Crescionini, Juan B., Lizasuain, Roberto und Ugarte, Recaredo. Inseminacion artificial de ovinos en el Uruguay. **(Künstliche Besamung der Schafe in Uruguay.)** Zootecn. e Veterin. **18** (1963) Nr. 11/12. S. 407-423. 7750.

4-64/10-0526 Rommel, W.; Leipzig, Karl-Marx-Univ., Ambulator. und Geburtshilfl. Tierklin. **Die künstliche Besamung bei Haushuhn und Truthuhn.** Mh. Veterinärmed. **18** (1963) Nr. 11. S. 403-411. — 13 Abb., 30 Lit.

Auf Grund der Erfahrungen mehrerer Länder (Australien, Israel, tropische und subtropische Länder [Hühnerzucht], USA und England [Putenzucht]) bringt die künstliche Besamung (k.B.) allein oder in Kombination mit der natürlichen Paarung beträchtlichen Nutzen in der Wirtschaftsgeflügelzucht. Als wesentliche Gründe für die Anwendung der k.B. werden angeführt: Einsparung von Vatertieren, schnelle Verbreitung bestimmter Erbanlagen, Art- und Rassenkreuzungen, Erbwert- und Zuchtwertprüfungen mit laufenden Kontrollen, Bekämpfung nicht erblicher Fortpflanzungsstörungen, Auswechseln von Zuchthähnen in der Brutsaison und Verhinderung von Seuchenübertragungen und parasitärer Erkrankungen. Anschließend wird auf die Technik der k.B. und die Samengewinnung eingegangen sowie das Einführungsverfahren und die Verdünnungsmethoden behandelt. M. Richter. 7750.

4-64/10-0527 Cooper, D. M.; Houghton, Huntingdon, Houghton Poultry Res. Stat. Modern trends in animal health and husbandry. Artificial insemination of poultry. **(Die moderne Richtung in der Tiergesundheit und Landwirtschaft. Die künstliche Besamung beim Geflügel.)** Brit. veterin. J. **119** (1963) Nr. 5. S. 194-210. – 1 Tab., 122 Lit.

In einer umfangreichen Übersichtsarbeit wird das Problem der künstlichen Besamung des Hausgeflügels behandelt. Im ersten Kapitel wird auf die Problematik eingegangen und auf die Schwierigkeiten der Praxiseinführung hingewiesen. Im weiteren werden die Technik der Insemination, der Einfluß der Nahrung und der Jahreszeit auf die Spermaproduktion, die Zusammensetzung des Spermas und die Behandlung sowie die Probleme der Hygiene und der Gesundheitsüberwachung erörtert. Einen breiten Raum nimmt die Diskussion der Spermaverdünner und der Spermahaltbarkeit ein.
M. Richter. 7750.

XVII. KRANKHEITEN DER MILCHDRÜSEN

4-64/10-0528 Frank, W.; Hannover, Landwirtschaftskammer, Tiergesundheitsamt. **Wirksamkeit und Ausscheidungsdauer der Penicillin-Streptomycin-Kombination in Salbenform und wäßriger Suspension bei der Behandlung chronischer Streptokokken-Mastitiden.** Dtsch. tierärztl. Wschr. **70** (1963) Nr. 24. S. 681-684. – 3 Abb., 10 Lit. Zus. in Engl.

Wäßrige Antibioticasuspensionen sind bei der Mastitis-Therapie den öligen Aufbereitungen und Salben vorzuziehen. Den Trägersubstanzen der Präparate kommt hinsichtlich der Wirkungsdauer der Antibiotica die Hauptrolle zu. Vergleichende Behandlungsversuche ergaben, daß die einmalige Infusion einer wäßrigen Penicillin-Streptomycin-Suspension von 500000 IE je Euterviertel eine zuverlässigere und schnellere therapeutische Wirkung als die bislang übliche intramammäre Instillation eines Präparates auf Salbengrundlage an drei aufeinander folgenden Tagen ergibt. Auch die Dauer der Antibiotica-ausscheidung war bei Verwendung der wäßrigen Suspensionen deutlich niedriger. Spätestens 48 Std. nach der Behandlung mit 500000 IE waren Antibiotica nicht mehr nachweisbar. Desgleichen kehrte der Zellgehalt der Milch früher zur Norm zurück. W. Kötsche. 7860.

4-64/10-0529 Černohous, J. und Černý, L. Příspěvek ke studiu exantémů na kůži mléčné žlázy krav. **(Beitrag zum Studium der Exantheme auf der Haut des Kuheuters.)** Veterinární Med. **8(36)** (1963) Nr. 5. S. 291-300. – 4 Abb., 20 Lit. Zus. in Russ., Engl.

Über das Wesen der ansteckenden Exantheme auf der Haut des Kuheuters herrschen bisher unterschiedliche Anschauungen. Vff. untersuchten etwa 1500 Kühe, die an solchen Exanthemen hauptsächlich in der papulokrustösen Form litten. Auf Grund näherer Untersuchungen bezeichnen Vff. diese Form als „Pseudo-Kuhpocken". Die pustulokrustöse Form wird als „Staphylokokkenexanthem" bezeichnet. Um die Infektion durch Vaccineviren auszuschließen und die Immunitätsverhältnisse zwischen diesen Viren und dem Erreger der Pseudo-Kuhpocken festzustellen, versuchte man mit dem Material von Kühen, die an Pseudo-Kuhpocken erkrankt waren, den Cornealreflex von Paul (mit negativem Ergebnis) und den Kreuzversuch mit Vaccinevirus, das man zur Kinderschutzimpfung anwendet. Die entwickelten typischen Vaccineeffloreszenzen unterschieden sich deutlich von der Effloreszenz bei Pseudo-Pocken, die man sowohl mit Hilfe von nichtpräpariertem Material, als auch mit Ultrafiltrat und isolierten Bakterien auf Kühe und Jungbullen mit Erfolg übertragen konnte. Die Übertragung ließ jedoch keine Immunität zurück. Als Erreger der Pseudo-Kuhpocken wird das Paravaccinevirus bezeichnet. In Rinderhaltungen, in denen diese Erkrankung auftrat, erkrankten 15 Melkerinnen an infektiösen Melkerknoten. Das Staphylokokkenexanthem unterschied sich deutlich durch die Effloreszenzform, tritt in Form vereinzelter flacher Pusteln von weißlicher Farbe ohne Entzündungshof auf. Unter diesen Pusteln bilden sich oft harte, mäßig schmerzhafte Knoten von Hasel- bis Wallnußgröße. Nach dem Bersten der Pusteln bildet sich eine braunschwarze Kruste, die nach ihrem Abfall in der Haut eine seichte Vertiefung hinterläßt, die ohne Narbe heilt. Auch diese Erkrankung, die sich nur beim Melken verbreitet, überträgt sich nur selten auf die Hände der Melker, unterscheidet sich jedoch von den infektiösen Melkerknoten. Die Ergebnisse der histologischen Untersuchungen wichen von den Ergebnissen anderer Autoren im großen ganzen nicht ab. ČSSR/ÚVTI. 7890.

4-64/10-0530 Steiner, H. **Zur Klinik der Mastitis gangraenosa beim Rind.** Dtsch. tierärztl. Wschr. **70** (1963) Nr. 20. S. 573-575. — 1 Abb., 4 Lit. Zus. in Engl.

In einem Praxisgebiet Nordwestdeutschlands wurden in einem Zeitraum von etwa 20 Jahren 14 Fälle gangränöser Mastitis beim Rind beobachtet, über deren Klinik und mögliche Ätiologie berichtet wird. 11 von 14 Fällen traten einen Tag vor bzw. nach der Geburt auf, zwei weitere bei frischmelkenden Kühen. Es lag regelmäßig eine schwere Störung des Allgemeinbefindens mit septischen Erscheinungen vor. Die zunächst akuten Entzündungserscheinungen des Euters betreffen vor allem die unteren Euterpartien, die im Laufe einiger Wochen großflächig sequestrieren. Die bakteriologischen Befunde der Untersuchungsämter waren entweder negativ oder ergaben einen Gehalt an den bekannten aeroben Mastitiserregern. Eine Übertragung von Tier zu Tier erfolgt offenbar nicht. Durch frühzeitige Teilresektion des erkrankten Viertels und Medikation von ACTH-Präparaten wurden gewisse Erfolge erzielt, doch muß auch bei frühzeitiger Behandlung die Prognose sehr vorsichtig gestellt werden. Vf. bezweifelt den ausschließlich bakteriellen Charakter dieser Mastitisform, sondern möchte sie als eine durch Hilfsursachen begünstigte anämische Nekrose ansehen. W. Kötsche. 7890.

4-64/10-0531 Carra, J. und Keyser, P. de; Uccle, Inst. Nat. de Rech. Vétérin. Un cas de mammite chez la bête bovine du à Nocardia asteroides. **(Ein Fall von Mastitis beim Rind mit Nocardia asteroides.)** Ann. Méd. vétérin. **107** (1963) Nr. 7. S. 483-490. — 1 Abb., 22 Lit.

Zuerst wird die Stellung von *Nocardia* in der Bakteriensystematik erläutert. *Nocardia* wird bei Gehirnabscessen des Menschen, Lungen-Brustfellentzündungen des Hundes, Hepatitis des Pferdes und neuerdings bei Mastitis von Kuh und Schwein gefunden. Eine derartige Mastitis ist meist refraktär gegenüber Chemotherapie und Antibiotica. Die Vff. entdeckten bei der mikroskopischen Milchuntersuchung mit der Färbung nach Ziehl-Neelsen in Proben aller 4 Viertel einer Kuh ein verästeltes säurefestes Myzel. Die Kuh hatte vor 8 Tagen abgekalbt. Das Tier zeigte leichtes Fieber (39,7°), Tachycardie (100 p/Min.), Euterödem, anomale Milch. Sulfonamide parenteral, Terramycin und Sulfone lokal waren ohne Erfolg. Die Kuh wurde geschlachtet. Auf Gelose mit Blut und dann auf Glukose-Gelose entwickelte sich eine charakteristisch lachsfarbene Kultur. Das Antibiogramm erwies den Keim als gegen Chloromycetin empfindlich. Ein Kaninchen ging nach i.v. Injektion von ½ ml in physiol. Kochsalzlösung aufgenommener Kultur nach 12 Tagen ein und zeigte miliare und größere nekrotische Veränderungen. Als Desinfektionsmittel für mit *Nocardia* verseuchte Ställe haben sich frisch zubereitete Chlor- oder Benzalkoniumchloridlösungen bewährt. Zur Therapie wird Novobiocin (Albamycin) und Nitrofurazon zur Anwendung für das infizierte Euter vorgeschlagen. Die Bakterien kommen bei intramammären ohne Asepsis durchgeführten Injektionen ins Euter, und wenige Tage später haben sie sich so vermehrt, daß die Mastitis in Erscheinung tritt. Der Zusammenhang zwischen unsauberer Injektion und Infektion wird vom Besitzer meist nicht erkannt. K. Preißler. 7890.

4-64/10-0532 Herrnhold, U. und Steinhardt, M.; Werneuchen, Staatl. Tierarztprax. **Kann durch Anwendung von Mastitis-Schnelltesten die Galtsanierung beschleunigt werden?** Mh. Veterinärmed. **19** (1964) Nr. 4. S. 121 bis 131.

Unter Verwendung zahlreicher Literaturangaben (die leider am Ende der Arbeit nicht aufgeführt werden, wodurch ihr Wert eingeschränkt wird) nehmen Vff. zu den wichtigsten Punkten Stellung, die sich auch aus den eigenen Erfahrungen bei der Sanierung chronischer Galtbestände ergeben haben. Als Schnell-Tests fanden die Indikatorpapierprobe und der Whiteside-Test Verwendung. Über Erfahrungen mit einem Schnell-Test auf der Grundlage oberflächenaktiver Stoffe wird nicht berichtet. Es werden Behandlungsplan und -ergebnis in vier Großbetrieben mitgeteilt. Je Viertel wurde eine Tube Mamycin instilliert, bei Nachbehandlungen kam daneben auch OTC-Eutersalbe zur Anwendung, die von starker Reizwirkung begleitet war. Es werden Vorschläge gebracht, wie durch eine koordinierte Zusammenarbeit von Tierhaltern, prakt. Tierärzten, Milcherzeugerberatungsdienst und dem milchhygienischen Dienst der VUTGÄ die Galtmastitiden möglichst ökonomisch bekämpft werden können. Die Schnell-Tests, deren allgemeine Einführung befürwortet wird, dienen der Orientierung und Überwachung. Die Therapie sollte auf dem Ergebnis der bakteriol. Untersuchungen beruhen. Die Eliminierung chronischer rezidivierender und therapie-resistenter Galtkühe, die Attestierung der Eutergesundheit bei Umsetzungen nach entsprechender bakteriol. Untersuchung und die Qualitätsbezahlung der Milch werden gefordert. W. Kötsche. 7925.

4-64/10-0533 Gray, D. M. und Schalm, O. W.; Davis, Univ. of California, School of Veterin. Med. The mastitis variable in milk yield as estimated by the California mastitis test. **(Die durch den California-Mastitis-Test festgestellten Mastitiden und ihre Auswirkung auf den Milchertrag.)** Amer. J. veterin. Res. **23** (1962) Nr. 94. S. 541-543.

Vff. untersuchten die Auswirkung vorhandener Sekretionsstörungen im Euter auf die Milchleistung der Tiere. Die Milch wurde mittels des California-Mastitis-Tests (CMT) untersucht. Von 1243 Kühen wurden in 19 Mon. insgesamt 12430 Einzelgemelke getestet. Jede Kuh wurde während einer 305tägigen Laktationsperiode monatlich überprüft. Zwischen den CMT-negativen und dem CMT-positiven Gruppen war der Unterschied hinsichtlich der Milchleistung signifikant. Der Milchverlust betrug bei den einzelnen positiven Gruppen je nach Ausfall des Tests und je nach dem Grad der Erkrankung 6-24,5%. Das Stadium der Laktationsperiode war ohne Einfluß auf das Mastitis-Milchleistungsverhältnis. H.-J. Kuller. 7925.

4-64/10-0534 Wendt, K. und Leske, U.; Berlin, Humboldt-Univ., Veterinärmed. Fak., Tierklin. für Geburtshilfe und Fortpflanzungsstör.; Inst. für Lebensmittelhyg. **Zur Diagnostik bei chronischen Mastitiden.** Mh. Veterinärmed. **19** (1964) Nr. 2. S. 49-55. — 1 Abb., 6 Tab., 23 Lit.

Schalm-Test (SMT) und eine · mit Alkylarylsulfonat (in 1%iger Lösung) inländischer Produktion ausgeführte Mastitis-Schnellprobe (AP) werden vergleichend untersucht. Außerdem werden die Ergebnisse der AP mit den Resultaten der klinischen Untersuchung, der Thybromolprobe, des Whiteside-tests sowie der Chlorid- und Zellgehaltsbestimmung und des bakteriol. Befundes verglichen. Die Beurteilung der AP erfolgt in Anlehnung an den SMT. Beide Tests ergeben im negat ven und positiven Bereich gute Übereinstimmung zueinander wie auch zu den Zellgehaltsbestimmungen. Im fraglichen und schwach positiven Bereich sind dagegen größere Abweichungen vorhanden. Die AP eignet sich insbesondere als Stallprobe, um Herden mit gehäuften Milchsekretionsstörungen und Fälle beginnender Euterentzündungen in Kombination mit weiteren Untersuchungsverfahren zu ermitteln. Abschließend werden Vorschläge zu einer organisierten Mastitisdiagnostik und -bekämpfung gemacht. W. Kötsche. 7925.

4-64/10-0535 Anke, H.; Greifswald, Veterinäruntersuchungs- und Tiergesundheitsamt. **Gedanken zur organisierten Galtdiagnostik.** Mh. Veterinärmed. **19** (1964) Nr. 6. S. 211-213. — 5 Lit.

Es werden Vorschläge zur organisierten Galtdiagnostik und damit Galtbekämpfung aus der Sicht eines Veterinäruntersuchungs- und Tiergesundheitsamtes gebracht. Vf. hält die Anwendung von Schnellmethoden nicht in jedem Falle für angebracht, wobei eigene Erfahrungen nur mit einem Indikatorpapier vorliegen. Durch eine organisierte kreisweise Einsendung von Einzelmilchproben aus Beständen mit Galtverdacht durch die praktizierenden Tierärzte ist es möglich, zweimal im Jahr diese Betriebe bakteriologisch zu kontrollieren. Der vermehrte Arbeitsanfall sollte durch Fließbandmethoden in der Routinediagnostik abgefangen werden, um den personellen Aufwand möglichst gering zu gestalten. W. Kötsche. 7935.

4-64/10-0536 Scheiner, A.; Hannover, Landwirtschaftskammer, Tiergesundheitsamt. **Eutergesundheitsdienst und Brabanter Mastitis-Reaktion.** Dtsch. tierärztl. Wschr. **70** (1963) Nr. 24. S. 679-681. — 1 Abb., 7 Lit. Zus. in Engl.

In allen Ländern mit intensiver Milchwirtschaft wird nach einer optimalen Methodik der Mastitisdiagnostik gesucht. Das dänische Verfahren (kulturelle Untersuchungen der Molkereikannenmilchproben) ist zu aufwendig, während das holländische Verfahren auf der Grundlage der Brabanter Mastitis-Reaktion, die an Kannenmilchproben zunächst orientierend vorgenommen wird, viel wirkungsvoller und rationeller ist. Es ermittelt mit geringem Aufwand schnell Betriebe mit Mastitis-Herdenproblemen und sollte überall dort, wo eine laufende Überwachung von Einzelmilchproben aus allen Betrieben nicht möglich ist, durchgeführt werden. Bei der Brabanter Mastitis-Reaktion wird gleichzeitig mittels ABR auf Brucellose und auf Hemmstoffgehalt untersucht. Es wird für die zuletzt genannte Prüfung ein rationelles Verfahren mitgeteilt, das die jeweils gleichzeitige Kontrolle von 100 Milchproben in einem Arbeitsgang gestattet. Es wird gefordert, gefärbte Antibioticapräparate einzusetzen. Abschließend werden organisatorische Vorschläge zum weiteren Ausbau des Eutergesundheitsdienstes gemacht. Auf die Verantwortung der prakt. Tierärzte und die Erweiterung ihrer speziellen fachlichen Kenntnisse wird hingewiesen. W. Kötsche. 7935.

4-64/10-0537 Brabant, W. und Mielke, H.; Leipzig, Karl-Marx-Univ., Veterin.-Physiol. Inst., Ambulator. und Geburtshilfl. Tierklin. **Offene Dauer-**

katheter in den Zitzen des Rindes als therapeutische und diagnostische Maßnahme bei Erkrankungen der Milchdrüse und als laktationsphysiologische Untersuchungsmethode. Mh. Veterinärmed. **19** (1964) Nr. 2. S. 55-61. — 1 Tab., 17 Lit.
Es werden Untersuchungsergebnisse über die vielfältigen Anwendungsmöglichkeiten von Kunststoff-Zitzenkanülen (Bykanula) beschrieben. Sie eignen sich als Katheter für langdauernde therapeutische und diagnostische Maßnahmen bei Erkrankungen der Zitzen und des Euters. Dem Einführen des Dauerkatheters soll eine prophylaktische intracisternale Instillation mit einem Antibioticum vorausgehen. Die Milchsekretion wird auch durch Dauerkatheterisierung kaum beeinträchtigt. Offene Dauerkatheter erwiesen sich bei Zitzenkrankheiten und aseptischen Euterkatarrhen als vorteilhafter. Abschließend werden die Ergebnisse bei der Verwendung von Dauerkathetern bei verschiedenen lactationsphysiologischen Untersuchungen mitgeteilt, z. B. bei Kontrollen der Alveolar- und Cisternenmilch, bei intramammären Druckmessungen in den Zwischenmelkzeiten, bei Bestimmungen der fraktionierten Oxytocinausschüttung und bei Untersuchungen über bedingte und unbedingte reflektorische Milchejektionen. W. Kötsche. 7935.

4-64/10-0538 Bodurov, N. Elektrodi za galvanojonoterapija pri lekuvaneto na mastitite u preživnite životni. **(Elektroden für die galvanische Ionentherapie bei der Heilung der Mastitis bei den Wiederkäuern.)** Naučni trudove. Visš veterinarnomedicinski institut „Prof. d-r G. Pavlov", Sofija **11** (1963) S. 231-235. — 7 Abb.
Der Autor konstruierte zwei Arten von Elektroden für die galvanische Ionentherapie bei Wiederkäuern. Die eine Elektrode hat die Form einer Milchkanüle und die andere ist rechteckig. Die Methodik für die Anwendung der galvanischen Ionentherapie wird beschrieben. Die Behandlungsergebnisse werden ergänzend veröffentlicht. NRB/ZSNTI. 7950.

4-64/10-0539 Anke, H.; Greifswald, Veterinäruntersuchungs- und Tiergesundheitsamt. **Der milchhygienische Dienst, eine prophylaktische Aufgabe des praktizierenden Tierarztes.** Mh. Veterinärmed. **19** (1964) Nr. 5. S. 161 bis 163.
Es werden Hinweise gegeben, wie die Milchhygiene in den Erzeugerbetrieben, namentlich VEG und LPG, verbessert werden kann. — Ein eingearbeiteter Tierarzt vom Veterinäruntersuchungs- und Tiergesundheitsamt führt mit jedem praktizierenden Kollegen in einem Betrieb seines Praxisbereichs gemeinsam eine milchhygienische Überprüfung und Beratung durch. Danach betreut der Tierarzt die übrigen Bestände allein. Einige Punkte werden besonders hervorgehoben: 1.) Vorbeuge gegen den Gelben Galt durch schrittweise Hebung der hygienischen Verhältnisse im Kuhstall, 2.) Anweisung und Anleitung der Betriebe, um der TGL 8064 entsprechende Milch liefern zu können, 3.) Tierärztliche Überwachung der Milchhygiene im Kuhstall bei der Rohmilchablieferung, 4.) Verbesserung der Milchhygiene zwecks Steigerung der Milchproduktion. — Es wird eine schrittweise Erfüllung der milchgesetzlichen Vorschriften angeraten. Bei der ersten Hauptuntersuchung wird besonderer Wert auf die Reinigung und Desinfektion aller milchführenden Teile und den ordnungsgemäßen Ausbau sowie die Einrichtung aller Milchräume gelegt. Mit dem Melker werden alle Arbeitsgänge besprochen und eventuelle Fehler erläutert (Einrichtungen, Reinigung, Desinfektion, Milchfilterung, Milchkühlung, gesetzlich vorgeschriebenes Küheputzen und Euterwaschen, Verwendung von Vormelkgefäßen). Bei späteren Begehungen werden weitere gesetzliche Vorschriften eingeführt bzw. geplant. Es ist erstrebenswert, daß die Molkereien dem Tierarzt die Ergebnisse von Schmutzfilter- und Resazurinproben mitteilen. Chr. Dietz. 7970.

XVIII. JUNGTIERKRANKHEITEN

4-64/10-0540 Möhlmann, H.; Berlin, Dtsch. Akad. der Landwirtsch.-Wiss. **Verhütung von Infektionskrankheiten des Kalbes durch Colostralmilch.** S.-B. dtsch. Akad. Landwirtsch.-Wiss. Berlin **12** (1963) Nr. 10. S. 3-43. – 8 Abb., 4 Tab., 106 Lit. Zus. in Russ., Engl.
Bakteriell bedingte typische Erkrankungen des jungen Kalbes werden als Antikörpermangelsyndrom (AMS) aufgefaßt. Dieses beruht auf einer ungenügenden oder verspäteten Versorgung mit Colostralmilch oder auf qualitativ ungeeigneter Colostralmilch bzw. auf einem Versagen der intestinalen Resorption des Immungammaglobulins des Colostrum beim neugeborenen Kalb. Das Colostrum von Erstkalbinnen ist immunbiologisch minderwertiger als das älterer Kühe. Hiermit findet die bei Kälbern von Färsen oft beobachtete höhere Anfälligkeit gegenüber Infektionskrankheiten eine wissenschaftlich gesicherte Erklärung. Das Colostralmilcherstgemelk ist immunbiologisch nachweislich wertvoller als die folgenden Gemelke. Eine rechtzeitige und ausreichende Versorgung des Kalbes mit Colostrum reicht nicht in jedem Falle aus, um das Jungtier vor Infektionskrankheiten zu schützen. Häufig wird der Tierarzt durch spezifische Mutterschutzimpfung der Kühe des betreffenden Bestandes eine Immuncolostralmilch erzeugen. Auch die Impfung der neugeborenen Kälber in der ersten 6 Std. nach der Geburt mit Rinder-γ-Globulin verhütet Infektionskrankheiten. Durch den Einsatz von Hyperimmuncolostralmilch und eines daraus hergestellten Injektionspräparates „Imkol“-Dessau soll die immunprophylaktische Versorgung der Kälber noch verbessert werden. Daneben sind jedoch hygienische Maßnahmen unerläßlich, deren Bedeutung mit der Bestandsgröße steigt. Leider wird das nicht immer klar genug erkannt und beachtet. H. Busse. 8030.

4-64/10-0541 Bain, A. M. Common bacterial infections of foetuses and foals and association of the infection with the dam. **(Gemeinsame bakterielle Infektionen der Feten und Fohlen sowie Begleiterscheinungen der Infektion bei der Stute.)** Austral. veterin. J. **39** (1963) Nr. 11. S. 413-422. 8055.

4-64/10-0542 Ketz, H.-A., Röhr, W. und Gehrke, E.; Potsdam-Rehbrücke Inst. für Ernähr. der Dtsch. Akad. der Wiss., zu Berlin; Potsdam, VUTGA; Groß-Kreutz, VE Lehr- und Versuchsgut. **Untersuchungen über den Einfluß einiger Ernährungsfaktoren auf die Saugferkelanämie.** Mh. Veterinärmed. **18** (1963) Nr. 23. S. 907-912. – 11 Abb., 36 Lit.
In 2 Versuchsreihen mit insgesamt 22 Würfen (DE) wurden neben Vit. A-, Carotin- und Gesamttocopherolbestimmungen in Leber und Serum auch Hb-Gehalt und Erythrocytenzahl ermittelt, um den Einfluß einiger Ernährungsfaktoren auf die Entstehung der Saugferkelanämie zu untersuchen. Während der jeweils halbjährigen Versuchsdauer (Stallhaltung) erhielten die Sauen ein Grundfutter aus Getreideschrot, Kartoffeln und Rüben mit 160 g verdaulichem Rohprotein und Steigerung der Eiweißgabe auf 250 g in der Vorbereitungszeit. In der 1. Versuchsreihe erhielten die Kontrolltiere zusätzlich 100 g Grünmehl und 1 kg Magermilch je Tier/Tag, in der 2. Versuchsreihe Auslauf und bei Versuchsbeginn und kurz vor der Geburt parenteral Trivitamin (135000 IE. Vit. A, 180 IE. Vit. D_3 und 90 mg Vit. E). Während der Säugeperiode erhielten die Muttertiere in der Versuchsgruppe 485 g und in der Kontrollgruppe 550 g verdauliches Rohprotein. – Neben unzureichend angelegten Vit.-A-Leberreserven während der fetalen Entwicklung und ständigem Absinken dieser Reserven in den ersten 6 Lebenswochen zeigten die Versuchstiere auch sinkende Vit.-A- und Carotin-Serumspiegelwerte sowie verringerte Hb- und Erythrocytenwerte als typische Kennzeichen der Saugferkelanämie. Unzureichende Eiweiß-, Vit.-A- und Carotinzufuhr von Beginn der Trächtigkeit an werden mit als entscheidende prädisponierende Faktoren für das Zustandekommen einer Saugferkelanämie angesehen. E. Krause. 8142.

4-64/10-0543 MacDonald, M. A., Holness, D. E. und Moxley, J. E.; Quebec, Macdonald Coll. Some factors influencing the losses of pigs prior to weaning. **(Einige Faktoren, die die Verluste von Ferkeln vor dem Absetzen beeinflussen.)** Canad. J. comparat. Med. veterin. Sci. **27** (1963) Nr. 10. S. 237 bis 240. — 4 Tab., 9 Lit.
Die Abferkel- und Aufzuchtergebnisse bis zum Absetzen mit 3 Wochen von 244 Würfen reinrassiger Yorkshire- und Landschweine, Kreuzungen beider Rassen, Rückkreuzungen und Kreuzungen gekreuzter Tiere untereinander wurden hinsichtlich des Einflusses verschiedener Faktoren statistisch ausgewertet. Die Verluste waren prozentual am höchsten bei den reinrassigen Landschweinen; an 2. Stelle stand die Kreuzung Yorkshire × Landschwein. Eine direkte Beziehung bestand zwischen der Dauer des Abferkelns und der Zahl der Totgeburten. Die Wurfgröße beim Absetzen hing von der Wurfgröße bei der Geburt und dem Gewichtsverlust der Sau von der Geburt bis zum Absetzen ab. Das Alter der Sau hatte keinen signifikanten Einfluß auf die Zahl der lebend abgesetzten Ferkel. Ferkel mit geringen Geburtsgewichten hatten eine wesentlich geringere Überlebenschance als solche mit hohen Geburtsgewichten. W. Wittig. 8145.

4-64/10-0544 Wensvoort, P.; Utrecht, Rijksuniv. Bacteriële ziekten van het lam. **(Lämmerkrankheiten bakterieller Genese.)** Tijdschr. Diergeneeskunde **88** (1963) Nr. 23. S. 1734-1747. — 1 Abb., 2 Tab., 11 Lit. Zus. in Engl., Franz. Dtsch.
Jahr für Jahr sterben in den Niederlanden zahlreiche Lämmer in den ersten Lebensmonaten, wodurch der dortigen Schafzucht hohe Verluste entstehen. Vf. gibt aus diesem Grunde eine Übersicht über die bakteriellen Lämmerkrankheiten, deren Primärbakterien tabellarisch aufgezählt werden. Eine besondere Rolle spielen unter diesen Infektionen besonders diejenigen, die durch aërob wachsende Bakterien verursacht werden. In den ersten Tagen nach der Geburt verenden etwa 6% der Tiere, wobei die Todesursache zumeist keine bakteriell bedingte Ursache hat. Die zweite Periode nach der Geburt, also von der 2. bis zur 4. Lebenswoche ist gekennzeichnet durch bakterielle Infektionen und verursacht etwa 2% Verluste, die dritte Periode von der 4. bis 12. Woche mit ebenfalls etwa 2% Verlusten wird vor allem durch Clostridien beherrscht. Epidemiologie, Klinik und pathologische Anatomie werden besprochen.
E. Wiesner. 8150.

4-64/10-0545 *Přibyl, Emil.* **Choroby mládat hospodářských zvířat.** (Krankheiten landwirtschaftlicher Jungtiere.) 2., überarb. u. erw. Aufl. Praha: Vyd. Státní naklad. 1963. (230 S.) 8°. (1964 A 366)

XIX. FLEISCHBESCHAU, LEBENSMITTELÜBERWACHUNG

4-64/10-0546 Nieuwenhuys, W. J. Slachthuisproblemen — slachthuisbeleid. **(Schlachthofprobleme — Schlachthofleitung.)** Tijdschr. Diergeneeskunde **89** (1964) Nr. 1. S. 3-21. — 10 Tab. Zus. in Engl., Franz., Span., Dtsch.
In seinem Vortrag anläßlich der Tagung der Direktoren der Gemeinde-Schlachthöfe Hollands beschäftigte sich Vf. mit der durch die allgemeine Entwicklung der Wirtschaft entstandenen Lage für die Gemeinde-Schlachthöfe. Auf dem kleinsten Schlachthof wurden im Jahre 1962 insgesamt 497 Schlachtungen vorgenommen, auf dem größten (Rotterdam) 256943. Während im Jahre 1950 auf allen Schlachthöfen nur insgesamt 1342602 Tiere geschlachtet wurden, stieg diese Zahl in den folgenden Jahren ständig an und erreichte 1962 2279556 Stück; steigerte sich also in den 13 Jahren um 70%. Gleichzeitig nahm der Versand von geschlachteten Tieren innerhalb des Landes zu. Die größer werdende Konkurrenz im Fleischgroßhandel zwingt die Schlachthofleitungen zu einem rentablen Produktionsprozeß. Steigerung der

Produktion und Senkung der Produktionskosten sind nur zu erwarten, wenn der Großhandel und die Schlachthofleitungen sinnvoll zusammenarbeiten, damit die erforderlichen Umstellungen auf einen rationellen Betrieb vorgenommen werden können. W. Kuhlmann. 8270.

4-64/10-0547 Gißke, W. und Glees, A.; Kulmbach, Bundesanst. für Fleischforsch., Inst. für Technol. **Untersuchungen über die Elektroschockbetäubung bei Schlachtschweinen.** Fleischwirtschaft **44(16)** (1964) Nr. 2. S. 118-122. – 2 Abb., 5 Tab.

An eine Betäubung von Schlachttieren sind eine Anzahl von wesentlichen Forderungen zu stellen, nämlich gefahrlose und sichere Bedienung des Geräts, schneller und sicherer Betäubungsverlauf mit erforderlicher Narkosetiefe, Erhaltung der Fleischqualität, geringe Betriebskosten u.a. mehr. Über den Betäubungsablauf ist man sich einig, nicht aber über den Einfluß auf die Fleischqualität. Es sind bezüglich Haltbarkeit, pH-Wert, Ausblutungsgrad und Muskelblutungen sehr gegensätzliche Meinungen vorhanden. Es kommt hinzu, daß eine Fülle von äußeren Faktoren Einfluß haben, z.B. Transport der Tiere, Fütterung, Behandlungsverfahren, Abhängezeit usw. Die Muskelblutung kann nahezu verhindert werden, wenn Betäubung und Entblutung innerhalb von 5 Sek. erfolgen. Eine neue von der Fa. Schermer-Karlsruhe entwickelte Kurzzeitbetäubungsanlage (Elektroschockgerät) wird einschl. der Sicherungsvorrichtungen gegen elektr. Unfälle und der Bedienung beschrieben. Es wird über die Beobachtungen an etwa 1000 Schweinen berichtet, die entweder mit dieser Apparatur oder vergleichsweise mit dem 70-Volt-Gerät betäubt wurden. Das Elektroschockgerät ergibt eine schnelle und nachhaltige Betäubung innerhalb von 4-6 Sek., eine schnellere und bessere Ausblutung der Tierkörper, einen günstigen Verlauf der pH-Wert-Senkung vom Fleisch und somit bessere Haltbarkeit und Reifung. Durch die starken tonisch-klonischen Krämpfe der Tiere traten zuerst recht viele Blutungen und andere Entblutungsfehler auf, mit zunehmender Routine beim Stechen gingen sie aber auf das normale Maß zurück. Keine Unterschiede gibt es zwischen beiden Verfahren beim Gehalt des Fleisches an locker gebundenem Wasser und Auftreten von Muskelblutungen. Die neue Kurzzeitbetäubung ist eine weitere Möglichkeit zur Gewinnung von Fleisch guter Qualität und zur Beschleunigung und damit Rationalisierung des Schlachtprozesses. W. Mathieu. 8275.

4-64/10-0548 Weser, Hans; Berlin, Humboldt-Univ., Veterinärmed. Fak., Inst. für Lebensmittelhyg. **Die wirtschaftlichen Schäden durch den Transport von Schlachttieren unter besonderer Berücksichtigung des VEB Groß-Berliner Vieh- und Schlachthof.** Diss. Berlin **1964** 85 S. — 33 Lit.

Von 1015942 Tieren, die von März 1961 bis April 1962 auf den Berliner Schlachthof gelangten, verendeten entweder während der Beförderung oder kurz danach 500 durch Transporteinflüsse und 1460 Tiere mußten sofort nach der Entladung dem Sanitätsschlachthaus überwiesen werden. Als hauptsächlichste Schäden wurden Extremitätenfrakturen und andere Störungen am Bewegungsapparat (63,42%), Festliegen und Tympanie (18,51%), Störungen im Allgemeinbefinden (5,85%) und Beckenbrüche (4,77%) ermittelt. Auf die Gesamtschlachtzahl bezogen entfallen 0,105% Frakturen infolge Transporteinwirkung. Die Ursachen für die Schäden sind: unvorschriftsmäßige, das Ausgleiten und Verletzen fördernde Beschaffenheit der Transportmittelböden bzw. -wände, der Rampen, Brücken und rücksichtsloser sowie leichtsinniger Umgang mit den Tieren. Die direkten Transportverluste werden bei weitem von den indirekten übertroffen. Hier wirken sich Aufregung, Hunger, Durst und Ermattung auf die Fleischreifung nach dem Schlachten der Tiere ungünstig aus und Fäulnis- sowie Krankheitserreger gelangen vermehrt noch während des Lebens des Tieres oder beim Ausschlachten auf bzw. in das Fleisch und vermehren sich dort dank der gestörten Fleischsäuerung besser als unter normalen Umständen. Große Mengen Fleisch gehen hierdurch der Ernährung des Menschen verloren oder führen u.U. beim Übersehen dieser Vorgänge zu Fleischvergiftungen. E. Wiesner. 8282.

4-64/10-0549 Gitter, M. und Bonson, M. D.; New Haw, Weybridge, Veterin. Investigation Centre. Salmonella cholerae suis in slaughterhouse pigs. **(Salmonella cholerae suis bei Schlachtschweinen).** Veterin. Rec. **75** (1963) Nr. 51. S. 1420-1421. – 8 Lit.
Im Guildford-Schlachthof werden in der Zeit vom 6. Okt. 1959 bis zum 30. Sept. 1961 450 Schlachtschweine auf Salmonellen untersucht. Dazu werden Milz, Gallenblase, Mesenteriallymphknoten sowie je 1 Kotprobe aus dem Dünndarm und Caecum entnommen. Als Nährböden werden Brillantgrün-Neutralrot-Lactose-Agar, 5%iger Schafblut-Agar und Neutralrot-Lactose-Agar verwendet. In 2 Fällen wird *Salmonella cholerae suis* nachgewiesen. Der geringe Prozentsatz wird damit erklärt, daß die Schweine bald nach der Anlieferung im Schlachthof geschlachtet worden sind. E. Tempel. 8282.

4-64/10-0550 Ubertalle, Antonio und Lai, Paolino; Torino, Univ., Ist. di Zootecn. Gen.; Sassari, Univ., Ist. di Zootecn. Gen. Alcune caratteristiche merceologiche e chimico-bromatologiche della carne di agnelli trattati con estratto timico. **(Einige merceologische und chemisch-bromatologische Eigenschaften des Fleisches von Lämmern, die mit Thymusextrakt behandelt wurden.)** Ann. Fac. Med. Veterin. Torino **12** (1962) S. 129-135. 8310.

4-64/10-0551 Gdovin, T. und Michna, A. K frekvenci chorob nutně porážaných teliat. **(Zur Frequenz der Krankheiten bei notgeschlachteten Kälbern.)** Veterinární Med. **8(36)** (1963) Nr. 5. S. 285-290. – 1 Abb., 3 Tab., 1 Lit. Zus. in Russ., Dtsch.
Auf Grund der Übersichten, die sich auf Befunde des hygienischen Veterinärdienstes von 20 Schlachthäusern in 6 Bezirken der Tschechoslowakei beziehen, verfolgte man das Vorkommen von Krankheiten bei 30576 Kälbern, die in den Jahren 1959 bis 1962 notgeschlachtet wurden. Die häufigste Ursache der Notschlachtung bildete die Gastroenteritis (31,73%), dann folgten die Bronchopneumonie (21,60%), Omphalophlebitis und Polyarthritis (16,96%), Kachexie (9,83%), Rachitis (2,72%) Tbc (2,47%), Peritonitis (0,86%), Pyosepticämie (0,32%), Hydrämie (0,15%) und verschiedene andere Krankheiten (10,12%). Das Auftreten dieser Krankheiten blieb in einzelnen Beobachtungsjahren im großen ganzen annähernd auf derselben Höhe, bei der Omphalophlebitis zeigte sich eine Zunahme, was für eine Verschlechterung der Behandlung neugeborener Kälber zeugt. Während der Anteil der festgestellten Kachexie im Jahre 1962 zurückging. Die öfter vorkommenden Krankheiten weisen auf die Notwendigkeit hin, die Präventivfürsorge in den Zuchten zu erhöhen und auch die geeignete Forschung entsprechend zu organisieren. ČSSR/ÚVTI. 8330.

4-64/10-0552 Schure, A. F. R. Ter; Tilburg, Gemeente Slachtplaats. De waarde der pH-bepaling van vlees van zieke en in-nood-geslachte runderen. **(Der Wert der pH-Bestimmung des Fleisches krank- und notgeschlachteter Rinder.)** Tijdschr. Diergeneeskunde **89** (1964) Nr. 2. S. 83–88. – 1 Tab., 4 Lit. Zus. in Engl., Franz., Span., Dtsch.
Bei 20 krank- bzw. notgeschlachteten Rindern wurde der pH-Wert von jeweils 5 Fleischproben (aus dem M. praescapularis, M. triceps brachii, M. longissimus dorsi, M. gracilis, M. semimembranaceus) elektrometrisch bestimmt. Hierbei zeigten lokale Krankheitsprozesse unterschiedliche pH-Werte in den 5 Fleischproben, während die Fleischproben bei Allgemeinleiden fast den gleichen pH-Wert aufwiesen. Die pH-Wertbestimmung stellt nur ein Hilfsmittel für die Fleischbeurteilung dar. Es empfiehlt sich, außerdem die Haltbarkeitsprobe, die Ermittlung des Salzaufnahmevermögens des Fleisches und die Geschmacksprobe vorzunehmen. W. Kuhlmann. 8330.

4-64/10-0553 Nooij, E. de. De taak van den Vleeskeuringsdienst bij de destructie. **(Die Aufgabe des Fleischbeschaudienstes bei der Tierkörperbeseitigung.)** Tijdschr. Diergeneeskunde **88** (1963) Nr. 25. S. 1945-1952. – 5 Abb. Zus. in Engl., Franz., Dtsch.

1922 bestanden noch keine Möglichkeiten, Kadaver, Schlachtabfälle usw. zentral zu verarbeiten. Sie wurden begraben oder verbrannt. 1926 erschien die erste Verordnung, die bestimmte, daß tierisches Material zu wertvollen Endprodukten verarbeitet werden sollte. In den Jahren 1939 bis 1957 wurde schließlich ein diesbezügliches umfassendes Gesetz bearbeitet, das am 18. Febr. 1958 in Kraft trat. Die Gemeinden haben Lokalverordnungen zu erlassen über die Durchführung des Destruktionsgesetzes in ihrem Einzugsgebiet. Folgende Momente sind dabei zu berücksichtigen: 1.) Tierkadaver, die die öffentliche Gesundheit gefährden können, sind in Tierkörperverwertungsanstalten unschädlich zu machen und zu nützlichen Produkten zu verarbeiten. 2.) Vor Errichtung einer solchen Einrichtung ist eine Erlaubnis einzuholen. 3.) Dem Unternehmer wird ein bestimmtes Gebiet zugewiesen; er hat hier sowohl Rechte als auch Pflichten. 4.) Die Gemeinden haben sich darum zu kümmern, daß das Kadavermaterial von der Tierkörperverwertungsanstalt ordnungsgemäß übernommen wird. 5.) Der Unternehmer hat es an bestimmten Stellen der Gemeinden abzuholen. Auf Grund der Gemeindeverordnung werden 3 Arten von Destruktionsmaterial unterschieden: a) Kadaver von schlachtbaren Haustieren, b) Material von Tieren, die nicht der Fleischbeschau unterliegen wie verdorbenes Fleisch oder Fleischwaren, Pelztiere, Schlachtabfälle von Geflügelschlachtstellen, c) untauglich beurteiltes Fleisch und Schlachtabfälle. Die Einzelheiten über die Anmeldung, Aufbewahrung und Behandlung der Kadaver usw. werden näher besprochen. Vf. ist der Meinung, daß die Tierärzte, insbesondere die des Fleischbeschaudienstes, die Durchführung der Verordnung über die Beseitigung von Kadavern usw. sowie deren Verarbeitung zu wertvollen Endprodukten entscheidend beeinflussen und fördern können.
E. Tempel. 8360.

4-64/10-0554 Costin, I. D., Voiculescu, D. und Gorcea, V.; Timisoara, Rumania, Sanitary and Antiepidemic Center. An outbreak of food poisoning in adults associated with Escherichia coli serotype 86:B_7:H_{34}. **(Ein Ausbruch einer Nahrungsmittelvergiftung bei Erwachsenen verbunden mit Escherichia coli, Serotyp 86:B_7:H_{34}.)** Pathol. Microbiol. [Basel] **27** (1964) Nr. 1. S. 68-78. – 1 Tab., 34 Lit. Zus. in Franz., Dtsch.

Das Auftreten einer Nahrungsmittelvergiftung wird beschrieben, wobei die epidemiologischen, klinischen und labormäßigen Untersuchungen auf einen Serotyp der *Escherichia coli*-Gruppe ursächlich hinweisen. Von 50 Studenten im Alter von 20-22 Jahren einer Fachschule des Gesundheitswesens erkrankten 10 am Morgen nach Einnahme der Abendmahlzeit, die aus einem Bohnen-Ragout mit Schweinefleisch und einem Kaffee-Ersatzgetränk bestand. Während das Gericht als bakteriologisch unverdächtig ausschied, wurde im Getränk, das nur von 30 Personen genossen wurde, wie auch aus dem Stuhl der Erkrankten zahlreich *Escherichia coli* 86:B_7:H_{34} nachgewiesen. Die unter dem klinischen Bild einer leichten Gastroenteritis mit 7-12stündiger Incubation aufgetretenen Krankheitssymptome klangen nach 24 Std. spontan ab. Das ständige Küchenpersonal erwies sich bei der routinemäßigen bakteriologischen Kontrolle als negativ und frei von Anzeichen von Darm- oder Hautkrankheiten. Hingegen zeigte ein Student, der am fraglichen Tag Küchenhilfsdienst hatte, 2 Tage davor leichte diarrhöische Symptome. Die Typendiagnose des festgestellten Stammes erfolgte biochemisch und serologisch sowie durch den Phagentest. Von den erkrankten 10 und 3 nicht erkrankten Studenten sowie dem vermutlichen Urheber kamen 3 und 15 Tage nach dem Ausbruch Blutproben zur serologischen Untersuchung. Hierbei ergaben sich bei allen erkrankten und dem Studenten vom Küchendienst deutliche Titer gegenüber dem verantwortlichen Stamm. W. Röhr. 8420.

4-64/10-0555 Ginsberg, A., Schurian, E. und Souza, J. St. A. M. de; Wellington, New Zealand, Dep. of Agric. Potassium sorbate as a preservative in beef and mutton. **(Kaliumsorbat als Mittel zur Verlängerung der Haltbarkeit bei Rind- und Hammelfleisch.)** Veterin. Rec. **75** (1963) Nr. 37. S. 943-945. — 3 Lit.
Bei 3 Rindern und 6 Schafen wurde die keimhemmende Wirkung von Kaliumsorbat und Oxytetracyclin durch Spray und intraperitonaeale Injektion vergleichend untersucht. Das Fleisch wurde jeweils nach 24, 48, 72 und 96 Std. hinsichtlich seiner Qualitätsmerkmale kontrolliert. Hiernach vermag der Spray mit einer 5%igen wäßrigen Kaliumsorbatlösung die Haltbarkeit von Rindfleisch unter weniger hygienischen Verhältnissen auf 48 Std., unter besseren Verhältnissen auf 72 Std. auszudehnen. Im Vergleich zu Oxytetracyclin hat es eine stärkere hemmende und antimykotische Wirkung und trägt zu einer besseren Erhaltung der Farbe des Rindfleisches bei. Die Haltbarkeit von Hammelfleisch konnte durch Kaliumsorbat nicht verlängert werden. Möglicherweise wird durch die Talgauflagerungen bei Schlachtschafen die haltbarkeitsverlängernde Wirkung des Sprays verhindert. In ähnlicher Weise waren bei Schlachtrindern die ersten Zersetzungserscheinungen am Nierenzapfen feststellbar, wobei das Nierenfett ebenfalls die haltbarkeitsverlängernde Wirkung des Sprays außer Funktion gesetzt haben kann.
H. Busse. 8435.

4-64/10-0556 Panajotova, M., Bajl'ozov, D. und Veselinov, V. Vŭrchu promenite v mesni i ribni konservi pri sŭchranenie. **(Die Veränderungen in Fleisch- und Fischkonserven bei der Aufbewahrung.)** Izvestija na Veterinarno-chigiennija institut za životinski produkti, Sofija **3** (1963) S. 191-202. — 3 Abb., 6 Tab., 12 Lit.
Untersucht wurden vier Arten von Fleisch-, Fleisch-Gemüse- und Fischkonserven. Es wurde festgestellt, daß die Zinnmenge im Inhalt der Konserven bei langer Lagerung größer wird, wodurch die Geschmackseigenschaften der Erzeugnisse schlechter werden. Andere Kennzahlen, der Amino-Ammoniakstickstoff, die Gesamtazidität, die pH-Zahl, die Aziditäts-, Jod- und Azetylzahl der Fette, haben keine Bedeutung bei der Beurteilung der Tauglichkeit von Konserven. Es werden Lagerungsfristen sterilisierter Konserven in Büchsen aus verzinntem, unlackiertem Blech empfohlen: Huhn in Gelee — 2,5 Jahre, Rindfleisch, gekocht in Gelee — 1,5 bis 2 Jahre, Kohlrouladen — 3 Jahre, Karpfen in (besonderer) Tomatensauce — 1 Jahr. NRB/ZSNTI. 8445.

4-64/10-0557 Mauranges, P. Utilisation des rayonnements ionisants pour la conservation des denrées alimentaires. **(Anwendung der Bestrahlung für die Konservierung von Lebensmitteln.)** Écon. Méd. animales **4** (1963) Nr. 6. S. 404 bis 415.
Die Anwendung von ionisierenden Strahlen gehört heute zur Lebensmittelindustrie. Folgende Wirkungen werden dadurch erreicht: 1.) Verhinderung des Keimens von Knollen, Wurzeln usw. während der Lagerung, 2.) Desinfektion von Lebensmitteln, die von Insekten angegriffen sind, 3.) Zerstörung von Helminthen im Fleisch, 4.) Pasteurisieren von Lebensmitteln, 5.) Sterilisieren von Lebensmitteln. Für diese Zwecke werden Gamma- und Beta-Strahlen verwendet, während sich X-Strahlen für diesen Gebrauch nicht eignen. Als Gamma-Strahlen wird vor allem Kobalt-60 gebraucht. Als Quellen der Beta-Strahlen dienen Elektronenbeschleuniger sowie bestimmte Radioisotopen wie Strontium-90. Mit Hilfe von 10000 Rad wird erreicht, daß Kartoffeln nicht keimen. Die Schale der Kartoffeln sowie der Geruch und Geschmack werden nicht verändert. Auch im Kampf gegen Insekten und Milben hat sich die Bestrahlung mit 3000 bis 15000 Rad bewährt. Es ist notwendig, die Biologie

der einzelnen Arten genau zu kennen, damit die Strahlendosen auch die richtige Wirkung haben. Für die Zerstörung von *Trichinella spiralis* und *Cysticercus bovis* werden Dosen zwischen 20000 und 50000 Rad benötigt. 300000 bis 400000 Rad töten Salmonellen in Eiern ab. Durch Pasteurisieren von Früchten mit 150000 Rad wird deren Haltbarkeit um das 3-4fache verlängert. Für rohes Fleisch müssen höhere Dosen 100000 bis 1 Mill. Rad angewendet werden. Bei der Radiosterilisation werden die meisten Saprophyten und pathogenen Keime durch eine Dosis von 1,5 Megarad zerstört; zur Erlangung einer absoluten Sterilität sind 5 Megarad notwendig. Bestrahlte Lebensmittel sind für den Menschen unschädlich. Am empfindlichsten sind Ascorbinsäure, Thiamin und Tokopherol. Einige Lebensmittel werden durch die Bestrahlung in ihrer Farbe (frisches Gemüse), Geruch und Geschmack (Milchprodukte) verändert. Der Preis dieser Konservierung ist sehr niedrig. E. Tempel. 8450.

4-64/10-0558 Vapcarova, M., Delčev, Ch. und Slavkov, I. Mikroflora na njakoi vareni mesni produkti. **(Die Mikroflora einiger gekochter Fleischprodukte.)** Izvestija na Veterinarno-chigiennija institut za životinski produkti, Sofija **3** (1963) S. 29-38. — 3 Tab., 16 Lit.

Untersucht wurde die Mikroflora leicht verderblicher Fleischerzeugnisse: Wiener Würstchen, Jagdwürstchen, Hamburger Wurst, Pariser, gewöhnliche Wurst u.a. Es wurde festgestellt, daß die Zahl der Mikroorganismen in diesen Erzeugnissen relativ hoch ist. In 30,3% der Fälle wurden bis zu 1000 Keime in 1 g Substanz festgestellt, in 51,5%: 1001 bis 10000, in 14%: 10001 bis 100000 und in 4,2% mehr als 100000. Die Zahl der Mikroorganismen in gekochten Fleischerzeugnissen kann nicht als Grundlage für die Ausarbeitung einer Norm für ihre Beurteilung dienen. Als Normativkennziffer kann man die Anwesenheit von Bakterien aus der Gruppe Proteus und Coli ansehen. Gekochte Fleischerzeugnisse dürfen keine Keime dieser Gruppen enthalten. NRB/ZSNTI. 8450.

4-64/10-0559 Lehmann und Mathieu. **Überprüfung der Dauer der Ansehnlichkeit und Genußtauglichkeit der in Folienpackungen feilgehaltenen Wurst in Scheiben, getrennt nach Wurstsorten und nach Verpackungsmaterial.** Dresden, Veterinäruntersuchungs- u. Tiergesundheitsamt Plan-Nr.: 5200 15 3-12/2. 43 S. Abschlußber. (9/4. 1964). — 1 Anlage 22 S. m. 42 Abb.

In 24 Versuchsreihen wurden aufgeschnittene Wurst- und Fleischwaren, verpackt in Polyaethylen oder vacuumverpackt mit N_2 in Verbundfolie, unter 4 verschiedenen Lagerungsbedingungen geprüft. In Polyaethylen erwiesen sich bei Lagerung im Kühlschrank Dauerwurtssorten 8-12, Preßkopf 8, Fleischblutwurst 5, Lachsschinken 6 und Bierschinken 4 Tage als genußtauglich. In Vacuumverpackung mit N_2 war Bierschinken 9-11 Tage und Salami wesentlich länger lagerfähig. Für die Einführung in die Praxis werden Grundsätze aufgestellt und Vorschläge unterbreitet. 8485.

4-64/10-0560 Kotrbáček, V. Příspěvek k histologickému hodnocení drůbežího masa. **(Beitrag zur histologischen Bewertung des Geflügelfleisches.)** Sborník Vysoké Školy zemědělské Brně, Řada A **1963** Nr. 3. S. 341-346. — 4 Abb., 2 Tab., 8 Lit. Zus. in Russ., Engl.

Es wird die mikroskopische Struktur des M. pectoralis thoracis und M. pubischiofemoralis beschrieben. Aus diesen Untersuchungen geht hervor, das der zweite dieser beiden Muskeln gröbere Muskelfasern aufweist (32,9 μ), welche zu je 20 bis 50 primäre Muskelbündel bilden, zwischen welchen sich das Bindegewebe befindet. Mit steigendem Kgw. der Hähnchen vergrößert sich die Dicke der Muskelfaser, steigt die Menge des Bindegewebes, welches die primären Muskelbündel durchdringt und erhöht sich der Fettansatz. Der M. pectoralis thoracis setzt sich aus feinen ausgeglichenen Muskelfasern (Durchschnittsdicke 22 μ) zusammen, welche sich zu je 100 bis 200 primären Muskelbündeln vereinigen. Zwischen diesen Bündeln befindet sich eine kleine Menge feinen Bindegewebes, welches sich in Fett nur perivasculär umbildet. Die Steigerung des Kgw. der Hähnchen war bei diesem Muskel ohne wesentlichen Einfluß auf die Vergrößerung der Muskelfaserdicke, als auch auf die Menge und Verteilung des Bindegewebes. ČSSR/ÚVTI. 8520.

4-64/10-0561 Fields, M. L. und Jenne, R. C.; Columbia, Univ. of Missouri, Coll. of Agric. Studies on the heat responses of bacterial spores causing flat sour spoilage in canned foods. I. Effects of heating menstrua, spore age, and suspension preparation on the heat activation of Bacillus coagulans spores. **(Untersuchungen über Hitzereaktionen von Bakteriensporen, die das flach-saure Verderben eingedoster Lebensmittel verursachen. 1. Mitt. Wirkungen der Erhitzungsmenstrua, des Sporenalters und der Aufschwemmungszubereitung auf die Hitzeaktivierung von Bacillus coagulans-Sporen.)** Univ. Missouri, Coll. Agric., agric. Exp. Stat., Res. Bull. **1962** Nr. 805. S. 1-12. — 4 Abb., 22 Lit.
Von 2 aus Tomatensaft isolierten Stämmen (25 + 27) von *Bacillus coagulans* var. *thermoacidurans* wurden Sporen gewonnen und diese in Phosphatpuffern verschiedener Molaritäten bei den pH-Werten 5,5 und 6,5 unterschiedlichen Hitzetemperaturen ausgesetzt. Die Sporen des einen Stammes (27) wurden maximal aktiviert bei 90 °C und einem pH-Wert von 6,5, die des anderen Stammes (25) bei 80 °C, gleichermaßen gut bei pH 5,5 und 6,5. Temperaturen von 90 °C und 100 °C wirkten auf die Sporen des Stammes 25 letal. Zwei Jahre alte, nicht mit Lysozym behandelte Sporen des Stammes 27 wurden in Tomatensaft mit den pH-Werten 4,1, 4,5, 5,5 und 6,5 bei 80 °C erhitzt. Die höchste Überlebensquote konnte bei pH 6,5 festgestellt werden. Eine echte Aktivierung war nicht zu beobachten. Frische Sporen des Stammes 27 zeigten bei Erhitzung in den gleichen Medien höhere Überlebensquoten, aber ebenfalls keine echte Aktivierung. G. Scheibner. 8520.

4-64/10-0562 Fields, M. L. und Jenne, R. C.; Columbia, Univ. of Missouri, Coll. of Agric. Studies on the heat responses of bacterial spores causing flat sour spoilage in canned foods. II. Effect of Oidium lactis on thermal activation and recovery of Bacillus coagulans spores. **(Untersuchungen über Hitzereaktionen von Bakteriensporen, die das flach-saure Verderben eingedoster Lebensmittel verursachen. 2. Mitt. Wirkung von Oidium lactis auf die Hitzeaktivierung und Erholung von Bacillus coagulans-Sporen.)** Univ. Missouri, Coll. Agric., agric. Exp. Stat., Res. Bull. **1962** Nr. 806. S. 1-10. — 4 Tab., 12 Lit. 1. Mitt. vgl. vorst. Ref.
Oidium lactis kann den pH-Wert von Tomatensaft in dünner Schicht auf einen Wert ändern, der optimal für die Versporung von *Bacillus coagulans* ist. Sporen eines Stammes von *Bacillus coagulans* var. *thermoacidurans* wurden in gewöhnlichem Tomatentaft bei gleichen pH-Werten und Temperaturen von 80 °C bzw. 90 °C erhitzt. Nur bei Erhitzung auf 90 °C war in beiden Fällen bei pH 6,5 die Auskeimung signifikant höher als bei pH 4,5. Bei einem pH-Wert von 4,1 in Tomatensaft war eine deutliche Hemmung auf die Sporen von *Bacillus coagulans* festzustellen. Versuche mit lebenden Zellen von *Oidium lactis* machten offensichtlich, daß neben dem pH-Wert eine durch *Oidium* gebildete, hemmende Substanz das Auskeimen der Sporen von *Bacillus coagulans* mit beeinflußt. G. Scheibner. 8520.

4-64/10-0563 Fields, M. L. und Finley, N.; Columbia, Univ. of Missouri, Coll. of Agric. Studies on heat responses of bacterial spores causing flat sour spoilage in canned foods. III. Effect of storage time on activation and thermal destruction responses. **(Untersuchungen über Hitzereaktionen von Bakteriensporen, die das flach-saure Verderben eingedoster Lebensmittel verursachen. 3. Mitt. Wirkung der Aufbewahrungszeit auf die Aktivierung und Widerstands-**

fähigkeit gegen Hitzezerstörung.) Univ. Missouri, Coll. Agric., agric. Exp. Stat., Res. Bull. **1962** Nr. 807. S. 1-12. – 9 Abb., 9 Lit. 2. Mitt. vgl. vorst. Ref.

Sporensuspensionen von 2 Stämmen von *Bacillus stearothermophilus* wurden 16 bzw. 17 Mon. bei 4 °C aufbewahrt und danach Temperaturen von 110 °C, 120 °C und 121,6 °C ausgesetzt. Vergleichsweise wurden unter gleichen Bedingungen frische Sporen derselben Stämme erhitzt. Der Aktivierungsgrad erwies sich abhängig vom Alter der Sporen. Je älter die Sporen waren, desto geringere Aktivierung trat auf und desto geringere Hitzeresistenz bestand. Die Aktivierungs- und Abtötungskurven verhielten sich nicht linear über die ganze Erhitzungsperiode. Der zum Verlust der Aktivierung und der Resistenz bei den Stämmen führende Mechanismus ist noch nicht bekannt.

G. Scheibner. 8520.

4-64/10-0564 Heyer, Karl; Berlin, Humboldt-Univ., Veterinärmed. Fak., Inst. für Lebensmittelhyg. **Der Keimgehalt von wassergestorbenen Karpfen — ein Beitrag zur Lebensmittelüberwachung von Frischfischen.** Diss. Berlin **1964** 117 S. – 8 Abb., 17 Lit.

Am 22.7.1960 erließ das Min. für Landwirtschaft der DDR ein Rundschreiben, nach welchem Totkarpfen als Räucherfisch in den Verkehr gebracht werden können. Es sollte nachgeprüft werden, ob es vom Standpunkt der Lebensmittelüberwachung aus weiterhin gerechtfertigt ist, wassergestorbene Karpfen als Lebensmittel zu verwenden. Es wurden 50 wassergestorbene Karpfen (Importe) und 20 frischgeschlachtete Karpfen (Kontrolle) auf ihren Keimgehalt untersucht. Bei der Untersuchung wurden zwei Verfahren angewendet und zwar ein direktes mikroskopisches Verfahren nach Wittfogel und die Kleinplattenmethode nach Frost mit Bebrütungstemperaturen von + 20 °C und + 37 °C. Bei den Untersuchungen nach Wittfogel wurde als „Genußtauglichkeitsgrenze" die Keimzahl von 800000 Keimen/g angenommen. Bei dem Verfahren nach Frost wurde diese Grenze bei 250000-300000 Keimen/g festgelegt. Die Untersuchungen ergaben, daß in keinem Fall diese Grenzwerte erreicht bzw. überschritten wurden, so daß die wassergestorbenen Karpfen aufgrund ihrer Keimzahlen als voll tauglich für den menschlichen Genuß beurteilt werden konnten. 10 verschiedene Keimarten wurden differenziert. Typisch für Menschen pathogene Keime wurden nicht gefunden. Es konnte jedoch ein verhältnismäßig rasches Anwachsen der Keimzahlen bei den wassergestorbenen Karpfen mit der Zunahme der Zeit zwischen dem Tode und dem Untersuchungsbeginn ermittelt werden, so daß ein schnelles Verarbeiten (Räuchern) und ein schneller Verbrauch angeraten werden.

E. Wiesner. 8575.

4-64/10-0565 Mathieu. **Untersuchungen zur Ermittlung einer Glasqualität und -form, die die Lichteinwirkung auf den aus Lebensmitteln tierischer Herkunft bestehenden Inhalt herabsetzt.** Dresden, Veterinäruntersuchungs- u. Tiergesundheitsamt Plan-Nr.: 520015 2-12/2. 25 S. Abschlußber. (3/4. 1964).

Die Untersuchung von Sterilkonserven, tischfertig, ergab, daß jedes Gericht nach seiner Eigenart zeitlich gegen Einflüsse verschieden empfindlich ist. Es sind vor allem grobsinnliche Veränderungen festzustellen. Überprüft wurden 792 Gläser aus dem Handel. Zusätzlich wurden 273 Gläser verschiedener Werke in der gleichen Charge besonders gefüllt und vom Herstelltag an unter verschiedenen Bedingungen aufbewahrt. Es ergab sich kein Anhalt dafür, daß die Glasqualität eines bestimmten Werkes etwa den Inhalt beeinflußt. Bei einigen Gerichten kann wahrscheinlich der Nachuntersuchungstermin auf 12 Mon. eingestellt werden. Bei Riffelglas bestehen Anzeichen für eine bessere Erhaltung des Wohlgeschmackes. Sachgemäße Aufbewahrung vom Hersteller über Handel bis zum Verbraucher verlängert die Vollwertigkeit.

8630.

XX. MILCHKUNDE

4-64/10-0566 Scharner, E. **Hygiene der Lebensmittel tierischer Herkunft. Untersuchungen und Eutergesundheit bei der Anwendung von Melkmaschinen.** Leipzig, Inst. Lebensmittelhyg. Veterinärmed. Fak. Karl-Marx-Univ. Leipzig Plan-Nr.: 2154 29/3-09/2. 27 S. Abschlußber. (18/3. 1964). – 14 S. Anlagen.
Ein schädigender Einfluß der Melkmaschine auf die Eutergesundheit wurde nicht festgestellt. Lediglich in einem Betrieb konnte in der ersten Woche nach dem Einsatz eine Blaufärbung der äußeren Haut der Zitzen beobachtet werden, die nach einer Woche wieder verging. Von den 61 untersuchten Rindern hatten nur 12 annähernd ein „ideales Melkmaschineneuter". 8715.

4-64/10-0567 Meeser, G.; Oranienburg, Inst. für Milchforsch. **Einfluß der maschinellen Melkmethoden auf die Verbreitung von Mastitiden.** Mh. Veterinärmed. **19** (1964) Nr. 2. S. 61-64. – 2 Tab., 5 Lit.
9199 Kühe aus 26 Betrieben wurden auf Eutergesundheit untersucht. Davon zeigten 3107 = 33,7% Mastitiden, darunter 2300 = 24,9% Galtmastitis. Der volkswirtschaftliche Schaden durch Mastitiden wird unter Zugrundelegung einer Erhebung in 14 Betrieben für die DDR mit 317000 t Milchverlust oder 170 Mill. DM errechnet. In 18 Betrieben mit unterschiedlichen Methoden der Milchgewinnung wurde die Frage geprüft, ob das Maschinenmelken vom veterinärhygienischen Standpunkt aus zu vertreten ist. Bei sachgemäßer Handhabung wiesen die Maschinenmelkbestände keinen höheren Mastitisverseuchungsgrad auf als die Handmelkbetriebe. Voraussetzung jedoch ist ein gut ausgebildetes, interessiertes und zuverlässiges Melkpersonal sowie ein von vornherein gesunder Tierbestand. In Offenställen mit Fischgrätenmelkstand wurde verschiedentlich eine hohe Mastitisverseuchung gefunden.
W. Kötsche. 8725.

4-64/10-0568 Kiermeier, F.; Weihenstephan, Milchwirtsch.Inst. der Süddtsch. Versuchs- und Forsch.-Anst. für Milchwirtsch. der TH München. **Der Qualitätsgedanke bei Milch als Beispiel für die landwirtschaftliche Produktion.** Bayer. landwirtsch. Jb. **40** (1963) Nr. 3. S. 40-51.
Dem Anstieg von 42% in der Milcherzeugung der letzten 10 Jahre haben die Bemühungen um die Qualitätsverbesserung und -erhaltung der Milch nicht Schritt gehalten. Es wird auf aktuelle Tatsachen verwiesen, bei denen die Erzeugung von Qualitätsmilch in Gefahr ist oder mit denen höhere Ziele erreicht werden können. Die angegriffene Eutergesundheit der Kühe hat sowohl für den Milcherzeuger als auch für die milchverarbeitende Industrie große wirtschaftliche Verluste zur Folge (Änderung der chemisch-physikalischen Beschaffenheit und Zusammensetzung der Milch, Schäden bei der Herstellung von Camenbert-Käse, Beeinträchtigung der Butterqualität, schwere Betriebsstörungen bei der Yoghurt-, Butter- und Käseherstellung aus antibioticahaltiger Milch). Die Sanierung unserer Rinderbestände ist dringendes Gebot, und die Arbeiten des Rindergesundheitsdienstes verdienen größte Beachtung und Unterstützung. – Die Erzeugung hygienisch einwandfreier Milch ist eine außerordentlich komplexe Aufgabe. Sauberkeit des Personals, der Milchtiere und des Stalles, gründliche Reinigung aller Melkgeräte und Milchgefäße, Vorstellungen über die Wirksamkeit von Desinfektionsmitteln und die hygienischen Folgeerscheinungen schlechter Silage sind Voraussetzung für eine gute Milch. Der Sache ist nicht gedient, wenn dem Landwirt Maschinen angeboten und Verfahren empfohlen werden, ohne die Folgen gleichzeitig zu überdenken und darzustellen (vergleichende Untersuchungen ergaben in Milch aus Betrieben mit Melkmaschinen einen wesentlich höheren Keimgehalt als in handgemolkener Milch). – Bei der Erhaltung der Milchqualität spielen u.a. die Verpackungen eine große Rolle. Vf. spricht von der „Kunststoffkette auf dem Milchgebiet" und weist auf negative Eigenschaften der Milch durch Bedarfsgegenstände aus Kunststoff hin. – Die Befürchtung, daß

mit dem steigenden Einsatz von Schädlingsbekämpfungsmitteln in der Landwirtschaft diese in die Milch einwandern können, ist z.Zt. noch unbegründet, wenn die vorgeschriebenen Karenzzeiten bei der Verfütterung eingehalten werden. – Abschließend weist Vf. auf das Ziel hin, den biologischen Wert der Milch nach den ernährungsphysiologischen Erfordernissen des Menschen auszurichten (Beeinflussung der Fettzusammensetzung der Milch, des Gehaltes an Carotin, einiger Spurenelemente und Enzyme, Erhöhung des Eiweißgehalts).
Chr. Dietz. 8730.

4-64/10-0569 *Menth, Peter.* **Einfluß des Infektionsgrades von Milchkannen auf die Haltbarkeit bzw. Keimzahl der Milch.** Diss. Veterinärmed. Fak. Bern. 1963. (37 S.) (Diss. 9623)

XXI. TIERZUCHT, FÜTTERUNGSLEHRE

4-64/10-0570 Müller, Egon; Wels, Bundesanst. für Künstl. Befrucht. der Haustiere. **Fragen der Anwendung statistischer Verfahren in Veterinärmedizin und Tierzucht.** Wiener tierärztl. Mschr. **51** (1964) Nr. 2. S. 89-97.
Vf. versucht andeutungsweise unter dem Motto: „Mathematik ist kein Ersatz für gesunden Menschenverstand" die Grenzen, innerhalb welcher die Anwendung statistischer Verfahren in Veterinärmedizin und Tierzucht sinnvoll ist, zu zeigen. Man muß immer wieder beobachten, daß völlig entgegengesetzte Aussagen aufgrund der errechneten „Irrtumswahrscheinlichkeiten" als statistisch gesichert angesehen werden. Hierbei wird selten beachtet, daß die Auswertung nur eine Seite der statistischen Forschungsarbeit ist, der die anderen Momente, die exakte Fragestellung, das Planen sowie die Durchführung biologischer Versuche gleichwertig zur Seite stehen. Diese Frage wird nur manchmal, meist nur unter Hinweis auf das entsprechende Schrifttum, behandelt. Aus dem Ergebnis muß jedoch gleichzeitig hervorgehen, ob die Fragestellung überhaupt biologisch und statistisch sinnvoll war, ob das Untersuchungsmaterial diese Voraussetzungen erfüllt hat und ob andere Deutungen dem Ergebnis nicht ebenso gerecht werden würden wie die Schlußfolgerungen, welche der Vf. zieht. Weiterhin ergeben sich oft Zweifel an der Zuverlässigkeit der Stichprobe. Während die Stichprobe konkret ist, ist die Grundgesamtheit oft hypothetisch (wie manche klinische Diagnose). Deshalb muß man versuchen, den statistischen Angaben durch eine klare biologische Definition etwas Leben einzuhauchen. Die Forderung, daß alle Einheiten der Grundgesamtheit mit einer bekannten Wahrscheinlichkeit in die Stichprobe gelangen konnten, ist oftmals nicht erfüllt. Eine evtl. Auslese, dem die Stichprobennahme zugrunde liegt, ist bei der statistischen Analyse zu berücksichtigen. Die Grundgesamtheit ist oft nicht unendlich groß, sondern endlich. Es müssen also die Grenzen dieser Grundgesamtheit berücksichtigt werden. Die Verallgemeinerung von Behandlungs- und Impferfolgen eines Seuchenzuges z.B. wäre wenig sinnvoll, solange sie nicht in anderen Seuchenzügen bestätigt worden sind. Man muß sich aber vor irreführenden Verallgemeinerungen hüten, wenn es sich um verschiedene (auch in wenigen Merkmalen!) Grundgesamtheiten handelt. Nicht berücksichtigt wird oft die Tatsache, daß die Zufälligkeit oft sorgsam geplant werden muß. Eine wichtige Rolle spielt der Zeitfaktor. Man kann bei der Nichtberücksichtigung der Zeiteinflüsse zu sog. Nonsense-Korrelationen kommen, wie z.B. zwischen dem Rückgang der kirchlichen Trauungen und der Mortalität pro 1000 Personen in England in den Jahren 1886-1911 (Yule 1926). Eine weitere wenig beachtete Fehlerquelle ist die Wechselwirkung zwischen verschiedenen Faktoren. Man läuft Gefahr, einen evtl. gesicherten Unterschied nur einem einwirkenden Faktor zuzuschreiben, während er in Wirklichkeit nur auf der Wechselwirkung beruht. Zusammenfassend sagt Vf., daß der begründete Verzicht auf die Anwendung statistischer Verfahren bei Einzelpublikationen, der noch die Möglichkeit offenläßt, fragliche Zusammenhänge durch die statistische Analyse mehrerer Literaturangaben

zu klären, wissenschaftlich wertvoller sein kann als eine unzutreffende Verallgemeinerung aufgrund einer mangelhaft fundierten Analyse.

S. Willer. 8900.

4-64/10-0571 Le Roy, H. L. **Lehren aus der Populationsgenetik für die Tierzucht.** Züchtungskunde **35** (1963) Nr. 9/10. S. 464-473.

Populationsgenetik erfaßt alle Gebiete und Lebewesen, bei denen auch die reine Genetik sinnvoll ist. Es stehen Individuengruppen und ihre Vererbung zur Diskussion, deren Herkunft, Struktur und Besonderheiten genau charakterisiert sein müssen. Die Betrachtungen betreffen in erster Linie die Population als Ganzes und nicht das Individuum, das nur Baustein des Gebäudes der Population ist. Die phänotypische Leistungsfähigkeit der Gruppen, ihre Reaktion auf natürliche und künstliche Einflüsse ist Gegenstand der Analyse. In der Populationsgenetik bestehen keine strengen, funktionellen Beziehungen zwischen Ursache und Wirkung, sondern nur Tendenzen, bzw. eine unvollständige Abhängigkeit, da die unkontrollierbaren Einflüsse die systematischen oft überwiegen, dominieren bzw. diese maskieren. Die diesbezüglichen Studien haben den gegebenen Verhältnissen Rechnung zu tragen, und der Populationsgenetiker kann keine fertigen Rezepte, sondern nur Empfehlungen erteilen. Da das Schicksal der Gesamtpopulation im Auge zu behalten ist, wird eine zentralistische Steuerung der Maßnahmen anzustreben sein, wobei vorausgesetzt wird, daß ein Mißbrauch zu personalpolitischen und egoistischen Zwecken ausgeschlossen ist. Der Zentralismus darf ebenfalls nicht zu Formen der Vereinfachung führen, die einen Rückschritt gegenüber dem von fortschrittlichen Verbänden bis jetzt erreichten Standard bedeuten. Die Situation, daß bisher sich einige wenige Zuchtbetriebe dahin auswirkten, daß der Populationsdurchschnitt tiefer zu liegen kommt als bei einer Züchtung nach einfachsten, rein objektiven Gesichtspunkten (Ausnutzung des additiven Geneffektes) ist dann zu erwarten, wenn Kombinationseffekte bei der Merkmalsprägung mitspielen. Überdurchschnittliche Zuchterfolge müssen im allgemeinen als Kombinationseffekte angesprochen werden. Bisher wurde der Zuchterfolg nicht an der Gesamtpopulation, sondern an den Leistungen einer ausselektierten Gruppe von Tieren, die selbstverständlich für die Gesamtpopulation kaum repräsentativ sein dürfte, gemessen. Der wahre, wirtschaftliche bedeutungsvolle Zuchterfolg läßt sich aber nur an einer repräsentativen Stichprobe aus der Gesamtpopulation nachweisen. Voraussetzung hierfür sind integrale Merkmalskontrollen. Die Befunde geben die Möglichkeit, die Zucht in der betreffenden Population zu optimalisieren. Auf die Bemühungen, aus der populationsgenetischen Forschung Lehren für die Praxis zu entnehmen, sei erwidert, daß diese nicht für alle Situationen identisch und gleichwertig sind. Züchtung ist ein Problem der Selektion und der Elternkombination. Der Mensch hat die natürlichen Bedingungen für einzelne Merkmalsäußerungen optimalisiert und damit die Auswirkung der natürlichen Selektion in den Hintergrund gedrängt. Die Tendenzen der natürlichen und der vom Menschen betriebenen künstlichen Selektion können aber auch gegenläufig sein. Jede unerwünschte künstliche Selektion, die nach maximaler statt optimaler, meist wirtschaftlicher Merkmalsprägung trachtet, führt zu einer Störung des biologischen bzw. physiologischen Gleichgewichtes im Individuum. Das Zuchtziel ist nicht nur vom Menschen, sondern auch vom Tiere her zu bestimmen. Die Frage, ob zur Erreichung des Zuchtzieles nur die unerwünschten Merkmalsträger zu selektieren oder nur ganz bestimmte Elternkombinationen durchzuführen seien, wird durch den Heretabilitätskoeffizienten beantwortet. Zu seiner Errechnung muß das Material eine bestimmte Struktur aufweisen und eine repräsentative Stichprobe der Population darstellen. Aus den numerischen Schätzungen werden für Heretabilität in weiterem Sinne (Vollgeschwisteranalysen) bzw. für Heretabilität in engerem Sinne (Halbgeschwisteranalysen) Intra-, Vater-, Mutter-, Tochter-Regressionen abgeschätzt werden. Starke Inzucht, die mehrere aufeinander folgende Generationen wiederholt wird, bringt eine bedeutende Genrate der Leistungen, die Lebenskraft verkörpern. Die Kreuzung ingezüchteter Linien bringt bei den Nachkommen in der Regel eine erhöhte Vitalität mit steigendem Inzuchtgrad in den Linien, die miteinander gekreuzt werden. Dadurch, daß man die Linien nur gering inzüchtet, ehe man sie kreuzt, können die Verluste herabgesetzt werden. Damit werden aber auch die Aussichten auf einen starken Heterosiseffekt vermindert. Zur Prüfung von Nachkommenschaften darf neben der Anwendung eines wirksamen Prüfsystems die Selektion auf keinen Fall vernachlässigt werden. Tiergruppen, die sich im Prüfverfahren befinden, Eber, Zuchtbullen etc., sollten grundsätzlich während der Prüfdauer nicht zur Zucht benutzt werden. Wirtschaftlich ist das jedoch dem Züchter schwer zumutbar. Der Erfolg der Selektion hängt davon ab, ob so getestet oder selektioniert wird, wie der Populationsgenetiker es fordert. H. Busse. 8920.

4-64/10-0572 Hanset, R. La génétique des populations d'effectif réduit. I. Le coefficient de consanguinite. **(Die Genetik der effektiv reduzierten Populationen. 1. Mitt. Der Koeffizient der Blutsverwandtschaft.)** Ann. Méd. vétérin. [Bruxelles] **106** (1962) Nr. 5. S. 285-300. — 10 Abb.,13 Lit. 8920.

4-64/10-0573 Simon, K. H. **Neue Theorie der Chromosomenkreuzung.** Naturwiss. Rdsch. **17** (1964) Nr. 1. S. 22-23. — 3 Abb., 1 Lit.
Durch die von Morgan 1912 beobachtete Erscheinung des „Crossing over" kam es zu veränderten Anschauungen über die Mendelsche Vererbung. Ganze Gruppen von Merkmalen nehmen hierdurch einen anderen Erbgang an. Dieses sollte dadurch zustande kommen, daß Chromosomen sich überkreuzten, sich mit jeweils einer Hälfte des Partners wieder trennen, so daß Merkmalsgruppen von einem Chromosom auf ein anderes übertragen wurden. 1955 wurde jedoch festgestellt, daß innerhalb kleiner Bezirke der Erbsubstanz keineswegs immer ein klarer Austausch von Genen zwischen 2 Chromosomen stattfindet. Zur Klärung dieser Verhältnisse wurde die Hypothese der Austauschsynthese von DNS herangezogen, wonach der DNS-Faden, der sich entlang einem Gen als dessen Spiegelbild bildet, gelegentlich zu einer benachbarten Gen-DNS-Matrix herüber- und zurückwechseln kann. So erhält dann ein Abschnitt desselben die Struktur des Nachbargenes, wobei die übersprungene Sequenz des ersten Genes nicht notwendigerweise in die Erbmasse überhaupt eingehen muß. Diese Theorie läßt sich aber schlecht mit der Vorstellung vereinbaren, daß jeder neugebildete DNS-Faden aus einem alten und einem neuen Molekül gezwirnt ist. Anhand der für zahlreiche Organismen aufgestellten Chromosomenkarten vermag man heute nachzuweisen, welche Gene dicht benachbart liegen. Je näher sie beieinander liegen, um so unwahrscheinlicher ist es, daß sie durch eine Mutation voneinander getrennt werden. Tritt eine Trennung dicht benachbarter Gene auffällig häufiger auf als für den Durchschnitt anderer Paare, besteht der Verdacht, daß an diesem Genort besonders günstige Verhältnisse für einen Chromosomenbruch herrschen. Durch derartige Verhältnisse wurde Whitehouse zur Formulierung seiner Vorstellung von der Hybridisation der DNS veranlaßt, während man bei der einfachen Chromosomenkreuzung sich bei der Teilung einen reziproken Austausch von Chromosomenstücken vorstellte. Whitehouse unterstellte in seinem Modell, daß an der Kreuzungsstelle der Neubau eines kleinen Teiles der DNS ablaufe, um das fehlende Spiegelbild herzustellen, an dem sich ein DNS-Faden anlegen könne. Dadurch wird ein Mechanismus erzielt, der mit DNS jederzeit spontan abläuft, anstelle einer End-Zu-End-Vereinigung mehrerer DNS-Fäden. Die Vorstellung geht dahin weiter, daß in jedem der beiden Chromatiden nur einer der DNS-Fäden reißt, weil einander komplementäre Bezirke nebeneinander zu liegen kommen. An der Bruchstelle beginnen nun die Reste dieser

beiden DNS-Fäden zu wachsen, indem sich Purinbasen anlagern, welche denen ihres bisher an der Reaktion unbeteiligten Partners komplementär sind. Da schon die beiden ersten Fäden einander komplementär waren, müssen auch deren Partner komplementär gewesen sein und entsprechend die daran orientierten neusynthetisierten Stücke. Diese können sich nun ihrerseits aneinander lagern. Nach dieser Theorie soll der Teil der bisher unbeteiligten DNS-Fäden zugrunde gehen und durch Neusynthese entlang der bereits überkreuzten Fäden ersetzt werden, dessen Basenfrequenz nach der Kreuzung und Neusynthese seines ursprünglichen Partners keine komplementäre Sequenz mehr vorfindet. Dieses Modell bringt die Vorstellung der Chromatiden-Überkreuzung und des nicht vollständigen reziproken Austausches in Übereinstimmung mit der Biochemie der DNS. Es kommen daher auch Fälle einer Übernahme von Erbmerkmalen ohne Austausch oder aber einer doppelten Überkreuzung vor. Dann ist nach Whithouses 2. Modell die DNS an homologen Punkten gebrochen, und es wird dennoch ein Teil der Erbsubstanz vertauscht oder vernichtet. Dies kann auch durch Überkreuzung der Bruchstücke mit Untergang und Neubildung eines Teiles der nichtgebrochenen Fäden geschehen. Es kann aber auch ein reversibler Bruch je eines Fadens der beiden Chromatiden entstehen, während dieser Kontinuitätstrennung ein Stück neue DNS an den freigelegten Teil des nichtgebrochenen Fadens sich anlagert, das dann mit einem entsprechenden Stück des anderen Fadens vertauscht wird, um schließlich einen Teil des alten Fadens zu ersetzen. So unwahrscheinlich diese Darstellung vom biochemischen Standpunkt aus erscheint, gibt es doch für bestimmte Erbänderungen vorläufig keine bessere Erklärung.

H. Busse. 8920.

4-64/10-0574 Whitelock, J. H.; Ithaca, New York State Veterin. Coll. The influence of heredity and environment on maximum hematocrit values in sheep. **(Der Einfluß der Vererbung und der Umwelt auf die maximalen Hämatokritwerte beim Schaf.)** Cornell Veterinarian **53** (1963) Nr. 4. S. 534-550. — 3 Abb., 8 Tab.

Für die maximalen Hämatokritwerte beim Schaf besteht offensichtlich eine Beeinflussung durch das Erbgut. Hieraus leitet sich wiederum ein direkter Einfluß auf den Grad der Ausprägung einer natürlichen Strongylosis, bei der *Haemonchus contortus* die Hauptursache ist, ab. In bisherigen Untersuchungen wurden hinsichtlich des maximalen Hämatokritwertes nicht nur signifikante Differenzen zwischen den Vätern, sondern hochsignifikante Regressionen des im Leben der Muttertiere gefundenen höchsten Hämatokritwertes (Hp) auf den Hp-Wert ihrer Lämmer in einem bestimmten Jahre gefunden. Für die zusammengefaßten Werte der Jahre 1959 und 1960 bestand eine vergleichbare signifikante Regression. Bei den im April geborenen Lämmern war im allgemeinen im Alter von 3 Wochen eine postnatale Anämie zu beobachten, die es bei Juni-Lämmern nicht gab. Bestimmte Autoren unterstellen eine Beeinflussung der Erythropoese durch Frühjahrs- und Sommerweide, wobei eine Reizung der Nebennierenrinde durch eine entsprechende Substanz im Gras in Frage kommt. Van Dyke u.a. wiesen in der Hypophyse eine ACTH-ähnliche Substanz mit erythropoetischen Eigenschaften nach. Ohne daß das Problem des sommerlichen maximalen Hämatokritwertes bisher geklärt ist, gibt es doch einen Mechanismus, der das hämatopoetische System in höchste Funktionsbereitschaft versetzt, während der Parasit den Wirt in Anspruch nimmt. In den vorliegenden Untersuchungen wurde genetisch eine Gruppe Schafe festgestellt, die gegenüber dem betreffenden Stimulans übereinstimmend die gleiche Reaktion nicht zeigte. Wenn man auch den maximalen Hämatokritwert als wiederkehrenden Grenzwert und Potential zu betrachten hat, gibt es auch hierfür Grenzen. Der Grad der durch *Haemonchus* bedingten Anämie und andere genetische Faktoren können zu einem bestimmten Zeitpunkt seine Ausprägung beeinflussen. H. Busse. 8920.

4-64/10-0575 Kaiser, Hans Elmar. **Die Problematik des Abnormen in der Evolution. Ausgewählte Fragestellungen und Beispiele.** Naturwiss. Rdschr. **17** (1964) Nr. 2. S. 57-60. – 14 Lit.

Menschliche und tierische Erkrankungen können wegen der verschiedenartigen Ätiologie, des anderen Erscheinungsbildes, vor allem wegen des Individualfaktors bei dem einen und dem anderen Artfaktor für das Aussterben vorzeitlicher Tiere nicht verantwortlich gemacht werden. Bei typolytischen Endformen, die bereits als dezentralisiert zu betrachten sind, mag das Klima für das Aussterben von Pflanzen und Tieren eine gewisse Rolle gespielt haben. Bei einer derartigen Kausalität kommt klimatischen und geographischen Faktoren jedoch lediglich die Rolle von Sekundärfaktoren untergeordneter Bedeutung zu. Grundsätzlich haben wir im Hinblick auf das abnorme Geschehen in der Erdgeschichte zu unterscheiden zwischen: 1. der Pathologie des Einzelindividuums als Abnormität ohne die Bindung an den Bauplan und 2. der funktionell negativ vom systematisch übergeordneten Bauplan abweichenden überspezialisierten typolytischen Gattung als pathogenetischer Abnormität. Erstere tritt vereinzelt immer wieder in der Erdgeschichte auf, z.B. wurde die Osteomyelitis als Krankheitsbild seit dem Perm wiederholt bei verschiedenen Gattungen und Arten beschrieben. Die Organdisharmonie oder Dezentralisation ist hingegen durch die Bindung an die Gattung eines bestimmten Typus historisch einmalig in der Erdgeschichte fixiert. H. Busse. 8930.

4-64/10-0576 Stegenga, Th.; Wageningen, Landbouwhogeschool. Aangeboren afwijkingen bij rundvee. **(Angeborene Mißbildungen beim Rind.)** Tijdschr. Diergeneeskunde **89** (1964) Nr. 5. S. 286-293. – 4 Abb., 4 Tab., 5 Lit. Zus. in Engl., Franz., Span., Dtsch.

Heutzutage wird den angeborenen Mißbildungen mehr denn je Beachtung geschenkt. Häufig ist man der Ansicht, daß dabei Erbfaktoren eine Rolle spielen. Anhand der Angaben des Friesischen Rinderstammbuches mit seiner seit 1957 vorgenommenen umfassenden Geburtenregistrierung versuchte Vf. einige Fragen zu klären. Er wies nach, daß die spastische Parese am häufgisten bei den im Nov. und Dez. geborenen Kälbern in Erscheinung trat und selten bei den im April und Mai geborenen. Kälber von Färsen waren davon weniger betroffen als Kälber von Kühen. Kälber mit fehlenden Gliedmaßen und Bulldogg-Kälber wurden häufiger von Färsen als von Kühen geboren. Nabelbrüche wurden öfter bei Kälbern älterer Kühe festgestellt. Zwischen der Häufigkeit des Vorkommens anderer Mißbildungen, wie Anasarka, Epitheliogenesis imperfecta linguae und Mumifikation, und dem Alter der Muttertiere bestand gleichfalls ein Zusammenhang. W. Kuhlmann. 8930.

4-64/10-0577 Bone, J. F. Dwarfism in cattle. **(Zwergwuchs beim Rind.)** Mod. veterin. Pract. **44** (1963) Nr. 12. S. 37-40. – 3 Abb., 4 Lit.

Das Merkmal kommt meist bei Fleischrinderrassen (Hereford und Angus) vor. Gelegentlich wird auch bei Milchrassen hiervon berichtet. Als Erbgang wird in der Praxis das Vorliegen eines einfachen, autosomalen rezessiven Genes bisher angenommen. Da bei den Zwergrindern aber auch Typenvariationen zu beobachten sind, wird gelegentlich auch die Wirkung eines Genkomplexes unterstellt. Man unterscheidet drei Grundtypen: brachycephale, dolichocephale und gestauchte Typen. Bei den Brachycephalen kommt als zusätzliches Merkmal die Schweratmigkeit hinzu, die den Tieren die Bezeichnung „Schnauferzwerge“ eingetragen hat. Das Kernproblem bei der Bereinigung der betreffenden Rinderpopulation von zwergwüchsigen Tieren ist die Schaffung eines verläßlichen Nachweisverfahrens der Heterozygoten. Es stehen anatomische, biochemische (endokrinologische) und cytologische Testverfahren zur Diskussion. Den anatomischen Verfahren haftet der Nachteil an, daß die Diagnose erst postmortal erfolgt. Kriterien sind Wachstumshemmungen und Diskrepanzen am Keilbein, am Occipitale und dem Siebbein. Die Verlagerung der betreffenden Processus in die Schädelhöhle führt zu neurologischen Symptomen, wie dem Opisthotonus und einem bei älteren Zwergrindern gelegentlich zu beobachtenden Nystagmus. Weitere Symptome sind eine verdickte, faltige Haut, ein Hydrocephalus internus, eine Zungenhyperplasie und ein Nabelbruch. Im Stoffwechselversuch scheiden Zwergrinder das Zwanzig- bis Dreißigfache an harnsauren Mucopolyscachariden aus, als es bei normalen Tieren der Fall ist. Signifikante hämatologische Unterschiede sind bisher unbekannt. Um die Feststellung abnormer metachromatischer Granula in Leukocyten hat man sich anscheinend noch nicht bemüht. Freie Aminosäuren werden in Plasma vermehrt ausgeschieden. Bei homozygoten Zwergen sollen das thyreotrope und das Wachstumshormon fehlen. Die Behauptung, das Merkmal beruhe auf einer Hypophysen- und/oder Schilddrüsenmangel — bzw. einer Balancestörung, wurde bisher histologisch und biochemisch nicht bestätigt. Zwergrinder sind weniger widerstandsfähig, im Sperma von Zwergbullen ist die DNA vermindert. Die Testung von Bullen durch die Anpaarung an nachweisliche Merkmalsträgerinnen führt mit 59%iger Sicherheit zur Feststellung der Heterozygotie des Vatertieres oder zu seinem Ausschluß als Merkmalsträger. Ebenso vermag die Anpaarung von Töchtern eines bekannten Merkmalsträgerbullen mit einem Testbullen zu klären, ob der letztere Bulle Merkmalsträger ist oder nicht. Cytologische Verfahren sind im Hinblick auf die Technik der Zellkulturen und die Chromosomenbeurteilung noch neu, aber aussichtsreich. Das Problem bleibt eine Gemeinschaftsarbeit von Tierärzten und Genetikern. H. Busse. 8930.

4-64/10-0578 Cohrs, P., Comberg, G., Meyer, H. und Trautwein, G.; Hannover, Tierärztl. Hochschule, Inst. für Pathol.; Inst. für Tierzucht und Vererbungsforsch. **Erbliche Meningocele cerebralis beim Schwein.** Dtsch. tierärztl. Wschr. **70** (1963) Nr. 15/16. S. 437-440. — 4 Abb., 1 Tab., 7 Lit. Zus. in Engl.

Es wird über Kopfmißbildungen einer Herde des „bunten Schweines“ berichtet. Pathologisch-anatomisch handelt es sich um eine Meningocele cerebralis (Hirnhautausstülpung) durch eine medial gelegene Knochenspalte. Die Austrittsstelle des Bruchsackes war in allen Fällen die Nahtstelle zwischen den Ossa frontalia bzw. parietalia. Im Ausprägungsgrade variierten die Hirnhautvorfälle zwischen linsen- und kirschgroßen Meningocelen. Letztere waren von meist unbehaarter Haut überzogen, kugelig und dünngestielt. Zur röntgenologischen Ermittlung von Anlageträgern (Paarungsversuche) wurden die Neugeborenen ohne eindeutigen Befund untersucht. Nur bei einem Ferkel fielen etwas breitere Knochennähte am Schädel auf. Im Herkunftsbestande wurden im Jahre 1960 Sauen, die Halbgeschwister waren, von einem zugekauften Eber belegt. In vier von diesem Eber stammenden Würfen traten Ferkel mit Veränderungen des Schädeldaches auf. In früheren, von anderen Ebern stammenden Würfen waren von den gleichen Sauen keine Ferkel mit Schädelanomalien geboren worden. Der fragliche Eber hatte in seinem früheren Deckbezirk zunächst keine mißgebildeten Ferkel gezeugt. Die Paarung mit einigen Töchtern am Ende der Deckzeit führte jedoch zu Geburten von Ferkeln mit ähnlichen Schädelmißbildungen (3 Würfe, 28 Ferkel, hiervon 8 mit Kopfmißbildungen). Die Erhebungen in den Schweinebeständen und Zuchtversuche sprechen dafür, daß die Mißbildungen durch ein autosomales rezessives, subletales Gen von wechselnder Penetranz und Expressivität bedingt werden. H. Busse. 8930.

4-64/10-0579 Crowley, J. P. und McGloughlin, Patricia; Dunsinea, Dublin, Agric. Inst. Hereditary entropion in lambs. **(Erbliches Entropium bei Lämmern.)** Veterin. Rec. **75** (1963) Nr. 43. S. 1104–1106. — 1 Abb., 5 Tab., 9 Lit.

In einer Herde von 160 Mutterschafen in Nordirland zeigten 53% der geborenen Lämmer Entropium in unterschiedlicher Ausbildung. Die Böcke, die in der Herde gedeckt hatten, zeigten ebenfalls Entropium, nicht dagegen die Mutterschafe, die zu 4 verschiedenen Rassen gehörten. Bei allen 4 Rassen war der Anteil der Lämmer mit Entropium nicht signifikant von 50% verschieden. Bisher hatten keine Berichte über das Auftreten der Erkrankung in Nordirland vorgelegen. Die täglichen Zunahmen waren bei den betroffenen Lämmern nicht verringert. Da jedoch stärker betroffene Lämmer wenigstens zeitweise blind sind und daher ihre Mütter leicht verlieren, können Schwierigkeiten beim Hüten auftreten. Die Erkrankung ist wahrscheinlich erblich; der Erbgang ist jedoch noch unklar. Alle infizierten Lämmer zeigten mit fortschreitendem Alter spontane Besserung. Zur Bekämpfung der Krankheit wird vorgeschlagen, Böcke bei der Auswahl zur Zucht auf diese Erkrankung zu untersuchen und Böcke, deren Nachkommen die Veränderung zeigen, nicht weiter zur Zucht zu verwenden. W. Wittig. 8930.

4-64/10-0580 Dams, R., Lapras, M., Florio, R. und Barone, R.; Lyon, Lab. de Virol. Animale; Lab. de Pathol. Méd.; Lab. d'Anatomie. Malformations transmises par un COQ issu d'un oeuf ayant subi une injection d'acétate de delta-hydrocortisone. **(Mißbildungen, vererbt durch COQ-Ausfall eines Eies nach einer Injektion von Delta-Hydrocortison-Acetat.)** Bull. Soc. Sci. vétérin. Méd. comparée Lyon **65** (1963) Nr. 4. S. 219-226. — 6 Abb., 1 Lit.
Im Mai 1962 werden Versuche durchgeführt, um die Wirkung des Delta-Hydrocortison-Acetats auf das embryonierte Hühnerei zu prüfen. Die Eier stammen aus einer kleinen Legehennenhaltung von 30 Hühnern und 4 Hähnen einer Kreuzung. 85% der Eier sind befruchtet, 80% Küken schlüpfen. Aus 12 von 1000 Eiern schlüpfen anormale Küken. Die Injektion von Delta-Hydrocortison-Acetat in die Allantois von 12 Tage bebrüteten Hühnereiern verursacht eine erhebliche Mortalität der Embryonen, Mißbildungen der Haut und Gelenke bei einer großen Zahl von Küken. Nur ein einziges Küken überlebt. Die Nachkommen dieses Tieres weisen eine relative Unfruchtbarkeit auf sowie eine frühzeitige embryonale Mortalität. 9 Küken zeigen Mißbildungen. E. Tempel. 8930.

4-64/10-0581 Hoekstra, P.; Utrecht, Rijksuniv., Fac. der Diergeneeskunde, Zoötechn. Inst. Kentering in de waardering der exterieurkeuring van runderen. **(Wendung in der Beurteilung des Exterieurs beim Rind.)** Tijdschr. Diergeneeskunde **88** (1963) Nr. 23. S. 1590-1603. — 7 Tab., 13 Lit. Zus. in Engl., Franz., Dtsch.
Die Beurteilung des Exterieurs eines Tieres war solange die einzige Möglichkeit seinen Wert einzuschätzen, wie es noch keine systematische Milchleistungsprüfung gab. Später glaubte man dann, daß das Äußere eines Tieres weder mit der Leistung noch mit Konstitution oder der Futterverwertung korreliere. Vf. unterstützt diese Ansicht, obwohl man neuerdings mancherorts wieder dazu neigt, Zuchtwert und vor allem Milchveranlagung aus dem äußeren Erscheinungsbild vorherzusagen. Anhand vorgelegter Zahlen behauptet er, daß einzig und allein Entwicklung und Ausbildung des Euters Hinweise auf die zu erwartende Milchleistung geben können. Eine Korrelation zwischen Exterieur und Milchfettveranlagung wird sowohl bei männlichen als auch bei weiblichen Tieren bestritten. E. Wiesner. 8960.

4-64/10-0582 Bauer, H. **Leistung und Gesundheit vom Standpunkt des tierärztlichen Tierzüchters.** Züchtungskunde **35** (1963) Nr. 9/10. S. 412-427.
Das Wesen der Konstitution und die historische Entwicklung der Konstitutionsforschung werden in einem kurzen Literaturüberblick umrissen und die Bedeutung der Deutschen Gesellschaft für Züchtungskunde bei der Bearbeitung von Konstitutionsfragen erörtert. Auf diesem Gebiet ist es z.Zt. zu einem

Stillstand gekommen, der auch dazu geführt hat, daß das Institut für Konstitutionsforschung eingegangen ist. Die Empfehlungen des Arbeitsausschusses „Lebens- und Nutzungsdauer beim Rind" werden zur Diskussion gestellt. Die Konstitution ist für Tierzüchter und Tierärzte ein gemeinsames Problem. Der inneren Sekretion kommt eine hervorragende Bedeutung zu. Auch pathogene Erbanlagen folgen den bekannten Erbgesetzen. Selektion auf Lebensleistung ist erfolgreich, zumal die Leistungen spätreifer Tiere dadurch auch Berücksichtigung finden. Grundlagen- und angewandte Forschung sind in der Konstitutionsforschung nicht zu trennen. H. Busse. 8960.

4-64/10-0583 Blin, P.-C. und Blin, G. Le marquage du renne en laponie. Le fichier à rennes du Finnmark (Norvège). **(Die Markierung der Renntiere in Lappland. Die Kartothek für Renntiere von Finnmark [Norwegen].)** Rev. Méd. vétérin. [N.S.] **26(114)** (1963) Nr. 11. S. 772-783. — 7 Abb., 10 Lit., Zus. in Engl., Span.
Die Renntiere stellen einen bedeutenden wirtschaftlichen Faktor für die Lappländer in Finnmark, der nördlichsten Provinz von Norwegen, dar. Ihre Identifizierung ist besonders wichtig, weil die Renntiere im Winter im Süden der Provinz von Flechten (*Cladonia rangiferina* und *Usnea*) und im Sommer 300-400 km entfernt im Norden auf den Weiden leben. Die Frühjahrswanderung beginnt vor oder nach dem Ablammen im April oder Mai, die Rückwanderung spätestens im Oktober. Also empfiehlt sich immer wieder eine Bestandsaufnahme und Gesundheitskontrolle der Herden. Dazu werden in Lappland, ähnlich wie bei den Schweinen, bei den Kampftierherden in Spanien und beim Bucharaschaf die Ohren durch Kerben, Abschneiden der Spitze, Einschneiden von Schlitzen, durch ein Loch, durch Schneiden von Bögen, Winkeln, schiefen Kanten, Schwalbenschwänzen, Nuten und Gänsefüßen gekennzeichnet. Die Zeichen werden im Uhrzeigersinn vom vorderen Rand des rechten Ohres zum hinteren Rand des rechten Ohres, vom hinteren Rand des linken Ohres zum vorderen Rand des linken Ohres abgelesen. Die Zeichen entsprechen einzelnen Buchstaben, wie z.B. an Hand von 25 Buchstaben (a-y) anschaulich gezeigt wird, a = eine Kerbe, b = 2 Kerben, c = 3 Kerben, d = 4 Kerben am vorderen Rand, r = ein rechter Winkel am hinteren Rand usw. In einzelnen Orten, z.B. in Karasjok, besteht eine Kartothek, die Kartothekkarten der Markierung des Einzeltieres am Ohr und Kartothekkarten der Herdenbesitzer umfaßt. Auf den Markierungskarten werden auf einem Schema zweier Ohren die Zeichen eingetragen und darunter die Formel, z.B. 123456/aolga — gtlga. Die Zahlen besagen, daß im Uhrzeigersinne abzulesen ist. Die Buchstaben entsprechen Kerben am rechten (aolga) und linken (gtlga) Ohr. Aus dieser Karte ist auf Grund der Kartothek die Eintragung, der Name der Heimatgemeinde, der Ort der Sommerweide, das Datum der Eintragung, der Name des Besitzers, seine Adresse, evtl. das Datum der Streichung zu entnehmen. Die Besitzerkarten sind kirchspielweise geordnet und geben Auskunft über Eintragungsnummern des Betriebes, die eingeschnittenen Zeichen, den Namen des Besitzers, seine Adresse, den Namen des Kirchspiels. Diese Kartothek ähnelt der Kartothek einer Sozialversicherung. Es wurden in Finnmark bis 1960 3040 Betriebsmarken registriert. In Anbetracht der Ortsveränderungen der Herden hat die Ohrmarkierung sich bewährt. K. Preißler. 8980.

4-64/10-0584 Russnack, A.; Berlin, Humboldt-Univ., Veterinärmed. Fak., Tierklin. für Geburtshilfe und Fortpflanzungsstör. **Untersuchungen über Lebensdauer und Abgangsursachen beim schwarzbunten Niederungsvieh in den Kreisen Bad Doberan und Rostock.** Diss. Berlin **1964** 67 S. — 3 Abb., 4 Tab., 77 Lit.
An Hand von Unterlagen der Deutschen Versicherungs-Anstalt werden Abgangsalter und Ausmerzungsgründe von 2931 Rindern untersucht. Die durchschnittliche Lebensdauer beträgt 6,4 Jahre. Mit 29,03% verursachen die chi-

rurgischen und inneren Krankheiten die größten Verluste. Es folgen Zuchtseuchen und Zuchtkrankheiten (21,05%), die Tuberkulose (16,94%), Krankheiten der Milchdrüse und mangelhafte Leistung (7,78%), Störungen der Schwangerschaft, der Geburt und der Nachgeburtsperiode (7,10%), parasitäre Krankheiten (5,87%), Fremdkörpererkrankungen (3,86%), andere Infektionskrankheiten (3,28%), Ernährungs- und Stoffwechselkrankheiten (2,63%) und sonstige Ursachen (2,56%). E. Wiesner. 9010.

4-64/10-0585 Manton, V. J. A.; Whipsnade Park, Dunstable, Beds., Zool. Soc. of London. Recent innovations in calf-rearing. I. Housing. **(Neue Erkenntnisse über Kälberaufzucht. 1. Mitt. Stallhaltung.)** Veterin. Rec. **75** (1963) Nr. 51. S. 1395-1398. — 28 Lit.

Neugeborene Kälber können zu folgenden Zwecken gehalten werden: 1. zur unmittelbaren Kälbermast zum Zwecke der Kalbfleischproduktion, 2. mit etwas geringerer Aufzuchtintensität zum Zwecke des Verkaufes als Zuchttier, 3. zur Aufzucht von Jungrindern als Handelsrinder für Herden mit Nachwuchsbedarf, 4. zum Absatz als unreifes Schlachttier in den ersten Lebenstagen. Für alle Zwecke müssen an die Haltungsbedingungen folgende Anforderungen erfüllt sein: Vernünftige Temperaturbedingungen, ausreichend Liegefläche und Einstreu. In den ersten Lebenswochen empfiehlt es sich auf jeden Fall, die Tiere in Einzelboxen zu halten, ob 8 oder 12 Wochen lang, darüber herrschen unterschiedliche Meinungen. Zugluft muß auf jeden Fall vermieden werden. Der Ersatz des Strohes durch Torfmull ist eine Frage der Preisrelationen. Hobelspäne und Holzwolle saugen die Feuchtigkeit schlecht auf und ergeben einen schwer verrottbaren Stalldünger. Beheizbare Gummi- oder Plastikmatratzen mit Schaumgummieinlage haben den Nachteil, daß es auf ihnen zu stehenden Jauchepfützen kommt und die Tiere leicht darauf ausrutschen. Bei der Anlage von Spaltenfußböden sind Breite und Profil der Bohlen, sowie die Abstände zwischen ihnen und bei Maschendrahtgeflechten die Form und Dimensionen der Maschen sorgfältig mit dem Alter der Tiere und ihren orthopädischen Belangen in Übereinstimmung zu bringen. Zur intensiven Kälberaufzucht mit Milchersatzstoffen wird die Haltung in Boxen (6 × 4 Quadratfuß) als optimal angesehen. Unter den meisten Witterungsbedingungen entspricht eine Temperatur von 14 °C den Ansprüchen. Bei starkem Besatz sollte ein Ventilator zur Frischluftversorgung, die am besten auf einem Wärmeelement vorgewärmt wird und für größere Temperaturschwankungen in der kalten Jahreszeit die Möglichkeit einer leichten Beheizung der Boxen gibt, vorhanden sein. Für Wände und Fußböden sind Hohlsteine zweckmäßig. Weiterhin werden ein doppeltes Dach mit doppeltverglastem Oberlicht empfohlen. Eine Aufteilung des gesamten Stallraumes in mehrere voneinander isolierbare Abteilungen mit jeweils 10-12 Boxen gewährleistet die einwandfreie Quarantänierung zugekaufter Kälber und verhindert die Ausbreitung der gefürchteten Salmonellosen und Pasteurellosen der Kälber.

H. Busse. 9010.

4-64/10-0586 Agarwala, O. P.; Allahabad, Agric. Inst. Effect of season of calving on milk production and lactation length in the buffalo herd of Allahabad Agricultural Institute. **(Der Einfluß der Jahreszeit beim Kalben auf die Milchleistung und die Laktationsdauer in Büffelherden im Landwirtschaftlichen Institut von Allahabad.)** Indian veterin. J. **41** (1964) Nr. 1. S. 40-42. — 2 Tab., 3 Lit.

Die Untersuchungsergebnisse beruhen auf Leistungsprüfangaben einer 25-jährigen Beobachtungszeitspanne. Nach Abkalbungen im Sommer dauert die Laktation länger und die Milchleistungen sind niedriger, während bei Winterkalbungen die Laktationen bei höherer Leistung kürzer sind. Die Differenzen zwischen den Leistungen bei Sommer- und Winterabkalbung waren signifikant. H. Busse. 9010.

4-64/10-0587 Kale, S. N.; Ganjaria, Lucknow, Uttar Pradesh, Semen Collection Stat. A study of seasonal variation in the breeding behaviour of Sahiwal cows and Murrah buffaloes. **(Eine Untersuchung über die jahreszeitliche Abweichung im Zuchtverhalten von Sahiwal-Kühen und Murrah-Büffeln.)** Indian veterin. J. **40** (1963) Nr. 11. S. 705-711. 9010.

4-64/10-0588 Schulze, W. und Plonait, H. **Die gesundheitlichen Voraussetzungen für die Züchtung und die Mast des Fleischschweines.** Züchtungskunde **35** (1963) Nr. 9/10. S. 454-463. — 6 Lit. Zus. in Russ., Engl., Franz.
Die gesundheitliche Grenze der Leistungssteigerung in der Schweinehaltung ist bisher noch nicht sicher bekannt. Neue oder für den neuen Schweinetyp charakteristische Erkrankungen sind bisher nicht nachgewiesen. Die Umzüchtung auf das Fleischschwein bedingt einen intensiveren Tierverkehr bzw. Zuchttieraustausch, der die Verbreitung von Infektionskrankheiten und unerwünschten Erbanlagen begünstigt. Als Modellbeispiel der Stallenzootien für Mastbestände und Mastleistungsprüfanstalten wird die enzootische Pneumonie und als erblich begünstigte Krankheitsform die Arthrosis deformans behandelt. Selbstverständlich gehen nicht alle Lahmheiten von Zuchttieren auf Erbfaktoren zurück. Dennoch muß auf den Körungen auf Anfangssysmptome und korrekte Gliedmaßenstellung geachtet werden. Die Pathologie der Muskulatur verdient in diesem Zusammenhange ebenfalls Beachtung. Die Klärung der Pathogenese der bei unseren Zuchtschweinen auftretenden chronischen Lahmheiten ist eine diagnostisch mühevolle Aufgabe. Bei den mit degenerativen strukturellen Veränderungen ablaufenden Prozessen, wie der Epiphysiolysis oder der Arthrosis deformans, sind keine raschen Erfolge zu erwarten. Die Ausmerzung erblicher Stellungsanomalien trägt zweifellos zur Minderung der Häufigkeit aller Formen der chronischen Lahmheit bei. H. Busse. 9030.

4-64/10-0589 Rowlands, W. T.; Bangor, Min. of Agric., Fisheries and Food. The maintenance of health in hill sheep flocks. **(Die Gesunderhaltung von Gebirgsschafherden.)** Veterin. Rec. **75** (1963) Nr. 50. S. 1367-1376.
Fast die Hälfte des Gesamtschafbestandes des Vereinigten Königreiches wird in Gebirgsschäfereien gehalten. Insbesondere für den Handel mit Mastlämmern und im Hinblick auf die Beliebtheit der Kreuzungsmutterschafe spielt diese Betriebsform der Schafhaltung eine bedeutsame Rolle. Wenn angenommen wird, Gebirgsschafe seien nicht von Krankheiten bedroht, ist dies ein Irrtum. Auch für sie sind Umweltbelastungen, Selektions- und Anpassungsprobleme, züchterische und Fruchtbarkeitsfragen, Ernährung, Parasiteninvasionen und bakterielle Erkrankungen, unter ihnen besonders die Anaerobierinfektionen und die Enterotoxämie (Breinierenkrankheit) von erheblicher Bedeutung. Die Rentabilität der Gebirgsschäferei fordert daher eine scharfe züchterische Selektion und einen wirksamen Schafgesundheitsdienst. H. Busse. 9085.

4-64/10-0590 Schmitthenner, W. **Veterinärmedizin und Fütterung.** Tierärztl. Umschau **18** (1963) Nr. 11. S. 581-585.
Es werden die wesentlichsten Aufgaben der Veterinärmedizin bei den Problemen der Tierernährung dargelegt, wobei der Vf. besonders die gesetzlichen Bestimmungen des Landes Baden-Württemberg berücksichtigt. Drei Hauptgebiete werden angeführt: 1. Die tierärztliche wissenschaftliche Forschung mit Beiträgen zu ernährungsphysiologischen Wirkungen von Futtermittelzusätzen und Rückstandsproblemen verschiedenster Art. 2. Die Beratung des Tierhalters durch den beamteten oder praktizierenden Tierarzt bzw. innerhalb der Tiergesundheitsdienste besonders hinsichtlich der Zusammensetzung und Menge des Futters und der Futtermittelhygiene im Zuge der präventiven Veterinärmedizin, wobei besonders eine verständnisvolle Zusammenarbeit, mit den Fütterungsfachberatern der Futtermittelindustrie gefordert wird. 3. Maßnahmen der Veterinärbehörden zum Schutz der Tierbestände vor Ein-

schleppung übertragbarer Seuchen aus dem Ausland durch Futtermittel und entsprechende Vorschriften für im Inland anfallende Futtermittel, einschließlich der Bestimmungen des Lebensmittel- und Arzneimittelgesetzes zum Schutze der menschlichen Gesundheit. E. Krause. 9142.

4-64/10-0591 Huss, W.; Stuttgart-Hohenheim, Württemberg. Landesversuchsanst. für Landwirtsch. Chem. **Die Anwendung des polarisierten Lichts in der Futtermittelmikroskopie. 3. Mitt. Verfahren zur Identifizierung kristallisierter Futterbestandteile.** Landwirtsch. Forsch. **16** (1963) Nr. 2. S. 180-190. — 2 Abb., 1 Tab., 12 Lit.

Folgende Methoden werden zur Identifizierung kristallisierter Substanzen in der vorliegenden Arbeit erwähnt: I. Kristallmorphologische Mikromethoden. Zunächst werden die Kristallformen der kristallisierten Substanz festgestellt, dann die Winkelmessung zwischen bestimmten kristallographischen Bezugselementen; Bestimmung der Kristalltracht und des Habitus sowie vorhandene Neigung zur Zwillingsbildung und Spaltbarkeit. Für den Futtermittelmikroskopiker kommen vorwiegend allgemeine Angaben über Tracht und Habitus (Vorliegen würfelförmiger, prismatischer usw. Einzelkristalle oder Zwillingskristalle usw.) in Frage. II. Polarisations- und interferenzoptische Mikromethoden. Bedeutenden Aussagewert können qualitative Beobachtungen über das Auslöschungsverhalten besitzen (Vorliegen gerader, symmetrischer oder schiefer Auslöschung). Nicht befriedigend verliefen quantitative Bestimmungen durch Ermittlung der Stärke der Doppelbrechung (stark streuend). Unabhängig von einwandfrei entwickelten Kristallbegrenzungen sind indirekte (konoskopische) Untersuchungsmethoden. III. Bestimmung der Lichtbrechung nach der Einbettungsmethode. Verspricht bei den feinkörnigen und unregelmäßig begrenzten Kristallsubstanzen in Futtermitteln am ehesten Erfolg. Lichtbrechungsverhältnisse einer zu bestimmenden Substanz lassen sich genügend genau eingabeln (abwechselndes Einbetten in Flüssigkeiten von höherem und niedrigerem Brechungsindex). Besonders wertvoll ist die optische Anfärbung mit Hilfe des Phasenkontrasts; ähnliche Ergebnisse bringt die Grenzdunkelfeldmethode. H. Liebenow. 9142.

4-64/10-0592 Huss, W.; Stuttgart-Hohenheim, Württemberg. Landesversuchsanst. für Landwirtsch. Chem. **Die Anwendung des polarisierten Lichts in der Futtermittelmikroskopie. 4. Mitt. Hinweise für die praktische Durchführung kristalloptischer Untersuchungen.** Landwirtsch. Forsch. **16** (1963) Nr. 2. S. 190-198. — 1 Abb., 10 Lit. 3. Mitt. vgl. vorst. Ref.

Probenvorbereitung erfolgt in der üblichen Weise (Mineralstoffmischungen werden zunächst in Siebfraktionen zerlegt, anorganische Kristalle aus Mischfuttermitteln durch Sedimentation mit Tetrachlorkohlenstoff abgetrennt usw.). Brechungsindexbestimmungen nach der Einbettungsmethode lassen sich behelfsweise mit einem gewöhnlichen Mikroskop durchführen, das mit Polarisator- und Analysatorfilter sowie einem Hilfspräparat Rot I. Ordnung ausgerüstet ist. Zur Erzeugung monochromatischen Lichts wird das Mikroskopierlicht mit einem Interferenzbandfilter für $\lambda = 589$ nm gefiltert. Als Flüssigkeitssatz mit abgestuften Brechzahlen eignet sich die von Piller vorgeschlagene Mischungsserie aus Diaethylenglykol-mono-n-butylaether (Butylcarbitol). Indirekte konoskopische Untersuchungen setzen ein vollwertiges Polarisationsmikroskop voraus. Zwischen zwei Fragestellungen ist bei kristalloptischen Verfahren im Rahmen der Futtermitteluntersuchung zu unterscheiden: 1. Ist eine bestimmte Kristallart im Futtermittel enthalten? 2. Unbekannte Kristalle werden festgestellt und müssen bestimmt werden. Nach der Art dieser Fragestellungen ergeben sich die verschiedensten Bestimmungsmethoden. Ergeben sich unüberwindbare Schwierigkeiten bei der polarisationsoptischen Substanzidentifizierung, so müssen mikrochemische oder fermentchemische Wege eingeschlagen werden. H. Liebenow. 9142.

4-64/10-0593 Rao, C. V. und Purushotham, N. P.; Hyderabad, Osmania Univ., Coll. of Veterin. Sci. and Animal Husbandry. Studies on the nutritive value of Echinochola crussgalli-Beauv. **(Untersuchungen über den Nährwert von Echinochola Crussgalli-Beauv.)** Indian veterin. J. **40** (1963) Nr. 11. S. 714-717. 9145.

4-64/10-0594 Rose, W. K., Irving, Elizabeth A. und Hetherington, R. M.; Adelaide, Inst. of Med. and Veterin. Sci. Analysis of feeds of dairy cattle in South Australia with special reference to the calcium/phosphorusratio. **(Futteranalysen bei Milchrindern in Süd-Australien unter besonderer Berücksichtigung des Ca:P-Verhältnisses.)** Austral. veterin. J. **39** (1963) Nr. 7. S. 253-263. – 2 Abb., 4 Tab., 57 Lit.
Auf Milchviehfarmen ohne ganzjährigen Weidegang läßt man die Kühe etwa zu Beginn der Regenzeit kalben. Kühe, die nicht termingerecht aufnehmen, kalben im Verhältnis zum Grünfutteranfall zu spät ab. Ihre Lactation ist infolge der hohen Temperaturen und der Weideverhältnisse kurz. Um das Syndrom eines oft unerklärlichen Umrinderns zu klären, galt es, den wesentlichen Gründen dieser Fruchtbarkeitsstörungen und den Möglichkeiten ihrer Behebung nachzugehen. Die Ergebnisse einer eingehenden Untersuchung über die Milchviehfütterung in den fraglichen Betrieben und über die Gehaltswerte des Weidegrases und der Luzerne an Mineralstoffen, Spurenelementen, Kohlenhydraten, Eiweiß und Fett werden vorgelegt. Die Milch- und Butterfetterzeugung stand in echter Beziehung zur geschätzten Futteraufnahme. In einer Herde konnte ein Einfluß des Ca:P-Quotienten im Futter auf die Fruchtbarkeit nachgewiesen werden. Die Serumgehaltswerte an Ca und Mg sowie anorganischem P im Blut hielten sich bei der üblichen Fütterung im Normalbereich. In 1000 im Verlaufe von 18 Mon. untersuchten Blutproben lagen die Durchschnittswerte für Ca bei 10,1 $\pm$ 0,9 mg/100 ml, für Mg bei 3,1 $\pm$ 0,7 mg und P bei 4,6 $\pm$ 0,8 mg/100 ml. Der Gehalt an anorganischem Phosphor war nach dem Kalben am niedrigsten, während die Ca- und Mg-Werte in Abhängigkeit von der Jahreszeit variierten. (Der Ca-Gehalt war im Sommer hoch, im Winter niedrig. Der Mg-Gehalt im Winter hoch und im Sommer niedrig). H. Busse. 9160.

4-64/10-0595 Hladík, V. Vliv krmného egalizovaného mléka na zdraví telat. **(Einfluß der Verfütterung egalisierter Milch auf die Gesundheit von Kälbern.)** Náš Chov **1963** Nr. 10 S. 359-361. – 2 Abb., 3 Tab.
Aus einer eingehenden Analyse von Versuchsergebnissen und aus Beobachtungen in der Praxis geht hervor, daß bei Kälberaufzucht mit egalisierter Futtermilch unter Zusatz des Vitamin- und Antibiotica-Präparates Galacid die Verluste durch Eingehen im Vergleich mit der Aufzucht mittels Vollmilch von 3-5% auf nicht ganz 1% herabfielen. Die Ursache dieser günstigen gesundheitlichen Wirkung der neuen Aufzuchtmethode bei Kälbern kann insbesondere in der Pasteurisation und Egalisierung der Milch, in einer günstigen Wirkung der einzelnen Komponenten des Galacids und in einer günstigen Einwirkung der egalisierten Milch und des Galacids auf die Tätigkeit der Verdauungsorgane gefunden werden. Bei der Aufzucht mit egalisierter Milch (2% Fettgehalt) ist eine regelmäßige Lieferung dieser Milch in der erforderlichen Menge gesichert, während bei der Aufzucht mit Vollmilch die Mengen derselben von der Erfüllung des Planes der Vollmilchablieferung abhängen. Die Pasteurisation der egalisierten Milch verhindert die Übertragung infektiöser Krankheiten, insbesondere der Rindertuberkulose. Die zur Kälberaufzucht benutzte rohe Vollmilch pflegt, wie nachgewiesen wurde, häufig auch mit Colierregern verunreinigt zu sein. Von den im Galacid enthaltenen Wirkstoffen sind anzuführen: Vitamine A, B, C, D, E und K, weiter das Antibioticum Chlortetracyclin, Furazolidon, Natriumsalicylat u. a. Es wurde festgestellt, daß 2 Std. nach Zusatz des Galacids es nicht mehr gelang, aus der

Milch Coli-Bakterien zu kultivieren, welche, wie bekannt, öfters septische Erkrankungen bei den Kälbern hervorrufen, welche tödlich enden. Die egalisierte Futtermilch verursacht gemeinsam mit dem Zusatz von Galacid eine gesteigerte Aufnahme pflanzlicher Futtermittel, wodurch die Entwicklung der Verdauungsorgane des Kalbes beschleunigt wird. ČSSR/ÚVTI. 9160.

4-64/10-0596 Reymond, M. Le veau d'allaitement et l'implantation hormonale. **(Das Milchmastkalb und die Hormoneinpflanzung.)** Bull. mens. Soc. vétérin. prat. France **48** (1964) Nr. 2. S. 98-101.
Die wachsende Nachfrage nach Mastkalbfleisch seitens der Verbraucher und das erhöhte Angebot an industriell hergestellten Kälbernährmehlen, die eine zweckmäßige Verwendung des anfallenden Magermilchpulvers gewährleisten, lassen dem Erzeuger die Kälbermast wieder rentabler erscheinen. Diese Rentabilität wird aber durch eine Reihe ständig auftretender Erkrankungen wie Durchfall, Aufblähen und bakterielle Infektionen wieder in Frage gestellt. Die Implantation von Hormonpräparaten, Oestradiol (Oe) und Progesteron (P) in den ersten Lebenstagen hat sich als ein wirksames Mittel erwiesen, diesen Erkrankungen vorzubeugen und damit die Kälbermast rentabel zu gestalten. In einem Versuch erhielten 5 Kälber im Alter von 10-12 Tagen eine Kapsel mit 20 mg Oe und 200 mg P hinter dem Ohr appliziert. Der tägliche Gewichtszuwachs betrug bei den 5 Versuchstieren 1096 g, bei den 5 Kontrolltieren 1049 g; der Bruttoerlös belief sich auf 125,94 F bei den Versuchstieren gegenüber 73,88 F bei den Kontrollen. Die Schlachtklassifizierung lautete bei den Versuchstieren: 3mal Sonderklasse und 2mal Ia, bei den Kontrollen: 4mal Ib und einmal Sonderklasse.
K. Reinhardt. 9160.

4-64/10-0597 Rons, P. upd Faliu, L. Essais sur l'alimentation des porcs en plein air intégral. **(Versuche über die Mast von Schweinen in naturhafter Haltung.)** Rev. Méd. vétérin [N. S.] **26(114)** (1963) Nr. 11. S. 762-771. — 5 Tab. Zus. in Engl., Span.
8 Läufer aus einem Wurf sind auf einer Weide von 32 Ar von 30 kg bis 100 kg gemästet worden. Die Futterration hat in guter Zusammensetzung im Automat zur Verfügung gestanden, desgleichen Wasser. Es ist das Verhalten der Tiere, das Wachstum, der Verbrauch an Futter und dessen Verwertung, der Körperbau und die Fettverteilung untersucht worden. Die Strohhütte bewährte sich gut als Schutz gegen Sonne und Kälte, die Tiere waren immer von ausgezeichneter Gesundheit. Die tägliche Gewichtszunahme betrug durchschnittlich 715 g, war höher, aber unregelmäßiger als im Stall. In den ersten 2 Mon. wurden die eingesäten Wicken, Gerste und Hafer abgeweidet, dann nur noch das Automatenfutter genommen. Davon wurden 3,2 kg statt 2,6 kg im Stall pro Tag und Tier aufgenommen. Besonders im letzten Monat der Mast wurde ein gewisser Luxuskonsum festgestellt. Am Vergleich des Prozentsatzes von Schinkengewicht + Kotelettstückgewicht einerseits, sowie Speck- und Liesengewicht andererseits wurden etwas magerere Tierkörper produziert, wenn auch die Rasse der Tiere einen gleichgroßen Einfluß besitzt.
K. Preißler. 9160.

4-64/10-0598 Groot, H. de; Wageningen, Proefstat. voor de Akker- en Weidebouw. Landbouwkundige maatregelen ter verbeterin van de magnesiumvoeding van weidend rundvee. **(Landwirtschaftliche Maßnahmen zur Verbesserung der Magnesiumversorgung der Weiderinder.)** Tijdschr. Diergeneeskunde **88** (1963) Nr. 24. S. 1878-1895.
Im Jahre 1961 wurden bei statistischen Erhebungen in den Niederlanden 45325 Grastetaniefälle auf 28034 Gehöften registriert, davon 7845 mit tödlichem Ausgang. Im Jahre 1962 waren es 32303 Fälle auf 22187 Gehöften, davon 5408 mit tödlichem Ausgang. Die dadurch entstandenen erheblichen wirtschaftlichen Schäden kann der Landwirt mindern helfen, indem er die

Stickstoff-, Kali- und Magnesiumversorgung der Böden sinnvoll steuert. Dabei sind mancherlei Punkte zu beachten, wenn nicht z. B. durch zu reichliche Kali- oder Stickstoffgaben Nachteile auftreten sollen. Eine Magnesiumzufütterung sollte auf keinen Fall in der kritischen Zeit unterbleiben.

W. Kuhlmann. 9172.

4-64/10-0599 Gebauer, H. **Wie steht es um das Medizinalfutter?** Tierärztl. Umschau **18** (1963) Nr. 11. S. 589-590.
Bei der Anwendung von Medizinalfutter entstehende Probleme werden an Hand der Bestimmungen des Arzneimittelgesetzes der BRD vom 16. 5. 1961 erläutert. Als „Medizinalfutter im weiteren Sinne" gelten Arzneimittel und Stoffe, die nur zur Prophylaxe — also nicht zur Heilung oder Linderung krankhafter Zustände — in Futtermitteln eingesetzt sind. Diese Futtermischungen fallen nicht unter das Arzneimittelgesetz, d. h. unter die Kontrolle der Apotheken bzw. des Tierarztes, sondern unter das Futtermittelgesetz. Werden dieselben Arzneimittel wie Antibiotica, Vitamine oder andere Wirkstoffe jedoch zu therapeutischen Zwecken für kranke oder geschwächte Tiere, gegen Helminthen, Coccidien oder Geflügelschnupfen unter das Futter gemischt, so handelt es sich um „Medizinalfutter im engeren Sinne". Dieses fällt unter das Arzneimittelgesetz. Neben Einhaltung dieser Unterscheidung fordert Vf. besonders im Hinblick auf die wachsende Zahl von Geflügelgroßbeständen die Übernahme der „Medizinalfutter im engeren Sinne" durch den Tierarzt, da er andernfalls durch eine geschäftstüchtige Futtermittelindustrie zwangsläufig ausgeschaltet wird. E. Krause. 9176.

4-64/10-0600 Anonym. Possible hazards in the veterinary use of antibiotics with particular reference to their use as food additives. **(Mögliche Zwischenfälle bei der tierärztlichen Verwendung von Antibiotica unter besonderer Berücksichtigung ihrer Verwendung als Futterzumischung.)** Veterin. Rec. **76** (1964) Nr. 4. S. 110-111. — 4 Lit.
Bei wahlloser Anwendung der Antibiotica, evtl. noch in suboptimalen Dosen, steigt die Gefahr des Entstehens resistenter Stämme pathogener Keime. Da auch die Verwendung der Antibiotica für nutritive Zwecke, bzw. ihr Vorkommen im Futter aus anderen Gründen, zu resistenten Stämmen (*E. coli.*, *Cl. welchii*) führen kann, hat das Joint A. R. C und M. R. C Komitee über Antibiotica im Tierfutter und das WHO Experten-Komitee für die Volksgesundheit Empfehlungen herausgegeben. Die nutritive Anwendung sollte auf Penicillin, Chlortetracyclin und Oxytetracyclin beschränkt bleiben, weitere Zulassungen sollten nur unter dem Gesichtspunkt vorgenommen werden, daß die Wachstumsförderung nachgewiesen ist und die Substanz nicht für therapeutische Zwecke verwendet wird. Die obere Grenze für nutritive Anwendung sollte bei 100 ppm liegen. Konzentrate sollten nicht in die Hände der Farmer gelangen, um Versehen und mißbräuchliche Verwendung zu vermeiden. Antibioticahaltige Futtermittel sollten entsprechend deklariert werden. An Legegeflügel sollten Antibiotica nicht verfüttert werden.

R. Maune. 9176.

4-64/10-0601 Münchberg, F. und Halama, A. K.; Wien, Tierärztl. Hochschule, Inst. für Tierernähr., Milchhyg. und Lebensmittelkunde. **Taomyxin in der Fütterung von Absetzferkeln.** Z. Tierphysiol., Tierernähr. Futtermittelkunde **18** (1963) Nr. 4. S. 242-250. — 4 Tab., 8 Lit. Zus. in Engl.
Eine Kombination von Terramycin und Oleandomycin (4:1, unter dem Namen „Taomyxin") sowie Terramycin allein wurden hinsichtlich der Wachstumsbeeinflussung von Ferkeln geprüft. Im ersten Versuch ergaben sich am Ende der 30tägigen Mastvorbereitungsperiode folgende Tageszunahmen (g) und Rohverwertungen: Kontrolle 347, 2,74; bei Zufütterung von 15 ppm Terramycin 379, 2,58; bei Zufütterung von 10 ppm Taomyxin 433, 2,49. Bei Terramycinbeifütterung wird somit je kg Zuwachs eine Senkung der Futterkosten

um 3,17%, bei einer solchen von Taomyxin eine Senkung um 7,72% erzielt. Im zweiten Versuch ergab unmittelbar nach der Einstellung (in den ersten 20 Tagen) die Beifütterung von Taomyxin (15 ppm) Tageszunahmen von durchschnittlich 144 g, vergleichsweise zu 104 g bei der Kontrollgruppe (Mehrzunahme: + 38,5%), bei einer um rund 7% verbesserten Futterverwertung. Nach Teilung der Ausgangsgruppen hatte die Taomyxinergänzung Mehrzunahmen von 8,4 bzw. 12,7% zur Folge, wobei die Futterverwertung insgesamt stark verbessert war. Der Antibioticabeifütterung wird eine Bedeutung insbesondere auch bei der durch den Markt, den Transport und der Neueinstellung ausgelösten Stress-Reaktion beigemessen. E. Kolb. 9176.

4-64/10-0602 Liebenow, H.; Berlin, Humboldt-Univ., Veterinärmed. Fak., Inst. für Tierzucht und Tierernähr. **Nitrate und Nitrite in ihrer Beziehung zu Mensch und Tier. 1. Mitt.** Arch. Tierernähr. **13** (1963) Nr. 4. S. 255-260. — 76 Lit.

Im Berliner Raum treten nach Verabreichung von Rieselgrasgrünfutter gehäuft durch Nitrat bzw. Nitrit bedingte Fälle einer Methämoglobinämie auf. Beim Versetzen der Säuglingsnahrung mit Wasser aus stark nitrathaltigen Brunnen (50 mg/l Wasser) verlaufen bis zu 10% der Methämoglobinämien tötlich. Wiederkäuer können durch geringere Nitratdosen als andere Tiere vergiftet werden (vermutliche toxische Dosis 650-750 mg Nitrat/kg Kgw.). Bestimmte Pflanzen (Hafer, grüner Klee und Rübenblätter) vermögen unter gewissen Bedingungen (naßkaltes Wetter, Spurenelementemangel, reichliches N-Angebot) Nitrat und Nitrit zu speichern. Die Methämoglobinämie bei Mensch und Tier wird durch Nitrit ausgelöst, das z. B. bakteriell im Magen-Darmkanal, besonders bei Erkrankungen der Verdauungsorgane, gebildet wird. Zur Behandlung der Methämoglobinämie ist Methylenblau in 1%iger Lösung (1-2 mg/kg Kgw.) geeignet. Vom versuchstechnischen Standpunkt interessiert die Forderung nach einem Ablauf derartiger physiologischer Versuche unter konstanten Bedingungen. Diese wird aus zwei Gründen meistens nicht erfüllt.: 1. verändern sich die Mengen und die Zusammensetzung des Rieselwassers ständig, was zu einem schwankenden Angebot an Nährsalzen in der Pflanze führt. 2. ändert sich hierdurch die biologische Aktivität der Bodenbakterien. Infolge der Rieselmüdigkeit des Bodens verliert dieser die Fähigkeit, die im Rieselwasser gebotenen organischen Bestandteile in anorganische umzuwandeln. H. Busse. 9190.

4-64/10-0603 Gregory, P. H., Lacey, Maureen E., Festenstein, G. N. und Skinner, F. A.; Harpenden, Herts., Rothamsted Exp. Stat. Microbial and biochemical changes during the moulding of hay. **(Mikrobielle und chemische Veränderungen während des Schimmelns von Heu.)** J. gen. Microbiol. **33** (1963) Nr. 1. S. 147-174. — 9 Abb., 4 Tab., 36 Lit.

Zu Versuchszwecken gebündeltes Heu wurde bei verschiedenem Feuchtigkeitsgehalt in Ballen gepackt und die mikrobiellen und biochemischen Veränderungen in der Folgezeit überprüft. Zwischen der erzielten Heuqualität und dem Anfangsfeuchtigkeitsgehalt, sowie der anschließend sich entwickelnden Temperatur bestand im allgemeinen eine Beziehung. Gutes Heu (mit etwa 16% Feuchtigekit) erhitzte sich wenig, und seine Mikroflora war gering, aber vielseitig zusammengesetzt. Mit 25% Feuchtigkeit gepreßtes Heu entwickelte Temperaturen von 45% und zeigte einen überwiegend aus *Aspergillus glaucus* bestehenden Schimmelbefall. In nassen Ballen betrug die anfängliche Feuchtigkeit etwa 40%. Hier kam es zu einer starken Erhitzung auf 60-65 °C bei einer starken Flora thermophiler Pilze, wie *Aspergillus fumigatus*, *Absidia spp.*, *Mucor pusillus*, *Humicola lanugilosa* und Aktinomyceten. Während der ersten Erhitzung kam es im allgemeinen zu einer Zunahme der Zahl der Mikroorganismen, insbesondere der Actinomyceten, und Bakterien, der Acidität und des Gehaltes an flüchtigen N-Verbindungen.

Später entwickelten Pilze und Actinomyceten ein profuses Wachstum; der Gehalt an löslichem Zucker sank beträchtlich, und der pH-Wert stieg bis zu 7,0 und darüber. Im Vergleich mit Ballenheu aus denselben Heupartien wiesen die feuchten Stapelproben im Kern ein saures Braunheu auf, mit vielen sporenbildenden Bakterien und wenig Pilzen, das von einer Schicht schimmeligen Heus umgeben war. H. Busse. 9190.

4-64/10-0604 Terblanche, M., Rensburg, J. van, Adelaar, T. F., Naudé, T. W. und Smit, J. D.; Onderstepoort, Veterin. Res. Inst. A preliminary note on the toxicity of Aspergillus flavus link as grown in pure culture. **(Vorläufige Mitteilung über die Toxizität von Aspergillus flavus-Reinkultur.)** J. South African veterin. med. Assoc. **34** (1963) Nr. 4. S. 645-648. — 9 Lit.

Pilzvergiftungen durch verdorbene Silage sind unter den Wiederkäuern Südafrikas häufig. *Aspergillus flavus* (I) bewirkt: Tod bei Kaninchen; Leberschädigung beim Rind, Schwein und Truthahn (Verfütterung von Erdnußmehl); das Toxin wirkt ferner carcinogen und tötet Enten. Vff. isolierten und kultivierten (I) aus Silage; Nährboden war Mais; die Kulturen wurden getocknet und gemahlen. Zunächst erhielten 3 Kaninchen täglich (insgesamt 15 Tage) 15 g (I)/kg Kgw. Ein Tier verstarb. Ein Hammel, der 2 Tage 11 g/kg Kgw. erhielt, verstarb am 8. Tage an fortgeschrittener Paralyse (ferner Cyanose); einmalige Verabreichung von (I) zeigte zunächst ähnliche Symptome, ab 8. Tag wieder normal. Isolierung von (I) aus Erdnußmehl: teilweise letal bei Kaninchen (Ikterus); ein Hammel verstarb ebenfalls. Folgerungen: Entwicklungsstadien von (I) sind für die Toxizität verantwortlich (verpilztes Futter selbst war harmlos). Die beiden Pilzstämme zeigen unterschiedliches Verhalten: einer bewirkt nervöse Symptome bei Schafen der andere Ikterus bei Kaninchen und keine nervösen Symptome bei Schafen. H. Liebenow. 9190.

4-64/10-0605 Maletto, S., Patrucco, C., Turi, R. M. und Vocino, G.; Torino, Univ., Fac. di Med. Veterin., Ist. di Zootecn. Gen. Contributo alla conoscenza della nocevolezza della lolla di riso commistionata ad altri mangimi: ricerche ed osservazioni sui suini. Nota I. **(Beitrag zur Kenntnis der Schädlichkeit des Reisabfalls, der anderen Futtermitteln beigemischt wird. 1. Mitt. Untersuchungen und Beobachtungen am Schwein.)** Ann. Fac. Med. Veterin. Torino **12** (1962) S. 37-46. 9190.

4-64/10-0606 Maletto, S., Turi, R. M. und Vocino, G.; Torino, Univ., Fac. di Med. Veterin., Ist. di Zootecn. Gen. Contributo alla conoscenza della nocevolezza della lolla di riso commistionata ad altri mangimi: ricerche ed osservazioni sui polli. Nota II. **(Beitrag zur Kenntnis der Schädlichkeit des Reisabfalls, der anderen Futtermitteln beigemischt wird. 2. Mitt. Untersuchungen und Beobachtungen beim Huhn.)** Ann. Fac. Med. Veterin. Torino **12** (1962) S. 47-54. — 1. Mitt. vgl. vorst. Titel. 9190.

4-64/10-0607 Maletto, S., Valfrè, F. und Vocino, G.; Torino, Univ., Fac. di Med. Veterin., Ist. di Zootecn. Gen. Contributo alla conoscenza della nocevolezza della lolla di riso commistionata ad altri mangimi: ricerche ed osservazioni sui vitelli. Nota III. **(Beitrag zur Kenntnis der Schädlichkeit des Reisabfalls, der anderen Futtermitteln beigemischt wird. 3. Mitt. Untersuchungen und Beobachtungen beim Kalb.)** Ann. Fac. Med. Veterin. Torino **12** (1962) S. 55-60. — 2. Mitt. vgl. vorst. Titel. 9190.

4-64/10-0608 Maletto, S., Patrucco, C. und Vocino, G.; Torino, Univ., Fac. di Med. Veterin., Ist. di Zootecn. Gen. Contributo alla conoscenza della nocevolezza della lolla di riso commistionata ad altri mangimi: ricerche ed osservazioni sui cavie e conigli. Nota IV. **(Beitrag zur Kenntnis der Schädlichkeit des Reisabfalls, der anderen Futtermitteln beigemischt wird. 4. Mitt.**

Untersuchungen und Beobachtungen beim Meerschweinchen und Kaninchen.) Ann. Fac. Med. Veterin. Torino **12** (1962) S. 61-64. — 3 Mitt. vgl. vorst. Titel. 9190.

XXII. PARASITOLOGIE

4-64/10-0609 Nickel, E.-A.; Leipzig, Karl-Marx-Univ., Veterin.-Parasitol. Inst. **Die Bedeutung der Parasitosen in der Schweinehaltung. Tierärztliche Probleme bei der Haltung landwirtschaftlicher Nutztiere in Großbeständen.** Dtsch. Akad. Landwirtsch.-Wiss. Berlin, Tagungsber. **1962** Nr. 57. S. 65-71.
Vf. weist auf die Vielzahl der Faktoren hin, die das Auftreten, den Verlauf und die Auswirkung der Parasitosen beim Schwein beeinflussen. So hängt die Stärke des Parasitenbefalls wesentlich von der Art der Haltung ab. Die durch die tierischen Parasiten hervorgerufenen Schäden wirken sich bei Jungschweinen (Ferkeln und Läufern) am stärksten aus. Jeder massive Parasitenbefall führt auf Grund experimenteller Untersuchungen zu deutlich ausgeprägten Ausfallerscheinungen, Wachstumsstörungen sowie Leistungsminderungen während der Mastperiode. Inwieweit ein geringer oder mittelgradiger Befall die Entwicklung der Wirtstiere beeinflußt, kann nicht genau angegeben werden, da die Umweltbedingungen sich wesentlich mit auswirken. Ein schwacher Parasitenbefall hat zumeist keine nachweisbaren nachteiligen Folgen. Die Mastergebnisse werden häufig durch das gemeinsame Einwirken von tierischen Parasiten, Bakterien und Viren erheblich gemindert. So stellt die Beeinträchtigung der Mastleistung einen Komplex verschiedener Faktoren dar, deren Auswirkungen im einzelnen nicht immer genau gegeneinander abzugrenzen sind. Vf. hält die laufende Überwachung der Schweinebestände für notwendig, da sie die Grundlage für die Durchführung wirksamer Bekämpfungsmaßnahmen gegen die Parasitosen darstellen.
S. Nickel. 9220.

4-64/10-0610 Clarke, E. A.; Whatawhata, New Zealand, Hill Country Stat. The economic importance of intestinal parasites. **(Die wirtschaftliche Bedeutung von Darmparasiten.)** New Zealand veterin. J. **11** (1963) Nr. 4. S. 77 bis 81. — 13 Lit.
Nach einem kurzen Überblick über die in neuester Zeit erschienenen Arbeiten, die sich mit den durch Darmparasiten hervorgerufenen wirtschaftlichen Schäden vor allem bei Wiederkäuern beschäftigen, gibt Vf. einen Bericht über die Situation des Parasitenbefalles in Neuseeland. Parasitosen bei Rindern spielen eine untergeordnete Rolle. In den Schafherden sind sie mit wenigen Ausnahmen auf Jungtiere beschränkt und treten vorwiegend in dem Zeitraum vom Absetzen bis zur Mitte des nächsten Winters auf. Im Vordergrund steht der Befall mit *Haemonchus contortus*. Die Haemonchose tritt gewöhnlich im Anschluß an warme, feuchte Witterung in der Zeit von Mai bis Aug. auf, wobei alle Lämmer einer Herde — unabhängig vom Ernährungszustand — gleich schwer erkranken. Selbst bei Anwendung moderner Anthelminthica wird die Entwicklung um mindestens 2 Mon. verzögert. Bei schweren Ausbrüchen können Todesfälle bis zu 30% auftreten. Bei leicht infizierten Tieren, die unbehandelt bleiben, treten häufig im Sept./Okt. klinische Symptome und Todesfälle auf. Andere Darmnematoden spielen als Ursache primärer Parsitosen keine Rolle. Zweifellos beeinflussen sie jedoch das im Herbst auftretende Kümmern der Jährlinge, das seine primären Ursachen in Kobalt- und Selenmangel sowie in mangelhafter Herbstfütterung hat. R. Buchwalder. 9220.

4-64/10-0611 Mastrandrea, G. und Mele, G.; Roma, Univ., Ist. di Clin. delle Malattie Trop. e Infettive. Tecniche d'indagine parassitologica in coprologia. **(Parasitologische Untersuchungstechnik in der Koprologie.)** Arch. ital. Sci. med. trop. Parassitol. **44** (1963) Nr. 10. S. 518-542. 9232.

4-64/10-0612 Mastrandrea, G. und Mele, G.; Roma, Univ., Ist. di Clin. delle Malattie Trop. e Infettive. Tecniche d'indagine parassitologica in coprologia. **(Parasitologische Untersuchungstechnik in der Koprologie.)** Arch. ital. Sci. med. trop. Parassitol. **44** (1963) Nr. 11. S. 574-590. 9232.

4-64/10-0613 Mastrandrea, G. und Mele, G.; Roma, Univ., Ist. di Clin. delle Malattie Trop. e Infettive. Tecniche d'indagine parassitologica in coprologia. **(Parasitologische Untersuchungstechnik in der Koprologie.)** Arch. ital. Sci. med. trop. Parassitol. **44** (1963) Nr. 12. S. 618-638. 9232.

4-64/10-0614 Angelov, G. Otnosno patogennite svojstva na trichmonadite, trichomononositelstvoto i kliničnite projavi na trichomonoza u kokoškite. **(Die pathogenen Eigenschaften der Trichomonaden, die Trichomonadenausscheidung und die klinischen Erscheinungen der Trichomoniasis bei Hühnern.)** Izvestija na Veterinarnija institut za zarazni i parazitni bolesti, Sofija **8** (1963) S. 189-194. — 1 Tab., 9 Lit.
Es wird festgestellt, daß der Verdauungsapparat der Hühner ein günstiges Milieu für die Entwicklung von *Trichomonas gallinae* und *Trichomonas gallinarum* ist. Als prädisponierende Faktoren für das klinische Auftreten der Krankheit sind die Avitaminose A und mechanische Verletzungen des Verdauungsapparates anzusehen. Die Anwesenheit einer unbedeutenden Zahl von Erregern verursacht bei ausgewachsenen gesunden Hühnern keine Erkrankung, während sie bei Küken im Alter von 1½ Monaten einen großen Abgang hervorruft. Die Untersuchung von 360 Hühnern verschiedenen Alters auf Trichomonaden hat gezeigt, daß 65,5% des Junggeflügels und 34,8% der Hennen Trichonomadenträger ohne sichtbare Merkmale einer Erkrankung sind. Zur Behandlung und Prophylaxe der Trichomoniasis bei Hühnern wurde erfolgreich Ossarsol angewendet. Vier Tage nach der Behandlung mit Ossarsol ging die Sterblichkeit unter dem invadierten Geflügel zurück und hörte am 7. Tage auf. Das Vorhandensein von Allergenen und Agglutininen im Blut der invadierten Hühner und der wirksame Einfluß von Ossarsol auf den Erreger beweisen dessen Pathogenität für Hühner, die bei Küken deutlicher zum Ausdruck kommt. NRB/ZSNTI. 9268.

4-64/10-0615 Barnett, S. F.; Kabete, Kenya, Veterin. Res. Lab. The preservation of Babesia bigemina, Anaplasma centrale and A. marginale by deep freezing. **(Die Konservierung von Babesia bigemina, Anaplasma centrale und A. marginale durch Tiefgefrieren.)** Veterin. Rec. **76** (1964) Nr. 1. S. 4-8. — 6 Tab., 3 Lit.
Vf. entnahm Rindern, die mit *Bab. bigemina* bzw. *Anaplasma centrale* oder *A. marginale* infiziert worden waren, Blut, sobald sich ein hoher Prozentsatz der Erythrocyten als befallen erwies, setzte ihm 4 Einheiten Heparin pro ml zur Verhinderung der Blutgerinnung und anschließend Glycerin bis zu einer Endkonzentration von 7 Vol. % zu und füllte es dann in Mengen von 1 ml in kleine Glasröhrchen. Die Röhrchen wurden mit einem Korkstopfen verschlossen und mit einer Plastikmasse überzogen. Nach einer Aufbewahrungsdauer von 1 Std. im Kühlschrank bei +5 °C wurden die Röhrchen in 95%igem Aethylalkohol von einer Anfangstemperatur von +5 °C durch Zusatz kleiner Mengen Kohlendioxyds innerhalb von 45 Min. auf −40 °C bzw. innerhalb von 25 Min. auf −70 °C abgekühlt und dann bei −79 °C aufbewahrt. Beide Abkühlungsmethoden erwiesen sich als gleich gut geeignet. Auf Grund von Übertragungsversuchen war *Bab. bigemina*-haltiges Rinderblut noch nach 720 Tage langem Tiefgefrieren, *Anaplasma centrale*-haltiges Rinderblut nach 700 Tage und *Anaplasma marginale*-haltiges Rinderblut nach 356 Tage langem Tiefgefrieren infektiös. Dem Tiefgefrieren babesien- bzw. anaplasmenhaltigen Rinderblutes kommt nach Ansicht des Vf. eine offensichtliche praktische Bedeutung bei der Herstellung von Vaccinen zur Immunisierung der Rinder zu. E.-A. Nickel. 9307.

4-64/10-0616 Waddell, A. H.; Yeerongpilly, Brisbane, Animal Res. Inst. Deep freeze storage of Babesia bigemina. **(Aufbewahrung von Babesia bigemina durch Tiefgefrieren.)** Austral. veterin. J. **39** (1963) Nr. 10. S. 400. — 5 Lit.

Das Tiefgefrieren von Protozoen für eine Langzeitaufbewahrung ist eine sehr wertvolle Untersuchungstechnik. Sie wird bereits seit 1939 angewendet, u. a. bei Plasmodien und Trypanosomen. Auch *Babesia argentina* wurde durch Anon (1956/57) nach dem Tiefgefrieren in Rinderblut 6 Wochen lang infektiös gehalten. Vorliegende Arbeit befaßt sich mit zwei Methoden des Tiefgefrierens von *B. bigemina* in Rinderblut. Methode A: 26 ml von mit *B. bigemina* infizierten Rinderblut werden mit 4 ml 5%iger Natriumcitratlösung versetzt. Die mikroskopische Prüfung dieses Blutes ergab, daß 2,4% der Erythrocyten mit Parasiten befallen waren. Das Blut wird binnen 2 bis 3 Std. in einem Kühlschrank, gleichzeitig mit einer Mischung von 4 ml 5%iger Natriumcitratlösung und 4,5 ml Glycerin, auf 5°C herabgekühlt. Blut und Mischung werden zusammengegeben und 5 Std. zur Ausbalancierung bei 5°C sich selbst überlassen. Dann wird diese Substanz in 4 ml Mengen in Glasampullen abgefüllt und verschlossen. Anschließend erfolgt eine weitere Abkühlung auf 0 °C in Eiswasser und danach auf —79 °C in einer Mischung von festem Kohlendioxyd und Alkohol. Bei dieser Temperatur werden die Ampullen weiter aufbewahrt. Methode B: Das Blut wird bis zur Abfüllung in Ampullen und Abkühlung auf 0 °C wie in Methode A behandelt. Von nun an werden die Ampullen alle 2 Min. um 1 °C bis auf —15 °C abgekühlt. Die weitere Verarbeitung erfolgt wieder nach Methode A. Nur das nach der ersten Methode (A) präparierte Blut ermöglichte nach 5 und 30 Tagen positive Übertragungen von *B. bigemina*. G. Diez. 9307.

4-64/10-0617 Hall, W. T. K.; Oonoonba, Queensland Dep. of Agric. and Stock. The immunity of calves to tick-transmitted Babesia argentina infection. **(Die Immunität von Kälbern gegen von Zecken übertragene Babesia argentina-Infektion.)** Austral. veterin. J. **39** (1963) Nr. 10. S. 386-389. — 1 Abb., 1 Tab., 4 Lit.

Hall konnte bereits 1960 zeigen, daß die Überimpfung von *Babesia argentina*-haltigem Blut auf trächtige Kühe den dann geborenen Kälbern eine passive Immunität gegen diese Krankheit verlieh. Da jedoch die natürliche Übertragung von *B. argentina* durch die Rinderzecke *Boophilus microplus* erfolgt, wurde diese Versuchsreihe durch Einschalten von Zecken als Überträger wiederholt. Fünf Kälber, deren Mütter bereits mittels durch Zecken übertragener *B. argentina*-Exemplare immunisiert waren, wurden erstmalig (24-42 Tage nach Geburt) einer Infektion ausgesetzt und zeigten keine klinischen Symptome dieser Erkrankung. Fünf Kontrollkälber, deren Muttertiere nicht gegen Babesien immun waren, blieben hingegen empfänglich. Sie boten nach der Infektion eine Parasitämie und Fieber. Eine intrauterine oder perinatale Infektion der Kälber mit Babesien konnte ausgeschlossen werden. Dazu wurde den Kälbern von immunen Kühen kurz nach der Geburt und 21 Tage später Blut entnommen und milzlosen Empfängertieren übergeimpft. Diese Tiere ließen keine Infektion erkennen. Als Gegenbeweis erwies sich dann aber das Blut der einem Zeckenbefall ausgesetzten Kälber für die Empfänger als infektiös. G. Diez. 9307.

4-64/10-0618 Jacobs, Leon; Bethesda, Md., Nat. Inst. of Health; Nat. Inst. of Allergy and Infectious Diseases. Toxoplasma and toxoplasmosis. **(Toxoplasma und Toxoplasmose.)** Annu. Rev. Microbiol. **17** (1963) S. 429 bis 450. — 6 Abb., 188 Lit.

Ausführliches Sammelreferat über die Literatur der letzten elf Jahre unter Berücksichtigung von Morphologie und Biologie, Infektion und Immunität,

Pathogenese, des Vorkommens bei Mensch und Tier, der serologischen und Isolierungsmethoden, der Epidemiologie und Übertragung und der Chemotherapie. Chr. Lehnert. 9308.

4-64/10-0619 Hart, J. A.; Vom, Nigeria, Federal Dep. of Veterin. Res. Observations on the dry season strongyle infestations of zebu cattle in Northern Nigeria. **(Beobachtungen über Strongylata-Invasionen bei Zeburindern in Nordnigeria während der trockenen Jahreszeit.)** Brit. veterin. J. **120** (1964) Nr. 2. S. 87-95. – 2 Abb., 6 Tab., 8 Lit.
Auf Grund von regelmäßig durchgeführten quantitativen koprologischen Untersuchungen unter Einbeziehung der Kotkultur und Sektionsergebnissen stellte Vf. bei Zeburindern einer Versuchsstation in Nordnigeria zu Beginn der trockenen Jahreszeit einen starken Befall mit nicht geschlechtsreifen, am Ende der Trockenperiode eine erhebliche Besiedlung mit geschlechtsreifen Trichostrongyliden fest, was sich auch im Anstieg der Eiausscheidung äußerte. Offensichtlich setzen die im Tierkörper bereits vorhandenen, in ihrer Weiterentwicklung zunächst jedoch gehemmten Larvenstadien der Würmer ihre Entwicklung fort, sobald den Rindern während der trockenen Jahreszeit bedeutend weniger Futter als vorher zur Verfügung steht, und verursachen geringere Gewichtszunahmen, selbst Gewichtsverluste bei den Jungtieren. Der stärkere Befall mit geschlechtsreifen Würmern am Ende der Trockenperiode trägt zu einer erheblichen Verseuchung der Weiden mit Entwicklungsstadien der Parasiten bei, sobald die Regenzeit einsetzt. Es erscheint daher erforderlich, die Rinder zu Beginn der trockenen Jahreszeit mit solchen Wurmmitteln zu behandeln, die auch gegenüber parasitären Entwicklungsstadien der Bursanematoden wirksam sind. E.-A. Nickel. 9340.

4-64/10-0620 Daskalov, P. Sravnitelni metrični proučvanija na Haemonchus contortus (Rudolphi, 1803). **(Vergleichende metrische Untersuchungen von Haemonchus contortus [Rudolphi, 1803] bei Schafen, Ziegen und Rindern in Bulgarien.)** Izvestija na Centralnija chelmintologična laboratorija. Bŭlgarska akademija na naukite, Sofija 8 (1963) S. 31-38. – 1 Abb., 2 Tab., 6 Lit. Zus. in Russ., Engl. NRB/ZNSTI. 9340.

4-64/10-0621 Fortmeyer, Hans Peter: Gießen, Justus-Liebig-Univ., Veterin.-Parasitol. Inst. **Der Puma (Felis concolor) als neuer Wirt für Ancylostoma caninum (Ercolani, 1859) Linstow 1889.** Z. Parasitenkunde **24** (1964) Nr. 1. S. 76-79. 9342.

4-64/10-0622 Brunsdon, R. V.; Wellington, Dep. of Agric. The seasonal availability to grazing sheep of infective trichostrongyle larvae on pasture. **(Das saisonbedingte Auftreten der Infektionslarven von Trichostrongyliden auf Schafweiden.)** New Zealand veterin. J. **11** (1963) Nr. 4. S. 86-89. – 2 Abb., 1 Tab., 5 Lit.
Zur Feststellung einer etwaigen Saisondynamik im Auftreten infektionsfähiger Stadien von Weideparasiten bestehen 3 Möglichkeiten: 1. Untersuchung des Weidegrases, 2. Prüfung des Mageninhaltes der Weidetiere, 3. parasitologische Sektion der Wirtstiere nach patent gewordener Infektion. Vf. wählte die 3. Möglichkeit zur Untersuchung des Auftretens der Infektionslarven von Trichostrongyliden auf Schafweiden. 12 Gruppen wurmfrei aufgezogener Lämmer wurden nacheinander für jeweils 28 Tage auf eine infizierte Weide gebracht und 42 Tage danach einer parasitologischen Sektion unterzogen. Auf Grund der Wurmbefunde lagen die Maxima an Infektionslarven der in Neuseeland vorkommenden Arten wie folgt: Für *Nematodirus spp.* (*N. spathiger* und *N. filicollis*) im Frühjahr, für *Ostertagia spp.* (*O. circumcincta* und *O. trifurcata*) im ausgehenden Frühjahr und Sommer, für *Haemonchus contortus* im Spätsommer und Herbst, für *Trichostrongylus axei* im Herbst, für *Trichostrongylus spp.* (*T. vitrinus* und *T. colubriformis*) sowie für *Co-*

operia curticei im Winter. Es wird darauf hingewiesen, daß von der ermittelten Anzahl der Würmer nicht unbedingt auf die Menge der aufgenommenen Larven geschlossen werden kann. R. Buchwalder. 9344.

4-64/10-0623 Swietlikowski, M. Robaczyca płuc u bydła. **(Der Lungenwurm Dictylocaulus viviparis bei Rindern.)** Przegląd Hodowlany **31** (1963 Nr. 4. S. 34-35.

Diese Krankheit wird durch die Nematode *Dictylocaulus viviparis* hervorgerufen. Die Infektion erfolgt über Gras oder Wasser, das auf der Weide aufgenommen wird und in dem sich die Parasitenlarven befinden. Diese Krankheit zeigt als Symptom 80-100 Atemzüge in einer Minute. Die Atemzüge sind kurz und sehr flach. Die Körpertemperatur ist bis 39,5-40 °C erhöht, die Tiere husten und sind appetitlos. Das Fell ist struppig und glanzlos. In den Augenwinkeln sammelt sich Eiter. Die kranken Tiere magern schnell ab und verenden oft nach 2-3 Wochen. Bei den Kälbern tritt fast immer Diarrhoe auf. Das einfachste Verfahren, um die Invasion zu verhindern, ist die entsprechende Aufzucht der Kälber bis zum ersten Lebensjahr. Die Kälber hält man in Einzäunungen ohne Gras, die mit Sand mindestens einmal in 3 Tagen neu aufgeschüttet werden. Die Tiere sind mit Futtermitteln zu füttern und mit Wasser zu tränken, das von außen zugeführt werden muß. Das Jungvieh kann im zweiten Jahr schon mit den älteren Tieren gemeinsam auf die Weiden getrieben werden. Wenn der Wurmbefall sich zu sehr verbreitet hat, muß eine tierärztliche Behandlung vorgenommen werden. In diesem Falle wird Lugolsche Lösung oder Hetrazon in Abständen von 6-10 Tagen in die Luftröhre instilliert. PRL/CBR. 9346.

4-64/10-0624 Wick, R.; Breddin, Kreis Kyritz, Staatl. Tierarztprax. **Ein Beitrag zum Verlauf und zur Behandlung der Lungenwurmkrankheit in 4 Jungrinderbeständen der LPG Typ III der Staatlichen Tierarztpraxis Breddin, Kreis Kyritz.** Mh. Veterinärmed. **18** (1963) Nr. 24. S. 926-929. – 3 Abb., 4 Tab.

Vf. berichtet über Behandlungsergebnisse bei Dictyocaulose in den Jahren 1960-1962. 1960 traten bei Verabreichung von Antimosan, Ascaridol bzw. Benecid Verluste zwischen 8 und 45% auf. 1961 konnte durch die Benecid-Verabreichung eine deutliche klinische Besserung der erkrankten Tiere erreicht werden. Die Verluste lagen nur noch bei 4-6%. Nach zweimaliger Behandlung mit Bubulin (Phosphonsäureester-Präparat) zur Dassellarvenbekämpfung im Herbst waren die klinischen Erscheinungen der Dictyocaulose abgeklungen. Bei Kontrollschlachtungen im Frühjahr 1962 konnten in den Lungen keine jugendlichen oder geschlechtsreifen Lungenwürmer mehr gefunden werden. 1962 wurden 473 Jungrinder (10-20 Mon. alt) Ende Juli bis Anfang August beim Auftreten leichter Krankheitserscheinungen (Husten) der Bubulin-Behandlung (25 mg/kg Kgw. Wirkstoff) unterzogen. Dazu ist auf der Weide ein Fanggitter mit einem von beiden Seiten zugänglichen Laufgang gebaut worden. Nach der Bubulin-Medikation traten keine Verluste an Dictyocaulose auf. Als Kontrolle blieb ein Mastrinderbestand (46 Färsen, 32 Bullen) unbehandelt, der sich im Gesundheitszustand in kurzer Zeit so verschlechtert hatte, daß Aufstallung und Benecid-Behandlung erfolgen mußten. Trotzdem konnten nur noch 70,52% der Tiere geheilt werden. – Eine 2. Bubulin-Behandlung wurde bei 386 Tieren durchgeführt, eine unbehandelte Kontrollgruppe (41 Rinder) zeigte schwere Krankheitserscheinungen. Bei rechtzeitiger Anwendung (vor bzw. sofort nach Auftreten der ersten Krankheitssymptome) ist Bubulin gegen Lungenwurmlarven (Larve III und IV) wirksam. Die Behandlung mit Bubulin hat sich als wirtschaftlicher gegenüber der Benecid-Medikation erwiesen (billiger, weniger Arbeitsaufwand, keine Aufstallung während der Hauptweidezeit.) R. Ribbeck. 9346.

4-64/10-0625 Nielsen, S. W. und Aftosmis, James; Storrs, Univ. of Connecticut. Spinal nematodiasis in two sheep. **(Nematodenbefall des Rückenmarks bei zwei Schafen.)** J. Amer. veterin. med. Assoc. **144** (1964) Nr. 2. S. 155-158. — 6 Tab., 9 Lit.
Vff. wurden zwei Schafe, 2½ Jahre und 9 Mon. alt, aus einer 27 Tiere umfassenden Herde mit Lähmungserscheinungen der Nachhand vorgestellt. Nach einer Beobachtungszeit wurden beide Tiere getötet und alle Organe makroskopisch und histopathologisch ausgewertet. Bei dem älteren Schaf konnten ein starker Knötchenwurmbefall sowie einige Finnen (*Cysticercus tenuicollis*) nachgewiesen werden. Das andere Tier hatte nur einige 2-4 mm große derbe graugefärbte subpleurale Knoten auf den Lungenflügeln. In Schnitten des Rückenmarks aus dem Lendenbereich fanden Vff. bei dem älteren Schaf Körperquerschnitte von Nematoden. Die Chitinkörperhülle eines Nematoden konnte ebenfalls im gleichen Bereich des Rückenmarks bei dem anderen Schaf erkannt werden. Die durch die Nematoden im Rückenmark bedingten Veränderungen werden ausführlich beschrieben. Der Nematode wurde der Art *Elaphostrongylus tenuis* (Dougherty 1945) zugeordnet.
S. Nickel. 9353.

4-64/10-0626 Murgia, Antonio; Sassari, Univ., Ist. di Patol. Spec., Clin. Med. Veterin. Skrjabinema ovis (Skrjabin, 1915) Wereschtchagin, 1926, in caprini della Sardegna. **(Skrjabinema ovis [Skrjabin, 1915] Wereschtchagin, 1926, bei den Ziegen auf Sardinien.)** Nuova Veterin. **39** (1963) Nr. 11. S. 365-366.
9353.

4-64/10-0627 Worley, David E.; Ann Arbor, Mich., Res. Div. Helminth parasites of dogs in Southeastern Michigan. **(Helminthen-Parasiten der Hunde in Südost-Michigan.)** J. Amer. veterin. med. Assoc. **144** (1964) Nr. 1. S. 42 bis 46. 9353.

4-64/10-0628 Vink, L. A. Leverbotziekte bij runderen. **(Leberegelseuche beim Rind.)** Tijdschr. Diergeneeskunde **89** (1964) Nr. 1. S. 40-50. 9372.

4-64/10-0629 Hankiewicz, J. und Hankiewicz, K.; Katowice, Polen, Städt. Analyt. Lab. **Die Aktivität der Serum-Milchsäuredehydrogenase (MDH) bei Fasziolose der geschlachteten Rinder.** Mh. Veterinärmed. **18** (1963) Nr. 24. S. 923-925. — 3 Abb., 1 Tab., 17 Lit.
Bei 103 Schlachtrindern, 6 Mon. bis über 10 Jahre alt, (davon 35 gesund, 54 mit Fasciolose, 10 mit Fasciolose und Lungentuberkulose und 4 nur mit Lungentuberkulose) wurde die MDH-Aktivität im Serum nach der kolorimetrischen Methode von Berger und Broide bestimmt. Die Aktivität der Serum-MDH betrug bei gesunden Rindern 17,5 $\pm$ 2,0 E (E = Mikromol/ml Serum/h), bei Rindern mit Fasciolose 17,1 $\pm$ 0,85 E. Für die anderen beiden Versuchsgruppen war ebenfalls kein statistisch signifikanter Unterschied zu den Normalwerten festzustellen. Die Untersuchungsergebnisse deuten darauf hin, daß die Leberschädigung und damit die Freisetzung des Enzyms bei der Fasciolose langsam vor sich geht, so daß die Aktivitätszunahme der MDH im Serum gering ist und mit den Laboruntersuchungsmethoden nicht erfaßt werden kann. Eine Beziehung zwischen MHD-Aktivität und Gesamteiweißgehalt im Serum konnte nicht gefunden werden. Mit zunehmendem Alter der Rinder scheint die MDH-Aktivität im Serum vermindert zu sein.
R. Ribbeck. 9372.

4-64/10-0630 Dimitrova, E. Trematodi po svinete v Bŭlgarija. **(Trematoden bei Schweinen in Bulgarien.)** Izvestija na Centralnija chelmintologična laboratorija. Bŭlgarska akademija na naukite, Sofija 8 (1963) S. 55-67. — 1 Abb., 2 Tab., 10 Lit. Zus. in Russ., Engl. NRB/ZSNTI. 9380.

4-64/10-0631 Gretillat, S.; Dakar-Hann, République du Sénégal, Serv. d'Helminthol. Contribution à l'étude de l'épidémiologie des bilharzioses humaine et animale en Haute-Casamance (Sénégal) et en Mauritanie. **(Beitrag zum Studium der Epidemiologie der menschlichen und der tierischen Bilharziosis in Haute-Casamance [Senegal] und in Mauritanien.)** Rev. Élevage Méd. vétérin. Pays trop. **16** (1963) Nr. 3. S. 323-335. 9380.

4-64/10-0632 Sharma; Deorani, V. P. Izatnagar, Uttar Pradesh, Indian Veterin. Res. Inst. A note on two types of cirrus found in Ogmocotyle indica (Bhalerao, 1942) Ruiz, 1946 (Notocotylidae: Trematoda); with a key to the species of the genus. **(Eine Bemerkung über zwei Typen von Cirrus, die in Ogmocotyle indica [Bhalerao, 1942] Ruiz, 1946 [Notocotylidae:Trematoda] gefunden wurden; mit einem Schlüssel zu den Species der Gattung.)** Indian veterin. J. **40** (1963) Nr. 11. S. 693-696. 9380.

4-64/10-0633 Stoimenov, K. Vtorična cenuroza. **(Sekundäre Coenurosis.)** Izvestija na Veterinarnija institut za zarazni i parazitni bolesti, Sofija 8 (1963) S. 221-224. — 1 Abb., 3 Lit.
Als Versuchstiere dienten 90 einjährige und ausgewachsene Schafe, die auf natürlichem Wege von Coenurusblasen invadiert worden waren. Die Tiere wurden in 3 Gruppen aufgeteilt. Bei den Tieren der Gruppe I wurde nach der Trepanation in der Höhle ein Teil der Blasenwand mit reinvaginierten Skolices belassen, den Tieren der Gruppe II wurde in der Höhle gleichfalls ein Teil der Blasenwand belassen, aber mit nicht reinvaginierten Skolices, bei den Tieren der Gruppe III wurden die Coenurusblasen vollständig exstirpiert; die 3. Gruppe diente als Kontrolle. Eine zweite Trepanation fand nach 12 Tagen statt, bei den Tieren der Versuchsgruppe II wurde in 10% der Fälle ein Wachstum sekundärer Coenurusblasen festgestellt, wobei das sekundäre Wachstum rascher vor sich geht als das primäre. Daraus wird der Schluß gezogen, daß bei der Exstirpation von Coenurusblasen keine reinvaginierten Skolices zurückbleiben dürfen. NRB/ZSNTI. 9387.

4-64/10-0634 Gils, J. H. J. van; Utrecht, Fac. der Diergeneeskunde, Inst. voor Voedingsmiddelen van Dierlijke Oorsprong. Het cysticercosisprobleem in Nederland. **(Das Problem der Cysticerkose in den Nierderlanden.)** Tijdschr. Diergeneeskunde 88 (1963) Nr. 23. S. 1488-1498. — 1 Abb., 6 Tab. Zus. in Engl., Franz., Dtsch.
Seit 1950 ist die Zahl der Fälle von Cysticerkose von 1,48 auf 3,31% im Jahre 1961 ständig angestiegen. In gleichem Maße kann unter der Bevölkerung eine Zunahme der Bandwurmträger (*Taenia saginata*) festgestellt werden. Der Versuch, die Untersuchung auf Finnen durch ultraviolettes Licht zu verbessern, erwies sich als brauchbar. In sehr vielen Fällen wurden beim gleichen Tier neben lebenden auch tote Parasiten angetroffen. Nach den gesetzlichen Bestimmungen in den Niederlanden kann das Fleisch von Rindern und Kälbern als genußtauglich bezeichnet werden, wenn darin nur eine oder einige abgestorbene Finnen enthalten sind. Da jedoch der Entwicklungszyklus im Herzen schneller verläuft als in den übrigen Fundorten und in der Körpermuskulatur länger dauert als in den Kaumuskeln, sollten die gesetzlichen Vorschriften für alle die Fälle, in denen eine oder einige tote Finnen gefunden werden, diesen Verhältnissen angepaßt werden.
E. Wiesner. 9387.

4-64/10-0635 Honer, M. R.; Wageningen, Agric. Univ. Studies on the epidemiology of Cysticercosis bovis in the Netherlands. I. The dynamics of Cysticercosis bovis. **(Untersuchungen zur Epidemiologie der Rindercysticerkose in den Niederlanden. 1. Mitt. Die Dynamik der Rindercysticerkose.)** Meded. Landbouwhogeschool Wageningen **63** (1963) Nr. 8. S. 1-9. — 3 Abb., 2 Tab., 9 Lit.
In dem Zeitraum von 1951 bis 1961 wurden 90% der Schlachtrinder in den Niederlanden auf *Cysticercus bovis*-Befall untersucht. Es konnte eine deut-

liche Zunahme der Cysticerkose festgestellt werden, wobei der Grad des Anstieges in den 12 Provinzen der Niederlande unterschiedlich war. Es lassen sich 2 Gruppen differenzieren: 1. die Provinzen oberhalb des Hauptflußsystems, in denen innerhalb der 10 Jahre ein Anstieg von 0,35 auf 0,64% zu verzeichnen war; 2. die Provinzen unterhalb des Hauptflußsystems, die eine Zunahme von 0,64 auf 1,16% aufwiesen. Das Ansteigen der Cysticerkose ging nicht gleichmäßig vor sich, sondern es ließen sich deutliche Spitzen nachweisen. Diese lagen vor allem in den Jahren 1959, 1960, 1961, in denen extrem trockene Sommer auftraten und demzufolge die Weideperiode verlängert war. 1956 und 1957 mit sehr regenreichen Sommermonaten wiesen einen relativ niedrigen Prozentsatz an *Cysticercus bovis*-Funden auf. Innerhalb jedes Jahres konnte eine deutliche Saisondynamik festgestellt werden, die in einer Phase des Anstieges im 1. und 2. Quartal und in einer Phase des Abfalles im 3. und 4. Quartal zum Ausdruck kam. R. Buchwalder. 9387.

4-64/10-0636 Finelle, P., Itard, J., Yvore, P. und Lacotte, R.; Bouar, Bambari, République Centrafricaine, Centre de Rech. Exp. sur le Trypanosomiases Animales. Répartition des glossines en République Centrafricaine. État actuel des connaissances. **(Verbreitung der Glossinae in der Zentralafrikanischen Republik. Gegenwärtiger Stand der Kenntnisse.)** Rev. Élevage Méd. vétérin. Pays trop. [N. S.] **16** (1963) Nr. 3. S. 337-348. 9450.

4-64/10-0637 Georgiev, B. und Brjagov, S. Proučvane vŭrchu gastrofilnata invazija pri ednokopitnite. **(Untersuchung der Gastrophilen-Invasion bei den Einhufern.)** Izvestija na Veterinarnija institut za zarazni i parazitni bolesti, Sofija **8** (1963) S. 213-220. — 4 Tab., 5 Lit.
Untersucht wurden die Verbreitung, die Artenzusammensetzung, die Saisonschwankungen und die Lokalisierung der Larven der Pferdebiesfliege bei den Einhufern in Südbulgarien. Es wurde festgestellt, daß 82,1% der Pferde, 78,5% der Esel und 82,1% der Maultiere von 5 verschiedenen Arten Gastrophiluslarven invadiert sind. Am häufigsten kommt die Art *Gastrophilus veterinus Cl.* vor (72,5%), darauf folgt die Art *G. intestinalis* De Geer (17,2%) und dann die Arten *G. haemorrhoidalis* L., *G. pecorum*, F. und *G. inermis* Br. Man hat festgestellt, daß die massivste Invasion in den Wintermonaten (von November bis März) zu beobachten ist. Am häufigsten parasitieren die Gastrophiluslarven im Zwölffingerdarm (75,7%), ferner im Magen (28,3%) und im Mastdarm (6%). Es wird mitgeteilt, daß die Larven von *G. intestinalis* den Wirt einen Monat später verlassen als die anderen gastrophilen Larven. NRB/ZSNTI. 9455.

4-64/10-0638 Petrov, D. und Bratanov, V. Prinos kŭm proučvane na estrozata po ovcete u nas. **(Beitrag zur Untersuchung des Oestruslarvenbefalls bei Schafen in Bulgarien.)** Izvestija na Veterinarnija institut za zarazni i parazitni bolesti, Sofija **9** (1963) S. 163-170. — 2 Abb., 2 Tab., 12 Lit. Zus. in Russ., Engl. NRB/ZSNTI. 9460.

4-64/10-0639 Danailov, J. und Gräfner, G.; Schwerin, Veterinäruntersuchungs- und Tiergesundheitsamt. **Die Bedeutung der ökologischen Verhältnisse bei der Invasion der Schafe mit Magen-Darm-Nematoden und ihre Bekämpfung.** Mh. Veterinärmed. **19** (1964) Nr. 3. S. 93-99. — 2 Abb., 3 Tab., 20 Lit.
Die Magen-Darm-Strongylidose gehört im Einzugsgebiet des VUTGA Schwerin zu den wichtigsten Herdenkrankheiten des Schafes. Sie tritt dort besonders im Spätherbst, Winter und zeitigem Frühjahr gehäuft und verlustreich auf. Als Ursache konnten v. a. *Chabertia ovina*, *Trichostrongylus spec.*, *Oesophagostomum venulosum*; *Bunostomum trigonocephalum*, *Ostertagia spec.*, *Nematodirus filicollis* und *Cooperia spec.* durch Sektionen bei 35 Schafen aus 14 Betrieben gefunden werden. *Haemonchus contortus* trat demgegenüber in den

Hintergrund. Untersuchungen von Weidegrasproben ergaben, daß Weiden mit trockenen Böden eine größere Infektionsquelle als nasse Wiesen mit feucht-moorigem Untergrund darstellen. Vff. fanden außerdem, daß die Infektionsgefahr ganztägig unabhängig von der Tageszeit besteht. Auf Grund dieser Ergebnisse sowie nach Beobachtungen und Befunderhebungen in 10 Schafhaltebetrieben mit kurzer (täglich 6-7stündiger) bzw. langer (mehr als 10stündiger) Weidezeit wird empfohlen, die Schafherden möglichst ganztägig weiden zu lassen, ohne Rücksicht auf Taufall am Morgen oder Regenwetter. Schließlich konnte nachgewiesen werden, daß Phenothiazin A wegen seiner relativ großen Teilchengröße nicht den therapeutischen Erfordernissen, die an ein Anthelminthicum gegen Magen-Darm-Strongylidose beim Schaf gestellt werden, entspricht. Th. Hiepe. 9472.

4-64/10-0640 Buchwalder, R. und Schanzel, H.; Berlin, Humboldt-Univ., Inst. für Parasitol. und Veterinärmed. Zool.; Brno, Veterinärmed. Fak. **Untersuchungen über den Einfluß verschiedener Stoffe auf ektogene Entwicklungsstadien von Nematoden.** Arch. exp. Veterinärmed. **17** (1963) Nr. 6. S. 1371-1383. — 5 Abb., 14 Lit.

Die Untersuchungen der Vff. wurden über den Einfluß von Herbiciden, Auxinen und Vitaminen auf die Entwicklungsstadien von parasitischen Nematoden geführt. Die Literatur enthielt bisher keine Hinweise hierüber. Es wurden insgesamt 12 Stoffe geprüft. Aus der Gruppe der Herbicide: 1.) 2,4-Dichlorphenoxyessigsäure, ein synthetischer Wirkstoff. Zur Anwendung kamen Konzentrationen von 0,5; 0,05 und 0,005%, 2.) Triazin mit Harnstoff (4%ig) in Konzentrationen von 0,003; 0,0015 und 0,00075%, 3.) 2-Chlor-N, N-diaethylacetamid mit 2% aktiver Substanz in öliger Lösung in Konz. von 0,04; 0,02 und 0,002%, 4.) 2-Chlor-N, N-diallylacetamid mit 4% aktiver Substanz in öliger Lösung in Konz. von 0,002; 0,001 und 0,0005%. Von den Auxinen wurden geprüft: 1) Heteroauxim (= β-Indolylessigsäure) in Konz. von 0,01; 0,001 und 0,0001%, 2.) 3-Indolylbuttersäure in Konz. von 0; 05, 0,025 und 0,0025%. Die Untersuchungen mit Vitaminen umfaßten: 1.) Nicotinsäure — 1,0; 0,5 und 0,05%ig, 2.) Thiamin, 3.) Pyridoxin, 4) Riboflavin und 5.) Ascorbinsäure. Die Vitamine 2-5 wurden in Konz. von 0,1; 0,01 und 0,001% verwendet. Als „sonstiger Stoff" wurde schließlich noch TS 160 (=Trichloraethylaminchlorat) in Lösungen von 0,01; 0,001 und 0,0001% geprüft. Als Testobjekte dienten präimaginale Entwicklungsstadien, dünnschalige und dickschalige Eier sowie Larven I einiger Nematodenarten. Es wurde festgestellt, daß dünnschalige Eier für die getesteten Stoffe eine deutliche Durchlässigkeit besitzen. Die Larven I des Lungenwurmes reagierten sehr stark. Eine Entwicklungshemmung bewirkten Herbicide und Auxine in starken Konzentrationen, während die Auxine in schwachen Lösungen die Beweglichkeit der Embryonen und Larven erhöhten. Das Eindringen der verwendeten Stoffe in dickschalige Nematodeneier war sehr erschwert. Ascarideneier sind nahezu undurchlässig. Die Herbicidlösungen hemmen anscheinend die Pilz-, Infusorien- und Bakterienentwicklung und üben so einen günstigen Einfluß auf die sich entwickelnden dickschaligen Eier aus. G. Diez. 9480.

4-64/10-0641 Geipel, J.; Grabow, Kreis Ludwigslust, Staatl. Tierarztprax. **Zur Bekämpfung der Lungenwurmerkrankung des Rindes mit „Bubulin".** Mh. Veterinärmed. 18 (1963) Nr. 24. S. 925-926.

Nach zweimaliger Behandlung mit dem Phosphonsäureester-Kombinationspräparat „Bubulin" gegen Dassellarvenbefall bei Jungrindern und Färsen ist auch ein Nachlassen der klinischen Erscheinungen (Husten) der Dictyocaulose beobachtet worden. Zur Kontrolle dieses Befundes erhielten 134 Jungrinder mit akuten und subakuten Bronchitiden und Bronchopneumonien infolge Infektion mit *Dictyocaulus viviparus* 5 ml/100 kg Kgw. „Bubulin"

(= 25 mg/kg Kgw. Wirkstoff) intramuskulär appliziert. Die Tiere wurden aufgestallt und bekamen bestes Futter. 92 Jungrinder wurden sofort nach dem Auftreten der ersten klinischen Erscheinungen behandelt, sie zeigten bereits 10 Tage p. i. eine deutliche Besserung und waren nach 8 Wochen klinisch geheilt. Bei 42 Tieren, die erst 14 Tage nach Krankheitsbeginn stark abgemagert zur Behandlung kamen, war das Ergebnis unbefriedigend. Vf. regt weitere Versuche zur Klärung der Bubulinwirkung bei Lungenwurmerkrankungen an. R. Ribbeck. 9480.

4-64/10-0642 Enigk, K.; Hannover-Kirchrode, Inst. für Veterinärmed. Zool. der TH Hannover. **Fortschritte in der Leberegelbekämpfung. Tierärztliche Probleme bei der Haltung landwirtschaftlicher Nutztiere in Großbeständen.** Dtsch. Akad. Landwirtsch.-Wiss. Berlin, Tagungsber. **1962** Nr. 57. S. 45 bis 50. — Zus. in Russ., Engl.

Vf. geht auf die Fortschritte in der Leberegelbekämpfung ein, bespricht von den z. Zt. gebräuchlichen, peroral anwendbaren Mitteln das Hetol (136 mg/kg Kgw.), das Hexachlorophen (10-15 mg/kg Kgw.) und das Freon 112 (0,3 g/kg Kgw.) sowie von dem intramuskulär zu verabreichenden Tetrachlorkohlenstoff-Paraffingemisch (1:1) mit 0,5 mg% Hostacain Zusatz als Lokalanästheticum, die mit der Behandlung verbundenen Nachteile und Gefahren. Besonders wird auf die Schwierigkeiten der Abtreibung des Leberegels hingewiesen. Mit den genannten Leberegelmitteln ist eine restlose Beseitigung des Befalls nicht zu erreichen; ein Teil der behandelten Wirtstiere bleibt weiterhin Leberegeleierausscheider. Das als „crowding-effect" bezeichnete Verhalten von *Fasciola hepatica* in der ungeschlechtlichen Vermehrungsphase in der Schnecke läßt Rückschlüsse auf die Bedeutung der Schneckenpopulation zu. Es wird darum eine erfolgreiche Leberegelschneckenbekämpfung zu deren Vernichtung für notwendig angesehen, neben Flurbereinigungen und Wasserregulierungen. Auf den ökonomischen Wert und die Kosten der Geländebehandlungen zur Schneckentilgung wird abschließend eingegangen. S. Nickel. 9480.

4-64/10-0643 Turbin, M. und Debard, H. Action du thiabendazole sur la petite douve du mouton. **(Die Wirkungsweise von Thiabendazol auf den Lanzettegel des Schafes.)** Bull. mens. Soc. vétérin. prat. France **48** (1964) Nr. 1. S. 30-33.

In Fortsetzung früherer Versuche (1963) haben Vff. mit steigenden Dosen (50-500 mg/kg Kgw.) von Thiabendazol (T) eine anthelminthische Wirksamkeit dieses Mittels auf den Lanzettegel (*Dicrocoelium lanceolatum*) beim Schaf feststellen können. 24-36 Std. nach Verabfolgung von 50 mg/kg Kgw. T beobachtete man eine starke Erhöhung der Parasiteneierzahl in den Faeces. Bei einer Dosis von 200 mg/kg Kgw. hörte die Eiausschüttung zwischen dem 5. und 7. Tage auf, die Versuchstiere beherbergten aber noch lebende Parasiten, wie sich bei der Autopsie herausstellte. Das gänzliche Verschwinden der Parasiten ist bei einer Dosierung von 500 mg/kg Kgw. zu erreichen. Wie Wirkung von T beruht höchstwahrscheinlich auf einer Reizung des parasitären Uterus, der zur Eiausstoßung angeregt wird, und auf einer Sterilisierung des parasitären Genitaltraktus. K. Reinhardt. 9480.

4-64/10-0644 Višnjakov, Ju. und Georgiev, B. Sravnitelno izsledvane vŭrchu njakoi antinematodni sredstva pri dechelmintizacijata na kokoškite. **(Vergleichsuntersuchung einiger Mittel zur Bekämpfung der Nematoden bei Dehelminthisierung der Hühner.)** Naučni trudove. Visš veterinarnomedicinski institut „Prof. d-r G. Pavlov", Sofija **11** (1963) S. 321-329. — 3 Abb., 19 Lit.

Eine vergleichende Untersuchung der Nematodenbekämpfungsmittel Piperazinsulfat, -adipinat, -hexahydrat, Phenothiazin, Tetragal (Tetrachlorkohlenstoff) und Tetraben (Tetrachlorkohlenstoff + Benzin) ergab, daß Piperazinsulfat in Höhe von 0,60 g/kg Kgw. bei Ascaridiasis der Hühner 100% IE und EE gewährleistet, daß die kombinierte Anwendung von Piperazinsulfat in Höhe von 0,60 g/kg Kgw. und Phenothiazin in Höhe von 0,50 g/kg Kgw. 100% IE und EE gegen Ascariden und Spulwürmer gleichzeitig gewährleistet. Man stellte fest, daß Piperazinsalze keine schädigende Wirkung auf die Ascaridenlarven ausüben. Es empfiehlt sich, die Entwurmung mit Piperazinsalzen in der zweiten Tageshälfte, gegen Abend durchzuführen, da die Parasiten in den ersten 4-6 Stunden ausgeschieden werden. Piperazinsalze und Phenothiazin besitzen keine antihelminthische Wirkung in Bezug auf Capillariiden und Cestoden des Geflügels; aus diesem Grunde kann man nicht auf die Herstellung und Anwendung von Tetragal und Tetraben verzichten. NRB/ZSNTI. 9480.

4-64/10-0645 Gerring, J. C.; Hamilton, Ruakura Animal Res. Stat. The control of parasitism by management. **(Zur planmäßigen Parasitenbekämpfung.)** New Zealand veterin. J. **11** (1963) Nr. 4. S. 82-86. – 2 Tab., 12 Lit.
Parasitosen sind in Neuseeland Erkrankungen der Jungtiere, die vor allem im Herbst und in den frühen Wintermonaten auftreten. Als wichtige wirtschaftliche Faktoren, die den Grad und Verlauf parasitärer Infektionen beeinflussen, kommen die Zusammensetzung der Herde, die Besatzdichte der Weiden, die Weidemethoden sowie die Ernährung der Tiere in Betracht. Bei der Festlegung von Bekämpfungsmaßnahmen muß die Einteilung in primäre Parasitosen (hervorgerufen durch *Haemonchus contortus*) und sekundäre Parasitosen berücksichtigt werden, da nur letztere mit einem mangelhaften Ernährungszustand in Verbindung gebracht werden können. Da Kälber lediglich an sekundären Parasitosen erkranken, können sich die Bekämpfungsmaßnahmen auf Verbesserung des Futters beschränken. Über einen Zeitraum von 10 Jahren durchgeführte vergleichende Untersuchungen zwischen der Haltung auf Stand- bzw. Umtriebsweiden ergaben bei 20 Mon. alten Tieren einen Unterschied im Kgw. von 71,5 kg zugunsten der auf Umtriebsweiden gehaltenen Kälber. Der Parasitenbefall dieser Tiere war leichtgradig, während bei der ersten Gruppe im Herbst und Winter bis zu 50% Verluste infolge parasitärer Gastroenteritis auftraten. – Auch die sekundären Parasitosen der Schafe sind durch gute Ernährungsverhältnisse günstig zu beeinflussen. Bei der *Nematodirus*-Infektion, einer ausschließlichen Erkrankung der Lämmer unter 10 Wochen die vor allem auf Farmen mit hohem Lammbesatz Verluste verursacht, ist eine Umbesetzung der Herde die beste Bekämpfungsmöglichkeit. Zur Einschränkung der Haemonchose werden folgende Maßnahmen vorgeschlagen: Haltung der Lämmer auf möglichst großen Weideflächen bzw. auf Umtriebsweiden, 2. abwechselndes Weiden mit Alttieren, die zur „Reinigung“ der Flächen von Infektionslarven beitragen (Taylor 1961), wobei berücksichtigt werden muß, daß auch ältere Schafe an Haemonchose erkranken können, 3. Auftreiben von Rindern auf die Flächen 7-10 Tage nach dem Beweiden durch Lämmer.
R. Buchwalder. 9485.

4-64/10-0646 Endrejat, E. **Parasitenbekämpfung — ein Beispiel aus der Schafhaltung.** Tierzüchter **15** (1963) Nr. 14. S. 516-518. – 5 Abb., 1 Tab. Zus. in Engl., Franz., Span.
Die Räudebekämpfung mit dem wirksamen Badeverfahren gilt heute als Modelltyp einer planmäßigen Bekämpfung. In wenigen Jahrzehnten gelang es, diese Krankheit unter Kontrolle zu bringen bzw. in manchen Ländern sogar auszurotten. Seit einigen Jahren bürgern sich in der Ektoparasitenbekämpfung beim Schaf die maschinellen Schauer- und Spraydips sowie Verstäuber ein, durch die mit 1- bis 2 Personen über 400 Tiere pro Stunde behandelt werden können. Bei der Leberegel-Bekämpfung ist nach einem sorg-

fältig ausgearbeitetem Plan vorzugehen, wobei neben regelmäßiger Entwurmung der befallenen Schafe schneckentötende Mittel einzusetzen sind. – Auf die große ökonomische Bedeutung des Magenwurmbefalls in Verbindung mit einer intensiven Weidenutzung wird näher eingegangen; zur Vorbeuge wird planmäßig Phenothiazin eingesetzt. Die Auswahl von Wurmmitteln hat nach wirtschaftlichen Gesichtspunkten zu erfolgen. Für die jährliche Behandlung ist man bereit, in Australien 1,35 DM, in Neuseeland 1,60, im westlichen Teil Deutschlands 1,60-1,70 und in England 2,– DM pro Schaf auszugeben; hiervon müssen neben Ausgaben für die Parasitenbekämpfung Mittel für Impfungen gegen Infektionskrankheiten, Desinfektionsmittel, Wundsalben, Moderhinkemittel, Präparate gegen Euterentzündungen u. a. bestritten werden. Abschließend werden Grundsätze zur Verhinderung eines sich wirtschaftlich ungünstig auswirkenden Endoparasitenbefalls aufgestellt. Th. Hiepe. 9485.

4-64/10-0647 Euzéby, J., Gevrey, J. und Moraillon, P.; Lyon, École Vétérin. Évolution du parasitisme helminthique dans un troupeau d'ovins. Résultats des observations faites en 1961-62. **(Die Entwicklung des Wurmbefalls in einer Schafherde. Ergebnisse der Beobachtungen von 1961-62.)** Bull. Soc. Sci. vétérin. Méd. comparée Lyon **65** (1963) Nr. 3. S. 145-159. – 9 Abb.

An Hand von 68 Sektionen von Schafen einer das ganze Jahr auf der Weide befindlichen Herde, die regelmäßig auf 12 Mon. eines Jahres verteilt worden waren, wurde der Befall mit *Oesophagostomum*, *Chabertia*, *Trichostrongylus*, *Haemonchus*, *Ostertagia*, *Cooperia*, *Nematodirus* und *Moniezia* zahlenmäßig erfaßt. Auch der Befall des Futters wurde untersucht. Die Auszählung der Würmer bei den monatlichen Sektionen ergab ein Minimum von 0 im März, ein Ansteigen auf 3492 im Juni, einen Abfall und wieder einen Anstieg bis 6325 im Okt. und dann wieder ein Rückgang bis zum Februar. Den Anstieg im Juni verursachten *Ostertagia* und *Nematodirus*, den Anstieg im Okt. *Trichostrongylus* und *Nematodirus*. *Haemonchus* und *Cooperia* waren ohne Bedeutung. *Moniezia* wurde nur im Januar und April in bedeutsamer Menge gefunden. Erwachsene Exemplare von *Chabertia* erschienen im Sept. Da nicht nur die erwachsenen Würmer, sondern auch die Vorstadien pathogen sind, müssen Behandlungen Mitte Mai und Mitte Sept. durchgeführt werden, während gegen *Moniezia* Mitte April und Mitte Jan. vorgegangen werden muß. Von einer bestimmten Weidefläche wurden auch Proben entnommen und Höhepunkte des Wurmbefalls im April/Mai und Okt./Nov. und etwas weniger auch im August festgestellt. Diese waren nur Untersuchungen im Verlauf eines Jahres, die Beobachtungen mehrerer Jahre müssen folgen, um endgültige Schlußfolgerungen zu ziehen. K. Preißler. 9485.

4-64/10-0648 *Bankov, D.* **Novi sredstva i metodi za terapija i profilaktika na chelmintozite po preživnite. Obzor.** (Neue Mittel und Methoden für die Therapie und Prophylaxe von Helminthosen bei Wiederkäuern. Übersicht.) Sofija. 1964. (66 S.) 8°. (1964 A 547)

4-64/10-0649 *Tomašević, Tomaš.* **Prilog poznavanju piroplazmoza.** (Beitrag zur Untersuchung der Piroplasmose bei Haustieren und der Zeckenfauna in Montenegro.) Titograd. 1962. (63 S.) 8°. (1964 A 562)

XXIII. HAUTKRANKHEITEN

4-64/10-0650 Takashio, M., Bonnod, J. und Euzéby, J.; Lyon, École Vétérin. Enzootie de teigne à Ctenomyces mentagrophytes survenue dans un élevage de cobayes (Cavia porcellus); contamination du personnel chargé des soins. **(Enzootie des Kopfgrindes durch Ctenomyces mentagrophytes in einer Meerschweinchenzucht [Cavia porcellus]; Ansteckung des Pflegepersonals.)** Rev. Méd, vétérin. [N. S.] **26(114)** (1963) Nr. 12. S. 824-832. – 6 Abb., 7 Lit. Zus. in Engl., Ital.

Spontaner Kopfgrind wird bei Meerschweinchen selten beobachtet, da er in der Regel latent auftritt. Durch Zukauf von Meerschweinchen werden die in einem Zuchtbetrieb vorhandenen Tiere mit Hautparasiten infiziert so daß etwa 30% erkranken. Die größte Anfälligkeit weisen Meerschweinchen von 250-400 g Kgw. auf. Die Veränderungen treten vor allem am Kopf auf, selten in anderen Körperregionen. Die Haut um die Augen, am Ohrgrund und in der Regio ovis sind bevorzugt betroffen. Die Erkrankung beginnt mit Alopecie, dann verdickt und entzündet sich die Haut mit hämorrhagischer Exsudation; die Oberfläche ist mit zahlreichen Pusteln bedeckt und schuppig. Das Erscheinungsbild der Parasiten entspricht dem mikroiden Typ von Sabouraud. Er wird auf dem Milieu von Sabouraud, ergänzt durch Cycloheximid, gezüchtet. Auf Grund der mikroskopischen und kulturellen Untersuchung wird *Ctenomyces mentagrophytes* als Ursache der Enzootie erkannt. Er wird auch bei den 2 erkrankten Frauen, die die Meerschweinchen betreuen, nachgewiesen. Die Veränderungen werden bei Mensch und Tier durch Einpinseln mit einer alkoholischen Lösung von Gentianaviolett oder mit Jodalkohol behandelt. E. Tempel. 9650.

XXIV. GEFLÜGELZUCHT, GEFLÜGELKRANKHEITEN

4-64/10-0651 Duben, Z. Veterinární opatření v intenzivních velkochovech. **(Tierärztliche Maßnahmen in intensiven Großhaltungen.)** Drůbežnictví [Praha] **11** (1963) Nr. 11. S. 169-171. — 1 Tab.
Die hohe Nutzleistung der Geflügelgroßhaltungen wird durch den guten Gesundheitszustand des Geflügels bedingt. Daher muß man schon von den ersten Lebenstagen der Küken für präventive Maßnahmen sorgen, die je nach der gegebenen Haltungssituation, nach und nach durchgeführt werden, wobei für jede Zucht ein besonderes Harmonogramm festgesetzt wird. Während der ersten Woche wird für einen ausreichenden Vitamingehalt im Futter durch Zusatz von Hydrosol AD 3 (dient gleichzeitig als Präventivmittel gegen die Coccidiose) und evtl. auch von Vitaminen der B-Gruppe gesorgt. Im Laufe der zweiten Woche wird 2 Tage lang die B 1 Vaccine im Trinkwasser verabreicht und setzen Vitamine der B Gruppe oder Tokoferol und je nach Bedarf abwechselnd Cholesol, Kupfervitriol (0,25%), Hypermangan 1 g je 10 l Wasser zu. In der dritten Woche erhöhen wir im Futtergemisch das Nitrafurazon oder verabreichen 3 Tage lang im Futter das Sulfanimidin und einige Tage setzen wir B und K Vitamine zu. Diese präventiven Maßnahmen gegen die Coccidiose wiederholen wir in der sechsten, neunten, zwölften und evtl. fünfzehnten Woche und in der vierten, siebenten, zehnten, und evtl. dreizehnten Woche verabreichen wir Vitamine der Gruppen B und K. Da Hydrosol AD 3 erhalten die Küken weiterhin jeden Monat. Die Vitaminzusätze richten sich nach den Sektionsbefunden und nach Untersuchungsergebnissen der abgestorbenen Embryonen. Systematisch kontrollieren wir das evtl. Vorkommen von Salmonellen und gegebenenfalls verabreichen wir einmal in zwei Monaten Furazolidon 4-6 Tage lang. Die Großhaltungen müssen auch vor Infektionen und vor, von außen her kommenden, parasitären Verseuchungen geschützt werden. In einem Umkreis von 5 km muß in der Nachbarschaft alles pestanfällige Geflügel mit der Roakin-Vaccine geimpft werden und die Weide kann nur dort bewilligt werden, wo die fahrbaren Hühnerställe jede dritte bis vierte Woche ihren Platz wechseln können.
ČSSR/ÚVTI. 9710.

4-64/10-0652 Tyleček, J., Zelenka, J. und Čechovský, J. Chemické a kalorické změny těla kuřat v průběhu růstu. **(Chemische und kalorische Veränderungen des Hühnerkörpers während des Wachstums.)** Živočišná Výroba **8(36)** (1963) Nr. 9. S. 557-564. — 7 Tab., 6 Lit. Zus. in Russ., Dtsch.

Die Versuchsküken der New-Hampshire-Rasse wurden mit einem Eiweißfuttergemisch, bestehend aus 9% Eiweißfutter tierischer Herkunft, 3% Trockenhefe, 72% Müllereifuttermitteln und Getreideschroten, 10% Sojakuchen, 3% Weizenkeime und 3% Mineralbeifutter gefüttert. Das Gemisch wurde ad libidum verabreicht. Außerdem hatten die Küken Grit und Trinkwasser frei zur Verfügung. In regelmäßigen Intervallen wurden ihnen Vit. A und D verabreicht. Es wurde festgestellt, daß im Verlaufe des Wachstums der Küken der prozentuale Trockensubstanzanteil im Körper anstieg. Dieser Anteil betrifft hauptsächlich Fett (Steigerung um 0,004% je 1 g Gewicht) und die Stickstoffsubstanz (Steigerung um 0,003% je 1 g Kgw.). Der kalorische Wert des Kükenkörpers stieg im Verlaufe des Wachstums in enger Korrelation mit dem ansteigenden Trockensubstanzanteil an. Der Nährstoff- und Energiegehalt der Körpertrockensubstanz ändert sich während des Wachstums nicht, mit Ausnahme des Fettgehaltes, dessen Anteil sich vergrößert. Vom Schlachthuhn entfallen auf genießbare Teile 78,41% nach der Trockensubstanz, bzw. 78,86% nach dem kalorischen Wert.
ČSSR/ÚVTI. 9710.

4-64/10-0653 Klopstock, A., Schwartz, Jeanna und Sharon, R.; Tel-Aviv, Univ. A method for comparing the degree of homogeneity of chicken strains. **(Eine Methode zum Vergleich der Homogenität von Hühner-Linien.)** Refuah Veterinarith [Jerusalem] **19** (1962) Nr. 4. S. 252-249. — 1 Abb., 1 Tab., 7 Lit.

Burmet zeigte, daß nach Überimpfung von Leukocyten erwachsener Hühner auf eine Chorion-Allantois-Membran von embryonierten Hühnereiern eine pockenähnliche Veränderung der Membran eintrat. Diese Erscheinungen waren denen einer Überimpfung mit Pockenvirus sehr ähnlich. Vff. untersuchten an Hand dieser Methode die verschiedenen Verwandtschaftsverhältnisse unter den Hühnerrassen. Es konnte z B. festgestellt werden, daß starke Veränderungen bei Embryonen von Leghorn × New Hampshire auftraten, überimpft mit Leukocyten von Rhodeländer-Hennen. Leghorn × Leghorn zeigten negative Ergebnisse. Diese Technik wird der Methodik der Hauttransplantationen in der Verwandtschaftsbestimmung gegenübergestellt.
M. Richter. 9710.

4-64/10-0654 Blommaert, M. und Steenis, G. Praktijkproeven betreffende verbetering van de dooierkleur door toevoeging van o-carotenoid concentraten aan het voeder van leghennen. **(Praxisversuche zur Verbesserung der Dotterfarbe durch Verabreichung von O-Carotenoid-Konzentraten im Futter von Legehennen.)** Vlaams diergeneeskund. Tijdschr. **32** (1963) Nr. 11. S. 306 bis 317. — 4 Tab., 10 Lit. Zus. in Engl., Franz., Dtsch.

Auf dem belgischen Markt werden Eier mit ausgesprochen organgefarbigem Dotter bevorzugt gekauft. Zur Erzielung dieser Dotterfarbe werden 3 Präparate in praktischen Versuchen in 4 Gruppen von je 20 Leghornhennen der Varietät Kimber geprüft: Plantengeel Nr. 25 Sanico, Carophyll 10 Roche und stabilisierter Luzerneextrakt der Fa. Probione S.A. Das Plantengeel hat keinerlei Einfluß auf die Dotterfarbe. Das Carophyll 10 wirkt sich besser auf die Farbsättigung des Dotters aus, da es dem Dotter mehr rote Farbtöne verleiht als der Luzerneextrakt. Es ist notwendig, daß zur Verbesserung des Eierabsatzes im In- und Ausland der Farbton des Dotters von Gelb nach Orange durch eine geeignete Kombination von gelben und roten Oxycarotinoiden erzielt wird.
E. Tempel. 9710.

4-64/10-0655 Lewis, D., Smith, G. H. und Payne, C. G.; Sutton Bonington. Loughborough, Univ. of Nottingham, School of Agric. Arginine in poultry nutrition. 1. Dietary requirement for arginine. **(Arginin in der Geflügel-**

ernährung. 1. Mitt. Bedarf an Arginin im Futter.) Brit. J. Nutrit. **17** (1963) Nr. 4. S. 415–431. – 18 Tab., 24 Lit.

An Junghühnern wurde der Bedarf an Arginin bei unterschiedlichem Proteingehalt des Futters und bei ausgeglichenem Aminosäureanteil ermittelt. In der 1. Versuchsreihe wurden Proteinkonzentrationen im Futter zwischen 16 und 24% gewählt, entsprechend einem Argininanteil von 0,65–1,5%. Lediglich bei der niedrigsten Konzentration (0,65% Argininanteil) wurde durch Zulagen von Arginin eine geringe Verbesserung des Wachtums erzielt. In einer weiteren Versuchsreihe enthielt das Futter einheitlich einen Anteil von 21% Protein, wobei der Argininngehalt im Bereich von 0,8–1,3% lag. Lediglich bei dem geringsten Argininngehalt wurde eine geringfügige Wachstumsverbesserung durch Zulage von Arginin erreicht. Es ist somit ersichtlich, daß der Argininbedarf bei einem Proteingehalt des Futters von 21% etwas über 0,8% beträgt, was einem Anteil von etwa 4% am Protein entspricht. Bei bestehender Aminosäure-Fehlbalance kann der Argininbedarf ansteigen, wie anhand eines Zusatzes von Lysin zum Futter gezeigt wurde. Unter den üblichen Fütterungsverhältnissen des Geflügels in Großbritannien ist keinesfalls mit einem Argininmangel zu rechnen. E. Kolb. 9710.

4-64/10-0656 Smith, G. H. und Lewis, D.; Sutton Bonington, Loughborough, Univ. of Nottingham, School of Agric. Arginine in poultry nutrition. 2. Chick arginase. **(Arginin in der Geflügelernährung. 2. Mitt. Das Vorkommen von Arginase bei Hühnchen.)** Brit. J. Nutrit. **17** (1963) Nr. 4. S. 433–444. – 8 Abb., 2 Tab., 16 Lit. 1. Mitt. vgl. vorst. Ref.

Im Gegensatz zu Säugetieren kann das Geflügel Arginin nicht selbst synthetisieren. Es verfügt indessen über eine Arginase, für die ein Bestimmungsverfahren in Nieren- und Leberhomogenaten bei Hühnchen beschrieben wird. Der Arginase kommt eine Bedeutung beim Abbau der für das Geflügel essentiellen Aminosäure Arginin zu. Die Arginase weist ein pH-Optimum von 10 auf; die Aktivitätskurve in Abhängigkeit vom pH-Wert entspricht der von Säugetieren. Die Michaeliskonstante beträgt $7{,}7 \times 10^{-3}$ m. Die Arginaseaktivität lag in der Niere von Hühnchen wesentlich höher als in der Leber; in beiden Fällen lag die Aktivität erheblich niedriger als in der Leber von Ratten. Ein Einfluß durch das Alter bzw. durch den Argininngehalt der Nahrung wurde nicht nachgewiesen. Es wird angenommen, daß die Arginase durch Zerstörung von Arginin eine Rolle bei dem relativ hohen Argininbedarf des Geflügels besitzt. E. Kolb. 9710.

4-64/10-0657 Lowe, P. C., Carson, J. R. und King, S. C.; Lafayette, Ind., Purdue Univ., A.R.S. Effect of blood transfusions on plumage color in chickens. **(Die Wirkung der Bluttransfusion auf die Gefiederfarbe bei Küken.)** J. Heredity **54** (1963) Nr. 1. S. 17–22. – 3 Tab., 16 Lit.

Wiederholte Bluttransfusionen zwischen genetisch unterschiedlichen Rassen über 3 Generationen hatten keine Veränderung in der Gefiederfarbe zur Folge. Weiße Leghornhennen erhielten Blut von roten oder schwarzen Rhodeländer-Hennen. Es wurden auch die Generationen untereinander untersucht. Die verschiedenen Modifikationen der Übertragung sowie die genetischen Diskussionen sind dem Original zu entnehmen. M. Richter. 9710.

4-64/10-0658 Iliev, T., Arsov, R., Jovčev, E. u. a. Roljata na svinete v epizootologijata na cholerata po pticite. **(Die Rolle der Schweine in der Epizootiologie der Geflügelcholera.)** Naučni trudove. Visš veterinarnomedicinski institut „Prof. d-r G. Pavlov“, Sofija **11** (1963) S. 289–293. – 2 Lit.

Man hat festgestellt, daß gesunde Schweine, die für Geflügel Träger pathogener Pasteurellen sind, diese bei enger Wohngemeinschaft auf das Geflügel übertragen können und daß diese Übertragung meistens auf alimentärem Wege erfolgt. Die so entstandene Pasteurellose kann unter günstigen Voraussetzungen einen spontanen Ausbruch der Cholera unter dem Geflügel hervorrufen. Es werden Fälle beschrieben, in denen die Seuche in bisher nicht verseuchten Gebieten ausbrach, weil an das Geflügel Schlachtblut von Schweinen aus verseuchten Gebieten verfüttert wurde. Als Vorbeugungsmaßnahme wird empfohlen, die Geflügelställe in weiter Entfernung von den Schweineställen zu errichten und an das Geflügel Schlachtblut und Schlachtabfälle nur nach vorheriger Sterilisierung zu verfüttern. NRB/ZSNTI. 9722.

4-64/10-0659 Iliev, T., Girginov, G., Arsov, R. u. a. Roljata na grizačite v epizootologijata na cholerata po pticite. **(Die Rolle der Nagetiere in der Epizootiologie der Geflügelcholera.)** Naučni trudove. Visš veterinarnomedicinski institut „Prof. d-r G. Pavlov", Sofija **11** (1963) S. 295-300. — 4 Lit.

Man hat festgestellt, daß Mäuse unter natürlichen Bedingungen an perakuter Pasteurellose sterben, wenn sie Körper von Geflügel fressen, das an der Cholera gestorben ist. Wenn das Geflügel die Körper toter Mäuse anpickt, erkrankt es ebenfalls und stirbt an perakuter Pasteurellose. Die Mäuse und das Geflügel werden in dem verseuchten Milieu zu Pasteurelloseträgern; beim Auftreten begünstigender Bedingungen erkranken sie tödlich an Pasteurellose. Ratten erkranken nicht in perakuter, sondern in chronischer Form an Pasteurellose und werden damit zu Bazillenträgern. Ihre Körper werden zur Infektionsquelle für das Geflügel und schaffen so eine Pasteurellen-Übertragung, die später unter dem Geflügel zum Ausbruch der Erkrankung führt. Eine wichtige Vorbeugungs- und Bekämpfungsmaßnahme bei der Geflügelcholera ist die Rattenvertilgung. NRB/ZSNTI. 9722.

4-64/10-0660 Raetz, Gertrud; Frankfurt/O., Veterin. Untersuchungs- und Tiergesundheitsamt. **Verluste bei der Aufzucht von Hühnerküken in Zuchtbetrieben des Bezirkes Frankfurt (Oder).** Diss. Berlin **1964** 57 S. — 13 Abb., 12 Tab., 71 Lit.

Berichtszeitraum: 1. 1. 1961 bis 30. 6. 1963. In den Zuchtbetrieben wurden 1961 307389 Küken aufgezogen, 1962 waren es bereits 617603 und im ersten Halbjahr 1963 394878. Gleichzeitig stiegen auch die Verluste, 1961 betrugen die durchschnittlichen Verluste 14,5%, 1962 erreichten sie 18,7%. Es wurde versucht, Zusammenhänge zwischen der Unterbringung, der Fütterung sowie der Qualität der Eintagsküken und den Verlusten bei der Aufzucht zu zeigen. An der Spitze der Todesursachen von 1000 verendeten Küken stehen die Verluste durch die Coccidiose (39,8% des Untersuchungsmaterials), es folgen die Verluste durch die Pullorumseuche mit 39,5%. Muskelmagenveränderungen als seltenere pathologisch-anatomische Befunde bei der Pullorumseuche der Küken werden beschrieben. Die häufigsten Aufzuchtkrankheiten werden besprochen. E. Wiesner. 9735.

4-64/10-0661 Shannon, W. G. und Armour, D. M.; Cookstown, Loughry Agric. Coll. Hysteria in laying hens. **(Hysterie bei Legehennen.)** Res. exp. Rec. Ministry Agric. Northern Ireland **12** (1962) Nr. 1. S. 63-66.

In der Literatur ist bereits ein Fall von Hysterie der Legehennen in den USA 1962 beschrieben worden. Dabei ist die Eierproduktion herabgesetzt, ein Verlust an Federn sowie Verletzungen der Tiere zu beobachten. Die Hennen rennen nach Schutz und drängen sich wie bei einer Panik auf einen Haufen zusammen. In der College-Farm von Loughry werden die gleichen Symptome festgestellt sowohl bei den Tieren auf Tiefstreu als auch bei denen auf Drahtfußboden. Als Ursache wird eine Überbesetzung beider Stallhälften ermittelt. Mit Hilfe einer geänderten Fütterung durch Verabreichung von Kohl oder Vit. B oder Magermilch wird keine Änderung erzielt. Erst eine Erweiterung des Stallraumes verbessert die Eierproduktion und ließ die panischen Symptome verschwinden. E. Tempel. 9740.

4-64/10-0662 Roekel, H. van; Amherst, Univ. of Massachusetts. Is eradication of pullorum disease realistic? **(Ist die Ausrottung der Pullorum-Infektion zu realisieren?)** J. Amer. veterin. med. Assoc. **144** (1964) Nr. 1. S. 19-23. — 11 Tab., 7 Lit.

In den ersten 40 Jahren dieses Jahrhunderts war die Pulloruminfektion für die Geflügelindustrie ein ernstes ökonomisches Problem. Die Kenntnis der Natur dieser Krankheit sowie der Erfolg von Kontrollmaßnahmen haben erreicht, daß Geflügelzuchten frei davon werden können. Der heutige hohe Wert der Geflügelindustrie verlangt regelmäßige amtliche Maßnahmen betr. der Kontrolle und Ausrottung von Infektionskrankheiten. In den letzten 13 Jahren ist der Prozentsatz der Infektion in den 14 nordöstlichen Staaten von 0,2 auf 0,01 zurückgegangen. Die Zahl pullorumfreier Zuchten ist seit 1950 beständig gestiegen. Die Situation auf nationaler Basis ist ähnlich, wenn auch die Zahl der Reagenten etwas höher ist. Dies zeigt, daß es wohl möglich ist, die Krankheit auf halbfreiwilliger Basis zu reduzieren und ganz auszurotten. Reinfektionen von pullorumfreien Zuchten müssen baldigst bekämpft werden. E. Tempel. 9768.

4-64/10-0663 Tabakov, B. Proučvanija vŭrchu izlŭčitelstvoto pri vŭzrastni pulorozni kokoški. **(Untersuchungen der Ausscheidung von Erregern bei an Pullorumseuche erkrankten Hühnern.)** Izvestija na Veterinarnija institut za zarazni i parazitni bolesti, Sofija 8 (1963) S. 171-176. — 2 Tab., 8 Lit.

Es wurde festgestellt, daß beim Zusammenleben gesunder Hühner mit Hühnern, die spontan mit *Salm. pullorum-gallinarum* infiziert worden waren, die ersteren sich nicht anstecken und nicht zu Reagenten werden. Aus dem Kot pullorumkranker Hühner läßt sich der Erreger nicht isolieren. Der Prozentsatz der positiv reagierenden Tiere einer verseuchten Herde (800 Junghennen), die sich im Alter von 6 bis 10 Monaten unter Beobachtung befand, stieg von 8 auf 30%. Diese Steigerung zur Zeit der verstärkten Legetätigkeit läßt sich durch eine Aktivierung einer latenten Infektion mit der Entwicklung der Eierfollikel erklären. NRB/ZSNTI. 9768.

4-64/10-0664 Stojčev, S., Krŭstev, M., Slavkov, I. u. a. Opiti za polučavane na vaksini protiv tifusa po kokoškite. **(Versuche zur Gewinnung von Vaccinen gegen Hühnertyphoid.)** Izvestija na Veterinarnija institut za zarazni i parazitni bolesti, Sofija 8 (1963) S. 177-182. — 1 Tab., 6 Lit.

Der Versuch von Williams und seinen Mitarbeitern wird bestätigt, daß die lebende Vaccine des Stammes 9 R *Salm. gallinarum* gute immunogene Eigenschaften gegen Hühnertyphoid besitzt und keine Bildung von Antikörpern in bezug auf *Salm. gallinarum pullorum* hervorruft. NRB/ZSNTI. 9768.

4-64/10-0665 Nilsson, Torsten und Regnér, Bo; Stockholm, Roy. Veterin. Coll. The effect of chlorine in the chilling water on salmonellae in dressed chicken. **(Wirkung von chloriertem Kühlwasser auf Oberflächeninfektionen mit Salmonellen bei Küken.)** Acta veterin. scand. 4 (1963) Nr. 4. S. 307-312. — 2 Tab., 11 Lit. Zus. in Schwed., Dtsch.

In vielen Ländern ist das Geflügel das Hauptreservoir für Salmonellen. Nach einer Literaturübersicht von Buxton sind 78 Serotypen von Küken der verschiedensten Länder isoliert worden. Bis 1957 kamen Salmonellen in Schweden bei Küken selten vor. Durch Verabreichung salmonellenhaltiger Futtermittel sind seitdem aber Salm.-Epidemien bei Küken mit hoher Mortalität beobachtet worden. Durch salm.-haltige Eier, Eiprodukte und Fleisch werden beim Menschen Lebensmittelvergiftungen hervorgerufen. Als Ausgangspunkt für die Versuche dienen 900 g schwere Küken. Frisch gewonnene Kot-Proben von Küken werden in Nährbouillonkulturen von *S. typhimurium* gegeben und dann in die Haut der Tiere nach dem Schlachten eingerieben. Nach einer Aufbewahrungszeit von 5 Min. bei Zimmertemperatur gelangen die Tierkörper 60 Min. in chloriertes Kühlwasser. Mit Hilfe der Tetrathionatanreicherung nach Kauffmann und des Desoxycholat-Citrat-Agars werden Küken, die im chlorierten oder nicht chlorierten Kühlwasser aufbewahrt worden sind, vergleichend auf Salm. untersucht. Der Chlorgehalt ist nicht hoch. Während bei den Tieren, die mit chloriertem Wasser behandelt worden sind, nur vereinzelt Salm. nachgewiesen werden können, erweisen sich sämtliche Kontrollen als salmonellenpositiv. Geruchsabweichungen nach Chlor treten nicht auf. E. Tempel. 9768.

4-64/10-0666 Iliev, T., Arsov, R., Dimov, I. u. a. Domašnite bozajnici (svine, goveda, ovce) kato past'orelonositeli i skriti iztočnici na past'orelna infekcija za pticite. **(Die Haussäugetiere [Schweine, Rinder, Schafe und Ziegen] als Bakterienträger und verborgene Quellen für eine Pasteurella-Infektion des Geflügels.)** Naučni trudove. Visš veterinarnomedicinski institut „Prof. d-r G. Pavlov", Sofija **11** (1963) S. 281-288. — 4 Tab., 7 Lit. Kulturell-biologische Versuche haben ergeben, daß 45,3% der Rinder, 51,8% der Schafe und 62,9% der Schweine in nicht pasteurelloseverseuchten Betrieben Pasteurellenausscheider sind. Bei Versuchen zur parenteralen alimentären Infektion von Hühnern mit Kadavermaterial von weißen Mäusen, die an einer Pasteurellose gestorben waren, die durch verschiedene Pasteurellenstämme hervorgerufen wurde, stellte man fest: 1.) daß die von Rindern und Schafen ausgeschiedenen Pasteurellen (die Herkunft spielt keine Rolle) für Geflügel nicht pathogen sind, 2) daß Pasteurellen, die von gesunden Schweinen aus nichtgeflügelcholeraverseuchten Kreisen ausgeschieden werden, in der Regel für Geflügel auch nicht pathogen sind (von 42 untersuchten Stämmen waren nur 2 für Geflügel pathogen), 3) daß Pasteurellen, die von Schweinen aus Kreisen, in denen die Geflügelcholera stark verbreitet ist, ausgeschieden werden, in der Regel für Geflügel stark pathogen sind (alle 18 untersuchten Stämme waren für das im Versuch stehende Geflügel pathogen). NRB/ZSNTI. 9772.

4-64/10-0667 Iliev, T., Arsov, R., Girginov, G. u. a. Proučvanija vŭrchu past'orelonositelstvoto pri pticite. **(Untersuchung der Übertragung von Pasteurellose durch Geflügel.)** Naučni trudove. Visš veterinarnomedicinski institut „Prof. d-r G. Pavlov", Sofija **11** (1963) S. 271-279. — 3 Tab., 9 Lit. Bei der kulturell-biologischen Erforschung der Schleimhautsekretion des Nasenrachenraumes von Hühnern wurde die Pasteurellenausscheidung untersucht. Eine Serumbouillonkultur mit Methylenblau bei einer Verdünnung 1:80000 und 1:100000 wurde weißen Mäusen unverdünnt bzw. verdünnt s.c. eingeführt. Bei der Untersuchung von 203 gesunden Hühnern aus verseuchten Betriebe wurde bei 60 (29,53%) eine Bazillenausscheidung festgestellt. In Betrieben, die nicht verseucht sind, wird bei Hühnern keine Ausscheidung pathogener Pasteurellen festgestellt, sofern sie nicht direkt oder indirekt mit der Krankheitsquelle in Kontakt gekommen sind. In den verseuchten Geflügelfarmen variiert die Bazillenausscheidung in weiten Grenzen — zwischen 0-100%. Der höhere Prozentsatz wurde dort festgestellt, wo die Seuche längere Zeit auftrat und zahlreiche Krankheitsfälle zu verzeichnen waren und wo das Geflügel nicht prophylaktisch behandelt wurde (Serum, Antibiotica). Das Alter ist für die Bazillenausscheidung ohne Einfluß. Die Bazillenausscheidung beginnt beim Geflügel nicht unmittelbar nach der Berührung mit der Krankheitsquelle, sondern allmählich, wobei das Maximum im dritten Monat erreicht wird. Entsprechende Beobachtungen erfolgten nur über einen Zeitraum von 4 Monaten. Es wird jedoch angenommen, daß die Pasteurellenausscheidung beim Geflügel stabil ist. NRB/ZSNTI. 9772.

4-64/10-0668 Iliev, T., Girginov, G., Jovčev, E. u. a. Vŭrchu vŭzpriemčivostta na kokoškite kŭm cholera po pticite vŭv vrŭzka s vŭzrastta. **(Die Anfälligkeit der Hühner gegen Geflügelcholera in Zusammenhang mit**

dem Alter.) Naučni trudove. Visš veterinarnomedicinski institut „Prof. d-r G. Pavlov", Sofija **11** (1963) S. 301-304. — 2 Tab.
Unter annähernd natürlichen Bedingungen wurden Infektionsversuche an Küken und Hühnern mit Material von an Geflügelcholera gestorbenen Hühnern vorgenommen. Die Versuchstiere waren verschiedentlichen Alters. Von 15 einwöchigen Küken starben 3 (20%), von zwölf 25 Tage alten Küken starben 5 (42%), von 5 zweimonatigen Küken — 3 (60%), von 5 drei Monate alten Küken starben 4 (80%), von 10 sechs Monate alten Hühnern starben 9 (90%) und von 5 eineinhalbjährigen Hühnern starben 5 (100%). Ein Teil der im Versuch stehenden Küken waren Bazillenausscheider. Später erkrankten diese Küken an Geflügelcholera und starben daran. Die geringere Zahl der Erkrankungen bei den Jungtieren (bis zu zwei Monaten) ist nicht nur durch ihre höhere Widerstandsfähigkeit sondern auch dadurch bedingt, daß das Küken in diesem Alter selten ungeöffnete Tierkörper von Hühnern anpicken, die an der Cholera gestorben sind und die Hauptquelle für die Verbreitung der Krankheit darstellen. NRB/ZSNTI. 9772.

4-64/10-0669 Iliev, T., Arsov, R., Jovčev, E. u. a. Proučvanija vŭrchu zarazitelnostta na cholerata po pticite. **(Untersuchung über die Infektiosität der Geflügelcholera.)** Naučni trudove. Visš veterinarnomedicinski institut „Prof. d-r G. Pavlov", Sofija **11** (1963) S. 265-270. — 11 Lit.
Die Versuche wurden mit Hühnern im Alter zwischen 6 Monaten und 1 Jahr durchgeführt. Eine perorale Infektion des Geflügels mit virulenten Kulturen bereitet Schwierigkeiten, wenn die nasopharyngeale Schleimhaut nicht beschädigt ist. Sie führt nur zur Bazillenausscheidung. Wenn die Hühner jedoch die Körper von an der Cholera verstorbenen anpicken oder wenn innere Organe von solchen Tieren verfüttert werden, tritt immer die Geflügelcholera meist in perakuter Form auf. In solchen Fällen haben das Alter des im Versuch stehenden Geflügels sowie die Haltungs- und Fütterungsbedingungen keine Bedeutung. Eine infizierte Umwelt (Geflügelställe, Ausläufe) kann in der Regel keine Erkrankungen hervorrufen, wenn sich in ihr kein infektiöses Material von verendeten Hühnern befindet. Gesundes Geflügel kann jedoch unter solchen Umständen zum Träger pathogener Pasteurellen werden. Später können unter dem Einfluß prädisponierender Ursachen (Klima, Haltung usw.) Geflügelcholerafälle in perakuter, akuter und chronischer Form auftreten. Die Geflügelcholera entsteht also entweder alimentär, durch Anpicken der Körper verstorbener Tiere, oder spontan, bei einer Verschlechterung der Haltungs- und Fütterungsbedingungen des Geflügels, das Bazillenträger ist. NRB/ZSNTI. 9772.

4-64/10-0670 Gachnijan, R., Kostov, V. und Tujkov, I. Opiti za lekuvane na eksperimentalno zarazeni i estestveno boleduvašti ot cholera kokoški s vitamin R-podobni veštestva. **(Versuche zur Behandlung von künstlich infizierten und natürlich an Geflügelcholera erkrankten Hühnern mit Vitamin P-artigen Mitteln.)** Naučni trudove. Visš veterinarnomedicinski institut „Prof. d-r G. Pavlov", Sofija **11** (1963) S. 129-133. — 6 Lit.
Man prüfte die Wirkung von Urutin, 1%igen Lösungen von kondensiertem Catechin, das aus den Pflanzen *Rhododendron ponticum L.* und *Hypericum perforatum L.* extrahiert und s. c. angewendet wurde sowie von Blütenknospen der Pflanze Soph. japonica bei peroraler Verabreichung an Hühner und Mäuse, die mit virulenten *Past. avicida*-Kulturen infiziert worden sind. Von diesen einzeln angewendeten Vitamin-P-artigen Mitteln verzögern lediglich Urutin und die Blütenknospen der Pflanze *Soph. japonica* den Eintritt des Todes bei den Tieren. Die kombinierte Anwendung von Urutin und Blütenknospen der Pflanze *Soph. japonica* erwies sich als sehr zuverlässiges Mittel. Von 32 infizierten Hühnern starben 16 (50%), wogegen alle Hühner starben, die als Kontrolle dienten (100%). NRB/ZSNTI. 9772.

4-64/10-0671 Flick, D. F., Douglass, Carl D. und Gallo, Linda; Washington, Dep. of Health, Education and Welfare. Studies of the chick edema disease. 1. Body water distribution and effect of diet. **(Untersuchungen über die Ödemkrankheit der Küken. 1. Mitt. Verteilung der Körperflüssigkeit und die Wirkung der Nahrung.)** Poultry Sci. **42** (1963) Nr. 4. S. 855-862. – 1 Abb., 6 Tab., 23 Lit.

Über die 1957 erstmalig aufgetretene Ödemkrankheit der Küken werden genauere Untersuchungen angestellt. In vorliegender Arbeit wird über biochemische Analysen hinsichtlich der Verteilung der Körperflüssigkeiten und der Nahrung als toxisches Element berichtet. Es konnte festgestellt werden, daß ein umgekehrtes Verhältnis zwischen dem Hämatokritwert und der Größe des toxischen Faktors in der Nahrung sowie eine direkte Beziehung zwischen der Menge der Hydropericardial-Flüssigkeit und dem toxischen Futterfaktor besteht. Auf diesen toxischen Fütterungsfaktor sowie auf den Mechanismus, der zu dem Auftreten der Ödemkrankheit führt, wird eingegangen.

M. Richter. 9775.

4-64/10-0672 Ponev, M. Koligranulomatoza (Hjärre's disease) po pujkite i paunite u nas. **(Coligranulomatose [Hjärre's disease] bei Puten und Pfauen in Bulgarien.)** Izvestija na Veterinarija institut za zarazni i parazitni bolesti, Sofija **9** (1963) S. 132-136. – 2 Abb., 10 Lit. Zus. in Russ., Engl.

NRB/ZSNTI. 9775.

4-64/10-0673 Thamm, H.; Halle/S., Veterinäruntersuchungs- und Tiergesundheitsamt. **Die Sanierungsarbeiten bei Ornithose vom Standpunkt des Veterinärmediziners.** Arch. exp. Veterinärmed. **18** (1964) Nr. 1. S. 229-242.

Eine kausale Seuchenbekämpfung ist bei der Ornithose bisher nicht angewendet worden; man hat nur versucht, die Übertragung des Virus auf den Menschen zu verhindern. Erschwert wird die Bekämpfung durch das Vorhandensein des Virus bei Wildvögeln. Im Bezirk Halle konnten Markttauben zwischen 20 und 55% als ornithoseinfiziert erkannt werden. Bei mehrmaligen Untersuchungen von Entenbeständen mit Hilfe der KBR konnte aufgrund des Titerverlaufes die Beobachtung gemacht werden, daß Entenbestände unter gewissen Umständen innerhalb von 2-3 Mon. durchseuchen und es zu einer Autosterilisierung kommt. Das Virus weist nur eine geringe Tenazität auf. Im Wasser ist es bis zu 17 Tagen lebensfähig. Während der 3-4 Mon. in denen die Enten nicht auf den Teichen sind, müßte es bei entsprechender Desinfektion der Stallungen zu einer Verminderung des Virus kommen, so daß die Tiere auf dem Wege der Autosterilisation mit dem Virus fertig werden. Es bleibt dann im wesentlichen nur noch die Reinfektion über Wildvögel. Aus schwach verseuchten Beständen, die im Winter spontan entseuchen, könnten Bruteier gewonnen werden. Eier aus solchen Beständen können zum Aufbau neuer Zuchten verwendet werden. Die Anwendung des Psittakosegesetzes für Geflügelgroßbestände wird aus ökonomischen Gründen abgelehnt. L. Stoll. 9784.

4-64/10-0674 Beer, J.; Dresden, Veterinäruntersuchungs- und Tiergesundheitsamt. **Die Diagnostik der Ornithose unter besonderer Berücksichtigung der Serologie.** Arch. exp. Veterinärmed. **18** (1964) Nr. 1. S. 101-113.

Nachdem es gelungen war, hochwirksame Antigene herzustellen, hat die KBR in der Ornithosediagnostik eine hervorragende Rolle eingenommen. Andere serologische Methoden wurden ebenfalls verwendet, konnten jedoch die KBR nicht verdrängen. Sie hat sich beim Menschen und vielen Vögeln bewährt, nur beim Huhn muß die indirekte KBR Anwendung finden. Bei der Ente ist ein Titer von 1:10, bei der Taube 1:20 positiv. Menschenblutproben sind von 1:20 an positiv. Bei klinisch manifester Ornithose liegen Titer von 1:80 und höher vor. Da die KBR eine Gruppenreaktion auf Miyagawanellen ist, sind beim Menschen entsprechende Krankheiten differentialdiagnostisch auszuschließen. Bei Vögeln sind entsprechende Krankheiten nicht bekannt. Bei serologischen Untersuchungen von 65 Patienten waren bei 36.9% der Erkrankten gleich in der ersten Woche Titerwerte von 1:80 und höher festzustellen. In der 3. Krankheitswoche hatten 83,4% Titer von 1:80 und höher. Bei 21,2% waren nach 2 Jahren noch Titer über 1:80 festzustellen. Personen, bei denen keine Ornithosegefährdung vorlag, hatten zu 9,5% Titer über 1:20. Ein Personenkreis von 3289 Menschen, bei denen die Möglichkeit einer Ornithoseinfektion bestand, wies zu 27,7% Titer über 1:20 auf. Entenblutproben wiesen zu 9% Titer von 1:10 auf. Abschließend teilt Beer ein Verfahren zur Antigengewinnung mit Ornithose und Schafabortvirus aus Dottersäcken von Hühnerembryonen mittels Aetherextraktion und Acetonfällung mit. L. Stoll. 9784.

4-64/10-0675 Terskich, I. I.; Moskau, Akad. der Med. Wiss. der UdSSR, Inst. für Virusforsch. **Epidemiologie der Ornithose in der UdSSR.** Arch. exp, Veterinärmed. 18 (1964) Nr. 1. S. 19-29.

Das Ornithosevirus ist bisher bei 103 Vogelarten festgestellt worden, von denen bei 63 Arten die Krankheit fast überall verbreitet ist. In der Sowjetunion ist das Virus bisher bei 38 Arten einschließlich Papageien nachgewiesen worden. Neben Infektionen des Menschen durch Tauben wurden gehäuft Erkrankungen in Geflügelfarmen beobachtet. Dabei wurde festgestellt, daß sich das Virus in Exkrementen bis zu 30 Tagen lebensfähig erhält. Eine besondere Rolle für die Verbreitung der Ornithose in der UdSSR spielen die Zugvögel. So konnte festgestellt werden, daß Schwimmvögel vom Kaspischen Meer während ihrer Wanderung längs der Wolga hinauf zum Norden in zahlreichen Geflügelfarmen das Virus verbreitet haben. L. Stoll. 9784.

4-64/10-0676 Schmidt, U., Urbaneck, D., Pehl, K.-H. und Benndorf, E.; Insel Riems, Friedrich-Loeffler-Inst. der Dtsch. Akad. der Landwirtsch.-Wiss. zu Berlin. **Untersuchungen über die Ornithose bei Enten. 1. Mitt. Befunde nach intratrachealer Applikation des Erregers bei erwachsenen Enten.** Arch. exp. Veterinärmed. 18 (1964) Nr. 1. S. 33-60.

Pekingenten wurden künstlich intratracheal mit dem Ornithosevirus infiziert. Der Krankheitsverlauf wurde unter verschiedenen Aspekten studiert. Klinisch wurde lediglich bei 40% der Tiere ein seröser Augenausfluß beobachtet. In den Organen konnte das Virus zwischen dem 11. und 21. Tag p. i. und im Kot vom 13. Tag bis zum Abschluß (6 Wochen p. i.) nachgewiesen werden. Bei einem Teil der Tiere konnte das Virus in den Nasenmuscheln festgestellt werden. Antikörper waren zwischen dem 13. und 24. Tag nachweisbar. Nur im weißen Blutbild war ein Anstieg der Pseudoeosinophilen festzustellen. Vom 21. Tage an gingen die Werte zur Norm zurück. Die Sektion ergab keine auffälligen Organbefunde. Erkennbar waren mäßige Veränderungen an Lunge, Luftsäcken, Milz und Nase. Histologisch waren bei 75% der Enten entzündliche Affektionen der Atmungsorgane festzustellen. Die zellulären Reaktionen zeigten ein vielfältiges Bild. L. Stoll. 9784.

4-64/10-0677 Goldin, R. B. und Krasnik, F. I. Specific staining of ornithosis virus by fluoresceinlabelled incomplete antibodies. **(Spezifische Färbung des Ornithosevirus mit inkompletten fluoresceinmarkierten Antikörpern.)** Acta virol. [Praha] 7 (1963) Nr. 6. S. 561. — 3 Abb., 3 Lit.

Die Antikörper wurden aus Seren von Tauben gewonnen, die eine Ornithose überstanden hatten. Die Seren mit inkompletten Antikörpern enthielten etwa um $^{1}/_{3}$ mehr Eiweißstoffe, einschließlich der Gammaglobuline, als Seren mit kompletten Antikörpern. Die Gammaglobuline der Seren wurden mit Fluorescein-Isothiocyanat conjugiert. Die Conjugate waren genügend spezifisch, färbten scharf die homologen Viruskörper und riefen keine Fluorescenz der antigenabweichenden Mikroorganismen hervor. Die Anwendung von Conjugaten mit kompletten als auch inkompletten Antikörpern läßt die Bestimmung des Ornithosevirus direkt in von inneren Organen stammenden Ausstrichen zu. ČSSR/ÚVTI. 9784.

4-64/10-0678 Shimizu, Y. und Bankowski, R. A.; Davis, Univ. of California, School. of Veterin. Med. The nature of the cross reactions between a bacterium genus Herellea and the ornithosis virus in complement fixation. **(Das Wesen der Kreuzungsreaktionen zwischen einem Bacterium der Gattung Herellea und dem Ornithosevirus in Komplementfixation.)** Amer. J. veterin. Res. **24** (1963) Nr. 103. S. 1283. -1290. 9784.

4-64/10-0679 Jansen, Jac.; Utrecht, Rijksuniv., Inst. voor Veterin. Virul. Het interferentie fenomeen bij de enting tegen eendepest. **(Das Interferenzphänomen bei der Impfung gegen Entenpest.)** Tijdschr. Diergeneeskunde **89** (1964) Nr. 6. S. 376-377. -- 1 Tab., 2 Lit. Zus. in Engl., Franz., Span., Dtsch.

Durch Impfung mit einem hühnereiadaptierten Entenpest-Virus ist es möglich, Enten gegen Entenpest zu immunisieren. Auch diejenigen Tiere besitzen eine hinreichende Immunität, welche nach der Impfung keine oder nur wenige virusneutralisierende Antikörper im Blut aufweisen. Vf. konnte nun zeigen, daß auch dann noch Enten gegen eine künstliche Infektion mit dem vollvirulenten Entenpest-Virus geschützt werden können, wenn die Vaccinierung erst 4 Std. nach der künstlichen Infektion vorgenommen wird. Nach Ansicht des Vf. ist diese Tatsache nicht nur von allgemeinem Interesse für das Interferenzphänomen, sondern auch von praktischer Bedeutung. Demzufolge kann in den Betrieben noch mit Erfolg geimpft werden, wo die Entenpest schon herrscht. W. Kuhlmann. 9785.

4-64/10-0680 Bettinotti, Carlos M.; Córdoba, Inst. de Virol.; Tübingen, Bundesforsch.-Anst. für Viruskrankh. der Tiere. Enfrermedad de Newcastle, caracteristicas de una cepa de virus aislada en 1961 en Corboda. **(Newcastle-Krankheit. Charakteristiken eines im Jahre 1961 in Cordoba isolierten Virusstammes.)** Gac. veterin. [Buenos Aires] **25** (1963) Nr. 161. S. 517-535.

Es wird über die Isolierung eines ND-Virusstammes in Argentinien berichtet und dessen Eigenschaften beschrieben. Es handelt sich hierbei um einen velogenen Stamm. Die ND trat bisher in der Umgebung von Buenos Aires 3 Monate zuvor erstmalig auf. Zwischen dem zuletzt isolierten und den beim ersten Ausbruch isolierten Virusstämmen bestehen gewisse Unterschiede. Die Problematik der Bekämpfung wird diskutiert. U. Schmidt. 9790.

4-64/10-0681 Miyamoto, Takeshi, Samejima, Togo und Nakamura, Junji; Tachikawa, Tokyo, Nippon Inst. for Biol. Sci. Titration and neutralization test of Newcastle disease virus in tissue culture. **(Titrierung und Neutralisationstest des Virus der Newcastle-Krankheit in der Gewebekultur.)** NIBS Bull. biol. Res. [Tokyo] **6** (1961) S. 13-23. — Orig.: engl.

2 Virus-Stämme Miyadera und Sato werden für die Experimente verwendet. Das Newcastle disease-Immunserum stammt von infizierten Küken. Monolayer-Zellkulturen werden von 3 Zell-Linien Fl, HeLa und L gewonnen. Die technischen Einzelheiten werden eingehend geschildert. Es werden vergleichende Untersuchungen mit Gewebekulturen von Fl-Zellen und Kükenembryofragmenten (CEF) in bezug auf die NDV-Titrierung und die Bestimmung virusneutralisierender Antikörper angestellt. Der Infektionstiter von NDV ist bei Verwendung der Gewebekultur etwas niedriger als bei embryonierten Hühnereiern; jedoch ist der Unterschied ganz gering. Bei der Untersuchung von Seren mit hohem Antikörpertiter werden mit Hilfe von Zellkulturen höhere neutralisierende Antikörpertiter beobachtet als bei Verwen-

dung von embryonierten Hühnereiern. Die Methode der CEF erweist sich auf Grund ihrer einfachen Technik bei der Untersuchung zahlreicher Proben als praktischer und weniger kostspielig. E. Tempel. 9790.

4-64/10-0682 Hayashi, Noboru, Kawakubo, Atsushi, Matsuzawa, Hachiro und Miyamoto, Takeshi; Tachikawa, Tokyo, Nippon Inst. for Biol. Sci. Multiplication of Newcastle disease virus in tissue culture. III. Multiplication of the virus in rocking, rolling and medium-changing culture of adult chicken spleen. **(Vermehrung des Virus der Newcastle-Krankheit in der Gewebekultur. 3. Mitt. Vermehrung des Virus in Milzkulturen von jungen Küken, die geschaukelt, gerollt oder deren Medium geändert wird.)** NIBS Bull. biol. Res. [Tokyo] **6** (1961) S. 24-32. – 4 Abb., 7 Tab., 2 Lit. Orig.: engl. 2. Mitt. vgl. vorst. Ref.

Aus Milz von jungen Küken werden Kulturen angelegt, deren Fragmente an japanisches Reispapier gebunden werden. Zur Erzielung eines höheren Virustiters werden die Kulturen geschüttelt, gerollt oder das Medium erneuert. Die einzelnen technischen Eingriffe werden eingehend erläutert. Das Schütteln hat keine Wirkung. Durch das Rollen wird der Endtiter unwesentlich erhöht. Durch Mediumwechsel innerhalb der Incubationszeit tritt eine Erhöhung des Virustiters ein, wenn das Gewebe 10% des Kulturmediums beträgt. Den besten Erfolg erzielt man, wenn die Kultur in einem Röhrchen oder Flasche mit Baumwollverschluß untergebracht wird, laufend gerollt und das Medium zweimal täglich mit Ausnahme der letzten 24 Std. erneuert wird. Dadurch wird ein LD_{50}-Titer(-$\log_{10}$) der Gesamtkultur von 7,5 sowie im kultivierten Gewebe von 8,5 erreicht. E. Tempel. 9790.

4-64/10-0683 Huygelen, C. und Colinet, C.; Genval, R. I. T.-Lab. Tropisme van twee verzwakte stammen van pseudovogelpestvirus. **(Über den Tropismus von zwei attenuierten Newcastle disease-Virusstämmen.)** Vlaams diergeneeskund. Tijdschr. **33** (1964) Nr. 1. S. 19-24.

Zwei attenuierte ND-Virusstämme (B 1 und ein an Rindernierenkulturen angepaßter KT-Stamm; Komarov-Stamm) wurden bezüglich ihres Tropismus beim Küken miteinander verglichen. Der B_1-Stamm intranasal oder im Trinkwasser verabreicht, vermehrt sich lokal in der Nasenschleimhaut. Im Gegensatz dazu ist es bei intranasaler Applikation mit dem KT-Stamm fast unmöglich eine Infektion in der Nasenschleimhaut auszulösen. U. Schmidt. 9790.

4-64/10-0684 Lucam, F., Dannacher, G. und Fédida, M.; Lyon, Lab. de Virol. Animal. Lésions provoquées en cultures cellulaires de rein de veau par le virus de la maladie de Newcastle. **(Veränderungen, die in Kälbernierenzellkulturen durch das Virus der Newcastle-Krankheit verursacht worden sind.)** Rev. Méd. vétérin. [N. S.] **26(114)** (1963) Nr. 12. S. 817-823. – 8 Abb., 21 Lit. Zus. in Engl., Ital.

Das Virus der Newcastle-Krankheit läßt sich auf Zellkulturen verschiedener tierischer und menschlicher Gewebe züchten. Kälbernierenzellkulturen wurden bisher wenig berücksichtigt. Für die Versuche wird die Nierenrinde nach der Methode von Youngner trypsiniert. Die Zellsuspension wird zu $^1/_{300}$ in Casein-Hydrolysat von Lépine u. and. gegeben und 10% Kälberserum hinzugefügt. Als Ausgangspunkt dient ein in embryonierten Hühnereiern gezüchtetes Virus der Newcastle-Krankheit. Die Zellveränderungen werden nach einer Fixierung mit Methylalkohol, Formalin oder Bouinscher Flüssigkeit durch Färben mit Glychemalaun-Erythrosin und nach May-Grünwald und nach Giemsa sichtbar gemacht. Die cytopathogene Wirkung tritt im allg. bereits 24-48 Std. p. inf. auf. Die Zellkulturen bleiben 14 Tage p. inf. virulent. Es treten 2 Typen von Veränderungen auf, die an Hand von Abbildungen beschrieben werden. Beim Typ I treten schwere Veränderungen am Kern auf mit intensiver basophiler Färbung des Kernchromatins, Abrundung und Eosinophilie der Zellen, Entwicklung von Vacuolen und eosinophilen Körperchen. Die Veränderungen gleichen denen, die das Virus der Maul- und Klauenseuche an Kälbernierenzellkulturen verursacht. Beim Typ II werden zahlreiche eosinophile Körperchen, mehr oder weniger komplex, im Cytoplasma beobachtet, während der Kern keinerlei Veränderungen aufweist. Die intracytoplasmatischen Körperchen erscheinen wie Einschlußkörperchen.

E. Tempel. 9790.

4-64/10-0685 Schmidt, Bernh., Schulier, I., Grossgebauer, K. und Hartmann, D.; Berlin-Dahlem, Univ., Inst. für Hyg. und Med. Mikrobiol. **Eine weitere Methode zur Reinigung, Konzentrierung und Fraktionierung von Newcastle-Disease-Viren.** Zbl. Veterinärmed., R. B **10** (1963) Nr. 7. S. 593-606.

Es wird die Reinigung von NDV-spezifischen, hämagglutinierenden und hämolysierenden Partikeln sowie deren Konzentrierung durch Ionenaustausch-Chromatographie an DEAE-Zellulose beschrieben.

H. Gralheer. 9790.

4-64/10-0686 Rott, Rudolf, Waterson, A. P. und Reda, I. M.; Tübingen, Max-Planck-Inst. für Virusforsch. Characterization of „soluble“ antigens derived from cells infected with Sendai and Newcastle disease viruses. **(Charakterisierung des „löslichen Antigens“ aus Zellen, die mit Sendai- und Newcastledisease-Virus [NDV] infiziert sind.)** Virology **21** (1963) Nr. 4. S. 663-665.

Aus mit obigen Viren infizierten und dann homogenisierten Chorioallantoismembranen von Bruteiern wurde das Hämagglutinin durch Adsorption an Erythrocyten entfernt. Das lösliche Antigen (l. A.) wurde durch Fluorocarbon gefällt und durch Ultrazentrifugieren und Chromatographie nach Rott und Reda (vgl. Zbl. Veterinärmed., R. B **10** [1963] S. 57.) gereinigt. Für die Komplementbindung (KB) wurde Immunserum von NDV-infizierten Hamstern und von Sendai-infizierten Mäusen verwendet. Der Stickstoffgehalt der KB-Einheiten betrug nur 5-7 × 10^{-8} g/CFU. Das lösliche Antigen des NDV besaß keine hämagglut. und Neuraminidase-Aktivität. Die spektrophotometrische Bande lag zwischen 240-260 mμ. Elektronenoptisch bestand zwischen dem „löslichen“ und dem Virion-Antigen kein Unterschied. Die Länge der RNS-Ketten betrug für das Sendai-Virus 4000 A, während das NDV Kettenfragmente von 500-1500 A zeigte. Durch schonende Präparation nach Anderer (Z. Naturforsch. 14 b. 642. 1959) läßt sich die Fragmentierung z. T. vermeiden. Das l. A. des NDV und das Virion-Antigen verhält sich im Agar-Präzipitations-Test sehr ähnlich, nur ist die Präzipitatslinie des ersteren etwas diffuser. Vff. schließen auch infolge der kürzeren RNS-Ketten des l. A auf eine höhere Diffundierbarkeit. Das l. A. ist nach diesen Ergebnissen die noch nicht ins Virion inkoorporierte, in der Zelle im Überschuß gebildete Virus-RNS. Beide Antigene sollten gemeinsam als Nuclein-Protein-Antigen (NP-Antigen) des betreffenden Virus bezeichnet werden.

W. Vetterlein. 9790.

4-64/10-0687 Mazzetti, R.; Toscana, Ist. Zooprofilattici Sperimentali del Lazio. Piano di profilassi vaccinale sistematica nei riguardi di alcune malattie infettive dei volatili (pseudopeste-bronchite e diftero-vaiolo) in un grande allevamento. **(Plan über die prophylaktischen Impfungen gegen einige Infektionskrankheiten des Geflügels [Newcastle-Krankheit, Bronchitis und Pockendiphteroid] in einem großen Aufzuchtbetrieb.)** Zooprofilassi [Rom] **19** (1964) Nr. 2. S. 69-81. 9790.

4-64/10-0688 Kawakubo, Atsushi, Miyamoto, Takeshi und Nakamura, Junji; Tachikawa, Tokyo, Nippon Inst. for Biol. Sci. Studies on infectious bronchitis of chickens. III. Experiments with artificially infected chickens.

(Untersuchungen der infektiösen Bronchitis der Küken. 3. Mitt. Experimente mit künstlich infizierten Küken.) NIBS Bull. biol. Res. [Tokyo] **6** (1961) S. 1-12. — 3 Abb., 7 Tab., 6 Lit. Orig.: engl.

Als Versuchsobjekte dienen Legehennen und 21-60 Tage alte Küken. Das Virusmaterial stammt aus Allantoismaterial der 76. bis 113. Generation des Ishida-Stamms von IBV. Vor und nach der Infektion werden der Neutralisationstest, Blutuntersuchung auf Monocyten und Eosinophile bei den Legehennen durchgeführt. Die Küken werden in bestimmten Zeitabschnitten nach der Infektion getötet und das Material einzelner Organe in 8-9 Tage bebrütete Eier verimpft. 5 von 9 infizierten Legehennen zeigen respiratorische Symptome. Bei allen Tieren ist die Eierproduktion entweder herabgesetzt oder sistiert ganz. Bei manchen Hühnern treten anomale Eier auf. Veränderungen der Körpertemperatur, der Monocyten und Basophilen werden nicht beobachtet. Sämtliche Tiere weisen einen erhöhten Titer von neutralisierenden Antikörpern auf. — Die Küken werden entweder intravenös oder intratracheal oder in die Federfollikel infiziert oder der Kontaktinfektion ausgesetzt. Bei intravenöser Infektion findet sich das Virus bereits 5 Tage p. inf. in Blut, Leber und Gehirn, ab 10.-14. Tag in Milz, Niere, Lunge und Trachealschleim. Im Darminhalt ist das Virus lange Zeit vorhanden. Der Trachealschleim weist den höchsten Virus-Titer auf, danach Lunge und Milz. Nach intratrachealer Infektion läßt sich das Virus ab 10. Tage p. inf. in Trachealschleim, Lunge, Niere und Darminhalt nachweisen, während die Feststellung in den anderen Organen nicht immer gelingt. Wenn Küken in Kontakt mit infizierten Tieren gehalten werden, läßt sich das Virus nach 7 Tagen im Trachealschleim und Lungen ermitteln. Nach Infektion in die Federfollikel finden sich große Virusmengen in einer Mischung von Trachealschleim und Lungengewebe von Küken, die vom 1.-21. Tage p. inf. gesammelt worden sind; das gleiche trifft für den Darminhalt zu, während der Virusnachweis in den anderen Organen nicht immer positiv verläuft. Die Versuche zeigen also, daß sich das Virus in den meisten Organen feststellen läßt und so zu einer Virämie führt. Der Virusnachweis im Darminhalt ist epizootiologisch von Bedeutung. E. Tempel. 9791.

4-64/10-0689 Krüger-Hansen, U.; Frankfurt/M., Johann-Wolfgang-Goethe-Univ., Inst. für Zoonosenforsch. **Gehäuftes Auftreten von Kanarienpockenerkrankungen im Raume Südhessen.** Tierärztl. Umschau **19** (1964) Nr. 2. S. 74.79-80.

Während Wellensittische und Exoten im Raume Südhessen nicht erkrankten, wurden Verluste auch unter Kanarienbastarden beobachtet. Anamnestisch wurden Veränderungen an den Beinen, Flügeln und Kopfhaut sowie Atemnot und aufgeplustertes Federkleid angegeben. Die Zahl der Verluste war in der Regel sehr hoch, z. T. 50%. Bei der Sektion wurden pockenartige Hautverdickungen an Gelenken und Zehen der Vögel sowie an Kopf und Flügeln festgestellt. Weiterhin wurden eine um das 4-5fache vergrößerte Milz, Leberschwellung, ein Katarrh der Darmschleimhaut, Stauungslunge sowie gelegentlich Pneumonie ermittelt. Die als Septicämie oder mit pockenartigen Veränderungen verlaufende Erkrankung kann daneben durch den Virusnachweis in Abklatschpräparaten der Milz und durch Viruszüchtung auf der Chorioallantoismembran des bebrüteten Hühnereies diagnostiziert werden. Die Incubationszeit beträgt bei experimentell infizierten Kanarienvögeln 10 bis 14 Tage. Die Dauer der Erkrankung schwankt zwischen 2 bis 14 Tagen. Die Übertragung erfolgt durch kranke, latent infizierte und in der Incubation befindliche Tiere. Auch blutsaugende Insekten sollen bei der Übertragung eine Rolle spielen. Das Virus, das bei genesenden Tieren noch nach Wochen nachzuweisen sein soll, kann sich in verseuchten Volieren monatelang virulent erhalten. Bei der Krankheit, die eine gute Immunität hinterlassen soll, ist eine wirksame

Therapie bisher nicht bekannt. Zur Resistenzerhöhung der Tiere werden Vit. A- und -C-Präparate im Trinkwasser empfohlen. Differentialdiagnostisch sind Ornithose sowie Parasitenbefall zu berücksichtigen.
H. Liebermann. 9791.

4-64/10-0690 Kawamura, Hitoshi, Sato, Tatsuo, Tsubahara, Hikokichi und Isogai, Seigo. Isolation of Celo virus from chicken trachea. **(Isolierung von CELO-Virus aus der Trachea von Hühnern.)** Nat. Inst. Animal Health Quart. [Tokyo] **3** (1963) Nr. 1. S. 1-10. — 3 Abb., 4 Tab., 9 Lit.
Aus der Trachea zweier mit leichten respiratorischen Symptomen erkrankter Hühner wurden zwei Agentien isoliert, die für Hühnernieren-Zellkulturen cytopathogen waren. Die cytopathischen Veränderungen traten in beiden Fällen am 4. bzw. am 6. Tage p. i. in der ersten Kulturpassage in Erscheinung. Beide Isolate erwiesen sich in virologischer und serologischer Hinsicht als identisch und wurden als CELO-Virus Stamm Ote bezeichnet. Neutralisierende Antikörper gegen den homologen Erregerstamm waren nur bei einem der beiden Tiere nachweisbar. Im Herkunftsbestand angestellte serologische Untersuchungen führten zur Feststellung bemerkenswerter Neutralisationstiter gegen den Ote-Stamm bei gesunden Tieren. Virus der infektiösen Bronchitis sowie *Hemophilus gallinarum* und *Mycoplasma gallisepticum* konnten dabei als Ursache ausgeschlossen werden. Wachstumsversuche mit dem Ote-Stamm in Hühnernierenkulturen ergaben ähnlich wie bei dem Vergleichsstamm Phelps eine initiale intracelluläre Virusvermehrung ab etwa 14 Std. p. i. mit Maximaltitern nach 36 Std. Extracelluläres Virus erschien nach ca. 20 Std. und erreichte Maximaltiter im Kulturüberstand nach 40 bzw. 70 Std. In HE-gefärbten Kulturzellen wurden sowohl nach Infektion mit Ote- wie mit Phelps-Virus intranucleäre Einschlüsse beobachtet, die nach 36-72 Std. das Aussehen honigwabenähnlicher basophiler Strukturen annahmen. Beide Virusstämme führten in Hühnernierenkulturen zur Bildung morphologisch gleichartiger Plaques. Nach peroraler Infektion 22 Tage alter Hühnchen kam es zu respiratorischen Erscheinungen, ferner war eine Reisolierung des Virus aus Organen und Faeces der Probanden möglich. Die Kotvirusausscheidung wurde bis zu 22 Tagen p. i. verfolgt. Nach 10 Tagen traten neutralisierende Antikörper auf, die nach weiteren 10 Tagen einen Anstieg auf einen log-Index von 4,8 erreichten. Adulte Tiere erkrankten bei verschiedenen Applikationsweisen nicht, entwickelten jedoch neutralisierende Antikörper. Bei virologischen Untersuchungen erwies sich der Stamm Ote übereinstimmend mit dem Phelps-Stamm als pathogen für Hühnerembryonen, als filtrierbar, als aether-, chloroform-, desoxycholat- und trypsinresistent, als relativ hitzestabil und von guter Haltbarkeit bei Kälteaufbewahrung. Beide Stämme besaßen kein Hämagglutinin und waren in Kreuzneutralisationsversuchen antigenisch identisch. E. Hahnefeld. 9795.

4-64/10-0691 Vallejo, Lidoro C.; Buenos Aires, Lepetit S.A.Q.I.C., Div. de Veterin. y Zootécn. Aspergilosis pulmonar aguda de los polluelos (Neumonia de la incubación — Neumonia micótica — Neumonicosis). **(Schwere Lungen-Aspergillose des Geflügels [Pneumonie der Incubation. Mykotische Pneumonie. Pneumonicosis].)** Rev. Med. veterin. [Buenos Aires] **44** (1963) Nr. 5. S. 321 bis 330. 9805.

4-64/10-0692 Monov, M. Bŭbrečna kokcidioza po gŭsetata u nas. **(Nierencoccidiose bei Gänsen in Bulgarien.)** Izvestija na Veterinarija institut za zarazni i parazitni bolesti, Sofija **8** (1963) S. 231-238. — 3 Abb., 6 Lit.
Untersucht wurden die Epizootiologie, die klinischen Merkmale, die pathologisch-anatomischen Veränderungen und die Therapie der Nierencoccidiose von Gösseln sowie die Coccidiose-Trägerschaft unter den gesunden Gänsen. Ferner wurden die Körper von 54 befallenen Gösseln und 14 Nieren histologisch untersucht, außerdem fand eine mikroskopische Untersuchung von

86 Kotproben statt. Bei den Gösseln gelang es, die Invasion auf alimentärem Wege zu reproduzieren. Die Krankheit hat folgende epizootiologischen und klinischen Merkmale:. eine deutlich ausgeprägte Saisongebundenheit, einen enzootischen Verlauf, eine 70- bis 80%ige Morbidität, eine Mortalität von 50 bis 55%, das Fehlen spezifischer Merkmale, wie Ataxie, Liegen auf dem Rükken und Durchfall. Die i. m. Inj. von Terramycin in einer Dosis von 1 ml hat sich als sehr wirksam erwiesen. NRB/ZSNTI. 9805.

4-64/10-0693 Aycardi, J.; Alfort, Centr. des Rech. Vétérin. Problèmes actuels de recherches sur les coccidioses aviaires. **(Aktuelle Untersuchungsprobleme der Geflügelcoccidiose.)** Recueil Méd. vétérin. **139** (1963) Nr. 10. S. 831-846. — 48 Lit. Zus. in Engl., Ital.

Bei den Untersuchungen der Geflügel-Coccidiosen hat man 3 Probleme zu berücksichtigen: 1.) Kenntnis der Parasiten, 2.) Kenntnis der Parasitosen, 3.) Erforschung präventiver und kurativer Methoden. Das erste Kapitel umfaßt die Morphologie, den Aufbau, den biologischen Zyklus, die chemische Zusammensetzung und den Metabolismus der Coccidien. Besonders wichtig erscheint die Klärung von 2 Fragen, nämlich die Art der Entwicklung der Parasiten im Darmtractus und die relativen Abweichungen bei der Exkretion der Oocysten. Die physikalischen Eigenschaften und die chemische Zusammensetzung sind ebenfalls nur bis zu einem gewissen Grade bekannt. Die Kenntnisse über den Metabolismus resultieren aus Hypothesen über die verschiedenen Wirkungsmöglichkeiten von Coccidiostatica. Es wird notwendig, Coccidien-Infektionen und Coccidien-Erkrankungen zu unterscheiden. Man muß wissen, welche Coccidienarten in bestimmten Gebieten vorkommen, inwieweit sie pathogen sind und inwiefern sie resistent gegenüber Coccidiostatica geworden sind. Besonders wichtig erscheint das Problem der Beziehungen zwischen Parasiten und Wirtsorganismus, insbesondere der Faktoren, die die Sensibilität oder die Resistenz des Tieres, das das erste Mal dem Parasiten-Angriff ausgesetzt ist, bedingen. Es ist dringend notwendig, zahlreiche Untersuchungen durchzuführen zur Klärung der Probleme des immunen Schutzes. E. Tempel. 9810.

4-64/10-0694 Fievez, L., Granville, A. und Ghyselings, R.; Cureghem-Bruxelles, Méd. Vétérin. de l'État, Clin. Aviaire de l'École. Traitement de la capillariose du pigeon par la methydrine (Promintic I. C. I.). **(Behandlung des Capillariabefalls der Taube mit Methyridin [Promintic I.C.I.].)** Ann. Méd. vétérin. **107** (1963) Nr. 7. S. 479-482. — 2 Tab., 2 Lit.

40 mit Capillarien behaftete Tauben werden mit Methyridin in der Weise behandelt, daß ihnen 0,3 ml einer wässerigen Lösung von 50% Methyridin injiziert werden. Kotproben werden vor der Behandlung und 28 Tage danach auf Wurmeier untersucht. Die kranken Tiere erholen sich wieder und werden 100%ig geheilt. Einige Tauben zeigen im Laufe der ersten 2 Std. nach der Behandlung leichte Störungen des Allgemeinbefindens, die aber bald abklingen. Die Behandlung der Ascaridose mit Methyridin schlägt nicht so gut an, wie die mit Piperazinadipat. E. Tempel. 9810.

4-64/10-0695 Euzéby, J. und Gevrey, J. À propos du traitement de la syngamose. **(Behandlung der Syngamose.)** Bull. Soc. Sci. vétérin. Méd. comparée Lyon **65** (1963) Nr. 4. S. 213-217. — 1 Lit.

Die Behandlung der Syngamose mit Aerosolen oder mit Bariumantimonyltartrat befriedigt nicht immer. Deshalb führen die Vff. Versuche mit der peroralen Anwendung von Thiabendazol sowie intramuskulären Injektionen von Methyridin oder Carbamazincitrat oder einem Gemisch der letzten beiden Medikamente bei einer kleinen Zahl von Fasanen durch. Thiabendazol eignet sich danach nicht für diesen Zweck. Mit Methyridin und Carbamazincitrat wird erst mit höheren Dosen, die sich aber bei schwerkranken Tieren als ge-

fährlich erweisen, ein Erfolg erzielt. Ein Gemisch von 50 mg Carbamazincitrat und 90 mg Methyridin scheint jedoch eine bessere Wirkung zu entfalten. Es ist aber notwendig, den Erfolg auf breiterer Basis zu erhärten.
E. Tempel. 9810.

4-64/10-0696 Denev, J. Proučvane vŭrchu spirochetozata po pticite. **(Untersuchung der Spirochaetose des Geflügels.)** Izvestija na Veterinarnija institut za zarazni i parazitni bolezni, Sofija 8 (1963) S. 183-188. — 4 Lit.
Die durchgeführten biologischen Versuche mit Gänsen, Enten, Puten und Hühnern haben ergeben, daß der Erreger der Spirochaetose dieser Geflügelgattungen nur *Treponema gallinarum* ist. Auf experimentellem Wege wird bewiesen, daß das Geflügel auf alimentärem Wege durch invadiertes Wasser, Futter und beim Hacken kranken Geflügels mit dem Schnabel angesteckt wird, ausßerdem kann man die Krankheit bei gemeinsamer Haltung kranken und gesunden Geflügels reproduzieren. Die klinischen Erscheinungen der Krankheit treten frühestens nach einem Tage auf. Mikroskopisch sind die Spirochaeten von der 26. Stunde an festzustellen. Die Antibiotica Penicillin und Biovit üben eine spirochaetostatische Wirkung auf den Erreger aus, während Ossarsol spirochaetocid wirkt. Das Blut des Geflügels, das die Krankheit überstanden hat und durch Antibiotica geheilt worden ist, führt bei einer Injektion in gesundes Geflügel zu dessen Erkrankung, während das Blut des Geflügels, das durch Ossarsol geheilt wurde, die Krankheit nicht reproduzieren kann. Die Spirochaeten behalten im Blut des gesundgewordenen Geflügels ihre Lebensfähigkeit etwa 15 Tage und im Körper verendeter Tiere etwa 6 Stunden. NRB/ZSNTI. 9810.

4-64/10-0697 Vasilev, I. und Denev, J. Proučvanija vŭrchu biologičnija cikŭl na Philophthalmus sp. parazitirašt u gŭskata (Anser anser dom.) v Bŭlgarija. I. Sŭobštenie. **(Untersuchungen über den biologischen Zyklus von Philophthalmus sp. als Parasit bei Gänsen [Anser anser dom.] in Bulgarien. 1. Mitt.)** Izvestija na Centralnija chelmintologična laboratorija. Bŭlgarska akademija na naukite, Sofija 8 (1963) S. 21-30. — 2 Abb., 2 Lit. Zus. in Russ., Engl. NRB/ZSNTI. 9810.

4-64/10-0698 Vasilev, I. Kŭm chelmintofaunata na kokoškata (G. gallus dom.) v Bŭlgarija. **(Zur Helminthenfauna des Huhns [G. gallus dom.] in Bulgarien.)** Izvestija na Centralnija chelmintologična laboratorija. Bŭlgarska akademija na naukite, Sofija 8 (1963) S. 15-19. — 10 Lit. Zus. in Russ., Engl.
NRB/ZSNTI. 9810.

4-64/10-0699 Manuel, Mauro F. und Goma, Pedro C.; Diliman, Quezon City, Univ. of Philippines, Coll. of Veterin. Med. The experimental infection of ducks with Trypanosoma evansi. **(Die experimentelle Infektion von Enten mit Trypanosoma evansi.)** Indian veterin. J. 40 (1963) Nr. 11. S. 671-680. 9810.

4-64/10-0700 Liliencron, Detlev von. Les oiseaux de la maladie. **(Vogelkrankheiten.)** Écon. Méd. animales 4 (1963) Nr. 6. S. 416. — 1 Abb.
Mit Hilfe des alljährlich beobachteten Vogelzuges läßt sich die Verbreitung von Epidemien (Encephalitis, Q-Fieber, bestimmte andere Tierkrankheiten) erklären, die weit entfernte Gebiete betrifft. Hoogstraal und seine Mitarbeiter haben im Herbst mehr als 30000 Vögel von 72 verschiedenen Varietäten zur Zeit des Herbstfluges untersucht und dabei 40 Varietäten ermittelt, die mit Zecken behaftet waren. Darunter finden sich Falken, Wachteln, Fasanen, Tauben, Turteltauben, Kuckucke, Eulen, Stare, Schwalben und Finken. Man schätzt die Zahl der Zugvögel von Südeuropa nach Afrika auf 600 Mill.
E. Tempel. 9850.

4-64/10-0701 Johnson, Ralph M. und Sanger, Vance L.; Columbus, Ohio State Univ., Inst. of Nutrit. and Dood Technol.; Wooster, Ohio Agric. Exp

Stat. Lipids in avian xanthomatous lesions. **(Lipide in xanthomatösen Verletzungen des Geflügels.)** Amer. J. veterin. Res. **24** (1963) Nr. 103. S. 1280 bis 1282. 9850.

4-64/10-0702 Harry, E. G.; Huntingdon, Houghton Poultry Res. Stat. Some observations on the bacterial content of the ovary and oviduct of the fowl. **(Einige Beobachtungen über den Bakteriengehalt der Ovarien und im Oviduct beim Geflügel.)** Brit. Poultry Sci. **4** (1963) Nr. 1. S. 63-70. – 5 Tab., 15 Lit.

An Hühnerküken wurden Untersuchungen über den Bakteriengehalt in den Ovarien und im Oviduct angestellt. Der niedrige Bakteriengehalt führte bei der Untersuchung der Infektionsmöglichkeit zu der Tatsache, daß bei der Albuminsekretion im oberen Oviductteil die Möglichkeit der Bakterieninfektion aus der Vagina besteht. Die Bakterien, die kongenital in die Eier eindrangen, waren hauptsächlich Mikrokokken und Lactobazillen. Die künstliche Besamung des Geflügels beinhaltet jedoch die Möglichkeit noch andere Bakterienarten einzuführen. M. Richter. 9850.

4-64/10-0703 *Ivanov, N.* und *Nestorov, N.* **Fiziologija na selskostopanskite ptici.** (Physiologie des landwirtschaftlichen Nutzgeflügels.) Plovdiv: Izd. „Chr. G. Danov". 1963. (296 S. m. 53 Abb., 41 Tab. u. 56 Lit.) Auf Grund der Tatsache, daß der Organismus des Geflügels sich durch eine Reihe biologischer und physiologischer Besonderheiten auszeichnet, behandelt Vf. eingehend die Fragen, die das Wesen der biologischen und physiologischen Prozesse erschließen, um es dem Menschen zu erleichtern, die Lebensfunktionen und die genetische Natur des landwirtschaftlichen Geflügels zu lenken und zu verändern. Es werden Fragen untersucht, die mit der Physiologie des Blutes, des Blutkreislaufes und der Verdauung zusammenhängen. Berührt werden auch die Physiologie und Biochemie der Fütterung und des Stoffwechsels, die Ovogenese, die Eiweißsekretion, der Legemechanismus, die chemische Zusammensetzung des Eies u. a. Geklärt werden die Probleme einer Regulierung der Legetätigkeit, ihre Intensität und der Rhythmus sowie die Befruchtung und die Entwicklung der Vogelembryonen. Im Kapitel: Endokrines System werden die Funktionen der einzelnen Drüsen beschrieben, und es wird auf ihre Besonderheiten beim Geflügel hinsichtlich der Intensität des Stoffwechsels hingewiesen. Untersucht werden auch einige funktionelle Besonderheiten der Atmung, des Nerven- und Ausscheidungssystems und der Struktur und Funktion verschiedener Analysatoren. NRB/ZSNTI.

XXV. KRANKHEITEN DER TIERE ZOOLOGISCHER GÄRTEN, DER PELZTIERE, DES WILDES, DER FISCHE

4-64/10-0704 Wadsworth, J. R.; Burlington, Univ. of Vermont, State Agric. Coll. Selected lesions in captive wild species. **(Ausgewählte Veränderungen bei in Gefangenschaft gehaltenen Wildtieren.)** Veterin. Med. [Kansas City] **58** (1963) Nr. 12. S. 956-958. – 2 Abb., 12 Lit.

Das histologische Bild seltener pathologischer Alterationen und Todesursachen bei Zootieren wird beschrieben, so unter anderem ein Nierencarzinom bei einem Zwerglemuren, eine diffuse, nekrotisierende Hepatitis eines Karakals, die Pyometra einer Springmaus und metastasierende Fibrome bei einem Jaguar. A. Kuntze. 9862.

4-64/10-0705 Wiesenhütter, E.; Berlin-Dahlem, Univ., Veterinärmed. Fak., Inst. für Parasitol. **Ein Beitrag zum Bandwurmbefall bei Python reticulatus (Schn.).** Z. Parasitenkunde **24** (1964) Nr. 1. S. 80-82. 9862.

4-64/10-0706 Kutzer, Erich; Wien, Tierärztl. Hochschule, Inst. für Parasitol. und Allg. Zool. **Cnemidocoptes-Räude bei Ziervögeln.** Wiener tierärztl. Mschr. **51** (1964) Nr. 1. S. 36-43. – 4 Abb., 1 Tab., 11 Lit. Zus. in Engl., Franz., Ital.

Bei den Vögeln wird die „echte" Räude nur durch Cnemidocoptesmilben hervorgerufen. Sie tritt als Kopf-, Extremitäten- oder Körperräude auf. *Cn. mutans* befällt nur Hühnervögel. Die Veränderungen beim Wellensittich (*Melopsittacus undulatus*) werden dagegen durch *Cn. pilae* bewirkt. Bevorzugte Stellen sind Schnabelspaltwinkel, Schnabelhorn und Wachshaut. Nur bei massivem Befall erkranken die Läufe und der übrige Körper mit. Zur Behandlung wird dreimaliges Bepinseln mit Pervalen bei gleichzeitiger Vit.-A-Gabe empfohlen. A. Kuntze. 9862.

4-64/10-0707 Csikváry, L. **Vorbeugende Maßnahmen bei Erkrankungen der Pelztiere in Ungarn.** Dtsch. Pelztierzüchter **38** (1964) Nr. 3. S. 41-44.
Unter den Sumpfbiberkrankheiten nimmt die Salmonellose mit 53% aller sezierten Tiere die erste Stelle eine. Vorwiegend werden Jungtiere betroffen. Weitere festgestellte Todesursachen sind Rodentiose, Pneumonie, Hitzschlag, Bißwunden, Scheiden-, Gebärmutter- und Penisvorfall, Fasciolose, Echinococcose und Strongyloidose. In der Nerzzucht stellt die Vergiftung durch unsachgemäßes Futter das Hauptproblem dar. Auch Pasteurellosen, Staupe und Aujeszky-Krankheit, Pneumonien und Hitzschlag führten zu Verlusten. Versuche zur prophylaktischen Impfung gegen die Aujeszky-Krankheit blieben erfolglos. Unter den Erkrankungen der Karakulschafe nimmt die Listeriose die erste Stelle ein. Schutzimpfungen mit Formolvaccine vom Serotyp B I wurden erfolgreich eingesetzt. In den Kaninchenbeständen sind die Ausfälle durch Coccidiose beträchtlich, auch Magen-Darmerkrankungen und ansteckender Schnupfen haben eine wirtschaftliche Bedeutung. Eine stärkere Ausbreitung der Myxomatose konnte durch Keulung der befallenen Bestände verhindert werden. Zu erwähnen sind noch Kaninchenspirochaetose (Syphilis) und Tuberkulose, die zumeist durch den *Typus avium* verursacht wird.
H. Zimmermann. 9870.

4-64/10-0708 Düsel, Siegfried. **Die ernährungsphysiologische Bedeutung einiger Futtermittel in der Nerzfütterung.** Dtsch. Pelztierzüchter **37** (1963) Nr. 11. S. 201-203.; Nr. 12. S. 221-225.; **38** (1964) Nr. 1. S. 5-8. — 1 Abb., 7 Tab.
Nach anatomischen und physiologischen Vorbemerkungen über den Digestionsapparat des Nerzes erfolgt die Erläuterung der Bedeutung der Nährstoffe für die Nerzfütterung. Das Wasser ist für die Aufrechterhaltung der Zellfunktionen, den intercellularen Stoffwechsel und die Verbrennung der Fette, Eiweiße und Kohlenhydrate ein notwendiger Trägerstoff. Die Eiweiße bilden beim Nerz als Fleischfresser die Ernährungsgrundlage. Von den Aminosäuren sind besonders Methionin und Cystin für die Fellreife wichtig. Die Verdaulichkeit tierischer Eiweiße übertrifft die der pflanzlichen Eiweiße beträchtlich. Bei Unter- und Überversorgung mit Eiweiß kommt es bei den Jungtieren zu einem verzögerten Wachstum. An Kohlenhydraten werden vorwiegend Weizen, Weizenkleie, Hafer, Gerste, Back- und Brotabfälle, Weizenkeime, Ölkuchen, Kartoffeln, Traubenzucker, Mais- und Reisquellstärken eingesetzt. Die Verdaulichkeit der Kohlenhydrate kann durch Kochen um 15 bis 20% gesteigert werden, Kartoffeln sollen grundsätzlich nur gekocht verfüttert werden. Von den die Fette aufbauenden Fettsäuren sind als unentbehrlich die Linol- und die Ölsäure anzusehen. Eine Überdosierung ungesättigter Fettsäuren kann besonders bei unzureichendem Vorhandensein von Antioxydantien zu Gesundheitsschädigungen führen. Im Mineralstoffhaushalt ist auf ein Calcium:Phosphor-Verhältnis von 1:1 zu achten. Ein Gehalt von 0,5-1% Kochsalz in der Trockenmasse kann der Säugekrankheit vorbeugen. An Spurenelementen sind Kupfer, Mangan, Eisen und Schwefel wesentlich. Um den Vitaminbedarf zu decken, werden zweckmäßig synthetische Vitamine zugefüttert. Zu nennen sind Vit. A, D, E, K und der B-Komplex. Für die gesunde Nerzaufzucht ist eine Gabe von 24 mg Antibiotica je kg Trockensubstanz empfehlenswert. In den Wintermonaten soll nur ein Erhaltungsfutter gegeben werden, damit die Tiere nicht zu fett in die Ranzperiode gehen. In der Säugezeit muß eine erhöhte Proteinzufuhr erfolgen, die im Juli/August zugunsten der Kohlenhydrate zu senken ist. Um die Winterfellreife zu fördern, sollte dann Lein- und Erdnußkuchen sowie Weizenkleie eingesetzt wer-

den. Die Berechnung der Nährstoffnorm ist von den zur Verfügung stehenden Futtermitteln abhängig, für die verschiedene Beispiele angeführt werden.
H. Zimmermann. 9870.

4-64/10-0709 Kull, K. E. **Panikschäden in Nerzfarmen.**. Dtsch. Pelztierzüchter **37** (1963) Nr. 11. S. 203-205.
Es ist bekannt, daß Störungen durch Geräusche große Schäden in Fuchsfarmen während der Zuchtzeit verursachen können. Als bewiesen kann angesehen werden, daß besonders der Silberfuchs sehr empfindlich für alle Arten ungewohnten Lärmes ist. Diese Erfahrungen wurden auf den Nerz übertragen. Zur Feststellung der Lärmempfindlichkeit sind Probeflüge in geringer Höhe über einer Nerzfarm unternommen worden. Als Zeitpunkt wählte man die Zeit Anfang Mai, wo etwa zwei Drittel der Fähen geworfen hatten. Die zweite Probe wurde Mitte Mai vorgenommen. Als Resultat ergab sich, daß sich in der Farm keine offensichtliche Unruhe zeigte. Diese Beurteilung muß aber dahingehend eingeschränkt werden, daß sie für gesunde Tiere und für ein einmaliges vorübergehendes Geräusch gilt. Das Überfliegen oder sonstige heftige Geräusche können aber sicherlich in gewissen Fällen eine Kettenreaktion mit großen Welpenverlusten als Folge davon auslösen. Besonders, wenn ein Geräusch oft oder anhaltend auftritt, steigt das Risiko für das Nervensystem der Tiere, wodurch es zu mehr oder weniger umfassenden Schäden kommen kann. H. Zimmermann. 9870.

4-64/10-0710 Bieniek, H., Martens, E. und Thiel, W.; Krefeld, Staatl. Veterinäruntersuchungsamt. **Zur Diagnose der Aleutenkrankheit der Nerze.** Berliner Münchener tierärztl. Wschr. **76** (1963) Nr. 24. S. 497-504. — 9 Abb., 3 Tab., 22 Lit.
Die klinischen Symptome der Aleutenkrankheit bestehen in vermehrter Trinkwasseraufnahme und Gewichtsabnahme bei zunächst noch erhaltenem Appetit, der späterhin nachläßt. Weiterhin treten teerfarbener Kot und in 10 bis 20% der Fälle Blutungen aus Schleimhautdefekten im Bereich der Maulhöhle auf. Lebensschwäche und frühe Sterblichkeit der Welpen werden ebenfalls auf die Aleutenkrankheit zurückgeführt. Die pathol. Anatomie ist durch Plasmazellinfiltrate in den inneren Organen gekennzeichnet. Am lebenden Tier ist die Diagnosestellung durch Anwendung des Jodagglutinationstests möglich, durch den eine Steigerung der Gammaglobulinfraktion im Blutserum nachgewiesen wird. Fehlresultate können durch hämolytische Serumproben hervorgerufen werden. Der Test ergab, daß bei 96,4% der Reagenten bei der Sektion für die Aleutenkrankheit sprechende Organveränderungen nachweisbar waren. Allerdings wurden auch path.-anat. Veränderungen bei im Test negativ reagierenden Nerzen ermittelt, so daß der Test nicht für das Einzeltier beweisend, doch als Herdentest sehr wertvoll ist. Zur Bekämpfung sind Importuntersuchungen notwendig, die einzelnen erfahrenen Instituten vorbehalten sein sollten. In den Beständen sind Untersuchungen im Jodagglutinationstest geeignet, erkrankte Tiere auszumerzen. Eine wirkungsvolle Therapie ist nicht bekannt. H. Zimmermann. 9870.

4-64/10-0711 Wilson, H. C. Aleutian disease. A review of a disease of mink showing a plasma-cell infiltration of organs. **(Aleutenkrankheit. Überblick über eine durch Plasmazellinfiltrate in den Organen gekennzeichnete Nerzkrankheit.)** Veterin. Rec. **75** (1963) Nr. 39. S. 991-996. — 34 Lit.
Die Aleutenkrankheit befällt vorwiegend Nerze, die im Aleutengen homozygot sind, ist aber auch bei anderen Farbtypen und Standardnerzen zu beobachten. Klinisch sind Gewichtsverlust trotz noch vorhandenem Appetit, vermehrte Wasseraufnahme und Beimengung unverdauter Futterbestandteile im glegentlich teerfarbigen Kot sowie Tendenzen zu Hämorrhagien festzustellen. Der Tod tritt unter Erscheinungen der Lethargie und Kachexie ein. Bestände, in denen die Aleutenkrankheit auftritt, neigen zu Sterilität

der Fähen und hohen Welpenverlusten in den ersten Lebenstagen. Bei der Sektion fallen besonders Nieren-, Milz-, Leber- und Lymphknotenschwellung auf. Histologisch finden sich in den inneren Organen Plasmazell- und Lymphocyten-Infiltrate. Das Blutserum ist durch Anstieg der Gammaglobulinfraktion bei vermindertem Albumingehalt gekennzeichnet. Diese Blutweiweißveränderung wird bereits am lebenden Tier durch Anwendung des Jodagglutinationstests nachgewiesen, dem eine 95%ige Sicherheit nachgesagt wird. Eine erfolgreiche spezifische Behandlungsmöglichkeit ist nicht bekannt. Die bisherigen Untersuchungsergebnisse weisen auf eine virusbedingte Ursache hin. H. Zimmermann. 9870.

4-64/10-0712 Gershbein, Leon L. und Spencer, Kathryn L.; West Addison, Chicago, Ill., Northwest Inst. for Med. Res. Clinical chemical studies in aleutian disease of mink. **(Klinisch-chemische Untersuchungen bei der Aleutenkrankheit der Nerze.)** Canad. J. comparat. Med. veterin. Sci. **28** (1964) Nr. 1. S. 8-12. — 1 Abb., 3 Tab., 25 Lit.
Durch Herzpunktion von 49 erkrankten Nerzen und 25 Kontrolltieren gewonnenes Blut wurde chemisch und in der Elektrophorese untersucht, wobei sich teilweise signifikante Unterschiede ergaben. Die Resultate der Untersuchung von 20 dieser Werte sind in einer Tabelle zusammengestellt. Die Elektrophorese ließ neben der bekannten Hypergammaglobulinämie der erkrankten Tiere eine Präalbuminkomponente in Höhe von durchschnittlich 4% des Gesamteiweißes erkennen, die sowohl bei erkrankten als auch bei gesunden Tieren vorkommt. H. Zimmermann. 9870.

4-64/10-0713 Basrur, P. K., Gray, D. P. und Karstad, L.; Guelph, Ontario Veterin. Coll. Aleutian disease (plasmacytosis) of mink. III. Propagation of the virus in mink tissue cultures. **(Aleutenkrankheit [Plasmacytose] beim Nerz. 3. Mitt. Züchtung des Virus in Nerz-Gewebe-Kulturen.)** Canad. J. comparat. Med. veterin. Sci. **27** (1963) Nr. 12. S. 301-306. — 17 Abb., 3 Tab., 10 Lit. 2. Mitt. vgl. 4-64/01-0649.
In Gewebekulturen von Hoden- und Nierengewebe, das von Aleuten- und Pastell-Nerzen stammte, konnten spezifische Veränderungen nach Beimpfung mit 10%igen Extrakten und Filtraten von Nieren, Leber und Milz an Plasmacytose erkrankter Nerze nachgewiesen werden. Durch Filtrationsversuche wurde eine Größe des Agens zwischen 10 und 50 mμ ermittelt. Nach mehreren Kulturpassagen gelang es, die Plasmacytose bei Nerzen hervorzurufen. Die intraperitonaeale Verabfolgung von 1,0 ml dieses Materials führte bei Pastell-Nerzen nach 55 bis 63 Tagen zum positiven Ausfall des Jodagglutinationstestes. H. Zimmermann. 9870.

4-64/10-0714 Tabakov, B., Stamatov, T. und Uručev, K. Stafilokokoza po zajčite. **(Staphylokokkose bei Kaninchen.)** Izvestija na Veterinarnija institut za zarazni i parazitni bolesti, Sofija **8** (1963) S. 225-229. — 4 Abb., 3 Lit.
Die Staphylokokkose der Kaninchen in einem Betriebe wird beschrieben. Von Staphylokokkose wurden die Zibben und jungen Kaninchen befallen. Bei den Zibben wurden Mastitiden und selten Subdermatitiden, bei den jungen Kaninchen Lähmungen und Abszesse am Körper beobachtet; manchmal traten als Rezidive auch Abszesse am Euter auf. Die isolierten Staphylokokken koagulieren das Plasma von Kaninchen und Schafen, rufen eine Gärung von Mannit unter Gasbildung hervor und verflüssigen Gelatine. Eine Behandlung durch Penicillin-Novocainblockade und Verabfolgung von Ultraseptil führt nur im Frühstadium der Krankheit zu einer Heilung.
NRB/ZSNTI. 9870.

4-64/10-0715 Kayser, K. **Siamesische Zwillinge beim Rotwild.** Wild und Hund **66** (1964) Nr. 22. S. 480. — 1 Abb.

Die Begriffe eineiige, zweieiige und siamesische Zwillinge werden erklärt. Mehrlingsträchtigkeit ist beim Rotwild selten und dann fast immer zweieiig. Es wird ein Spirituspräparat beschrieben, das einer Doppelmißbildung einer Rotwildfrucht im 3. bis 4. Mon. entspricht. Beide Früchte sind vom vorderen Brustkorb bis zum Nabel fest miteinander verwachsen, männlichen Geschlechts, etwa 22 cm lang, äußerlich normal und gut entwickelt. Über Lage und Beschaffenheit der Brust- und Bauchorgane kann nichts gesagt werden, da sonst das Präparat hätte zerstört werden müssen. Es wird vermutet, daß Herz, Leber und Lunge z. T. gemeinsam vorhanden sind. Im Dez. 1959 wurde ein Alttier geschossen, das kein Kalb führte, immer abseits vom Rudel stand und den Verdacht erregte, krank zu sein. Beim Aufbrechen fiel die Tracht durch ihre ungewöhnliche Größe auf. Nach Riechk ist über Doppelmißbildungen beim Rotwild nichts bekannt. Sie dürften zu den allergrößten Seltenheiten gehören und sind nicht lebensfähig. da sie nicht stehen und nicht laufen können. W. Mathieu. 9880.

4-64/10-0716 Ivasik, V. Vliv letnění rybníků na napadení kaprů parazity. **(Einfluß des Trockenlegens von Teichen auf den Befall der Karpfen mit Parasiten.)** Živočišná Výroba **8(36)** (1963) Nr. 8. S. 477-484. — 3 Tab., 9 Lit. Zus. in Russ., Dtsch.

In den Jahren 1950-1960 wurden Karpfen aus den Teichwirtschaften Komárno, Medenici, Kopycyncy, Krechov u. a. in der UdSSR zur Feststellung des Einflusses des Trockenlegens dieser Teiche auf das Auftreten von Parasiten bei den Fischen untersucht. Aus den Ergebnissen dieser Untersuchungen geht hervor, daß den Karpfen in den ersten 2 Jahren nach dem Trockenlegen keine Parasiten mit Zwischenwirten auftraten und des öfteren sogar keine Infektionskrankheiten (Bauchwassersucht, Kiemenfäule u. a.) festgestellt wurden. Durch das Trockenlegen erhöhte sich die Produktivität der Teiche vielfach im Vergleich mit den Verhältnissen vor dem Trockenlegen. Nach 4-5 Jahren der Exploitation der Teiche war die Parasitenfauna die gleiche wie vor dem Trockenlegen. Wenn nach dem Trockenlegen der Teiche öfter Infektions- und Invasionskrankheiten bei den Karpfen auftreten, dann ist dies der Nichteinhaltung der wirtschaftlich-hygienischen Grundsätze zuzuschreiben. ČSSR/ÚVTI. 9890.

4-64/10-0717 Schäperclaus, W.; Berlin-Friedrichshagen, Inst. für Binnenfischerei der Dtsch. Akad. der Landwirtsch.-Wiss. zu Berlin. **Über die Zweckmäßigkeit von Chloramphenicol-, Streptomycin- oder Mischinjektionen zur Bekämpfung der infektiösen Bauchwassersucht.** Dtsch. Fischerei-Ztg. **11** (1964) Nr. 3. S. 92-94. — 2 Tab.

In exakten Versuchen wurde 1962 bei Streptomycin-Injektion ein geringfügig besseres und 1963 bei Misch-Injektion von Chloramphenicol + Streptomycin ein geringfügig schlechteres Ergebnis erzielt als bei Injektion von Chloramphenicol allein. Es wird empfohlen, Streptomycin nur dort zu injizieren, wo das Auftreten hochvirulenter Fluoreszenten nachgewiesen oder vermutet wird. W. Schäperclaus. 9890.

XXVI. ZOONOSEN

4-64/10-0718 Schnurrenberger, Paul R., Helwig, John H. und Baske, Winslow J.; Springfield, Illinois Dep. of Public Health; Columbus, Ohio State Univ., Coll. of Veterin. Med.; Cincinnati, Ohio, Univ., Coll. of Med. The incidence of zoonotic infections in veterinary students. **(Vorkommen von Infektionen durch Zoonosen bei Veterinärstudenten.)** J. Amer. veterin. med. Assoc. **144** (1964) Nr. 4. S. 384-386.

Während ihres vierjährigen Studiums wurden 75 Studenten der Veterinärmedizin serologisch auf das Vorkommen von Q-Fieber, Brucellose, Psittakose und Leptospirose überwacht. Zu Beginn des Studiums wiesen lediglich 3% Titer gegen Q-Fieber auf, alle anderen serologischen Reaktionen waren negativ. Am Ende des Studiums reagierten 12,7% positiv auf Q-Fieberantigen, 5,5% auf Brucellose; 1,8% auf Psittakose. Die serologischen Reaktionen auf Leptospirose waren stets negativ. L. Stoll. 9900.

4-64/10-0719 Schnurrenberger, Paul R., Masterson, Ralph A. und Russell, Jack H.; Springfield, Illinois Dep. of Public Health; Columbus, Ohio Dep. of Health. Serologic surveys for selected zoonoses in Ohio veterinarians. **(Serologischer Überblick bei ausgewählten Zoonosen von Tierärzten in Ohio.)** J. Amer. veterin. med. Assoc. **144** (1964) Nr. 4. S. 381-383.

516 Blutproben von Tierärzten und Veterinärstudenten wurden im Laufe von 5 Jahren auf das Vorkommen von Antikörpern gegen Q-Fieber, Brucellose, Psittakose und Leptospirose untersucht. 7,6% hatten Titer gegen Q-Fieber, 6,3% gegen Brucellose, 3,4% gegen Psittakose und 0,8% gegen Leptospirose. Interessante Ergebnisse waren festzustellen bei Vergleich der Praktikertypen und der Zeit der Approbation. So wiesen z. B. Großtierpraktiker 20,7% Antikörper gegen Q-Fieber auf, Kleintierpraktiker hatten dagegen in 5,2% der Fälle Antikörper. Veterinärstudenten wiesen zu 1,5% Antikörper gegen Brucellose auf. Praktiker mit 5-10 Jahren Praxis 11,1%. Im allgemeinen konnte in den letzten Jahren ein Anstieg der Q-Fieber- und Psittakosefälle beobachtet werden. Obwohl die Brucellose bei den Rindern in Ohio keine Rolle spielt, erfolgte noch keine Abnahme der Brucellose bei den Tierärzten. Es wird vermutet, daß die Schweinebrucellose und die Impfung mit Stamm 19 dafür verantwortlich zu machen sind. L. Stoll. 9900.

4-64/10-0720 Lafontaine, A., Andre, P., Oye, E. van, Thomas, J. und Berdt, A. de; Gent, Belg. Dierenartsenvereniging, Nat. Inst. voor Veeartsenijkundig Onderzoek; Inst. voor Hyg. en Epidemiol. Brucellose bij dierenartsen. **(Brucellose bei Tierärzten.)** Vlaams diergeneeskund. Tijdschr. **32** (1963) Nr. 12. S. 356-360. — 5 Tab.

Um einen Überblick über das Vorkommen der Brucellose bei den Tierärzten Belgiens zu erlangen, wurden 826 Tierärzte schriftlich um eine dementsprechende Äußerung gebeten. 292 Tierärzte (= 35,3%) antworteten, von denen 214 (= 73,2%) sich als gesund bezeichneten, während die anderen 78 (= 26,8%) entweder erkrankt waren oder serologisch positiv reagierten. Vff. untersuchten ferner 116 Blutproben von Tierärzten mittels Agglutination und KBR auf eine stattgehabte *Brucella*-Infektion. Agglutinationstiter von 1:80 wurden als zweifelhaft, von 1:160 als positiv bewertet, wobei keine Angaben über den verwendeten Test gemacht werden, so daß eine Berechnung der Agglutinineinheiten und damit ein Vergleich mit anderen Befunden unmöglich ist. Eine 75%ige Hämolysehemmung eines unverdünnten bzw. 1:2 verdünnten Serums wurde als zweifelhaft, die bei 1:4 und höher verdünnten Seren als positiv bewertet. In der Agglutination waren 18 Proben (= 15,6%) positiv, 9 (= 7,8%) zweifelhaft und 89 (= 76,7%) negativ. In der KBR reagierten 44 Proben (= 38%) positiv, 36 (= 31%) zweifelhaft und 36 (= 31%) negativ. Beide Reaktionen stimmten also nicht immer überein, wobei die KBR sich als überlegen erwies. Auffallend ist, daß von 62 serologisch zweifelhaft bzw. positiv reagierenden Tierärzten 55 in ihrer Praxis B 19-Impfstoff verwendet hatten. Nach Ansicht der Vff. scheint das Arbeiten mit diesem Impfstoff in nicht unbedeutendem Maße zum Zustandekommen des hohen Prozentsatzes positiver Reaktionen beigetragen zu haben. (In Heft 2/1964 der Zeitschrift teilen die Vff. mit, daß der vorstehend referierte Originalartikel durch eine außenstehende Person völlig entstellt wurde. Sie müssen sich deshalb von der Arbeit distanzieren und bitten, sie als nicht erschienen zu betrachten. D. Red.) W. Kuhlmann. 9908.

4-64/10-0721 Bekker, B. V. Medische aspecten van de recente rabiesuitbraak. **(Medizinische Probleme des gegenwärtigen Tollwutausbruches.)** Tijdschr. Diergeneeskunde 88 (1963) Nr. 25. S. 1971-1979.
Nach einer Schilderung der medizinischen Probleme des Tollwutausbruches 1962 in den Niederlanden, geht Vf. in seinem Vortrag dann auf die prophylaktische Schutzimpfung beim Menschen ein. Da auf Grund der seit 40 Jahren bestehenden Tollwutfreiheit in den Niederlanden keinerlei Erfahrungen vorlagen, wurde auf die Richtlinien der WHO gefußt. Weitere Einzelheiten werden geschildert, in denen die fruchtbare Zusammenarbeit zwischen veterinärmedizinischen und medizinischen Einrichtungen ihren Niederschlag findet. W. Wittmann. 9917.

4-64/10-0722 Thomas, J. B., Sikes, R. K. und Ricker, A. S.; Atlanta, Ga., U. S. Dep. of Health, Education and Welfare. Evaluation of indirect fluorescent antibody technique for detection of rabies antibody in human sera. **(Indirekte fluoreszierende Antikörper-Technik zum Nachweis von Tollwutantikörpern in menschlichen Seren.)** J. Immunol. [Baltimore] **91** (1963) Nr. 6. S. 721-723.
588 menschliche Seren wurden vergleichend mit der Serumneutralisation und dem indirekten Fluoreszenzantikörper-Nachweis auf das Vorkommen von Rabiesantikörpern geprüft. Die positiven menschlichen Seren stammten von Patienten, die gegen Tollwut schutzgeimpft worden und bei denen die Impfung 1 bis 2 Jahre zurücklag. Seren von nichtgeimpften Personen dienten als Kontrolle. Zwischen beiden Methoden ergab sich eine Übereinstimmung von 98,3%. Die Fluoreszenzmethode erwies sich als empfindlicher und in der Auswertung schneller. L. Stoll. 9917.

4-64/10-0723 Sabeti, A., Fathi, M., Bahmanyar, M. und Baltazard, M.; Téhéran, Inst. Pasteur de l'Iran. Échecs éloignés du traitement antirabique. **(Mißerfolge bei der Tollwutbehandlung.)** Ann. Inst. Pasteur **106** (1964) Nr. 2. S. 307-310. – 7 Lit. Zus. in Engl.
In den letzten Jahren werden 5 Fälle von Mißerfolgen der Tollwutbehandlung beobachtet. 4 Personen sind von tollwütigen Hunden gebissen worden, eine Person von einem Wolf. 2 Fälle ereigneten sich in der Zeit, als nur Vaccine zur Behandlung angewandt wurde, 3 nach der kombinierten Serum-Vaccinebehandlung. Bei sämtlichen Mißerfolgen war die Incubationszeit stark verlängert, d. h. der Tollwutausbruch trat 121, 148, 158, 176 und 368 Tage nach dem Biß auf. Diese Mißerfolge schwächen aber die allgemeine gute Wirkung der Serum-Vaccine-Behandlung in keiner Weise ab. E. Tempel. 9917.

4-64/10-0724 Sabeti, A., Bahmanyar, M., Ghodssi, M. und Baltazard, M.; Téhéran, Inst. Pasteur de l'Iran. Traitement des mordus par loups enragés en Iran. **(Behandlung von Personen, die in Iran von Wölfen gebissen wurden.)** Ann. Inst. Pasteur **106** (1964) Nr. 2. S. 303-307. – 8 Lit. Zus. in Engl.
Bis 1950 werden Personen, die von tollwütigen Wölfen gebissen worden sind, mit Vaccine behandelt. Innerhalb von 13 Jahren starben trotzdem 18 von 71 behandelten Menschen. Ab 1950 wird im Institut Pasteur von Iran die präventive Serumbehandlung in den ersten 3 Tagen nach Bissen von tollwütigen Wölfen eingeführt. 24 Std. später wird mit der Vaccinebehandlung begonnen. Seit dieser präventiven Serum-Vaccine-Behandlung sind nur noch 3 Todesfälle unter 74 Personen, die von tatsächlich tollwütigen Wölfen gebissen worden sind,eingetreten. E. Tempel. 9917.

4-64/10-0725 Heinig, A. und Neumerkel, H.; Insel Riems, Friedrich-Loeffler-Inst. der Dtsch. Akad. der Landwirtsch.-Wiss. zu Berlin; Dresden-Friedrichstadt, Bezirkskrankenhaus., Hautklin. **Beitrag zur Maul- und Klauenseuche beim Menschen.** Dtsch. Gesundheitswes. **19** (1964) Nr. 11. S. 485 bis 490.

Von den bisher 32 gesicherten MKS-Erkrankungen beim Menschen gelang der Virusnachweis in 23 Fällen, davon in 15 Fällen an Meerschweinchen. In 8 Fällen wurde die Diagnose durch den Antikörpernachweis gesichert. Die Typenbestimmung erfolgte in 24 Fällen; dabei wurde 17mal Typ O, 1mal Typ A und 6mal Typ C ermittelt. Vff. berichten nun über einen weiteren Fall von MKS beim Menschen. Patient hatte in einem Schweinebestand gearbeitet, wo tierärztlicherseits MKS festgestellt worden war. Die Infektion nahm am Finger ihren Anfang, nach 2 Tagen breiteten sich kleine Bläschen an beiden Händen aus. Temperatur zwischen 38,6 und 39,1 °C, dazu Kopfschmerzen und Schweißausbrüche. Handrücken und Gelenke blieben frei. An der rechten Fußsohle ähnliche Veränderungen wie an den Händen. Die Schleimhäute der Mundhöhle und der Genitalien waren frei. Nach 9 Tagen trat Heilung ein. Symptomatisch wurden Pyramidon gegeben und Chloronitrin-Borvaselineverbände angelegt. Beschreibung des Blutbildes sowie des histologischen Befundes nach einer Probeexcision. Der Virusnachweis wurde in Ferkelnierenzellen erbracht. Auch serologisch wurde der Nachweis erbracht, daß es sich um Typ C handelt. Im Verlauf der MKS-Epizootie 1962 bestand bei 46 Personen der Verdacht einer MKS. Davon waren 4 Personen mit Sicherheit und 2 mit hoher Wahrscheinlichkeit an MKS erkrankt. In allen Fällen konnte aber der Nachweis nur serologisch erbracht werden, mit Ausnahme eines Kindes, bei dem die Anzüchtung des MKS Virus Typ C in der Gewebekultur gelang. L. Stoll. 9920.

4-64/10-0726 Babudieri, B.; Rom, Ist. Superiore di Sanità. **Epidemiologie und Virologie der Psittakose und Ornithose beim Menschen.** Arch. exp. Veterinärmed. 18 (1964) Nr. 1. S. 5-18.

Nach einer einleitenden geschichtlichen Betrachtung über das Vorkommen und Auftreten der Ornithose, wird über die Lebewesen berichtet, die Virusträger sein können. Klassischer Wirt das für Virus sind die Papageien. Zu einem hohen Prozentsatz sind Haus- und Wildtauben Virusträger. Menschliche Erkrankungen von Tauben sind wider Erwarten selten. Das Virus der Taube scheint eine geringe Virulenz zu besitzen. Hühner, Truthähne und Schwimmvögel können das Virus beherbergen; die Virulenz scheint unterschiedlich zu sein. Viren vom Ornithosetyp wurden bei verschiedenen Säugetierarten bekannt, so bei Maus, Katze, Schaf, Ziege, Rind und Opossum. Übertragungen auf Menschen erfolgen durch Staub und Tröpfchen. Ansteckungen von Mensch zu Mensch sind möglich, zumal der Erkrankte das Virus längere Zeit ausscheiden kann, sind aber bisher nur selten beschrieben. Als Virusreservoir kommt der Mensch nicht in Frage. Das Problem der Typenbildung des Ornithosevirus ist noch nicht geklärt. Die KBR ist bisher nur eine Gruppenreaktion, weitere Untersuchungen über Antigen- und biologische Verhaltensunterschiede müssen durchgeführt werden. L. Stoll. 9922.

4-64/10-0727 Ortel, S.; Halle/S., Martin-Luther-Univ., Inst. für Med. Mikrobiol. und Epidemiol. **Die Ornithose-Situation in der DDR auf Grund epidemiologischer und serologischer Untersuchungen.** Arch. exp. Veterinärmed. 18 (1964) Nr. 1. S. 89-96.

In den Jahren 1958-62 sind in der DDR in nie gekanntem Ausmaß menschliche Ornithoseerkrankungen beobachtet worden. 1960 wurden 684 Erkrankungen registriert, seitdem sind die Erkrankungszahlen rückläufig. Befallen waren besonders die Bezirke Erfurt, Halle, Leipzig und Dresden. Infektionsquellen sind Enten, Gänse und Hühner. Die Anzüchtung des Virus aus menschlichem Untersuchungsmaterial erwies sich als schwierig, da das Virus nicht mäusepathogen war. Ein Nachweis gelang nur im Ausstrich. Wegen der Schwierigkeit des Erregernachweises ist die KBR von besonderer praktischer Bedeutung. Von 1426 Patientenseren hatten 84% negative Titer; 16% hatten Titer

1:40 und mehr. Titerhöhen von 1:642 ein Jahr nach der Infektion waren keine Seltenheit. L. Stoll. 9922.

4-64/10-0728 Rudnai, O., Solt, K. und Dömök, I.; Budapest, Staatl. Inst. für Hyg. **Ornithose-Epidemien in Ungarn in den Jahren 1960-1962.** Arch. exp. Veterinärmed. **18** (1964) Nr. 1. S. 123-125.
In den Jahren 1960-62 sind in Ungarn 10 lokale Ornithoseepidemien beobachtet worden, die etwa 650-700 Personen betraf, die ausschließlich in Geflügelverarbeitungsbetrieben beschäftigt waren. Die durchschnittliche Behandlungsdauer betrug 22,1-33,7 Tage. Bei 17 Kranken wurden Rezidive beobachtet. In allen Fällen waren junge Enten die Infektionsquelle. Es folgt die kasuistische Beschreibung dreier Epidemien. Hauptsächlich waren bei diesen Epidemien Arbeiterinnen erkrankt, die mit der Abfederung bzw. der Federverarbeitung beschäftigt waren. Zur Zeit gehört die Ornithose in Ungarn noch nicht zu den meldepflichtigen Krankheiten. L. Stoll. 9922.

4-64/10-0729 Strauss, J. und Šery, V.; Prag, Inst. für Epidemiol. und Mikrobiol. **Ornithose in der ČSSR. Epidemiologisch-virologische Aspekte.** Arch. exp. Veterinärmed. **18** (1964) Nr. 1. S. 61-75.
Seit 1949 werden in der ČSSR Ornithoseerkrankungen beim Menschen beobachtet. Zunächst wurde die Diagnose nur aufgrund klinisch-epidemiologischer Beobachtungen gestellt. 1953 gelangen die ersten Virusisolierungen. Bisher wurden 1188 menschliche Erkrankungen diagnostiziert. Meistens erkrankten Rupferinnen. Als Hauptquelle der Erkrankungen erwiesen sich stets Enten (81,5%). Bei serologischen Untersuchungen von Enten in Farmen ergab sich eine Durchseuchung zwischen 85 und 15%. Serologisch wurde mit der KBR gearbeitet, wobei sich als Antigen Lungen von infizierten Mäusen gut bewährt haben. 22 Species von wildlebenden Vögeln wiesen Antikörper auf. Bedsonienantikörper wurden vor allem auch bei Rindern nachgewiesen, bei wildlebenden Säugern besonders bei Hase und Hausmaus. Zur Behandlung des Menschen wird eine Verabreichung von 2 g Tetracyclin in Mischung mit Citronensäure (1:5), verteilt in 4 Tagesdosen empfohlen. Die Behandlung wird 10 Tage fortgesetzt. Zur Bekämpfung der latenten Entenornithose wurde dem Futter pro g 500 γ Aureomycin zugesetzt. 5,8% der Versuchstiere waren jedoch noch Ausscheider. L. Stoll. 9922.

4-64/10-0730 Grahneis, H.; Halle/S., Bezirks-Hyg.-Inst. **Über hygienisch-epidemiologische Probleme der Ornithoseerkrankungen.** Arch. exp. Veterinärmed. **18** (1964) Nr. 1. S. 31.
Die serologischen Untersuchungsergebnisse von 2128 Personen wurden nach epidemiologischen Gesichtspunkten ausgewertet. Es zeigte sich, daß das Infektionsrisiko für die in Geflügelschlachtstellen Beschäftigten, besonders für Personen, die bisher noch keinen Kontakt mit Geflügel hatten, bedeutend größer ist, als für die in Geflügelfarmen Beschäftigten. Unterschiede ließen sich auch feststellen, ob die Beschäftigten Umgang mit Landgeflügel oder nur mit Wassergeflügel bzw. mit gemischtem Geflügel hatten.
L. Stoll. 9922.

4-64/10-0731 Mohr, W.; Hamburg, Tropeninst. **Psittakose — Ornithose vom Standpunkt des Klinikers.** Arch. exp. Veterinärmed. **18** (1964) Nr. 1. S. 135-141.
In der Bundesrepublik Deutschland konnten 1961 210 menschliche Ornithose-Psittakose-Fälle erfaßt werden. Auch klinisch kann die Ornithose nicht von der Psittakose abgegrenzt werden. Die Ornithose bietet die absonderlichsten Infektionsmöglichkeiten, wie an einigen Fällen demonstriert wird. Die Incubationszeit wird für beide Infektionen mit 7-14 Tagen angegeben. Im Krankheitsverlauf können bestimmte Formen beobachtet werden, wie die typhöse, die grippöse, die pneumonieähnliche und die encephalo-meningo-

myelitische Form. Entgegen vielen Beobachtungen konnte Vf. ein allein der Psittakose zukommendes Röntgenbild der Lunge nicht feststellen. Differentialdiagnostisch muß an Typhus und Paratyphus sowie Fleckfieber, Grippepneumonie und Q-Fieber gedacht werden. Die auftretenden Komplikationen werden beschrieben. Die KBR ist vom 12. Tag an positiv. Der Hauttest nach Tersching eignet sich für epidemiologische Studien. Nach Einführung von Aureomycin, Chloromycetin und Terramycin in die Therapie ist die Letalität auf 1,2% abgesunken. Bis zur Entfieberung sollen täglich 2-3 g der genannten Antibiotica gegeben werden, mindestens jedoch 10 Tage lang, um Rezidive zu vermeiden. L. Stoll. 9922.

4-64/10-0732 Wolff, F.; Berlin-Lichtenberg, Dtsch. Zentral-Inst. für Arbeitsmed., Inst. für Arbeitshyg. **Die Ornithose vom Standpunkt des Arbeitshygienikers.** Arch. exp. Veterinärmed. **18** (1964) Nr. 1. S. 219-227.
1958 existierten in der DDR etwa 135 Geflügelschlachtbetriebe, in denen überwiegend manuell gerupft wurde. Die Gesamtzahl der Betriebe wurde zur Zeit auf 75 reduziert, dafür sind jetzt aber Verbesserungen in der innerbetrieblichen Hygiene und des Arbeitsschutzes festzustellen. Das Absinken der menschlichen Erkrankungen von 500 im Jahre 1960 auf unter 110 dürfte im wesentlichen auf diese Sanierungsmaßnahmen zurückzuführen sein. Das Auftreten menschlicher Erkrankungen wurde begünstigt durch Anlieferung von nicht schlachtwürdigem Geflügel und unzureichenden Schlachtstätten. Ein Atemschutz in Form eines Mulltuches erwies sich als ausreichend. In Zukunft muß bei Schlachtung eines ornithosekranken Bestandes eine Kolloidfiltermaske getragen werden. L. Stoll. 9922.

4-64/10-0733 Crodel, H.-W.; Halle-Dölau, Bezirkskrankenhaus. **Klinische Erfahrungen zur Ornithose in der DDR.** Arch. exp. Veterinärmed. **18** (1964) Nr. 1. S. 143-165.
Im Verlauf des Gruppenvorkommens von Ornithose konnten 62 Patienten behandelt werden. Als niedrigste Incubationszeit wurden dabei 6 Tage ermittelt. Bei den subjektiven Krankheitssymptomen steht der Kopfschmerz an erster Stelle. Es folgen Husten, Gliederschmerzen und Rückenschmerz. Klinisch war ein schneller Temperaturanstieg zu beobachten, desgleichen eine erhöhte Blutsenkung. Im Blutbild war eine Linksverschiebung nachweisbar. Neun Zehntel der Erkrankten wiesen Lungenveränderungen auf, die auch röntgenologisch festzustellen waren. Die Krankenhausbehandlung dauerte durchschnittl. 23 Tage. Die Rekonvaleszenz ist schleppend, so daß sich eine Gesamtarbeitsunfähigkeit von 68 Tagen ergab. L. Stoll. 9922.

4-64/10-0734 Parnas, J.; Lublin, Witold-Chodzko-Inst. für Hyg. und Med. der Landarbeit. **Ergebnisse der bisherigen Forschungen über Ornithose.** Arch. exp. Veterinärmed. **18** (1964) Nr. 1. S. 77-87.
Psittakosefälle sind in Polen nur selten und vereinzelt vorgekommen. Trotz einer hochentwickelten Geflügelzucht wurden menschliche Epidemien bisher nicht beobachtet. Bei stichprobenartigen serologischen Untersuchungen von Personen, die in der Geflügelwirtschaft tätig sind, wurden bei einem Kollektiv 5,1%, bei einem anderen 8,85% positive Titer festgestellt. Personen, bei denen klinisch der Verdacht auf Ornithose bestand, wiesen zu 9,7% positive Titer auf. Bei Untersuchungen von Vogelseren konnten bei Enten 1,9%, bei Sperlingen 2,8% positive Titer ermittelt werden. Abschließend werden vorläufige Untersuchungsergebnisse zur Abgrenzung von Ornithose-, Psittakose und Schafabortvirus mit Hilfe der Elektrophorese mitgeteilt.
L. Stoll. 9922.

4-64/10-0735 Ilinski, J. A.; Moskau, II. Moskauer Med. Inst. **Die Klinik der Folgezustände nach überstandener Ornithose.** Arch. exp. Veterinärmed. **18** (1964) Nr. 1. S. 167-175.

Vf. übersieht das Krankheitsbild von 331 Patienten. Den Folgerungen Jaussons entsprechend verlief dabei die Ornithose in den verschiedensten Formen: vom leichten Schnupfen bis zur schweren Pneumonie. Bei 73,93% der Patienten kam es zur Ausheilung, 26,07% wiesen Restzustände einschließlich 19,9% Rezidive auf. Nach überstandener Ornithose werden die Restzustände im wesentlichen in 4 Formen beobachtet. 1. Astheno-vegetative Störungen, 2. chronische Entzündungen der oberen Luftwege, 3. herdartige Pneumosklerose, 4. Schädigungen anderer Organe und Systeme, z. B. neuralgische oder hepatitische Erscheinungen. Intracutanprobe und KBR waren bei Personen mit Resterscheinungen jahrelang positiv. L. Stoll. 9922.

4-64/10-0736 Binder, L.; Budapest, Zentr. Infektionskrankenhaus. **Ornithose-Erfahrungen in Ungarn. (Klinischer Beitrag).** Arch. exp. Veterinärmed. **18** (1964) Nr. 1. S. 183-191.
Von 1960 bis Ende 1962 sind in Ungarn etwa 700 menschliche Ornithosefälle festgestellt worden. Bei 57 eigenen Fällen konnte der Krankheitsverlauf verfolgt werden. Zu Beginn der Ornithose fiel stets eine relative Bradycardie auf. Bei 70% der Fälle konnte schon im Frühstadium eine erhöhte Blutsenkung beobachtet werden. In allen Fällen waren röntgenmorphologische Veränderungen auffindbar, nach Mitteilungen anderer ungarischer Autoren in 68% bzw. 81,4% der Fälle. Bei den in Ungarn ermittelten 700 Erkrankungen waren nur einige schwere Fälle zu verzeichnen, Todesfälle waren nicht zu beklagen. Ein großer Teil der Patienten konnte ambulant behandelt werden, dabei wurden pro Tag 2 g Oxytetracyclin verabreicht, im Durchschnitt insgesamt 14-18 g. L. Stoll. 9922.

4-64/10-0737 Haring, W.; Bautzen, Kreiskrankenhaus. **Röntgenologie der Ornithose-Pneumonie.** Arch. exp. Veterinärmed. **18** (1964) Nr. 1. S. 177-183.
Die beschriebenen Röntgenbefunde entstammen einer Epidemie von Entenornithose, bei der 70 Menschen eines Schlachthofes erkrankten. Die Sicherung der Diagnose geschah entweder durch die Anamnese, verbunden mit dem therapeutischen Erfolg durch Breitbandantibiotica, oder durch die KBR. 85,7% der Ornithosekranken hatten positive Röntgenbefunde im Sinne pneumonischer Infiltrate. Sie boten das als Viruspneumonie bekannte Bild. Die Infiltratschatten sind verschieden lokalisiert, zart durchscheinend, so daß man das Lungengerüst erkennen kann (interstitielle Pneumonie). Die Infiltrate ähneln einer lobären Pneumonie, sind jedoch nach 2-3 Wochen verschwunden. Bei Rezidiven treten sie an anderer Stelle neu auf.
L. Stoll. 9922.

4-64/10-0738 Derzsy, D.; Budapest, Ungar. Akad. der Wiss., Veterinärmed. Forsch.-Inst. **Probleme der virologischen Diagnostik der Ornithose.** Arch. exp. Veterinärmed. **18** (1964) Nr. 1. S. 97-99.
Ornithosevirus kann in Mäusen, embryonierten Hühnereiern und in Gewebekulturen zur Vermehrung gebracht werden. Zur Diagnose ist der Mäuseversuch die zweckdienlichste Methode. Milz, Leber, Niere der verdächtigen Vögel werden intraperitoneal verimpft. Die bakterielle Verunreinigung wird mit 5-10 mg/ml Streptomycin und 100-200 E/ml Penicillin verdrängt. Zu jeder Probe sollen mindestens 5 Mäuse verwendet werden. Pathogene Ornithosestämme töten die Mäuse nach 6-8 Tagen. Bei mäßig pathogenen Stämmen sterben die Tiere nicht, verursachen jedoch Veränderungen wie Milzschwellung, Peritonitis und Leberdegeneration. Die Tiere sollen aber nach 8-10 Tagen getötet werden. Bei negativem mikroskopischen Befund erfolgt eine 2. und 3. Passage, erst dann kann man von einem negativen Ergebnis sprechen. L. Stoll. 9922.

4-64/10-0739 Gorbanov, P.; Sofia, Hohes Med. Inst., Therapeut. Klin. **Beitrag zur Differentialdiagnose der Ornithose und anderer Viruserkrankungen**

des Respirationstraktes. Arch. exp. Veterinärmed. **18** (1964) Nr. 1. S. 193 bis 199.

Verschiedene Erkrankungen des Respirationstraktes, vorwiegend virusbedingt, werden mit der Ornithose verglichen. Vf. beobachtete 206 Fälle von Ornithose, 62 Fälle von primär atypischer Pneumonie (PAP), 18 Fälle von Q-Fieber, einzelne Adenoviruserkrankungen und zahlreiche Grippefälle. Die erwähnten Erkrankungen sowie Parainfluenzainfektionen, ECHO-Viruserkrankungen und Common-cold sind klinisch in ihrer Anfangssymptomatik ähnlich. Die Unterschiede werden dargestellt. Besonders schwierig ist die Differentialdiagnose zwischen Q-Fieber und Ornithose, sowie PAP. Nur serologische Untersuchungen können Aufschluß geben. Zu beachten ist, daß Adenoviren eine positive KBR auf Ornithose haben können (bis zu 4fachem Titeranstieg). L. Stoll. 9922.

4-64/10-0740 Popek, K.; Brünn, Univ.-Nervenklin. **Komplikationen des Nervensystems bei der Ornithose des Menschen.** Arch. exp. Veterinärmed. 18 (1964) Nr. 1. S. 201-209.

Ernste neurologische Syndrome bei der Ornithose sind in der Literatur bisher nur in 27 Fällen beschrieben. Bei 141 Personen fand der Autor in der Rekonvaleszenz nach akuter Ornithose folgende Komplikationen: Periphere Facialislähmung 2mal, einseitiges radikuläres Syndrom 3mal, Polyneuritis in den unteren Gliedmaßen 1mal, pseudoneurasthenisches Syndrom und vegetative Dystonie 28mal und diencephalopathisches Syndrom bei 2 Patienten. Insgesamt wurden also bei 24,4% der Erkrankten neurologische Erscheinungen beobachtet. Die Pathogenese der Nervenkomplikationen wird auf die toxische Wirkung des Ornithosvirus zurückgeführt, wobei in den meisten Fällen prämorbide Vorbedingungen festzustellen waren. L. Stoll. 9922.

4-64/10-0741 Quinchon, C.; Alfort, Lab. Centr. de Rech. Vétérin. L'ornithose en France. Mesures de prophylaxie applicables sur le plan vétérinaire. **(Ornithose in Frankreich. Maßnahmen zur anwendbaren Prophylaxe nach tierärztlichen Plänen.)** Arch. exp. Veterinärmed. **18** (1964) Nr. 1. S. 127 bis 134.

Ornithosebedingte atypische Pneumonien wurden in Paris und Lyon beobachtet. In Paris wurden 6% und in Lyon 13% der menschlichen Pneumonien durch das Ornithosevirus verursacht. Bei serologischen Untersuchungen von Tauben in Paris erwiesen sich über 50% der Tiere als infiziert. Gesetzliche Maßnahmen zur Bekämpfung der Ornithose existieren in Frankreich bisher nicht, es werden daher Vorschläge zur Bekämpfung der Seuche gemacht. Folgende Maßnahmen werden u. a. vorgeschlagen: Einführung einer gesetzlichen Meldepflicht, Sperrung der infizierten Tierbestände, Schlachtung nur unter veterinärpolizeilicher Aufsicht und entsprechende Desinfektionsmaßnahmen. L. Stoll. 9922.

4-64/10-0742 Fritzsche, K.; Koblenz, Landes-Veterin.-Untersuchungsamt für Rheinland/Pfalz. **Künftige Aspekte bei der Bekämpfung der Ornithose (Psittakose) in der BRD.** Arch. exp. Veterinärmed. 18 (1964) Nr. 1. S. 115 bis 122.

Als Infektionsquelle für den Menschen steht in der BRD der Wellensittich im Vordergrund. Ornithoseinfektionen beim Nutzgeflügel spielen nur eine untergeordnete Rolle. Die 2. VO des Psittakosegesetzes läßt zu, daß die Paragraphen des Gesetzes auf jegliche Tiere mit Psittakose ausgedehnt werden können, jedoch erscheint es erforderlich, das Gesetz dem heutigen Stand der Forschung anzupassen und zu ändern. Die vom Gesetz geförderte Tötung der verseuchten Bestände erschwert die Bekämpfung, da Züchter und Händler bestrebt sind, Infektionsfälle zu verheimlichen. Das Ziel ist es, virusfreie Bestände zu schaffen, wobei sich die Bemühungen auch auf die Ornithose bei

Enten und Puten erstrecken sollten. Zu erwägen ist eine prophylaktische Behandlung mit Antibiotica, wie sie etwa von Meyer vorgeschlagen wurde. Es ist dabei dann die Möglichkeit zu schaffen, daß Behandlungsmaßnahmen angeordnet werden können, wie bisher Tötungsanordnungen. Der Behandlungserfolg müßte amtlich kontrolliert werden. Bei Einfuhr von Tieren könnten vorbeugende Behandlungen in Quarantänestationen durchgeführt werden. Auch die Behandlung erkrankter Puten und Enten mit Antibiotica gegen Ornithose ist selbstverständlich möglich, u. U. wirtschaftlich aber nicht tragbar. Zu den weiteren prophylaktischen Maßnahmen gehört auch die Einführung eines Fleischbeschaugesetzes für Geflügel. L. Stoll. 9922.

4-64/10-0743 Lang, Karl; Gießen, Justus-Liebig-Univ., Inst. für Tierärztl. Nahrungsmittelkunde. **Studien zum Toxoplasmoseproblem. 1. Mitt. Zur Frage der Beteiligung von Lebensmitteln in der Epidemiologie der Toxoplasmose des Menschen.** Fleischwirtschaft **44(16)** (1964) Nr. 2. S. 107-108. 110-111.
Toxoplasmose ist eine typische Zooanthroponose; es führt aber nicht jede Infektion zu klinisch feststellbaren Symptomen, die die Diagnose gestatten. Der Erreger *Protozoon Toxoplasma gondii* kann alle Schlachttiere infizieren und in allen Teilen vorkommen, wenn auch Zentralnervensystem, RES und Muskulatur bevorzugt erscheinen. Er wurde auch bei Wild, Geflügel, in Eiern, Milch verschiedener Tiere und Muttermilch nachgewiesen. Lebensmittel können durch Ratten und andere Vorratsschädlinge sowie Katzen verunreinigt werden. Alles wird durch reichlich angeführte Literatur belegt. Eine Infektion des Menschen ist durch Genuß von Lebensmitteln sowie durch Kontakt und Inhalation möglich. Die beiden letztgenannten Infektionswege könnten bei der Gewinnung, Be- und Verarbeitung von Lebensmitteln von Bedeutung sein, jedoch muß vor einer Überschätzung bereits jetzt gewarnt werden. Es bedarf zur Frage der Humantoxoplasmose noch vieler systematischer Untersuchungen. W. Mathieu. 9930.

4-64/10-0744 Kielstein, P.; Jena, Inst. für bakterielle Tierseuchenforsch. der Dtsch. Akad. der Landwirtsch.-Wiss. zu Berlin. **Zur Epidemiologie und Pathogenese der Trichophytie unter besonderer Berücksichtigung der veterinär- und der humanmedizinischen Literatur.** Mh. Veterinärmed. **19** (1964) Nr. 5. S. 174-180.
Die Trichophytie steht zur Zeit unter den Zoonosen der Landwirtschaft an erster Stelle. Der fast ausschließliche Erreger der Rindertrichophytie ist das *T. verrucosum*, der auch beim Menschen der häufigste Erreger ist. Die dadurch verursachten Hauterkrankungen zeichnen sich sehr oft durch eine starke Entzündung aus und befallen vor allem Gesicht, Hals, Unterarme, Hände und Nägel. Bei Kindern ist der behaarte Kopf die häufigste Lokalisationsstelle. Neben *T. verrucosum* wurde vereinzelt beim Menschen auch *T. rubrum* und *T. mentagrophytes* gefunden. Das Haften der Pilze auf der menschlichen Haut und die Auslösung von Krankheitserscheinungen beim Menschen sind offenbar aber auch von allgemeinen und spezifischen Abwehrfaktoren abhängig. Durch eigene Untersuchungen konnte nachgewiesen werden, daß für Thüringen *T. verrucosum* als alleiniger Erreger der Rindertrichophytie anzusehen ist. Trichophytonarten werden außerhalb des Organismus fast nur im Bereich der Stallungen gefunden. Eine Isolierung von pathogenen Arten in Erdproben ist selten gelungen. Es wird angenommen, daß sie zu ihrer Ernährung keratinhaltige Substanzen unbedingt benötigen. An infektiösem Haarmaterial ist *T. verrucosum* bis zu 5 Jahren lebensfähig. Rinder lassen sich in der parasitären Phase des Erregers durch Inoculationen von Schuppen und Borken infizieren; der Verlauf der Erkrankung wird jedoch von der Kondition des Wirtes und der Virulenz des Pilzes beeinflußt.
L. Stoll. 9930.

XXVII. BIENEN- UND SEIDENRAUPENKRANKHEITEN

4-64/10-0745 Kamburov, G. Mikrobiologični proučvanija na Streptococcus apis, pričinitel na kiselija gnilec pri pčelnoto pilo. **(Mikrobiologische Untersuchung von Streptococcus apis, des Erregers der Sauerbrut bei der Bienenbrut.)** Naučni trudove. Visš veterinarnomedicinski institut „Prof. d-r G. Pavlov", Sofija **11** (1963) S. 311-315. — 2 Tab., 9 Lit.

Es wurde eine morphologische, kulturelle, biochemische und serologische Untersuchung durchgeführt sowie eine Untersuchung mit spezifischen Bakteriophagen von 34 *Str. apis*-Stämmen, die von Sauer- und Faulbrut befallene Bienenlarven ausgeschieden haben. Man stellte fest, daß die untersuchten Stämme zu folgenden Arten gerechnet werden können: 9 Stämme zu der Art *Str. faecalis*, 18 zu *Str. faecalis var. liquaefaciens*, 3 zu *Str. faecalis var. lygomogenes* und 4 zur Art Str. faecium. Mit anderen Worten, es handelt sich um mehrere zur Gruppe D gehörende Streptokokkenarten. NRB/ZSNTI. 9950.

4-64/10-0746 Kamburov, G. Proučvanija na evropejskija gnilec pri pčelnoto pilo s ogled na Streptococcus pluton. **(Untersuchung der europäischen Faulbrut unter Berücksichtigung von Streptococcus pluton.)** Naučni trudove. Visš veterinarnomedicinski institut „Prof. d-r G. Pavlov", Sofija **11** (1963) S. 317-320. — 5 Abb., 7 Lit.

Es ist festgestellt worden, daß *Str. pluton* als selbstständige Mikrobenart existiert, die sich von *Buot. euridyce* unterscheidet. Er kommt sehr häufig in Abstrichen aus dem Darm kranker oder vor kurzem gestorbener Bienenlarven vor. Obgleich es schwer ist, kann man ihn in Reinkultur auf Bailey-Agar und auf Bouillonmedium nach Tarozzi isolieren. Mit der Reinkultur dieser Mikroorganismen kann man gesunde Larven infizieren. Unter Versuchsbedingungen kommen die Larven nicht um, in ihren toten Körpern werden keine Fäulnisprozesse beobachtet, lediglich die veränderten Abschnitte färben sich gelb. Es wird vermutet, daß die Meinung von Bailey (L. gen. Microbiol. 17/39 1957), der *Str. pluton* für den einzigen Erreger der europäischen Faulbrut hält, wenig wahrscheinlich ist, wenn man die zahlreichen Tatsachen die dagegen sprechen, berücksichtigt. NRB/ZSNTI. 9950.

4-64/10-0747 Savov, D. und Arsenov, L. Dejstvieto na njakoi chimični i fizični sredstva sreštu amerikanskija gnilec. **(Die Wirkung einiger chemischer und physikalischer Mittel gegen die bösartige Faulbrut.)** Izvestija na Veterinarnija institut za zarazni i parazitni bolesti, Sofija 8 (1963) S. 195 bis 202. — 4 Tab., 6 Lit.

B. larvae stirbt in Wachswaben in kochendem Wasser nach 60 bis 240 Minuten ab. Trockene Wärme desinfiziert die Bienenstöcke bei 110 °C in 2 bis 3 Stunden und bei einer Temperatur von 140 °C — in 60 bis 90 Minuten. Von den chemischen Desinfektionsmitteln für Bienenstöcke ist am zweckmäßigsten eine 3- bis 5%ige Lösung von Ätznatron zu verwenden; sie töten bei einer Temperatur von 80 °C und bei nur 5 Minuten langem Kochen *B. larvae* in Wachsmaterialien. Formaldehyd in einer Konzentration von 5 bis 10% wirkt tödlich auf die Sporen, die sich an der Oberfläche befinden. Da es aber nicht imstande ist, das Wachs zu lösen, können seine Lösungen nicht in die Tiefe eindringen. NRB/ZSNTI. 9950.

XXIX. STAATSVETERINÄRKUNDE

4-64/10-0748 Marthedal, H. E.; København, Kgl. Veterin.- og Landbohøjskole. Den fremtidige kontrol og bekaempelse af smitsomme fjerkraesygdomme — herunder Newcastle disease (fjerkraepest). **(Die künftige Kontrolle und Bekämpfung der Geflügelseuchen, u. a. der Newcastle-Krankheit [Geflügelpest].)** Nord. Veterinärmed. **14** (1962) Nr. 6. S. 391–406. — 3 Abb., 8 Lit.

Die Industrialisierung der Geflügelproduktion hat nicht nur die Möglichkeit zu einer Verbreitung der Geflügelseuchen gegeben, sondern auch bei manchen Infektionen (z. B. Geflügellähme) eine Änderung ihres Charakters bedingt. Vf. weist darauf hin, daß die heutige Kontrolle der Geflügelseuchen nach anderen Prinzipien als früher durchgeführt werden muß. Richtlinien zur Vorbeuge der Seuchenübertragung werden gegeben, und zwar durch geeignete Maßnahmen in den Brutanstalten, in der Aufzucht von Küken und durch Kontrollveranstaltungen durch Untersuchungen im Laboratorium. E. Lehnert. 10100.

4-64/10-0749 Gaier, Richard; Vienne, Min. Fédéral de l'Agric. et des Forêts. La lutte contre l'encéphalomyélite infectieuse du porc en Autriche. **(Die Bekämpfung der ansteckenden Schweinelähme in Österreich.)** Bull. Office int. Épizooties **57** (1962) Nr. 9/10. S. 1551–1563. – 3 Lit. Zus. in Engl., Dtsch.
Die ansteckende Schweinelähme wurde 1938 im Verlaufe der damaligen politischen Situation nach Österreich eingeschleppt. 1940 waren bereits etwa 1100 Betriebe verseucht. Die sofort einsetzende Bekämpfung nach Maßgabe des deutschen Viehseuchengesetzes erreichte zunächst einen Rückgang der Seuche. Da die Bekämpfung nach Beendigung des 2. Weltkrieges bis 1949 jedoch fast völlig unterblieb, verbreitete sich die Schweineseuche derart stark, daß 1949 entsprechende viehseuchengesetzliche Bestimmungen erlassen werden mußten. Hierzu gehörten u. a. Anzeigepflicht durch den Tierbesitzer, Stall- und Gehöft- u. U. Ortssperre, Tötung und unschädliche Beseitigung erkrankter bzw. verendeter Schweine, Schutzimpfungen durch den Amtstierarzt, mehrmonatiges Einstellverbot nach der Schlußdesinfektion, staatliche Entschädigung. Im Zuge der Seuchenbekämpfung wurde festgestellt, daß Schutzimpfungen zur Seuchentilgung beitragen. Es wird angenommen, daß die Schweinelähme in absehbarer Zeit in Österreich ausgerottet sein wird E. Wiesner. 10100.

4-64/10-0750 Veterinarnoe zakonodatel'stvo. Položenija, ukazanija, instrukcii, nastavlenija i pravila po veterinarnomu delu. (Veterinärmedizinische Gesetzgebung.) Moskva: Sel'chozizdat. 1962. (358 S.) 8°. (1963 A 582)

Redaktionsschluß: 24. 7. 1964

Herausgeber: Deutsche Demokratische Republik · Deutsche Akademie der Landwirtschaftswissenschaften zu Berlin, Institut für Landwirtschaftliche Information und Dokumentation, Berlin W 8, Krausenstraße 38/39; Fernsprecher: 22 51 61. Chefredakteur: Dr. Werner Kleeberg, Berlin W 8, Krausenstraße 38/39; Fernsprecher: 22 51 61. Redaktion der Abteilung IV-Veterinärmedizin: Oberveterinärrat Dr. Kurt Reinhardt † und Prof. Dr. Ekkehard Wiesner, Berlin W 8, Krausenstraße 38/39; Fernsprecher 22 51 61. Verlag: Akademie-Verlag GmbH, Berlin W 8, Leipziger Straße 3–4; Fernsprecher: 22 04 41, Telex-Nr. 011 773, Postscheckkonto: Berlin 350 21. Bestellnummer dieses Heftes: 1030 IV – IX/10. Das Landwirtschaftliche Zentralblatt, Abt. Veterinärmedizin, erscheint monatlich. Einzelheft MDN 20,–; einseitig bedruckte Ausgabe MDN 24,–. Jahresbezugspreis MDN 240,–; einseitig bedruckte Ausgabe MDN 288,– einschl. Register, zuzüglich Porto- und Versandkosten. Gesamtherstellung: VEB Druckerei „Thomas Müntzer" Bad Langensalza. Veröffentlicht unter der Lizenznummer 1292 des Presseamtes beim Vorsitzenden des Ministerrates der Deutschen Demokratischen Republik.

BESTIMMUNGSBÜCHER ZUR BODENFAUNA EUROPAS

Lieferung 3

K. PRINCIS

Ordnung Blattariae

(Schaben)

In Vorbereitung
Etwa 72 Seiten
56 Abbildungen
gr. 8°
etwa 17,— MDN

Die Bearbeitung der auch dem Bodenzoologen immer wieder unterkommenden und zum Teil recht schwierig zu bestimmenden Schaben, die vielfach biotopcharakteristisch sind, stammt von dem derzeit besten Kenner dieser Gruppe. Wie bei den anderen Lieferungen ist dem systematischen Teil ein einführendes Kapitel vorangestellt, in dem sich der Benutzer über Morphologie und Terminologie sowie über andere allgemeine Belange der Gruppe orientieren kann. Im systematischen Teil sind alle freilebenden Arten des europäischen Faunengebietes berücksichtigt. Der vielfach stark ausgeprägte Sexualdimorphismus zwang dazu, die Bestimmungsschlüssel der meisten Gattungen nach Geschlechtern getrennt aufzubauen. Zahlreiche Abbildungen voranschaulichen die taxonomisch wichtigen und oft schwer zu beschreibenden Merkmale der einzelnen Arten und ermöglichen so auch dem Nichtspezialisten deren Bestimmung.

THEORIA CUM PRAXI

Vorbestellungen durch eine Buchhandlung erbeten

AKADEMIE-VERLAG · BERLIN

MIX
Papier | Fördert gute Waldnutzung
FSC® C083411

Kolibri 360 GmbH
Ferdinand-Jühlke-Straße 7
99095 Erfurt, Deutschland
produktsicherheit@kolibri360.de